宫腔镜技术：宫腔病变的门诊诊断和治疗

Hysteroscopy: Office Evaluation and Management of the Uterine Cavity

注　意

　　医学在不断发展更新。由于新的研究和临床试验在不断拓展着我们的知识，在遵守标准的安全预防措施的同时，我们也有必要在治疗和用药方面不断更新。读者要了解每种所开药物的最新产品信息，以确定药物的推荐剂量、服药方法、持续时间以及相关禁忌证。根据自己的经验和患者的病情，决定每一位患者的服药剂量和最佳治疗方法是医师的责任。不论是出版商还是编著者，对于由于本书引起的任何个人或财产的伤害或损失，均不承担任何责任。

出版者

宫腔镜技术：宫腔病变的门诊诊断和治疗

Hysteroscopy: Office Evaluation and Management of the Uterine Cavity

原　著　Linda D. Bradley
　　　　Tommaso Falcone

主　译　夏恩兰

北京大学医学出版社
Peking University Medical Press

GONGQIANGJINGJISHU: GONGQIANGBINGBIAN DE MENZHEN ZHENDUAN HE ZHILIAO

图书在版编目（CIP）数据

宫腔镜技术：宫腔病变的门诊诊断和治疗／（美）布拉德利
(Bradley, L. D.)，（美）法尔科内（Falcone, T.）原著；夏恩兰主
译 . -- 北京：北京大学医学出版社，2012.12
书名原文：Hysteroscopy: Office Evaluation and Management
of the Uterine Cavity
ISBN 978-7-5659-0468-4

Ⅰ.①宫…　Ⅱ.①布…　②法…　③夏…　Ⅲ.①子宫疾病－内
窥镜检　Ⅳ.① R711.740.4

中国版本图书馆 CIP 数据核字（2012）第 240243 号

北京市版权局著作权合同登记号：图字：01-2012-8819

Hysteroscopy: Office Evaluation and Management of the Uterine Cavity
Linda D. Bradley and Tommaso Falcone
ISBN: 978-0-323-04101-0
ISBN: 0-323-04101-9

宫腔镜技术：宫腔病变的门诊诊断和治疗

主　译：夏恩兰
出版发行：北京大学医学出版社（电话：010-82802230）
地　　址：(100191) 北京市海淀区学院路 38 号 北京大学医学部院内
网　　址：http：//www.pumpress.com.cn
E - mail：booksale@bjmu.edu.cn
印　　刷：北京圣彩虹制版印刷技术有限公司
经　　销：新华书店
责任编辑：马联华　　责任校对：金彤文　　责任印制：苗旺
开　　本：889mm×1194mm　1/16　印张：18.5　字数：539 千字
版　　次：2013 年 1 月第 1 版　　2013 年 1 月第 1 次印刷
书　　号：ISBN 978-7-5659-0468-4
定　　价：262.00 元

版权所有，违者必究
（凡属质量问题请与本社发行部联系退换）

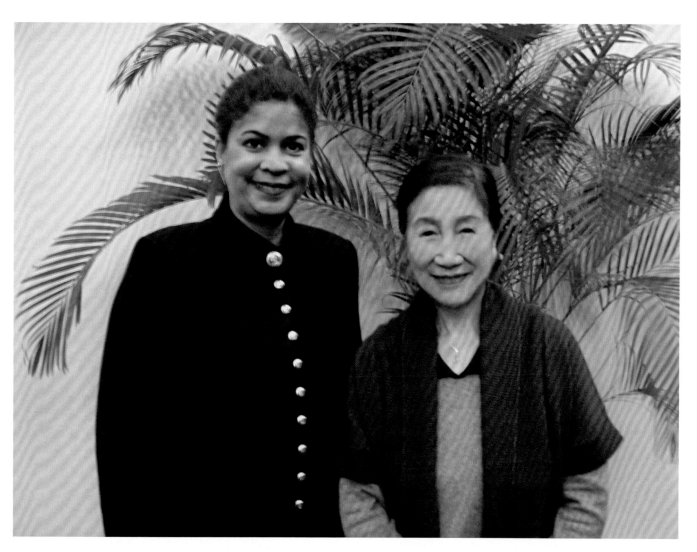

2011 年作者（左）和译者（右）在美国全球微创妇科学术会议期间留影。

著者名单

主编

Linda D. Bradley, MD
Director
Hysteroscopic Services
Director
Center for Menstrual Disorders, Fibroids and
  Hysteroscopic Services
Vice Chair
Obstetrics, Gynecology and Women's Health Institute
Cleveland Clinic

Tommaso Falcome, MD
Vice Chair
Office of Professional Staff Affairs
Professor and Chair
Obstetrics, Gynecology and Women's Health Institute
Cleveland Clinic

参编

Brenda Andrews, BS, RDMS, RDCS
Gynecologic Ultrasonographer
Cleveland Clinic

Marjan Attaran, MD
Section Head
Pediatric & Adolescent Gynecology
Department of Obstetrics and Gynecology
Cleveland Clinic

Stefano Bettocchi, MD
Associate Professor, OB/GYN
Department of Obstetrics, Gynecology and Neonatology
University of Bari, Italy

Daniel M. Breitkopf, MD
Associate Professor

Department of Obstetrics and Gynecology
University of Texas Medical Branch

Andrew I. Brill, MD
Director of Minimally Invasive Gynecology and
  Reparative Pelvic Surgery
Department of Obstetrics and Gynecology
California Pacific Medical Center

Oronzo Ceci, MD
Department of General and Specialistic Surgical Sciences
Section of Obstetrics and Gynaecology
University of Bari, Italy

Teresa E. Dews, MD, FIPP
Medical Director
Cleveland Clinic Pain Management Center
Hillcrest Hospital
Staff, Department of Pain Management
Institute of Anesthesiology, Critical Care Medicine and
  Pain Management
Clinical Associate Professor
Cleveland Clinic Lerner College of Medicine

Jonathan Emery, MD
Assistant Professor
Cleveland Clinic Willoughby Hills Family Health Center

Ruth M. Farrell, MD, MA
Assistant Professor
Department of Obstetrics, Gynecology and Bioethics
Cleveland Clinic

Sandra Fluharty
Medical Assistant
Cleveland Clinic

宫腔镜技术：宫腔病变的门诊诊断和治疗

Jeffrey M. Goldberg, MD
Section Head
Reproductive Endocrinology & Infertility
Cleveland Clinic

Franklin D. Loffer, MD
Executive Vice President/Medical Director
American Association of Gynecologic Laparoscopists
    (AAGL)

Andrea S. Lukes, MD, MHSc
President & CEO
Carolina Women's Research and Wellness Center
    Founder
Ob/Gyn Alliance

Steven F. Palter, MD
Founder and Medical Director
Gold Coast IVF

Syosset, New York

Sejal Dharia Patel, MD
Center for Reproductive Medicine
Orlando, Florida

Attilio Di Spiezio Sardo, MD
Department of Gynaecology and Obstetrics
Department of Pathophysiology of Human Reproduction
University of Naples "Federico II", Italy

Amy VanBlaricom, MD
Associate Professor
University of Washington
Department of Obstetrics and Gynecology
Assistant Residency Program Director
Medical Director, Gynecology Clinic
Seattle, WA

译者名单

夏恩兰　首都医科大学附属复兴医院宫腔镜诊治中心主任、教授

于　丹　首都医科大学附属复兴医院宫腔镜诊治中心　副主任医师

刘玉环　首都医科大学附属复兴医院宫腔镜诊治中心　主任医师

黄晓武　首都医科大学附属复兴医院宫腔镜诊治中心　副主任医师

郑　杰　首都医科大学附属复兴医院宫腔镜诊治中心　副主任医师

彭雪冰　首都医科大学附属复兴医院宫腔镜诊治中心　副主任医师

马　宁　首都医科大学附属复兴医院宫腔镜诊治中心　副主任医师

宋冬梅　首都医科大学附属复兴医院宫腔镜诊治中心　副主任医师

李云飞　首都医科大学附属复兴医院宫腔镜诊治中心　主治医师

赵玉婷　首都医科大学附属复兴医院宫腔镜诊治中心　住院医师

译者前言

1869年，Pantaleoni在人体进行了第1例宫腔镜检查，开创了宫腔镜诊断宫腔内病变的先河。但直到20世纪，冷光源问世、器械微型化、持续灌流取代单向灌流膨宫和手术宫腔镜诞生，宫腔镜技术才逐渐完善。由此，许多宫腔内病变可以通过宫腔镜手术切除治愈，改变了妇科医生诊治宫腔内疾病的传统理念和方法，使宫腔镜技术得到广泛应用。近些年来，随着器械不断精化，手术技巧日益娴熟，对并发症的了解不断深入，如今宫腔镜已是深受医患欢迎的微创、简单、安全和有效技术，而且大多数宫腔镜诊断和手术已经可以不必住院，而在门诊的诊室进行，即"门诊宫腔镜"（Office Hysteroscopy），使宫腔镜的操作更加微创化。

由美国Linda D. Bradley和Tommaso Falcone两位医学博士共同主编，14位美国和3位意大利宫腔镜专家参加编写的《宫腔镜技术：宫腔病变的门诊诊断和治疗》一书是全球有关门诊宫腔镜技术的首部著作，是有关宫腔镜由手术室走向门诊后操作规范要求的里程碑式巨著。

译者从事宫腔镜技术的应用和推广工作已20余年，深感宫腔镜技术的教材缺乏。2010年读到此书时，即被其鲜明特点深深吸引。第一，其编写形式多样、生动，每个章节都有详细的文字描述并配以精美图片。本书还配有典型实例手术录像的光盘，由Linda D. Bradley博士亲自配音，解说手术过程。视频引人入胜，教学效果非常好。第二，内容新颖，全书以最近才发展起来的门诊宫腔镜为主线，反映了宫腔镜的潮流和趋势，提供了最新的专业信息。各章节内容及实例的诊断与治疗均反映了近代宫腔镜技术的进展。例如，子宫腺肌病的宫腔镜诊断，子宫肌瘤栓塞患者的评估，以及宫腔镜在复发性流产中的诊断和治疗等内容，在以往的参考书中鲜有或从未提及。第三，内容全面，全书共22章，系统介绍了门诊宫腔镜的设备、成像、适应证和禁忌证、镇痛和麻醉、药物对宫腔镜的影响、门诊宫腔镜手术的操作与并发症等。配合供观摩的63例门诊宫腔镜手术实例视频，同时聆听实时配音的解说，具有实用性和权威性。阅读此教材，读者比较容易学会门诊宫腔镜技术。

为了使这项新兴的、更加微创的门诊宫腔镜技术为我国妇科医生所了解和掌握，使我国广大妇女享受到门诊宫腔镜技术的优越性，在我院席修明院长、科研处李菁、钟勤处长的支持下，我院宫腔镜中心的十位医生通力合作，将此书翻译为中文，奉献给致力于宫腔镜技术开发和应用的同道们！

由于英语水平有限，文学修养不高，译文及措辞不当之处，敬请批评指正。

感谢现已定居英国的原我中心硕士研究生于丹医生对中文译稿的认真校对！

感谢北京大学医学出版社的大力支持！

首都医科大学附属复兴医院宫腔镜诊治中心

夏恩兰教授
2012-10-05

序　言

早在 1869 年，宫腔镜即已问世，其时 Pantaleoni 首次应用宫腔镜在直视下对子宫内膜息肉进行了治疗。但即使如此，宫腔镜技术在作为妇科手术器械被广泛接受之前仍然经历了艰难的奋斗历程。鉴于子宫是妇女的主要器官，而宫腔镜能够直视宫腔内部，其对妇科医师而言应该是一个优势，其发展过程如此艰难似乎有悖情理。

当我们回顾宫腔镜的发展历史时，我们会看到，总体上人们对应用宫腔镜的热情是有起有伏的。为何如此呢？未来宫腔镜的应用也会如此吗？

虽然本序是基于一名美国医师的所见所闻，但临床对于应用宫腔镜技术的热情不断变化的原因可能是共通的。同过去一样，宫腔镜技术的不尽如人意之处以及与其他技术的竞争仍然存在。但尽管这些压力仍然存在，我依然相信，宫腔镜技术仍会成为每一位妇科医师技术库中的一个重要部分。

首先，让我们回顾一下 20 世纪 50 年代中期以来现代宫腔镜技术的发展历程。当时文献报道的宫腔镜技术要么用气球进行膨宫，要么不进行膨宫，因此那时宫腔镜与子宫内膜表面是直接接触的，应用宫腔镜并不能得到直观的视野或无法进行手术操作。因此，当时宫腔镜没有得到广泛应用。有趣的是，我们注意到，当时的许多论文都论述了妊娠期的宫腔镜手术，而后者目前已不再使用。

20 世纪 60 年代，膨宫问题得到了解决，内镜和光纤照明技术也进步了，这些使宫腔的直观视野更容易得到，使宫腔镜手术成为可能。这时的文献开始描述宫腔镜镜下所见和宫腔镜诊断，但几乎没有宫腔镜手术可行性的报道。

20 世纪 70 年代，考虑到宫腔镜在直视下很容易到达输卵管开口，一些早期宫腔镜使用者激发起施行经宫颈绝育手术的创新热情。正是这种经宫颈进行绝育手术的可能性，使普通妇科医师对宫腔镜技术的兴趣和学习热情第一次真正喷发。

不幸的是，当时是用电外科能源来进行闭合输卵管的尝试。其结果是闭合率低，并可造成对患者的损伤。通常人们认为电外科方法的衰落是由于其有造成这些损伤的风险。然而，即使技术的进步可以更好地控制并避免发生这些损伤，输卵管未能完全阻塞导致的输卵管间质部异位妊娠率上升也宣告了这种绝育技术的失败。

尽管还有应用各种机械塞阻塞输卵管开口的提议，但没有一种方法得到足够的关注和报道，也就没有进行临床试验。此时临床开始施行其他一些宫腔内手术操作，如中隔切除和粘连分离，但一般妇科医师很少会遇到这样的患者。因此，他们学习宫腔镜技术的兴趣减弱了。在这段时期，宫腔镜技术作为一种诊断工具的价值并没有得到广泛认可；对于异常子宫出血患者的评估，大多数医师仍然依靠盲视诊断性刮宫来评估。

此后，由于另一种绝育技术——硅胶塞——可以施行，妇科医师对宫腔镜技术的兴趣又出现了一次小高潮。但这一技术没有提供给美国的普通妇科医师应用，并且不久就因为缺乏赞助商的支持而被弃用。

再后来，Nd:yag 激光子宫内膜去除术作为治疗月经过多的一种方法应用于临床，使妇科医师学习宫腔镜技术的兴趣发生了一次大幅上升。每位妇科医师都会遇到因月经过多要求治疗的患者，而且这一技术可使妇科医师保持竞争力。但手术设备昂贵且手术效果依赖于手术技能水平，这些缺陷阻碍了这种手术的发展。后来，当妇科医师们意识到：手术室应用了多年的泌尿外科电切镜可以用来进行子宫内膜消融和其他宫腔内手术操作，妇科医师学习宫腔镜手术技术的热情又出现了一次高潮。

但宫腔镜子宫内膜去除术仍是一种技能依赖性手术，对于缺乏训练的术者，手术还可能产生严重的并发症，这是一个不利因素且使妇科医师对此手术的最初热情不久即衰退下来。当整体子宫内膜去除技术出现时，因为手术对技能要求低，大多数妇科医师都可施行，这类手术很快被临床接受。

虽然整体子宫内膜去除技术并没有导致对电切镜的新的热情，但整体内膜切除手术要求术者掌握宫腔状况，因此，越来越多的妇科医师在进行组织活检时进行宫腔镜检查。这产生了正面的促进作用，使妇科医师施行诊断性宫腔镜检查的熟练程度提高，这可能成为宫腔镜技术进一步发展的平台。

宫腔镜作为诊断技术纳入妇科诊疗实践的进程缓慢的可能原因是：据称同样有效的技术的竞争。子宫超声显像术常用来替代诊断性宫腔镜检查，因为大多数妇科医师已经拥有超声设备且其费用可以报销。但宫腔镜可以直视宫腔内病变，因而其更加精确并可行定向活检。

现在已出现了更具竞争性的切除黏膜下肌瘤的技术，所以熟练掌握电切镜技术的需要进一步降低了。因此，宫腔镜技术的应用仍然不可避免地处于低潮。

但现在，第一个驱动学习宫腔镜技术的推动力已形成了一个循环——经宫颈绝育技术再次成为推动力。然而，仅此一点还不足以鼓励医师在行内膜去除术操作的同时行绝育术。如果门诊诊室宫腔镜技术易于操作且费用更易报销，则会使宫腔镜对于有远见的妇科医师有更大的吸引力。

Franklin D. Loffer, MD

著 者 前 言

宫腔镜在治疗有异常子宫出血、绝经后出血、不育、绝育以及要求行内膜去除术的患者中的作用正在显现。宫腔镜对于探查宫腔内病变具有高敏感性。

我们编写此书时心系读者。本书是实用性的，图文并茂。本书配有 DVD 以进一步阐明宫腔镜在诊治宫腔疾病中的重要作用。我们所有著者都非常愿意与读者分享自己的宝贵的临床经验，以便改进患者的治疗并将宫腔镜的并发症发生率降低到最低。

我们编写此书时也心系未来将成为医师的住院医师和实习医师。当成像技术不够时，学会使用宫腔镜技术。相信你的眼睛，倾听你的患者。掌握宫腔镜，以便你也可以为你的患者提供这种极好的技术。

我们感谢所有将其医疗服务托付给我们的患者。她们的生活质量提高，宫腔镜手术后效果的良好，微创手术后的迅速恢复，所有这些故事都激励着我们继续前进。

最后，感谢家人对我们的事业给予的支持。

Linda D. Bradley，MD
Tommaso Falcone，MD

致　　谢

感谢将自己的医疗服务托付给我们的患者。此书献给必将成为我们后继者的医学生、住院医师和实习医师。希望这本教科书可以指引读者为有月经异常、子宫肌瘤或需要进行不孕评估的患者提供最好的妇科医疗服务。

感谢家人对我们的支持。

Linda D. Bradley，MD
Tommaso Falcone，MD

目 录

DVD 光盘目录

1 门诊宫腔镜器械：硬性宫腔镜

Stefano Bettocchi、Attilio Di Spiezio Sardo 和 Oronzo Ceci

宫腔镜检查据信是一种可以评估宫腔状况的决定性检查[1, 2]。诊断性宫腔镜检查操作安全且简单，并且几乎都可以在门诊完成。其所面临的挑战是如何增加使用量。与住院宫腔镜检查相比，门诊宫腔镜检查可以获得同样好的效果，且患者需要支付的费用较低，误工时间较短，而患者的接受度相同[3-5]。

虽然有文献认为，在不给予患者任何形式的镇痛或麻醉情况下，在门诊进行宫腔镜检查有良好的耐受性和很高的成功率[2, 4-9]，但一般来说，大多数妇科医师和患者仍然认为宫腔镜检查是一种侵入性的、会引起疼痛的检查。

宫腔镜检查过程中患者感到疼痛常常是检查失败的原因[10]，这种情况即使给予局部麻醉也会发生[5]。这是限制门诊宫腔镜检查大范围应用的一个主要因素，很多患者仍然宁愿选择住院方式接受检查，他们认为这样才会是无痛的。近年来，为了尽量减轻患者的不适、提高检查成功率以及在门诊广泛应用宫腔镜检查，我们采用了一种应用小直径硬性镜或软镜、液态膨宫介质和无创置入方法（阴道内镜方法）的技术。这种技术可以彻底摒弃宫腔镜检查术前用药，并且可以应用于其他手术操作[11-14]。

要成功进行门诊宫腔镜检查，术者应掌握所用器械的相关知识。本章还回顾了宫腔镜诊断和治疗的成功案例。

阴道内镜操作方法

1995 年，Bettocchi 和 Selvaggi 发展了一种新技术，将宫腔镜置入宫颈外口（external uterine orifice, EUO）（阴道内镜或无接触技术），以减少患者的疼痛和不适[11]。这种技术无需置入观察宫颈的阴道窥器和夹持宫颈的宫颈把持钳。通过使用与扩张宫腔所用的相同的压力（压力为 30～40mmHg），将宫腔镜放置于阴道下段，注入膨宫液，便可以使阴道扩张。与扩张子宫不同的是，阴道的扩张不会引起疼痛。然后将宫腔镜放置到后穹窿，以看清阴道，然后缓慢后移，以确定宫颈外口。看清宫颈外口后，再将宫腔镜置入到宫颈管中，用镜体将其扩张，然后小心地将镜体尖端放置到宫颈内口（internal uterine orifice, IUO），这样进入宫腔时造成的创伤才最小。

数个回顾性随机对照研究表明，这种阴道内镜技术操作快捷，同时能使疼痛明显减轻，无需使用各种类型的术前用药、镇痛或麻醉[11, 15-17]。但是，这种技术不仅要求术者熟知女性解剖和内镜器械，而且要求术者动作敏捷（即能通过屏幕所见了解镜体实际位置并进行相应调整）[18]。

具有 12°～30° 倾斜角的宫腔镜（典型的现代宫腔镜），可以通过向前倾斜镜头进行观测，虽然特别适用于子宫腔检查，但会严重阻碍镜体进入宫颈外口和狭窄的宫颈管。

事实上，内镜检查医师借助 12° 或 30° 的宫腔镜时，是在监视器的中部看到检查器官的全景图像，但这个角度是不正确的。所需的图像（宫颈外口或宫颈管）应出现在屏幕的下半部分，而不是在屏幕中心（图 1-1）。通过这样的方式，镜体是被置于宫颈管中部，以避免刺激肌肉纤维。

微型宫腔镜

全球范围内广泛使用的宫腔镜有两种：软式的和硬性的，它们的规格有所不同。标准硬镜，已使用数十载，其直径大于 5mm，配有 4mm 的光学视管。近年来，已经出现了更加纤细的宫腔镜，这反映了医学各个领域中诊断和治疗操作正向着更加微创的趋势发展。器械微型化的趋势大大有助于内镜医师在门诊完成宫腔镜操作[14]。

宫腔镜技术：宫腔病变的门诊诊断和治疗

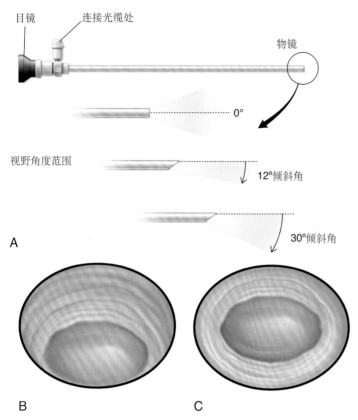

目镜　连接光缆处

物镜

0°

视野角度范围

12°倾斜角

30°倾斜角

A

B　　　　　　　　　C

图 1-1 宫腔镜检查获得的图像有赖于镜头的倾斜角。A，不同镜头的倾斜角度。B，将一个有角度的宫腔镜置入宫颈管获得的正确图像。C，从一个有角度的宫腔镜观察到的宫颈管的错误图像。

新型宫腔镜的直径在 1.2 ～ 3mm 之间（微型宫腔镜的光学视管）。这使生产与之相配的外鞘直径不超过 5mm 的非常纤细的诊断镜和治疗镜成为可能。这些细径宫腔镜包括操作通道并能持续灌流[18]。

起初，与标准的光学视管为 4mm 的宫腔镜相比，人们非常关注微型镜视野的清晰度和亮度。但已经证明，与标准的 4mm 镜相比，使用微型化的光学视管（2.0 ～ 2.9mm）的宫腔镜有同样高的清晰度，甚至有更好的亮度、视角和视觉效果[14]。

因此，光学视管的微型化已使医师能够在诊断操作中使用外鞘直径不超过 5mm 的治疗镜和相应的治疗器械。这样在对子宫腔进行目视检查的同时，内镜医师还可以进行相应的操作，以获得精确的诊断。他们可以比较快捷地检查宫腔和进行内膜活检，或对诸如息肉和粘连等良性宫腔病变进行治疗而无需任何术前用药或麻醉[18]。

在世界范围内，可连续灌流的宫腔治疗镜是最常用的硬镜之一，5 号镜采用直径为 2.9mm 的光学视管，镜体尖端有 30° 斜面，外鞘直径为 5.0mm（Karl

Storz，Tuttlingen，德国）（图 1-2A）。采用 2.0mm 的光学视管系统的、更纤细的宫腔镜也已问世，已使最终的宫腔镜外鞘直径降低至 4.0mm（门诊连续灌流宫腔镜，4 号镜，Karl Storz）（图 1-2B）。这两种宫腔镜都具有双阀门（一个用于灌注，另一个用于抽吸）和一个 5-F 操作孔道（约 1.6mm）。它们的外鞘切面是椭圆形的，可以非常理想地将宫腔镜无创地置入子宫颈（图 1-2C）[18]。

宫颈内口通常是椭圆形的，主轴是横向的，直径约为 4 ～ 5mm。因此，如果我们要将一个外鞘直径约为 5mm 的圆形宫腔镜置入其中，就需要扩张宫颈内口肌纤维，这就有可能导致患者疼痛。而这两种宫腔

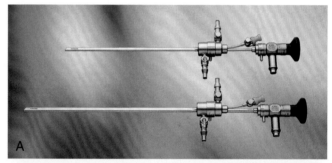

A

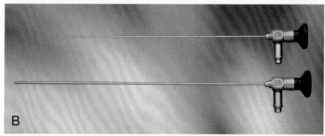

B

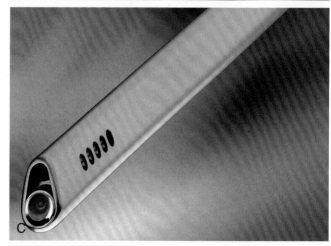

C

图 1-2 宫腔镜外鞘的两个阀门，一个用于灌流，一个用于抽吸。A，4-mm 和 5-mm 外鞘。B，2.9-mm 和 2.0-mm 的光学视管。C，横截面为椭圆形的镜体尖端有利于置入镜体时减少对患者的损伤。

镜的外鞘切面均为椭圆形，直径在 4 ~ 5mm 之间，因而更符合宫颈管的解剖学要求。因此，只要简单地将摄像头旋转 90°，即可使镜体主轴与宫颈内口纵向主轴相一致。

软性宫腔镜

一些研究证明，较为纤细的可弯曲的软性宫腔镜与硬镜相比具有更多的优势。最重要的是，如果子宫前屈很明显的话，软镜所致创伤会更低，因为它无需扩张宫颈，也无需使用宫颈把持钳。这些特征都可以减少疼痛。但是，设备购置和维护的成本较高，清洗、消毒和灭菌要求也较高，与硬镜相比屏幕图像较小，以及设备易损，这些因素限制了软镜的广泛使用[14]。

一种 3.2mm 的微型半硬性纤维宫腔镜（Versascope，Gynecare，Ethicon 公司，Somerville，N.J.）已经面世。它是由一个光学视管为 1.8mm 的 0° 镜和一个一次性使用的外鞘组成。后者还配有一个可折叠的塑料外护套，可以通过连续灌流系统注入 CO_2 气体或低黏度膨宫液进行膨宫。此外，这种宫腔镜的操作孔道内还可以使用 7-F 的半硬性器械（活检钳、剪刀和抓钳）或 5-F 双极电极。

电子吸灌泵和连续灌流系统

子宫腔可以通过 CO_2 气体或膨宫液进行扩张。生理盐水（0.9%）往往是门诊宫腔镜检查的首选膨宫介质，尤其是在不得不进行宫腔操作时。尽管一些内镜专家更喜欢使用 CO_2，但最好还是选择液体的膨宫介质。因为这样，患者的耐受性似乎更好，视野也更清晰，并且清理血液和组织碎片会更容易，而且可以使用 5- F 双极器械[19-24]。

200 ~ 350ml/min 的额定流量，配以大约 0.2bar 的负压吸引，在宫内实际压力为 30 ~ 40mmHg 时可以获得很好的膨宫效果。此时宫腔压力低于输卵管内的 70mmHg 压力，因此可防止膨宫液进入腹腔导致疼痛或迷走神经反射[18]。

当宫颈管与宫颈内口的直径与宫腔镜镜体直径相同或更狭小时，就会出现问题。液体可以进入子宫腔内，但不能沿着宫颈管流出，或通过输卵管进入到腹腔。由于存在黏膜碎片，视野会不清晰。在这种情况

下，许多内镜医师会增加膨宫液的流量，这样宫腔内的压力就会增加。然而，由于膨宫液不能自宫颈管流出，在压力作用下它就沿输卵管进入腹腔，这样就会导致患者疼痛并给患者带来风险。

液体膨宫通常是与电子控制的灌流吸引装置一起使用的（如 Endomat；Karl Storz）。设备上设置了一些参数（膨宫流量、压力、负压），以使宫腔内达到 24 ~ 45mmHg 的平均膨宫压。以前在可以连续灌流的宫腔镜外鞘面世之前，人们不得不使用为 CO_2 膨宫设计的单向灌流宫腔镜。那时，在大气压力下通过重力进行膨宫液灌注（以 "Y" 形导水管连接两个 5 升大的袋子，悬挂于患者上方 1.5m 处）。那样做可以获得 150 ~ 200ml/min 的流量，以及大约 40mmHg 的宫腔内压，从而使检查过程顺畅。如果宫颈管直径和器械直径之差为正，那么这种方法有效。液体通过镜鞘和宫颈管之间的狭小缝隙便能流出子宫腔。但是，在大多数情况下，宫颈管的直径不足以获得这种效果，所以结果往往是宫内液体无法流动，结果导致图像不清晰。此外，即使只是进行基本的检查操作（活检），连续灌流系统与电子灌流吸引装置结合使用也极其重要，因为这样才可以确保在宫内有出血或有碎片的情况下图像依然清晰[18]。

门诊宫腔镜手术

20 世纪 80 年代以来，应用剪刀、单极电切环和激光纤维进行的宫腔镜手术为治疗子宫异常出血、不孕症或复发性流产妇女的子宫中隔、粘连、肌瘤和息肉提供了唯一的机会。这种方法需要扩张宫颈、使用非电解质膨宫液、局部或全身麻醉以及一间手术室，需要较高的医疗费用。在我们医院中，我们开发了一套系统，用于在门诊治疗这些疾患，而无需宫颈扩张，因此也就不需要麻醉或镇痛。这种新的理念（即诊即治式的宫腔镜）减少了诊断和手术操作之间的差异，应用一个单一的诊疗手术即可完成所需，使手术操作完全整合在诊断过程中[18]。

长期以来机械手术器械（剪刀、活检钳、抓钳、螺丝锥）是在门诊施行 "即诊即治" 宫腔镜操作的唯一选择（图 1-3）[25]。随着双极技术和几种 5-F 电极的引入（图 1-4），可应用门诊宫腔镜操作手术治疗的病症有所增加，对于一些特殊病例，则仍要选择在手术室中应用宫腔电切镜来治疗[26]。

宫腔镜技术：宫腔病变的门诊诊断和治疗

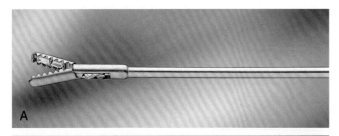

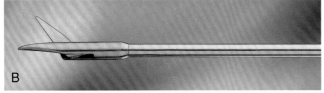

图 1-3　A，活检和钳夹钳（5 F）。B，剪刀（5 F）。

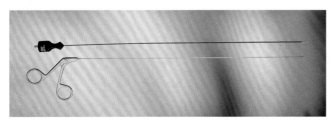

图 1-4　双极电极。

Versapoint 系统

相对于单极技术而言，双极技术的优势在医学领域已得到了广泛认可。在宫腔镜诊治中最重要的益处是使用盐水溶液而不是非离子型膨宫介质（如甘氨酸、山梨醇、甘露醇），以及减少了组织切割过程中传递到组织的能量。1997 年推出了一款专门用于宫腔镜的多功能电外科系统——Versapoint 双极电外科手术系统（Gynecare；Ethicon）。这个系统由一个高频双极电外科发生器和同轴双极电极组成，可以切割、凝固（电凝）和汽化组织。

软式双极电极，直径为 1.6mm（5F），长度为 36cm，可穿过任何宫腔治疗镜操作孔。每个电极都由位于尖端的主动电极和位于电极导杆上的回流电极组成，并由陶瓷嵌入绝缘带将两者分开。同轴双极模式包含从主动电极尖端到同轴回流电极（间隔仅 2mm）形成的回路，使用生理盐水作为膨宫液。当电极在诸如生理盐水的导电溶液中被激发时，将产生一个具有极高阻抗的汽化袋，可以包围和隔离主动电极，以阻止电流形成回路，直到与组织相接触。当电极接触到组织时，电路即接通了，相应地，主动电极和回流电极之间的组织即可被切断、凝固或汽化了。

这个系统避免了电能泄漏和使用非电解质膨宫介

质的风险。由于双极设备可以汽化组织，视野不会被组织碎片所遮盖，可以更快速地完成手术操作。更精确的汽化也可以避免切割到肌层的可能性。虽然组织可以被汽化，但还是有可能获得病理检查所需的组织。

有三种类型的电极：Twizzle 电极，专门用于精确控制的汽化（类似于切割）；Spring 电极，用于弥漫性组织汽化；以及 Ball 电极，用于凝固组织。Twizzle 电极常被首选，因为它是更为精确的切割器械，并且能以更低的功率设置在更接近肌层的位置操作，这样可以减少患者的不适感。

发生器提供不同的操作模式（波形）：汽化切割波形，类似于一种切割模式（缩写是 VC1、VC2 和 VC3，其中 VC3 对应于进入组织的能量最低）；混合波形（BL1、BL2）；以及凝固波形（DES），类似于一种电凝模式。发生器通过一根电缆连接到 5-F 电极。一旦连接起来，发生器便可自动调整到默认设置（VC1 和 100W）。

在给予安定镇痛麻醉后，不管是否给予宫颈旁阻滞麻醉或全身麻醉，便可以使用 Versapoint 系统对各种宫内疾患进行治疗；近来，即使不给予任何形式的镇痛或麻醉，也可以进行治疗。Bettocchi 及其同事已证明，使用 Twizzle 电极，通过将发生器从默认设置 VC1/100W 降低至最低水平的 VC3，并将功率设置减少至一半（50W），即可以产生最小的组织切口（类似于精确切割），同时产生的阻碍视野的气泡也最少，并且患者的耐受性很高[26]。

其他微型双极电极

新一代电子发生器已经问世，现在在微型化电极上即可使用双极能源（Autocon 400 II, Karl Storz）。由于效率提高以及所产生能量质量不同，已可以开发第二代 5-F 双极电极（Karl Storz）。这些器械的主要优点是可以重复使用，从而减少门诊手术的费用。此电极的应用以及用于施行手术的技术的应用与 Versapoint 系统中描述的相同。

操作技术

组织活检

应用更纤细的新型宫腔镜，包括 5-F 操作孔道，宫腔镜医师可以进行定位的宫腔镜活检，以确定诊断。标准操作方法是钻取活检：将活检钳置入子宫黏膜，然后闭合夹取，以获得样本。标本通过操作孔道钳夹取出，而宫腔镜仍然留在宫腔内。

数年来有关宫腔镜定位活检的价值及其标本的量是否充足是有疑问的（依标准技术，送检标本的最终量与抓钳两颚间的容积是密切相关的），对此Bettocchi 及其同事认为，收集足够的子宫内膜样本对于进行准确的组织学检查是不可或缺的。钻取方法是：将活检钳放置于需要活检的子宫内膜处，张开钳颚，置入组织，推进约 0.5 ~ 1cm，要避免触及肌肉纤维。一旦将一大块黏膜游离出来，即闭合两个钳颚，将整个宫腔镜撤出子宫腔，而不是将活检钳拉回操作孔。这样一来，不仅可以收集活检钳内部的组织，还可以收集活检钳双颚之外的组织，从而为病理医师提供更多的标本[18]。

内膜息肉切除术

小息肉（＜ 0.5cm）可用 5-F 操作钳 [锋利的剪刀和（或）鳄鱼嘴钳] 去除。宫颈息肉因为纤维化的原因必须用锋利的剪刀去除，抓钳则无计可施。对子宫内膜息肉的操作方法是：张开抓钳抓住息肉蒂部，闭合抓钳，然后轻轻地向子宫底推拽。这个操作过程要反复多次，直到息肉从息肉基底部分离为止[25]。

如果宫颈内口足够宽大，那么较大的息肉可以用Versapoint 系统 Twizzle 电极完整地去除。否则，要把息肉自游离缘到基底部切为两三块，至组织块大小适合时，再用 5-F 有齿抓钳将其从子宫腔内取出。为了完整去除息肉蒂部而又不致深入肌层，在某些情况下，可以将 Twizzle 电极弯曲 25° ～ 30°，变身为钩状电极[26]。

子宫肌瘤切除术

切除子宫黏膜下肌瘤所用技术与切除子宫息肉所用技术类似，不同之处在于，由于肌瘤组织密度较高，应首先将肌瘤切为两半，然后按前文所述对息肉的处理方法将每一半再进一步分割。如果肌瘤部分嵌入宫壁，则需特别注意肌瘤的壁内部分。为了避免对肌层造成任何刺激或损伤，应先使用机械治疗钳（抓钳或剪刀）将子宫肌瘤轻轻地从假包膜上分离出来。一旦将壁内部分分离至黏膜下，即可用 Versapoint 系统 Twizzle 电极将其分割切除[26]。

小结

本章回顾了适用于门诊宫腔镜操作所使用的硬性宫腔镜器械。此外，在门诊宫腔镜手术中可以使用的仪器也一同述及。虽然在门诊宫腔镜诊断中可弯曲的纤维宫腔镜也较常使用，但这种方法无法进行治疗性操作。在这种情况时需要使用硬性器械。

（郑　杰译　于　丹校）

参考文献

1. Serden SP: Diagnostic hysteroscopy to evaluate the cause of abnormal uterine bleeding. Obstet Gynecol Clin North Am 2000;27:277-286.
2. Nagele F, O'Connor H, Davies A, et al: 2500 Outpatient diagnostic hysteroscopies. Obstet Gynecol 1996;88:87-92.
3. Marana R, Marana E, Catalano GF: Current practical application of office endoscopy. Curr Opin Obstet Gynecol 2001;13:383-387.
4. Kremer C, Duffy S, Moroney M: Patient satisfaction with outpatient hysteroscopy versus day case hysteroscopy: Randomised controlled trial. BMJ 2000;320:279-282.
5. Yang J, Vollenhoven B: Pain control in outpatient hysteroscopy. Obstet Gynecol Surv 2002;57:693-702.
6. Lau WC, Ho RYF, Tsang MK, Yuen PM: Patient's acceptance of outpatient hysteroscopy. Gynecol Obstet Invest 1999;47:191-193.
7. De Iaco P, Marabini A, Stefanetti M: Acceptability and pain of outpatient hysteroscopy. J Am Assoc Gynecol Laparosc 2000;7:71-75.
8. Cameron ST, Walker J, Chambers S, Critchley H: Comparison of transvaginal ultrasound, saline infusion sonography and hysteroscopy to investigate postmenopausal bleeding and unscheduled bleeding on HRT. Aust NZ J Obstet Gynaecol 2001;30:291-294.
9. Finikiotis G: Outpatient hysteroscopy: Pain assessment by visual analogue scale. Aust NZ J Obstet Gynaecol 1990;30:89-90.
10. Campo R, Molinas CR, Rombauts L, et al: Prospective multicentre randomized controlled trial to evaluate factors influencing the success rate of office diagnostic hysteroscopy.

Hum Reprod 2005;20:258-263.

11. Bettocchi S, Selvaggi L: A vaginoscopic approach to reduce the pain of office hysteroscopy. J Am Assoc Gynecol Laparosc 1997;4(2):255-258.

12. Campo R, Van Belle Y, Rombauts L, et al: Office mini-hysteroscopy. Hum Reprod Update 1999;5:73-81.

13. Cicinelli E, Parisi C, Galantino P, et al: Reliability, feasibility, and safety of minihysteroscopy with a vaginoscopic approach: Experience with 6,000 cases. Fertil Steril 2003;80:199-202.

14. Cicinelli E: Diagnostic minihysteroscopy with vaginoscopic approach: Rationale and advantages. J Minim Invasive Gynecol 2005;12:396-400.

15. Paschopoulos M, Paraskevaidis E, Stefanidis K, et al: Vaginoscopic approach to outpatient hysteroscopy. J Am Assoc Gynecol Laparosc 1997;4:465-467.

16. Sharma M, Taylor A, Di Spiezio Sardo A, et al: Outpatient hysteroscopy: Traditional versus the "no-touch" technique. BJOG 2005;112:963-967.

17. Guida M, Di Spiezio Sardo A, Acunzo G, et al: Vaginoscopic versus traditional office hysteroscopy: A randomized controlled study. Hum Reprod 2006;21(12):3253-3257.

18. Bettocchi S, Nappi L, Ceci O, Selvaggi L: What does "diagnostic hysteroscopy: mean today? The role of the new techniques. Curr Opin Obstet Gynecol 2003;15:303-308.

19. Wieser F, Tempfer C, Kurz C, Nagele F: Hysteroscopy in 2001: A comprehensive review. Acta Obstet Gynecol Scand 2001;80:773-783.

20. Nagele F, Bournas N, O'Connor H, et al: Comparison of carbon dioxide and normal saline for uterine distension in outpatient hysteroscopy. Fertil Steril 1996;65:305-309.

21. Pellicano M, Guida M, Zullo F, et al: Carbon dioxide versus normal saline as a uterine distension medium for diagnostic vaginoscopic hysteroscopy in infertile patients: A prospective, randomized, multicenter study. Fertil Steril 2003;79:418-421.

22. Litta P, Bonora M, Pozzan C, et al: Carbon dioxide versus normal saline in outpatient hysteroscopy. Hum Reprod 2003;18:2446-2449.

23. Shankar M, Davidson A, Taub N, Habiba M: Randomised comparison of distension media for outpatient hysteroscopy. BJOG 2004;111:57-62.

24. Brusco GF, Arena S, Angelini A: Use of carbon dioxide versus normal saline for diagnostic hysteroscopy. Fertil Steril 2003;79:993-997.

25. Bettocchi S, Ceci O, Nappi L, et al: Operative office hysteroscopy without anesthesia: Analysis of 4863 cases performed with mechanical instruments. J Am Assoc Gynecol Laparosc. 2004;11(1):59-61.

26. Bettocchi S, Ceci O, Di Venere R, et al: Advanced operative office hysteroscopy without anesthesia: Analysis of 501 cases treated with a 5 Fr. bipolar electrode. Hum Reprod 2002;17(9):2435-2438.

可弯曲的软式宫腔镜已使门诊宫腔镜技术发生了大的变革。早期宫腔镜检查采用的是硬镜。在20世纪80年代和90年代，大多数宫腔镜检查采用的是3~10mm的硬镜。随着光学技术的进步，宫腔镜的尺寸愈发纤细，光源设备进一步改善，门诊软镜检查得以推广。

轻便、灵活、外径3~5mm的宫腔软镜可以对宫腔和宫颈进行快捷舒适的检查（图2-1）。软镜尖端由玻璃纤维束组成，可以把图像从宫腔镜远端的物镜处传输入目镜。无论是低黏度液体还是CO_2都可以用作膨宫介质。膨宫介质的选择取决于医师的偏好。

许多初次接触门诊宫腔镜的医师都喜欢用软镜，因为这种一线器械对于评估月经失调、不孕、绝经后出血具有诸多优点。在门诊使用硬镜对医师的操作经验有较高的要求，因为硬镜不能在宫颈管内随意弯曲，需要医师在宫颈内转动镜体来观察病变，因此会给患者带来更多的不适（图2-2）。与软镜相比，当宫腔内有较大的肿物时，硬镜较难绕过或避开肿物。此外，在子宫明显前倾或后倾的患者，使用硬镜进行操作可能会很困难。软镜检查可以规避许多硬镜检查会遇到的困难。Bradley和Widrich曾对417例接受门诊软镜检查的患者就患者耐受性、诊断准确性和治疗成本进行了研究[1]。

软镜因其舒适、快捷、患者的耐受性良好已成为门诊宫腔镜检查的上佳选择。软镜镜体尖端可弯曲，便于绕开宫内阻隔、粘连和腔内病变，易于观察输卵管开口（图2-3和2-4）。即使是在子宫明显前倾或后倾的患者，由于是0°角视角，宫角处也可尽览无余，并且视野清晰、操作灵活。相对于硬镜，软镜更容易通过子宫颈管[2]。

可弯曲的光纤技术在其他学科的应用无疑也促进了其在妇科的应用。最初是呼吸科医师和消化科医师使用了软式支气管镜、软式胃镜、软式乙状结肠镜或结肠镜。泌尿科医师也使用了软式膀胱镜。这些软镜的技术都是类似的。同在其他专科的应用一样，软镜因其外径纤细、视野清晰和操作灵活而颇具吸引力，这对于妇科医师和患者尤其如此。

宫腔软镜特别适于观察子宫内膜。门诊软式宫腔镜的优点包括：患者接受度高和舒适性好，可在门诊

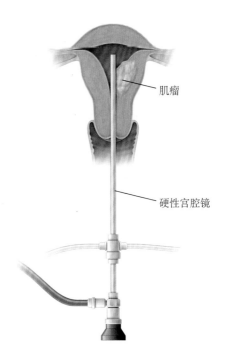

肌瘤

硬性宫腔镜

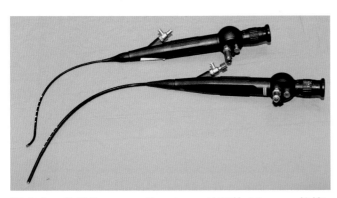

图2-1　外径为3.3 mm和4.9 mm的两款Olympus软镜。

图2-2　硬镜难以绕过宫内病变的图例。

宫腔镜技术：宫腔病变的门诊诊断和治疗

诊室内施行操作，对子宫内膜和宫颈可以直接观察，能够及时发现子宫内膜的微小病灶（图2-5），能够进行子宫内膜定位活检（对于部分宫腔镜），软镜的尖端能够分离膜样粘连[3]。对于确诊局灶病变，软镜检查极有价值，因为在诊刮中这些病灶很容易被遗漏。

由于担心导致患者疼痛，直到最近门诊宫腔镜检查都还未能作为诊疗常规。放置阴道窥器、在宫颈处夹持宫颈把持钳、进行宫颈旁阻滞麻醉或镜体经过颈管都可能会导致疼痛。软镜检查可以克服了这些阻碍因素。软镜操作极少需要在宫颈处夹持宫颈把持钳，足够的镜体长度配以可灵活移动镜头，易于穿过蜿蜒宫颈进入宫腔，最重要的是可以绕开宫腔内病变，并易于对输卵管开口进行识别。较长的镜体长度对于肥胖人群有利，操作人员可远离患者的臀部，也不会受到患者体型的影响。

设备

现代软式宫腔镜设备已有了极大改进。更新的光纤技术、视频系统、摄像机和照明系统都使设备质量有所提高，使之与光学视管系统相匹配。Gridlike模式和低分辨率已被摒弃。现在许多软镜已将光学纤维束更换为视频芯片，以提供优质的视频。集合了芯片、光源和光学系统的新设备即将面世。物美价廉的视频系统、DVD和CD系统以及打印机可同时为医师和患者显示画面，并提供照片和视频文件（图2-6）。

软镜系统示例见图2-7至2-9。这些宫腔镜是奥林巴斯（Orangeburg，N.Y.）和Karl Storz（Tuttlingen，德国）制造的。这些设备具备双向的、大角度弯曲镜头（100度上/100度下）和广角视野（120度），医师用最少的操作便能使整个宫腔一览无余，且不会给患者带来不适。这种设备的适配器与软镜外鞘相接也使建立一个操作孔进行定位活检成为可能。软镜配以操作孔使输卵管近端开口的再通、宫内节育器（intrauterine device，IUD）抓取、定位活检和小息肉

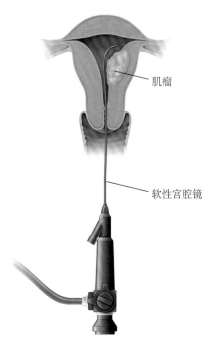

肌瘤

软性宫腔镜

图2-3 软镜轻松避开宫内病变的图例。更长的镜体对操作有利。

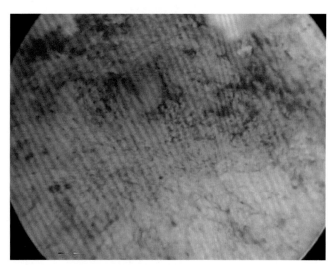

图2-4 软镜下的输卵管口图像。

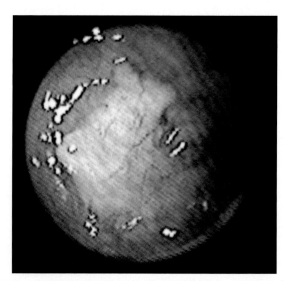

图2-5 软镜观察到的局灶子宫内膜增生，没有非典型性增生。

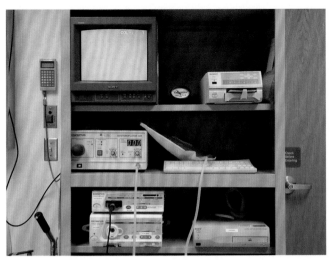

图 2-6 门诊宫腔镜设备，包括监视器、膨宫机、打印机和录像机。

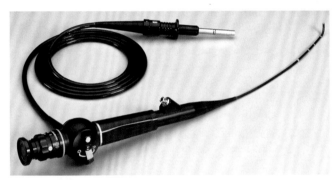

图 2-7 Olympus 软镜。

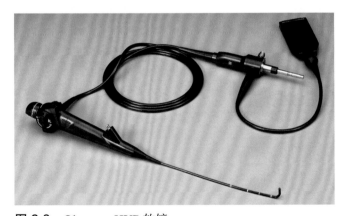

图 2-8 Olympus HYP 软镜。

的去除等治疗成为可能。

软镜的外径范围为 3.1 ~ 5mm，有些还包括一个操作孔。膨宫可以用生理盐水、乳酸林格液或 CO_2 进行。

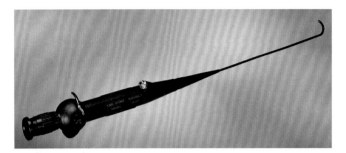

图 2-9 Karl Storz 软镜。

软镜的组件包括：

- 一个光缆接口，可接入光源（卤素灯或氙灯）
- 0° 视角的物镜
- 一个由操作杆控制的可双向弯曲 100° 角的镜头
- 100° 的偏转范围和 100° ~ 120° 的视野
- 一个长的镜体外鞘主干线，其内包含纤维束、操作孔道、膨宫介质通道和导光束
- 一个操作近端环状装置，包含焦距调节元件、操作杆、目镜和相机附件

在开始操作之前，将三角形标记以零度置于目镜的中心，以便于术中确定位置。

术前准备

为了在门诊对患者进行舒适的宫腔镜检查，您和诊所工作人员应创建一个良好的环境。诊所工作人员是您成功顺利完成软镜检查的最好帮手。患者教育对于进行精确的、舒适的软镜检查至关重要，对于打消患者对检查的顾虑同样至关重要。如有可能，应在进行宫腔镜检查前给患者提前提供有关检查的书面信息或进行口头介绍。在检查前鼓励患者进食和进水。建议在检查前 1 ~ 2 小时服用非甾体抗炎药（nonsteroidal antiinflammatory drug，NSAID），如布洛芬、萘普生或甲芬那酸（甲灭酸）。

日程安排

对于有排卵的育龄患者，最佳门诊软镜检查时间是在月经后 1 周。在安排患者宫腔镜检查日程时，让您的接待员询问患者上次月经周期的信息。在内膜增

宫腔镜技术：宫腔病变的门诊诊断和治疗

生早期进行宫腔镜检查，病灶不易被遮盖（假阳性结果较少）。增生期子宫内膜（图 2-10）与分泌期子宫内膜（图 2-11）相比较为平滑，而分泌期内膜是肥厚和水肿性的，有可能与子宫内膜息肉或增生混淆。此外，宫腔镜检查应在月经净后立即进行，这样导致早孕终止的可能性小。如有疑问，应进行尿液妊娠检测或安排在下次月经后再检查。

对于有月经不调的妇女，必须将检查安排在阴

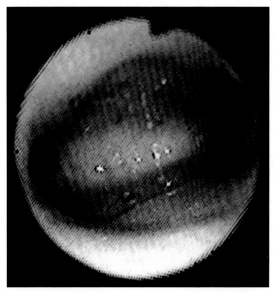

图 2-10　在子宫内膜增生早期进行宫腔镜检查。子宫内膜平滑。月经净后 1 周安排宫腔镜检查最为适宜。

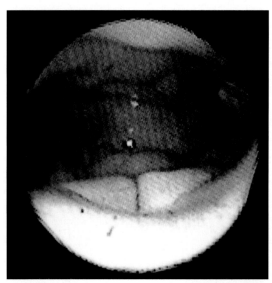

图 2-11　在育龄女性子宫内膜分泌期进行软镜检查会有假阳性结果。肥厚的子宫内膜易与内膜息肉和内膜增生混淆。

道出血量较少的日子，并在检查前告知患者，检查有可能会因为血量较多而视野不清，从而需要重新检查。对于绝经后的患者，一旦出血，应立即进行检查。对于一些月经过频的患者，安排宫腔镜检查可能会很难。

知情同意

进行门诊宫腔镜检查前，医师必须取得患者的知情同意书。告知患者检查的适应证、禁忌证和并发症，回答患者的问题。如果使用 CO_2 膨宫，应告知患者有可能会出现骨盆痉挛、受压感或肩膀疼痛。告知患者，如果不能忍受检查，可以停止检查。如果患者要求停止检查，应按照患者的要求及时停止。幸运的是，大多数患者对门诊宫腔镜检查的耐受性很好。应用直观模拟标度尺评分，Bradley 及其同事[1] 记录的门诊软镜检查的疼痛属于轻微。大多数患者将自己的疼痛评定为类似于轻微痛经。

宫腔镜检查小贴士

门诊软镜检查发现，该检查必须结合患者的月经周期、月经史、激素用药史以及手术和妊娠史来考虑。对宫腔内状况的判读要结合上次月经的信息。妇科既往史和生育史对于局灶性病变或病损的判断非常重要。剖宫产手术瘢痕、近期子宫穿孔和子宫肌瘤切除术都会留下痕迹。微小的凹陷或宫腔变形都可发现。流产清宫引起的局部粘连、过期流产的胚物、宫内异物以及 IUD 都可以识别。对于影像学检查结果，尤其是经阴道超声检查（transvaginal ultrasound，TVUS）、生理盐水灌注超声检查（saline infusion sonography，SIS，也称为子宫超声显像术，sonohysterography，SHG）或磁共振成像（magnetic resonance imaging，MRI）] 检查结果，要特别注意其对子宫内膜的描述，应与软镜检查结果结合起来考虑。子宫内膜异常、有关内膜的模棱两可的结果或子宫内膜模糊不清，可与宫腔镜检查结果结合来考虑。最重要的是，应询问育龄期患者有关上次月经时间、性传播性疾病（sexually transmitted diseases，STD）接触史、疱疹感染和妊娠的信息。对于有疱疹发病前驱症状者，不应进行软镜检查。

患者精神放松有助于检查。术前知情同意、护士的协助以及对检查操作的如实解释，都有助于患

者对检查步骤做到心中有数。应与患者进行充分交流。许多患者询问他们是否能够看到检查过程。由于不使用麻醉，患者可以放松心情，并通过视频看到自己的解剖结构。由于患者的注意力被吸引到检查过程，患者常常可以放松。此外，检查中遇到宫腔病变时，也易于向患者解释进一步进行的操作。当高度怀疑癌症时，在等待子宫内膜活检病理报告时，也应告知患者。

检查开始前，患者取截石位，行阴道窥器检查和内诊。在进行软镜检查之前，需检查宫颈分泌物。同样，内诊可以查知子宫或附件是否有压痛。如果怀疑有盆腔感染性疾病（pelvic inflammatory disease，PID），应取消当日的宫腔镜检查。采集分泌物进行培养，患者予以抗生素治疗，并预约下次检查时间。

根据医师的喜好，可采用非接触的阴道内镜检查。如果行传统的门诊宫腔镜检查，则需先放置阴道窥器，并消毒宫颈。将所有的辅助设备与软镜相连，包括光源和摄像头。宫腔镜置入患者体内之前，先将图像进行白平衡调节。用 CO_2 或生理盐水（根据医师的偏好）充盈膨宫介质导管，以减少空气栓塞的风险。

膨宫介质和检查步骤

如果有出血，软镜检查应使用液体膨宫介质。用注射器手动推注膨宫液有助于扩张宫腔。可抽吸出血块、血液和组织碎片，使视野清晰。有少量出血时使用 CO_2 膨宫也有可能得到最清晰的图像。由 CO_2 引

起的膈肌刺激会导致 2%～5% 的患者肩部疼痛。无论是绝经前或绝经后患者，只要输卵管通畅，患者都可能会有肩部疼痛。如果患者诉肩部疼痛，可让其平躺并鼓励其深呼吸。正常情况下，5～20 分钟内肩部疼痛便会消失。如果患者疼痛剧烈，护理人员应一直陪伴患者。不到 1% 的患者会有血管迷走神经反应。妇科医师应做好准备，对出现心动过缓症状的患者进行抢救。

在使用连续灌流技术时，在直视下将所选的膨宫介质（液体或 CO_2）（图 2-12）置入软镜。软镜置入膨宫介质后无需使用宫颈把持钳，因为在检查中膨宫介质可以帮助扩张宫颈。在将膨宫介质从阻力最小的路径置入软镜的同时观察监视器。使用零度软镜，显示的图像在术者的正前方。图像中子宫颈显示为一个暗洞。如果只能看到白色，则镜头是触碰到了紧邻的宫颈、子宫内膜或宫底组织。如果宫颈狭窄，放置宫颈把持钳并轻柔地扩探宫颈。在某些情况下，对于前倾或后倾的子宫使用宫颈把持钳会有帮助。

Sharma 及其同事[4] 使用非接触技术进行阴道内镜检查，发现经产妇和未经产妇患者之间存在着差异。他们发现，经产妇患者的疼痛评分下降，未经产妇患者的疼痛评分没有变化，两组患者的满意度评分相似。Sharma 及其同事的研究还发现，应用阴道内镜进行宫腔镜检查比传统宫腔镜检查更为快捷[4]。虽然大多数妇女能耐受阴道窥器检查，但非接触技术对患者忍耐性要求并不高。虽然 Sharma 及其同事是用硬镜来评估非接触技术的，但软镜可能有类似的结果。

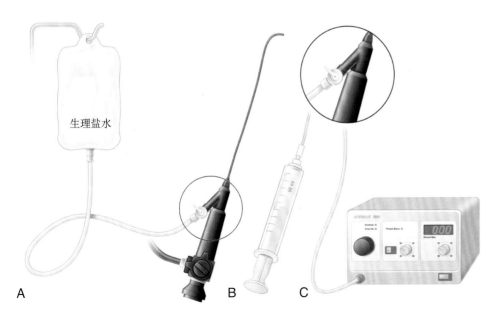

图 2-12　备选的软镜膨宫介质图例。一袋生理盐水（A），使用 60ml 注射器接静脉输液管推注生理盐水膨宫（B），或使用 CO_2 膨宫机（C），压力为 50～100 mmHg 膨宫效果良好。

生理盐水

A B C

宫腔镜技术：宫腔病变的门诊诊断和治疗

绝经期和不孕症妇女更有可能伴有宫颈狭窄。之前进行过剖宫产、宫颈环形电切术（loop electrosurgical excision procedure，LEEP）或宫颈锥切活检的妇女罹患宫颈狭窄的风险增高。传统的方法是：在进行宫腔镜操作的前晚在宫颈放置海藻棒以促进宫颈扩张。术前给予米索前列醇（Cytotec）可明显促进宫颈扩张。可于术前 8 ~ 12 小时给药，剂量为 200 ~ 400μg，口服或阴道给药。在某些情况下，可于术前 2 天给药。米索前列醇是一种前列腺素 E_1（prostaglandin E_1，PGE_1）类似物，它有助于宫颈扩张，便于术前准备，并可降低置入扩张棒或宫腔镜时的阻力。如术中遇到宫颈狭窄，可使用宫颈扩张棒。米索前列醇对高度可疑宫颈狭窄的患者尤其有帮助，并有利于软镜的置入。

软镜非常纤弱。切勿用卵圆钳或抓钳钳夹软镜的前端（图 2-13）。切勿将软镜的尖端用作扩张棒使用。如果镜头尖端难以穿过宫颈，最好先用宫颈扩张棒扩宫。宫颈扩张后，软镜可以在直视下通过宫颈。

软镜置入后，即可应用远端的操作杆在直视下引导镜体进入宫颈（图 2-14 和 2-15）。由于镜头视角为 0°，需要将子宫颈保持在显示器的中央。宫颈管柱状上皮组织看上去像是环绕的裂隙。从子宫下段可以看到整个宫腔。旋动操作杆可以使镜头旋转，这样宫腔的前壁、后壁和侧壁就可以很容易地看到。输卵管口位于偏离中央的 10 点和 2 点的位置，宫底看上去是马鞍形的。检查中应避免触碰到子宫内膜或宫底；这样做可以减少疼痛以及对宫壁的人为损伤。对宫颈黏膜进行观察同样重要，建议对宫腔和宫颈内膜进行系统的检查。

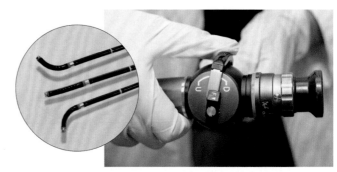

图 2-14　拨动操作杆以移动镜体尖端。

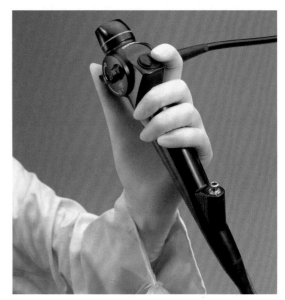

图 2-15　软镜的正确操作。

一般而言，患者检查前的准备时间比检查本身所需时间要长。整个检查过程从内诊开始，以取出软镜结束，共需 5 ~ 10 分钟。观察子宫内膜实际只需要 30 ~ 90 秒。如果需要进行定位活检，则整个过程最多需要 15 分钟。

通过软镜可以看到什么？

通过宫腔镜可以直接看到的宫腔内病变包括：子宫内膜息肉、黏膜下及肌壁间肌瘤、宫腔粘连、残留的胚物、宫内异物、宫颈管病变、子宫内膜萎缩、子宫内膜增生、子宫内膜癌、妊娠滋养细胞疾病、剖宫产瘢痕缺损、不全流产以及孕囊。子宫腺肌病偶尔可见（图 2-16 至 2-27）。

在诊断宫内病变时，宫腔镜检查结合子宫内膜活检具有很高的准确性[3]。理论上讲，对于子宫异常出

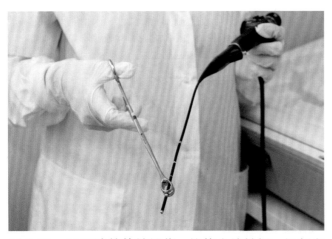

图 2-13　不正确的软镜操作。镜体尖端易损，切勿夹持。轻柔地置入宫颈。

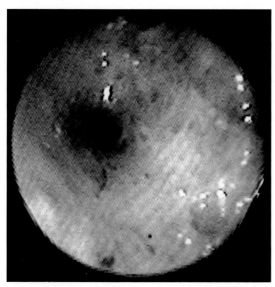

图2-16　**输卵管开口图像**。此患者既往曾行子宫肌瘤栓塞。周围子宫内膜呈苍白色。

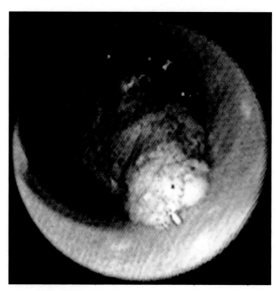

图2-17　软镜下宫颈息肉图像。

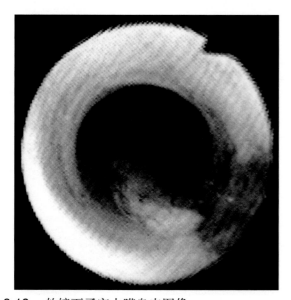

图2-18　软镜下子宫内膜息肉图像。

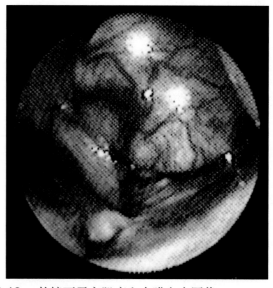

图2-19　软镜下子宫肌瘤和内膜息肉图像。

血，宫腔镜检查的特异性和阳性预测值应达到100%，然而，在实践中有假阴性，假阴性率为2%～4%，属于术者在检查子宫内膜病变时的误诊。

宫腔镜医师须牢记，宫腔镜检查发现的病变大小不如TVUS测量的准确。将目镜焦距调至无限远，会使邻近的病损显得更大，而远处的病损会显得更小[5]。这种现象可能会令术者对取出体外的病变感到意外，尤其是在低估了病变大小时，特别是子宫黏膜下肌瘤。

如果应用CO₂膨宫的宫内压力较高，如为60～

100mmHg，则在宫腔镜检查时可能会出现假阴性图像。同样应用液体膨宫介质也会出现假阴性结果。通过手动加压或用注射器针管推注膨宫液增加宫内压力时，有可能压平微小的子宫内膜病变，包括子宫内膜增生、息肉或肌瘤。这被称为"消失的病变"，即较高的宫腔压力使子宫内膜病变压平，使宫内呈现阴性视图（图2-29）。

当应用较低的膨宫压力时，内膜颜色、血流波动、血管走形和细微病变更容易清楚地看到。需谨记，在下结论前应先降低宫腔压力，并再次仔细审视子宫内

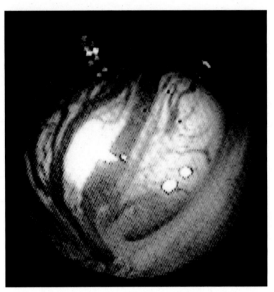

图 2-20 软镜下镜下血管平滑肌瘤图像。

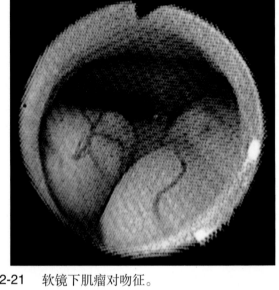

图 2-21 软镜下肌瘤对吻征。

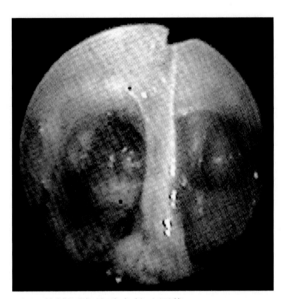

图 2-22 软镜下宫腔致密粘连图像。

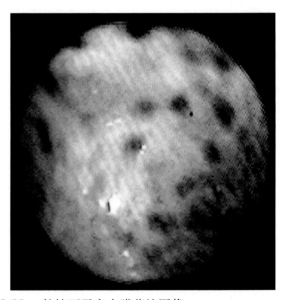

图 2-23 软镜下子宫内膜萎缩图像。

膜表面，查看宫壁四周是否存在微小病变。如此可以减少假阴性，减少漏诊，从而获得更准确的诊断。

此外，舒缓、彻底地评估宫颈管内膜、宫底和输卵管口是至关重要的。患者主诉出血、分泌物血染和白带异常可能提示这些位置存在微小病变，如果术者仓促地置入和取出软镜，则很可能使这些病变疏漏。同样，如果仅将镜头匆匆地置于腔内病变上方，也可能会错过病变，那么即使诊断结果正常也值得怀疑。应仔细平缓地操作，将软镜移至病变周围进行观察。

门诊宫腔镜检查舒适快捷，且并发症较少。术前使用非甾体抗炎药或米索前列醇（口服或阴道置入）可使患者对检查的耐受性增高，尤其是对于宫颈狭窄风险高的妇女。技术娴熟的医师做宫腔镜检查的并发症发生率很低（< 1%）。并发症包括子宫穿孔、感染和出血过多，以及与膨宫介质相关的并发症。

阴道内镜检查方法

只要宫腔或宫颈内膜的成像检查有助于解决月经

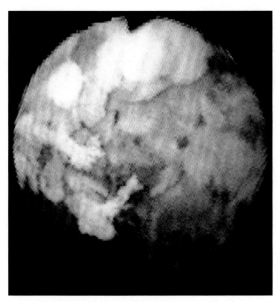

图 2-24　软镜下的胎盘残留图像。

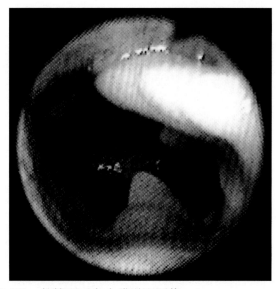

图 2-25　软镜下子宫内膜增生图像。

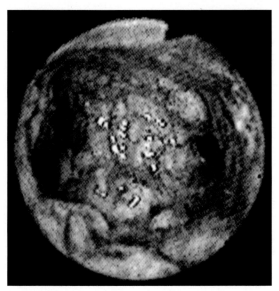

图 2-26　软镜下子宫内膜癌图像。

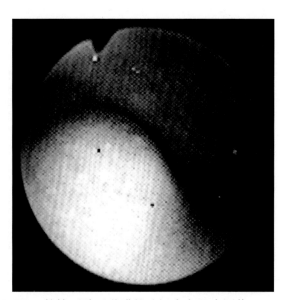

图 2-27　软镜下贴近黏膜的壁间内突肌瘤图像。

或子宫诊断问题，就可以考虑施行门诊宫腔镜检查。门诊宫腔镜检查舒适快捷，易于操作。虽然大多数医师施行门诊宫腔镜检查时会使用阴道窥器，Bettocchi 和 Selvaggi 却主张使用阴道内镜检查[6]。进行阴道内镜检查无需术前用药、扩张宫颈、使用阴道窥器或宫颈把持钳。阴道内镜检查特别适用于年轻妇女、独身妇女、处女或老年妇女，她们认为不使用窥器的非接触技术更为舒适[7]。可以考虑将阴道内镜作为宫腔镜检查的常规技术。通过提高术者的操作技能，可以使宫腔镜检查运用到更多的困难病例中。

手术记录的保存

利用患者术后的休息时间，医师可记录检查的印象。术后即刻记录手术经过可避免遗忘重要信息。记录内容应包括：

- 检查的适应证
- 病情摘要（包括内诊情况）
- 使用的宫腔镜型号
- 使用的液体膨宫介质

宫腔镜技术：宫腔病变的门诊诊断和治疗

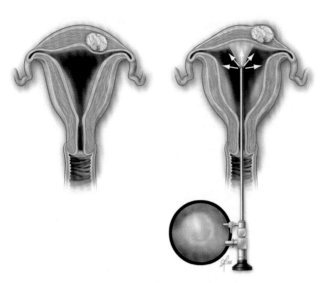

图 2-28　软镜下病变消失现象。当使用液体或 CO_2 膨宫时可以看到假阴性图像。应在宫腔镜检查完成前降低膨宫压力并重新审视宫腔情况以获得最准确的诊断。

- 检查的持续时间
- 患者对检查是否耐受
- 如果患者有血管迷走神经反应，需记录患者的生命体征和采取的相应措施（如垂头仰卧、氨水溶液、阿托品治疗）
- 患者通过直观疼痛模拟评分来为检查评分，从 0 ～ 10 分不等
- 活检的方式和数量
- 随访及进一步的诊疗计划

术后须知

如果没有进行麻醉，在检查完成后患者即可自行驾车回家或返回工作岗位。检查后患者可能会有少量阴道分泌物，为此患者应避免性交直到没有分泌物排出。患者淋浴、游泳和运动均不受限。如果患者出现持续出血、发热或盆腔疼痛，应及时与医师取得联系。

宫腔镜检查中存在风险和注意事项

门诊宫腔镜检查的并发症发生率极低。子宫穿孔是最常见的并发症，而软镜操作已使这种并发症的发生率降至最低。与硬镜相比，纤细的软镜（3mm）更

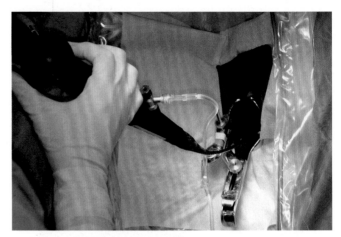

图 2-29　手持镜体的正确姿势。

容易在直视下通过蜿蜒狭长的宫颈。

软镜检查后不常规使用抗生素。伴有输卵管积液、近期曾有盆腔感染性疾病（PID）或近期接受过宫腔内检测的患者检查后感染风险增高。应切记，对于有心脏瓣膜、关节置换的患者或有风湿性心脏病病史的患者，应给予以抗生素预防感染。虽然软镜检查后很少发生子宫内膜炎，但如果患者检查后出现盆腔疼痛、发热或下腹部压痛，则应考虑子宫内膜炎。软镜检查后患者很少会因并发症复诊。宫腔镜检查后患者如果出现疼痛、发热或阴道异常分泌物，应进行复诊。

未来使用的宫腔镜器械

目前使用的纤维内镜设备还存在很多局限性。最重要的是，其使用一条较长的复合纤维束，限制了系统的最终分辨率；并且在正常使用时，由于物镜部分经常旋转，纤维束易受磨损。此外，现有的系统需要外接光源和摄像头，使设备的设置更为复杂，成像系统需要更多的线缆。

末端数字传感器配以内置光源便可克服纤维内镜的许多缺点。首先，内置的末端数字摄像头系统可消除对外接摄像头附件的需求。更重要的是，与纤维宫腔镜相比，因为没有纤长的纤维束限制系统的分辨率，基于数字传感器的新型内镜能提供更清晰的宫腔图像，从理论讲也更耐用。

内置的发光二极管（light-emitting diodes，LED）作为光源可以除去设备台车上的外置光源和与之相连的光缆。此外，无需进行白平衡调节，因为内置 LED 的镜头已进行了白平衡调节。

Gyrus ACMI（Southborough，Mass.）正在通过采用互补金属氧化物半导体（complementary metal oxide semiconductor，CMOS）数字远端传感器技术研发一种新型宫腔镜（Invisio 数字软镜）（图 2-30）。这种新型宫腔镜是完全集成性的和全数字化的，它包含一个小型的 3mm 的 CMOS 视频彩色传感器和末端的数字摄像头系统。这种镜头拥有供照明使用的内置 LED，后者是直接嵌入摄像头控制单元，可以简化设置和使用。

这里展示的图像意在比较在同一动物模型上使用 Gyrus ACMI Invisio 数字软镜与使用传统软式纤维镜所呈图像。CMOS 传感器技术可提供更大、更清晰的图像，其分辨率远远优于纤维镜（图 2-31 和 2-32）。

与传统的纤维内镜不同，Invisio 数字软镜前端有一个硬轴来协助将其置入宫颈，并且它可以四向偏转，可以在不旋转镜体的情况下对宫腔进行全方位的观察。其工作通道孔径比 5F 更大，这种镜体适用于所有宫腔镜消毒设备。

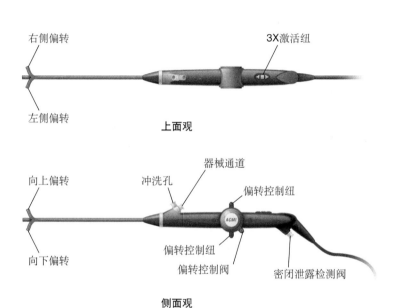

图 2-30　Gyrus ACMI Invisio **数字软镜**。这是一种完全集成性的、全数字化内镜，由有一个微型的 3-mm 互补金属氧化物半导体（CMOS）彩色影像传感器和数字摄像系统构成，一同整合在镜体的前端。

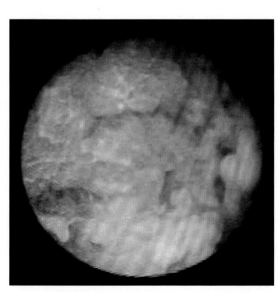

图 2-31　传统纤维软镜的图像。

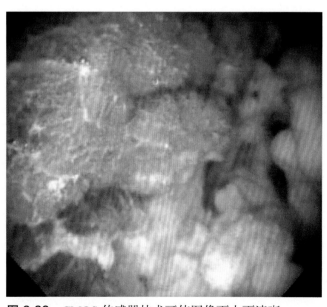

图 2-32　CMOS 传感器技术可使图像更大更清晰。

宫腔镜技术：宫腔病变的门诊诊断和治疗

小结

门诊软镜是一种可用于评估月经紊乱、妊娠并发症和不孕症的极佳的内镜设备，也是一种评估异常阴道超声结果的补充诊疗工具。它能被轻松掌握，不会对患者造成不适，已成为不可或缺的一种门诊设备。门诊宫腔镜是所有妇科医师应掌握的必不可少的诊疗工具。

（郑 杰 译 于 丹 校）

参考文献

1. Bradley L, Widrich T. State-of-the-art flexible hysteroscopy for office gynecologic evaluation. J Am Assoc Gynecol Laparosc 1995;2(3): 263-267.
2. Baxter A, Beck B, Phillips K: A randomized prospective trial of rigid and flexible hysteroscopy in an outpatient setting. Gynaecol Endosc 2002;11:357-364.
3. Nagele F, O'Connor H, Davies A, et al: 2500 Outpatient diagnostic hysteroscopies. Obstet Gynecol 1996;88(1):87-92.
4. Sharma M, Taylor A, di Spiezio S, et al: Outpatient hysteroscopy: Traditional versus the "no-touch" technique. BJOG 2005;112:963-967.
5. Apgar B, Dewitt D: Diagnostic hysteroscopy. Am Fam Physician 1999;46(5 Suppl):19S-24S, 29S-32S, 35S-36S.
6. Bettocchi S, Selvaggi L: A vaginoscopic approach to reduce the pain of office hysteroscopy. J Am Assoc Gynecol Laparosc 1997;4:225-258.
7. Sagiv R, Sadan O, Boaz M: A new approach to office hysteroscopy compared with traditional hysteroscopy: A randomized controlled trial. Obstet Gynecol 2006;108:387-392.

3 门诊宫腔镜检查的适应证和禁忌证

Linda D. Bradley

1869 年，D.C. Pantaleoni 为评估绝经后出血首次进行了宫腔镜检查，在检查中他发现了一个子宫内膜息肉。不幸的是，病变未能去除。当时，Pantaleoni 的这次首次子宫腔探查却被同行认为是出于"不恰当的好奇心"。现在，整个一代妇科医师都倾心于观察子宫腔内部，最重要的是，他们能用宫腔镜去观察子宫内部、治疗并治愈大量宫内疾患。新一代妇科医师都有着"不恰当的"好奇心，幸运的是，他们发现了应用宫腔镜技术的大量适应证。如今，我们鼓励还未施行过宫腔镜检查的妇科医师都来学习这项重要技能。

门诊宫腔镜技术是现代妇科诊疗实践的重要组成部分[1]。它简单易学，易于纳入繁忙的妇科实践中，并且使用此种门诊诊治手段来评估子宫内膜的方式已越来越受推崇。当然，与住院或门诊手术相比，门诊宫腔镜评估的好处是显而易见的：降低麻醉风险、降低成本、医师时间管理更好以及患者能在熟悉的环境中接受诊治。用门诊宫腔镜来诊治患者月经紊乱问题可促进患者疗效，因此门诊宫腔镜是术前评估的重要组成部分。

现在，每位妇科医师的工具箱中都应包含宫腔镜。所有妇科医师都应学习和掌握门诊宫腔镜技术，并应用它来诊断妇产科疾患。应该记住，宫腔镜检查和生理盐水灌注超声检查（SIS，也称为子宫超声显像术，SHG）是相辅相成的。大多数妇产科医师的诊室中都有超声检查仪器。超声检查不会取代门诊宫腔镜检查，宫腔镜检查也不会取代超声检查。将这两种技术结合可以为患者提供最佳的诊疗服务。当超声检查结果模棱两可或无法确诊时，使用门诊宫腔镜检查必然可以解决诊断难题。虽然磁共振成像（MRI）被认为是金标准，观察者间的变异最小，但子宫 MRI 并不能很好地刻画出子宫内膜病变，进行了 MRI 的患者有可能还需要进行门诊宫腔镜检查[2]。

适应证概述

门诊宫腔镜检查的适应证清单十分详细，通常以月经异常、不孕症、宫内异物定位或子宫内膜和宫颈的术后评估为重点。其也有助于评估妇女白带异常、性交后有血性分泌物和痛经或有异常子宫输卵管造影（hysterosalpingogram，HSG）、经阴道超声检查（TVUS）、生理盐水灌注超声检查（SIS）或 MRI 结果的患者。当子宫内膜活检没有得出诊断结论时，或子宫内膜活检没取到子宫内膜细胞，或已试过激素治疗而患者依然有异常出血时，宫腔镜检查特别有价值。宫腔镜检查的适应证范围已扩展到包括过期流产以及宫颈和输卵管间质部妊娠的诊断和治疗方面[3]。

宫腔镜检查可以全景式地观察子宫内膜、宫颈内膜和输卵管开口，对子宫内膜诊刮时漏诊的局灶性病变的确诊也很有帮助。当阴唇轻微闭合时，宫腔镜也可以作为阴道内镜使用。当阴唇闭拢使阴道轻微闭合时，通过置入阴道的宫腔镜可以快速审视阴道穹窿。使用 CO_2 或生理盐水扩张阴道后再进行观察，能得到清晰的图像，能够发现组织碎片、异物和阴道病变。宫腔镜技术这种拓展对于老年人群（老年痴呆症）和儿童人群特别有益，因为对于这些人群即使向其阴道内插入小型异物，也有可能引起白带异常、阴道异味或出血。

纤细的诊断性宫腔镜，无论是软镜还是硬镜，只要外鞘直径介于 3 ~ 5mm 之间，都适宜在门诊使用（图3-1）。宫腔镜检查可以对先天性子宫畸形、萎缩、子宫内膜增生、息肉、肌瘤、胚物残留、子宫内膜癌和子宫肌瘤栓塞（uterine fibroid embolization，UFE）术后并发症进行快速准确的诊断。宫腔镜下子宫内膜活检和子宫内膜定位活检也成为可能（图 3-2）。门诊宫腔镜检查可以准确地诊断与异常出血有关的多种病症。宫腔镜检查结果为阴性的子宫内膜癌的可能性为 0.4% ~ 0.5%。

宫腔镜技术：宫腔病变的门诊诊断和治疗

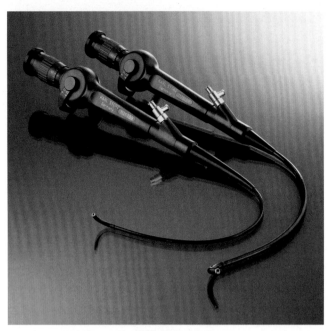

图 3-1 Karl Storz 门诊软镜。细的 3.1mm（左侧）和 4.9mm（右侧）的软镜最适合门诊使用。

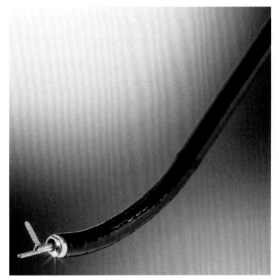

图 3-2 Karl Storz 带有活检钳的软镜非常适合在门诊进行宫腔镜下定位活检或取出小的异物。

宫腔镜检查和治疗可以在门诊进行，这取决于妇科医师的技能、医疗费报销协议、护理支持和患者的合作[4]。目前尚无因担心患者受到伤害或宫腔镜检查难度高而认为宫腔镜不宜纳入妇产科诊治方法的文献报道。大量研究证明，无论软性或硬性宫腔镜检查都可在门诊进行。大多数妇科医师是在门诊应用纤细的宫腔镜进行宫腔镜诊断检查，而在门诊手术室进行较为复杂的操作。在门诊手术室可以使用极少量的麻醉。当患者有多发腔内病变或病变范围大需要进行长时间的手术且需要有宫内液体管理系统参与时，门诊手术就是必要的了。去除窄蒂（＜2cm）息肉或定位活检一般可以应用有操作孔的宫腔镜在门诊完成。用诊断性宫腔镜的尖端可以进行膜状粘连松解术。

任何时候只要子宫腔或宫颈黏膜成像检查将有助于解开月经或子宫谜团，都可以考虑进行门诊宫腔镜检查。门诊宫腔镜检查舒适快捷，易于操作。虽然大多数医师使用阴道窥器辅助完成门诊宫腔镜检查，Bettocchi 和 Selvaggi 却主张进行阴道内镜检查[5]。进行阴道内镜检查无需用药、无需扩张宫颈、不用阴道窥器或宫颈把持钳。阴道内镜特别适于年轻女性、独身者、处女或老年妇女，她们认为不使用窥器的非接触技术更为舒适[6]。应考虑将此项技术纳入宫腔镜检查常规。对于使用阴道窥器感觉不适的患者来说，阴道内镜尤为适用。

宫腔镜检查的适应证

门诊宫腔镜检查的具体适应证如框 3-1 所示。本节仅概述这些适应证，其详细内容将在后面的章节介绍。

子宫异常出血

子宫异常出血是进行门诊宫腔镜检查的最常见的适应证。据估计，每位妇女一生中都有 1/20 的可能因为月经紊乱问题就诊。尽管 TVUS、SIS 和门诊宫腔镜检查已广泛用于评估子宫异常出血，但实事求是地讲，大多数医师在使用影像学检查或宫腔镜检查前，会尝试使用 1～3 个月的药物治疗。

治疗月经功能紊乱最常用的处方药物包括激素类避孕药、黄体酮治疗或非甾体抗炎药物（NSAID）。当药物治疗失败或再次出现异常出血时，才会对此类患者进行宫腔镜检查。对于既往已进行过诸如诊刮术（dilation and curettage，D & C）的盲视手术而月经仍然异常的患者，应进行子宫内膜直视下的宫腔镜检查，因为盲视下的诊刮往往会漏掉局灶性病变（图 3-3）。如果子宫内膜活检无法确诊，病理报告提示标本未见子宫内膜细胞，或包含息肉组织，则需进行宫腔镜检查以识别病灶并确定是否有残留病灶存在。

10%～20% 的无症状妇女的宫腔镜检查会发现有

框 3-1	
门诊宫腔镜检查的适应证	

评估异常出血
- 绝经前无排卵型异常出血
- 绝经前有排卵型异常出血
- 绝经后出血

评估不孕症
- 不孕症常规诊断
- 异常子宫输卵管碘油造影
- 进行体外授精前宫腔内环境评估
- 反复自然流产

评估异常 TVUS 或 SIS，当子宫内膜是：
- 不可视
- 不确定
- 模糊
- 不能完全可视化

异物定位
- 遗失的 IUD
- 环扎带移位

术后评估
- 宫腔镜子宫肌瘤切除术或息肉切除术术后探查
- 经腹子宫壁间内突肌瘤剔除术术后复查
- 经产后诊刮困难患者评估 Asherman 综合征（宫腔粘连）
- 宫腔粘连松解术后移除宫内 Foley 球囊后的宫内状况评估
- 检查剖宫产瘢痕
- 子宫中隔术后复查
- 子宫内膜去除术后复发出血复查

可疑异位或有不规则出血的 Essure 宫内节育器检查

黏膜下肌瘤的分类
- Ⅰ 型
- Ⅱ 型
- Ⅲ 型

子宫肌瘤栓塞术后评估子宫内膜
- 术后闭经原因分析
- 查找术后痉挛腹痛原因
- 持续或间断白带异常评估
- 当 MRI 结果模棱两可时，评估黏膜下肌瘤子宫内膜

评估妊娠患者
- 妊娠早期的 IUD 定位
- 胚物残留
- 产后出血
- 异位妊娠（输卵管或间质性）
- 人流清宫失败
- 人流清宫后持续出血

子宫内膜癌
- 内膜癌分级
- 内膜癌是否侵犯宫颈
- 非手术治疗后二次探查

宫腔镜输卵管绝育术
- 确定输卵管开口是否阻塞
- 确定是否有其他需要去除的腔内病变

D&C：诊刮；IUD：宫内节育器；HSG：子宫输卵管造影；IVF：体外授精；MRI：磁共振成像；SIS：宫内生理盐水灌注超声检查；TVUS：经阴道超声检查；UFE：子宫肌瘤栓塞术。

良性病变，包括息肉和肌瘤。但是，在有症状的妇女中，60%～80%的患者存在子宫内膜病变。在患有月经过多或贫血但没有其他慢性疾患的绝经前妇女中，估计 70%～80% 都有宫腔内病变 [7]。对于无排卵型患者持续不规律的出血，除了黄体酮治疗或激素治疗外，还需要评估宫腔内是否有病变，以确定是否存在对药物治疗无反应的增生组织。需要记住，无排卵出血可与宫内病变共存（图 3-4）。

Bettocchi 及其同事制作了一张最为详细的宫腔镜检查适应证清单 [8]。在他们进行的一项病例数位列最高之病例研究中，超过一半的病例患有子宫异常出血。在一项由 Bradley 及其同事开展的研究中，在 417 例行门诊纤维宫腔镜检查的患者中，有 60% 是因子宫异常出血接受的检查 [9]。

无诊断价值的活检或盲目诊刮

刮宫是无诊断结果的，且很少有治疗效果，一般也不会对月经出血有长期作用。当然，子宫内膜的激素状态可以通过刮宫来评估，但也仅此而已。最重要的是，刮宫操作的终点无法确定。妇科医师是在其"感到子宫哭泣"时停止操作的吗？刮宫后残留的组织仍存留在宫腔中吗？一些研究结果表明，刮宫几乎不能除去子宫黏膜下肌瘤。在刮出物中可能会看到息肉，但盲刮后如果没有观察子宫内膜，就不能确定是否去除了整个息肉，或是否仍有残留的息肉。在盲视刮宫中，近输卵管口的病变、小于 2cm 的病变、宫颈管内的病变、位于宫底附近的病变等都容易遗漏（图 3-5）。

一项前瞻性研究对 105 例绝经后出血、TVUS 发

宫腔镜技术：宫腔病变的门诊诊断和治疗

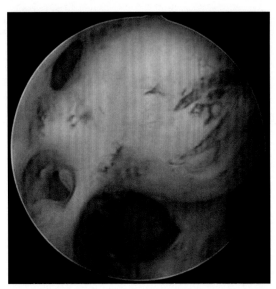

图 3-3 此患者既往因异常出血进行过 3 次盲视刮宫（D&C），但未行影像学检查。宫内的黏膜下肌瘤周围有粘连，经宫腔镜子宫肌瘤切除术得以成功的治疗。盲视活检和诊刮不太可能诊治这种病变。

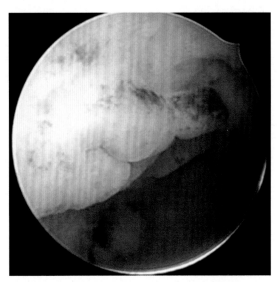

图 3-4 患者因无排卵型月经接受了黄体酮治疗，但仍有不规则子宫出血。门诊宫腔镜检查发现了一个息肉。一旦切除息肉，患者继续黄体酮治疗就可以解决出血问题。病理切片显示为良性内膜息肉。

现子宫内膜厚度至少 5mm 的妇女进行了宫腔镜检查和诊刮，并在诊刮后对子宫腔内仍残留的病灶进行了宫腔镜电切术。有 24 位患者进行了子宫切除术。如果同一患者经不同方法所获标本的病理诊断不一致时，以最终确诊为准。总之，80% 的妇女（84/105）有宫腔内病变，通过宫腔镜检查，确切地发现了其中 98% 的病灶（82/84）。诊刮漏诊了 58% 的息肉

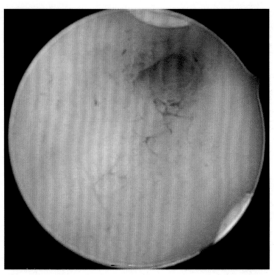

图 3-5 此患者尽管服用了低剂量的口服避孕药，但仍有间断性点滴出血。镜下显示在左侧输卵管口处有一个出血性息肉。直接行宫腔镜息肉切除术解决了出血问题。病理切片显示为良性内膜息肉。

（25/43）、50% 的内膜增生（5/10）、60% 的复杂性非典型增生（3/5）和 11% 的子宫内膜癌（2/19）。通过宫腔镜检查发现，在有非灶性病变的患者中，刮宫诊断结果与最后确诊结果较为一致（94%）。另一项研究指出，直径超过 2cm 的息肉与直径小于 1cm 的息肉相比，如果只施行盲刮，那么前者更容易被漏诊。当宫腔内有局灶性病变时，如果患者为绝经后出血且子宫内膜厚度在 5mm 之上，在获取具有诊断价值的子宫内膜标本方面，宫腔镜检查结合子宫内膜去除术优于诊刮[10]。

基于以上原因，刮宫不应再被用作提供诊断或治疗的独立方法。子宫切除术后对子宫标本送检发现，即使是用力的刮宫还是会漏掉 10%～35% 的宫内病变，因为其仅对 50% 的子宫内膜进行取样，且无法取净刮出物[11]。单独进行诊刮已经过时了，应完全摒弃。诊刮应与宫腔镜检查相结合。医师应在宫腔镜检查诊刮后再次进行宫腔镜检查了解宫内状况。如果仍然有病理组织残留，那么应进行宫腔镜切除术，以去除残余病灶。

门诊宫腔镜检查有助于确定所需的手术数量、手术难度以及可能的病理诊断。如果患者已接受了盲视刮宫治疗或在尝试进行宫腔镜手术时视野不佳，那么手术几周后再次进行门诊宫腔镜检查、重新评估子宫内膜是明智的。宫腔镜检查时看不清宫腔不能视为宫腔形态正常。

子宫内膜萎缩

在育龄妇女，正常月经出血是下丘脑 - 垂体 - 肾上腺 - 卵巢轴协同作用导致激素分泌涨落的最终结果，是可预测的子宫内膜剥蚀和脱落。雌激素可刺激子宫内膜，使子宫内膜增生和增厚。当增生和增厚的内膜接触黄体酮时，子宫内膜会产生假蜕膜分泌变化、水肿和进一步增厚，血管脆性会降低，并且支持子宫内膜间质生长。月经出血后的迅速止血和内膜修复会使子宫内膜稳定和再次生长。

即使延长黄体酮的使用时间，长时间的雌激素缺乏也会导致子宫内膜变薄，因为子宫内膜的厚度取决于子宫内膜的雌激素水平，因此长时间的雌激素缺乏最终将导致子宫内膜变薄。药物可以使子宫内膜变薄，如促性腺激素 - 释放激素（gonadotropin-releasing hormone，GnRH）激动剂、长效甲羟孕酮（depot medroxyprogesterone acetate，DMPA，Depo-Provera）或达那唑；当连续使用这些药物超过 2 ~ 3 个月时，子宫内膜的回声会降低。GnRH 治疗可导致雌激素水平过低和假绝经症状，超声检查子宫内膜的厚度通常都小于 3mm。

口服避孕药（oral contraceptive pill，OCP）也可使子宫内膜变薄。对于子宫内膜去除术前内膜预处理，与达那唑或 GnRH 治疗相比，使用 OCP 一样可以使子宫内膜变薄。事实上，Grow 及其同事报道[12]，在早卵泡期、月经期第 1 ~ 3 天开始使用 OCP，会使子宫内膜变薄（＜ 4mm）。在使用几个周期的口服避孕药后进行宫腔镜检查，可以了解宫腔的最原始形态。经 OCP 预处理过的子宫内膜，宫腔镜检查视野清晰，宫腔看上去平坦、苍白、内膜颜色均匀一致，息肉、子宫中隔或肌瘤更易于识别。长期应用 OCP 有利于宫腔镜检查或总体子宫内膜去除术，或任何要求视野清晰的宫腔镜手术。长期使用 OCP 的女性其子宫内膜较薄且脆弱，可能有不规则的阴道出血。

育龄期有淋漓出血的患者，可因内膜萎缩而致子宫内膜变薄且脆弱。同样，长期使用 OCP、GnRH、达那唑或长效甲羟孕酮可使子宫内膜变薄而暴露子宫内膜基底层。宫腔镜检查常常能发现内膜弥漫性淤血及出血。子宫内膜萎缩也可能与慢性子宫内膜炎有关，后者也可导致子宫内膜脆弱而引起自发性出血（图 3-6）。

使用宫内节育器（IUD）的妇女，如使用左炔诺孕酮 - 宫内缓释系统（曼月乐）或其他 IUD，可以进行门诊宫腔镜检查，以诊治月经异常（图 3-7）。虽然

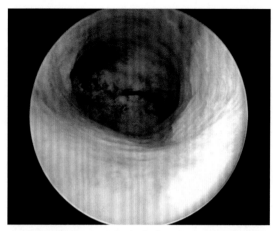

图 3-6　宫腔镜显示子宫内膜薄、颜色苍白，符合内膜萎缩表现。

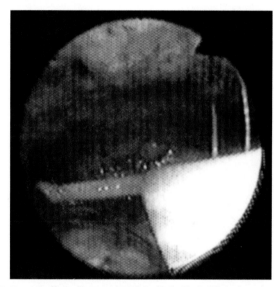

图 3-7　患者有月经不规则和宫内节育器迷失，门诊软镜显示 Lippes 节育器环嵌入了宫内膜。

大多数使用曼月乐的妇女会有闭经或月经过少，但有些人可能会有不规则出血。已有使用曼月乐后出现子宫内膜萎缩、脆弱、不规则出血的分子学论述[13]。

放置宫内节育器后，仍然可以进行门诊宫腔镜检查。只要小心操作，可以在不触动宫内节育器的情况下对子宫内膜及宫内节育器和尾丝的位置进行观察。子宫内膜萎缩和疑似子宫内膜炎的病例可以经宫腔镜检查直观地证实。宫腔内病变可以与 IUD 共存。

息肉

在评估异常出血时，常常会发现子宫内膜息肉[14]。息肉常有不规则出血或白带异常，大多数妇科医师建议对症将其切除并进行病理学检查，以除外隐匿性的

宫腔镜技术：宫腔病变的门诊诊断和治疗

癌前病变或恶性病变。息肉恶变率小于 2%。宫腔镜下息肉切除术是一个相对简单的手术，并发症较少。

当将宫腔镜检查用作子宫异常出血的诊断方法时，自然会有高的阳性预测值（positive predictive values，PPV）。对于子宫内膜息肉来说，宫腔镜检查和 SIS 是等效的诊断工具[15]。绝经前妇女的宫腔镜检查和 SIS 的阳性预测值高于绝经后妇女。病变的检出有赖于超声检查医师或妇科医师的经验和技术。

在有症状的患者中，查出子宫内膜息肉是很重要的。在治疗子宫异常出血和缓解症状方面，内镜切除的成功率很高。最重要的是，标本可行组织病理学检查，从而可除外恶性肿瘤或癌前病变（图 3-8 和 3-9）[16]。

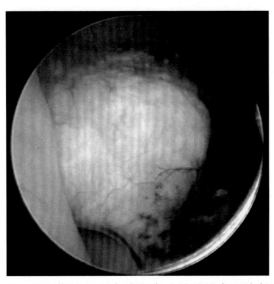

图 3-8 绝经期出血和内膜息肉（最后的病理诊断为内膜息肉伴有囊性增生，但不伴有非典型性）。

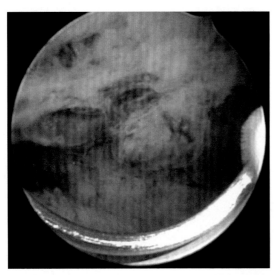

图 3-9 内膜息肉伴有复杂性增生，不伴有非典型性。

黏膜下肌瘤

黏膜下肌瘤引起异常出血的原因尚有争议。相关理论包括子宫异常收缩、子宫内膜脱落排出效率低下、子宫内膜表面积增加、血管活性因子的分泌增加以及纤溶系统异常。肌瘤可能纯粹是宫腔内生长，也可能是壁间内突生长或浆膜下生长（图 3-10）。确定肌瘤的位置对于决定手术路径至关重要。对于子宫肌层壁内深在的内突的子宫肌瘤，为了完全切除肌瘤，必要时可以二期手术。

如上所述，应用宫腔镜检查和 SIS 可以确定子宫肌瘤的位置。完全生长于子宫腔内的肌瘤称为 0 型（有蒂的）肌瘤（图 3-11），与 1 型和 2 型肌瘤相比，宫腔镜检查更容易确诊。通过使用欧洲宫腔镜协会分类系统（the European Society Hysteroscopic Classification system，ESHRE）来确定肌瘤是 1 型或 2 型很难（图 3-12），因为宫腔内膨宫液或 CO_2 会导致子宫肌瘤压向肌层，而 SIS 分类系统（图 3-13）能更客观地显示肌瘤嵌入子宫肌层的深度。最有可能是

门诊宫腔镜检查具有很高的阴性预测值（negative predictive value，NPV），且其耐受性好。SIS 和宫腔镜检查的阳性预测值是等同的。因此，当考虑宫腔镜检查或 SIS 何者首选时，必须考虑许多因素，包括患者的接受程度、医师的经验、医疗费用和疼痛因素。

宫腔镜检查虽然对诊断肌瘤很有帮助，但可能只能观察到冰山一角，因为这与肌瘤嵌入子宫肌层的深度有关。如果宫腔镜检查只发现了肌瘤的凸出部

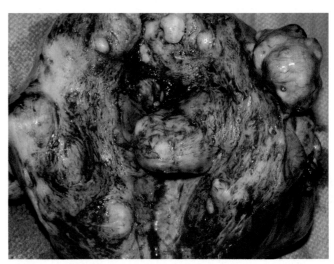

图 3-10 **切除的多处子宫肌瘤的大体图像。**大体评估清楚地说明了宫腔镜手术很容易切除宫内病变。但很显然宫腔镜手术不能切除浆膜下肌瘤。

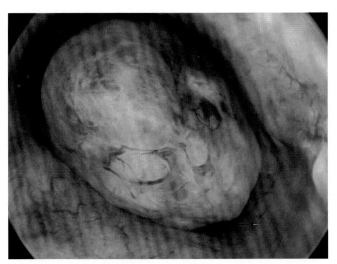

图 3-11　欧洲宫腔镜协会分型系统（ESHRE）0 型子宫肌瘤。带蒂的子宫肌瘤表面有囊性改变。

分——这可能只是肌瘤紧贴子宫内膜的部分，则其可能有助于 SIS 检查以获得子宫内膜和肌层的全景图像。如果子宫肌瘤的蒂部可见，肌瘤有可能被一期切除。当对子宫肌瘤嵌入肌层的深度存有疑问时，应行 SIS 检查。

在进行宫腔镜检查时，为防止产生假阴性宫腔形态图像，应在宫腔镜检查结束前降低 CO_2 的压力或液体膨宫压，并重新观察宫腔形态。宫腔内压力较高会人为地压平子宫内膜，将细微病变压入子宫内膜或子宫肌层之中。肌瘤也可能会被压向肌层，从而影响肌瘤分型。

子宫腺肌病

子宫腺肌病可引起严重痛经、月经过多或月经频数。临床表现包括子宫变得圆钝饱满、增大、并柔韧。盆腔 MRI 和组织病理学检查是诊断子宫腺肌病的金标准。宫腔镜检查可以发现 10% ~ 20% 子宫腺肌病病例。然而，宫腔镜检查不能发现腺肌症病灶是局灶性或是广泛性的存在于宫壁。宫腔镜检查典型的阳性发现包括弥漫性的腺体开口、子宫内膜内的含铁血黄素沉积，以及类腺体开口处的淤血（图 3-14）。

子宫内膜增生和子宫内膜癌

子宫内膜癌的好发年龄为 51 ~ 70 岁，75% 发生在 50 岁以上的女性。Bruchim 及其同事[17] 发现，绝经年数和子宫内膜厚度可以共同预测罹患子宫内膜癌

的风险。具体来说，在 95 例有绝经后出血的妇女中，子宫内膜癌的发病率随绝经年数增加而增加。当子宫内膜的厚度小于 5mm，没有患者患子宫内膜癌，但当子宫内膜的厚度超过 9mm 时，18.5% 的患者患有子宫内膜癌。在绝经年数少于 5 年的妇女中，子宫内膜癌的发生率小于 2.5%，但在绝经年数超过 15 年的妇女中，子宫内膜癌的发生率为 21.4%。子宫内膜癌的发生率随子宫内膜的厚度和绝经年数的增长而增长。在绝经期进行子宫内膜盲刮活检，可能会漏诊局灶性病变，包括局灶性增生或癌变。当子宫内膜活检报告为阴性、患者仍有出血时，应行宫腔镜检查。宫腔镜检查可以很容易地发现局灶性病变（图 3-15）。

对于有出血症状的年轻妇女，如药物治疗无效，或因长期无排卵而受到无对抗的雌激素的刺激，也应行内膜活检。子宫内膜增生的独立风险因素包括：糖尿病、长期使用类固醇、肥胖、长期月经周期不规律、无拮抗的雌激素治疗、使用他莫昔芬、疑似多囊卵巢综合征（polycystic ovarian syndrome，PCOS）或有卵巢癌、乳腺癌或结肠癌家族病史。美国妇产科学会（American College of Obstetricians and Gynecologists，ACOG）指南建议，对 35 岁以上的、有出血症状的妇女均应行子宫内膜活检，以除外子宫内膜增生或癌变。如果子宫内膜活检报告为阴性或结果模棱两可，患者仍有出血，应考虑进行宫腔镜检查。

模棱两可的超声检查结果

我们已经进入了一个可应用宫腔镜直接观察子宫内膜、宫颈管和输卵管开口的新时代。许多妇科医师仍然将 TVUS 作为诊断异常子宫出血患者的子宫内膜的首选。虽然 TVUS 应用广泛，是微创性的，但它有可能忽略绝经前和绝经后妇女的局灶性病变。宫颈管病变以及输卵管口和宫角的细微病变也容易被 TVUS 漏诊。这两个位置的病变可导致出血或白带异常。TVUS 的灵敏性和特异性分别为 85% 和 84% 的，而宫腔镜检查的灵敏性和特异性分别为 99% 和 95%（图 3-16 和 3-17）[18]。

在育龄妇女，子宫内膜回声测量值范围较广，正常测量值为 4 ~ 15mm。激素分泌的涨落、有和无排卵都会影响子宫内膜腺体和间质，从而影响子宫内膜回声。Breitkopf 及其同事[19] 对 TVUS 探查绝经前妇女子宫内膜良性团块的灵敏性进行了评估。结果表明，无论选定的子宫内膜回声临界值是多少，在绝经前妇

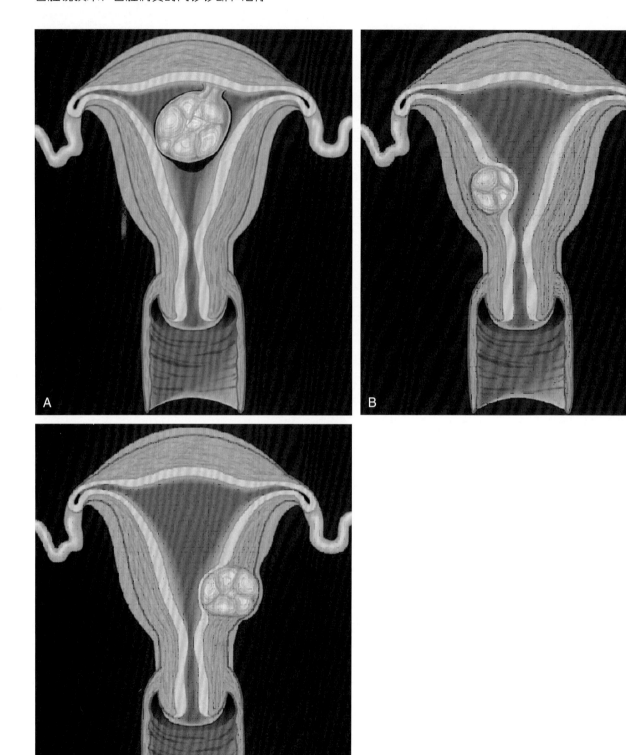

图 3-12　欧洲宫腔镜协会分型系统（ESHRE）子宫肌瘤分型。A，0型；B，1型；C，2型。

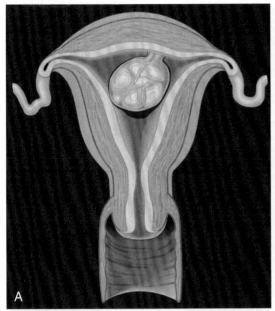

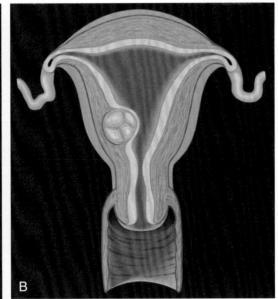

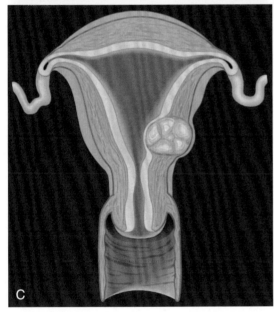

图 3-13　A，SIS 1 级，肌瘤完全在宫腔内。B，SIS 2 级，肌瘤陷入内膜表面小于 50%。C，SIS 3 级，透壁肌瘤。

女中单独检测子宫内膜厚度并不能准确探知良性子宫内膜团块。在一项有 206 例病例的连续 SIS 研究中，发现在内膜厚度小于 5mm 患者中，有 1/6 未能通过 TVUS 发现子宫内膜息肉和肌瘤。这代表其灵敏性为 74%。这些作者推测，单独使用 TVUS 诊断腔内病变失败可能是因为：在狭窄宫腔内，内膜病变并未使子宫内膜纵切面有所扩大，因而单纯依靠子宫内膜条纹厚度进行探查的检查会导致漏诊。息肉的轮廓常常是长而窄的，符合子宫腔的形状，宫腔内没有液体进行对照会降低子宫内膜病变检测的灵敏性。

　　内膜息肉与正常内膜相互错杂，会使宫腔超声图像显示正常而无法确诊。尽管表面上看上去内膜回声正常，但由于宫内没有液体扩张生成对照图像，这些病灶很容易被忽略。特别是在育龄妇女，如果她们的 TVUS 结果正常，但药物治疗后仍有异常出血，当无法进行 SIS 时，建议进行门诊宫腔镜检查。

　　在绝经期妇女，正常子宫内膜回声测量值应小于 5mm。一项包含 35 项研究 5892 名患者的有关子宫内膜厚度临界值的荟萃分析发现，5mm 的临界值的敏感性对于子宫内膜疾病（息肉、非典型性增生或癌症）的检出率高于 92%，对于检测子宫内膜癌，其灵敏性达到了 96%。因此，一位有 10% 的患子宫内膜癌预计

宫腔镜技术：宫腔病变的门诊诊断和治疗

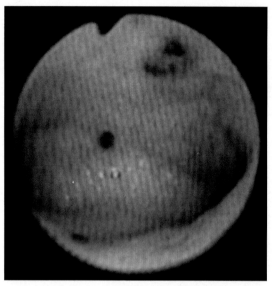

图 3-14　门诊宫腔镜检查显示的子宫腺肌病。镜下可以清楚地看到腺体样开口和蓝黑色病灶。结合 MRI 可以作出诊断。

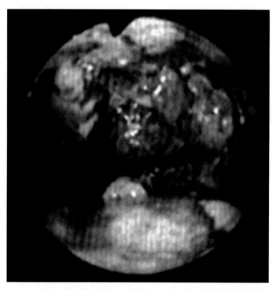

图 3-15　在一位有异常子宫出血的 38 岁病态肥胖患者，镜下所见为弥漫性子宫内膜腺癌。此患者行经腹全子宫切除术和双侧附件切除治疗。

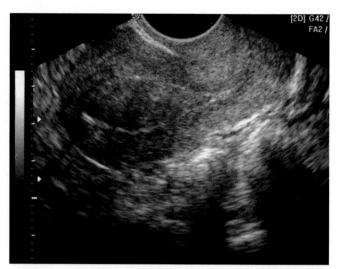

图 3-16　一位有月经过多的 42 岁患者的经阴道超声检查的矢状面图像，显示子宫内膜回声模糊不清。

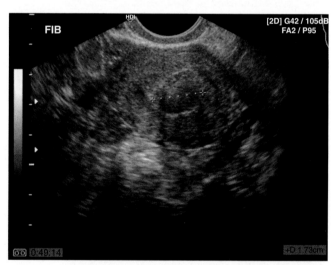

图 3-17　经阴道超声检查横断面图像显示子宫内膜回声模糊不清。

可能性的绝经后妇女，如果其 TVUS 的子宫内膜回声小于 5mm，则其患癌症的可能性为 1%[20]。

虽然在子宫内膜回声测量值小于 5mm 的患者内膜癌罕见，但在此测量值范围内，其他子宫内膜病变并不少见。当内膜回声小于 5mm 时，患者仍可能有子宫内膜息肉、黏膜下肌瘤、子宫内膜炎、宫腔粘连或子宫内膜增生，所有这些都与出血有关。最重要的是，输卵管口附近或宫腔下段的子宫内膜癌小病灶常常会被 TVUS 甚至 SIS 漏诊。如果无法进行 SIS，不管患者的月经状况如何，如果经药物试验性治疗后患者仍然有异常出血，即使子宫内膜回声正常，也应该进行一次门诊宫腔镜检查。

与 TVUS 相比，SIS 可增强子宫内膜超声图像的对比效果。然而，SIS 的失败率为 5% ~ 17%，假阳性率为 10%[21]。失败可能是由于壁间肌瘤使子宫内膜受压、宫腔内凝血块或宫腔无法扩张。此外，当子宫体积超过孕 12 ~ 14 周大小时，进行 SIS 检查可能会不切实际，因为此时扩张子宫会比较困难。当上述问题发生时，应安排门诊宫腔镜检查以澄清模棱两可的 SIS 结果，或为无法施行的 SIS 的患者进行宫腔镜检查（图 3-18 和 3-19）。

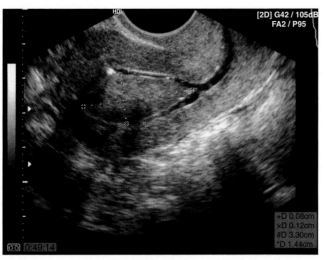

图 3-18　生理盐水灌注超声检查。 矢状面图像显示一个 3.3cm×1.4cm 大小的子宫肌瘤。SIS 分级为 1 级，肌瘤来源于子宫基底部。使用宫腔镜可以切除肌瘤。肌瘤重约 12g。

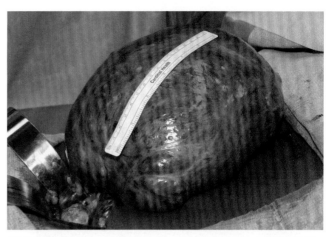

图 3-20　这位 34 岁的患者有月经过多等一系列症状。术前评估了宫内情况，并进行了腹部超声检查。剖腹探查证实了一个重约 1.9kg 的带蒂肌瘤，直径为 23～25cm。

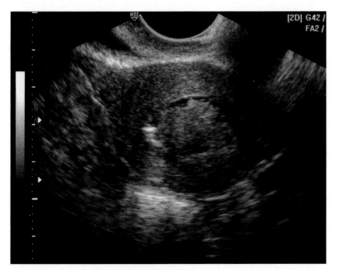

图 3-19　生理盐水灌注超声检查。 横断面图像显示了一个来源于子宫基底部的黏膜下肌瘤。

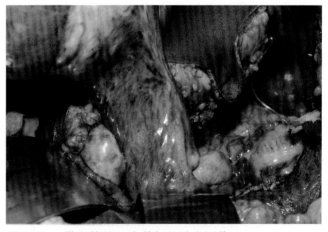

图 3-21　带血管的肌瘤蒂部的放大图像。

术前评估

如果想避免手术意外，应先进行宫腔镜检查（图 3-20 至 3-22）。应用宫腔镜检查做术前评估至关重要。通过宫腔镜检查了解手术目标，术者可以对手术所需设备作出要求，选择麻醉师和手术团队，告知患者可能的手术结果，进行简明的有关手术风险的知情同意交代，预计完成手术的时间，以及判断一期手术完成的可能性。特别是对于可疑有肌瘤的育龄患者，需确定患者是否有多发肌瘤，是否需要行二期手术完成肌瘤切除，或是否患者宫腔需放置球囊防止术后粘连。

同样，宫腔粘连松解术前也需要进行宫腔镜术前评估。

术前宫腔形态如何？子宫肌瘤切除术或息肉切除术前既往操作是否对宫腔形态产生了影响？这些情况应事先考虑。如果有生育要求的月经失调患者既往曾行流产清宫，是否可能已经有宫腔粘连？同样，对于有异常子宫出血、既往已经历了多次盲视刮宫治疗的患者，在确定进行宫腔镜、腹腔镜或经腹手术之前应考虑：患者是否已有宫腔粘连。对于切盼妊娠且之前进行过盲视刮宫的患者，术前应行宫腔镜检查以除外宫腔粘连可能。对于有生育要求的患者，应保留术前和术后宫腔形态的图片或视频。

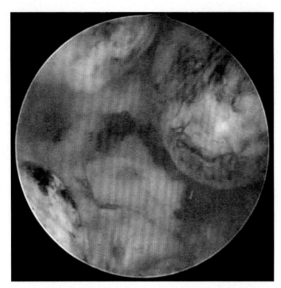

图 3-22 同一位患者手术后 8 周仍有月经过多。其他症状在带蒂肌瘤切除后改善。门诊宫腔镜检查发现了大约 5 个宫内肌瘤和内膜息肉。在行经腹子宫肌瘤切除术前进行的宫腔镜检查漏诊了。一旦将这些宫腔内病变切除，患者的出血问题便可迎刃而解。

宫腔镜手术术后随访

大多数宫腔镜手术很少发生并发症，但有可能发生术后子宫内粘连。除子宫内膜去除术外，子宫内粘连和输卵管闭锁是宫腔镜手术或刮宫后罕见的并发症。宫腔镜手术术后随访应重点观察以下情况：

- 分娩后人工剥离胎盘患者产后如果出现持续出血，应除外是否存在胎盘残留（图 3-23）
- 剖宫产术后持续性出血，应检查是否存在胎盘或羊膜残留、缝合状况或子宫下段剖宫产憩室
- 不全流产清宫术后持续出血，应除外胚物残留（图 3-24）
- 多发肌瘤经腹腔镜、宫腔镜或经腹肌瘤切除术后行宫腔镜检查，评估肌瘤切除或剥除是否完整，观察手术创面，确定是否存在术后粘连
- 子宫内膜去除术后反复出血，应确定是否存在新的病灶并检查子宫内膜状况
- 大范围的宫腔粘连松解术后的宫腔镜复查子宫内膜状况
- 取出宫内球囊后行宫腔镜复查以除外粘连复发

多发性子宫肌瘤宫腔镜切除术术后，或腹腔镜或经腹子宫肌瘤切除术术后，宫颈内口周围可能会发生

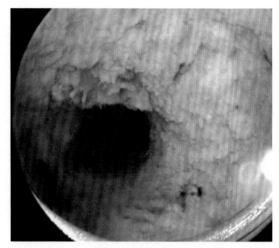

图 3-23 患者产后出血持续 2 年，既往产程中曾手取胎盘。宫腔镜检查示宫颈下段有坏死组织。宫腔镜切除标本病理检查显示为非典型胎盘结节。

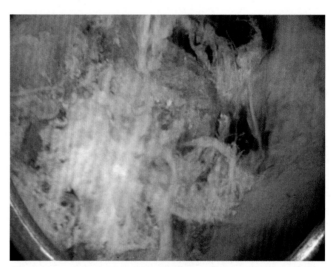

图 3-24 清宫术后宫内胚物残留。患者又曾两次接受吸宫、输血，但接受多次治疗后仍持续出血。宫腔镜检查清晰可见宫内残留胚物，可行宫腔镜胚物切除以解除患者的异常出血。

粘连。术后行宫腔镜检查可确认肌瘤切除是否完整、是否存在术后粘连。

宫腔镜绝育术

宫腔镜绝育术是闭塞输卵管的绝好方法。应选择在子宫内膜增生早期进行手术，因为此时子宫内膜较薄，不易遮挡输卵管开口。视野清晰对于放置双侧输卵管阻塞物、迅速完成手术至关重要（图 3-25）。

宫腔镜绝育术术前应询问患者月经是否存在异常。育龄妇女月经异常最常见的宫腔内病变是内膜息肉和黏膜下肌瘤（图 3-26）。对于伴有月经异常患者，

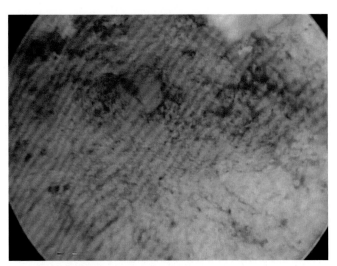

图 3-25　宫腔镜下正常的输卵管口。

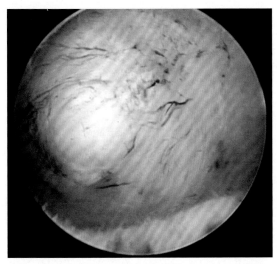

图 3-26　此患者有异常出血并希望用 Essure 避孕，患者术前进行了评估。建议患者行宫腔镜下子宫肌瘤切除术，之后采用 Essure 避孕。这样既可以在双侧输卵管开口放置微栓（microinsert）进行避孕，又可解决出血问题。

如果患者要求进行宫腔镜绝育术，应考虑先进行门诊宫腔镜检查，以获得子宫内膜和输卵管口的全景图像。术前安排这项检查可使术者确定输卵管口是否有阻塞或视野是否清晰——这些可能都会阻碍堵塞物的放置。

　　宫腔镜绝育术术前应先行门诊宫腔镜检查以确定输卵管开口是否被阻挡。如果息肉或黏膜下肌瘤阻挡了输卵管口，则宫腔镜绝育术可在宫腔镜手术后进行。先行检查可以预先选择适当的手术器械，如果发现绝育术无法完成，就不必打开一整套价格昂贵的绝育器械。

经阴道子宫肌瘤切除术

　　子宫肌瘤是造成阴道出血的常见原因。有时，子宫肌瘤会脱垂到阴道或在子宫肌瘤栓塞术后脱垂。来自宫颈的大的肿物常常不期而至，这是另一个需要对有阴道异常出血的所有患者进行盆腔检查的原因。如果发现有肌瘤脱垂，最好安排患者在门诊手术中心进行手术。

　　在肌瘤脱垂情况下，宫颈是扩张开的。子宫肌瘤表面血管会因充血而呈粉红或鲜红色（图 3-27）。有时因血供受阻，脱垂的肌瘤坏死而呈黑色或蓝色（图 3-28）。经阴道子宫肌瘤切除术一旦完成，宫颈将难以闭合至可顺利进行宫腔镜检查的程度。将宫颈闭合的技术包括：在宫颈前后唇两侧加持单齿宫颈把持钳以使开放的宫颈外口闭紧，或绕宫颈进行荷包缝合，或用套扎环对宫颈进行套扎。

　　当经阴道切除子宫肌瘤后，即使应用上述技术再行宫腔镜检查也许仍是不可能的。在这种情况下，应在手术几周后进行门诊宫腔镜检查，以便观察子宫内膜并确认没有残留肌瘤。无症状的、小的残余肌瘤可能无需要再次进行手术，但重要的是要记录是否有残余肌瘤存在。应对有症状的残余肌瘤再次进行宫腔镜肌瘤切除术。

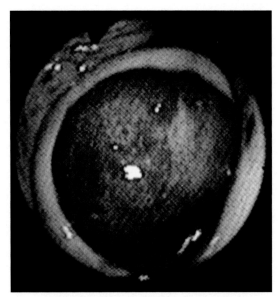

图 3-27　宫腔镜显示脱垂的肌瘤从宫颈口脱出。

宫腔镜技术：宫腔病变的门诊诊断和治疗

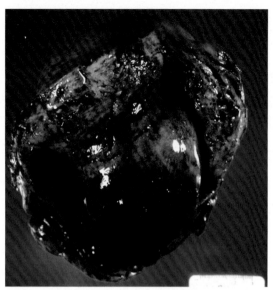

图 3-28　一个大的伴有坏死的宫腔内子宫肌瘤。因为肌瘤体积太大，应行子宫切除术而不是宫腔镜下肌瘤切除术。

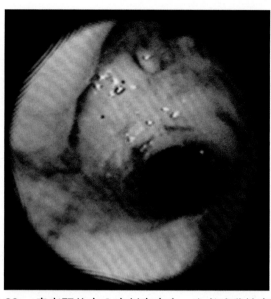

图 3-29　患者既往有 3 次剖宫产史。患者哺乳结束后月经周期恢复，但出现月经不调、月经后点滴出血和腹痛。宫腔镜检查显示子宫下段有一个裂隙并且变宽。可行宫腔镜手术切除瘢痕周围的纤维组织，以解除患者的临床症状。

剖宫产术后出血

现在大约有 1/4 的婴儿是通过剖宫产出生的。超过半数的患者做过二次剖宫产手术。剖宫产手术后患者有异常子宫出血不断增多。患者诉孕前月经正常，剖宫产术后阴道不规则出血、有咖啡色分泌物或性交后出血。药物治疗几乎无效。

在诊断剖宫产术后月经失调方面，门诊宫腔镜检查效果极佳。子宫下段的状况镜下可快速探知。事实上，剖宫产后瘢痕裂陷看上去可能像子宫内膜内陷、裂隙或子宫前壁先前剖宫产瘢痕裂隙部位存在的憩室。

Fabres 及其同事[22] 报道，TVUS 和门诊宫腔镜检查之间有极佳的相关性。在所有妇女，TVUS 均可发现子宫前壁的剖宫产瘢痕憩室。宫腔镜检查则可以 100% 地证实超声检查的发现。Erickson 和 Monteagudo[23, 24] 通过 SIS 评估了子宫下段，指出子宫前壁剖宫产部位有憩室存在。

事实上，瘢痕已变成子宫腺肌病病灶。组织病理学检查发现包括：子宫下段延伸加宽（75%），瘢痕上方子宫内膜充血（61%），中度到显著的淋巴细胞浸润（65%），残留缝线及异物反应（92%），毛细血管扩张（65%），以及表明近期子宫内膜基质出血的证据。可以看到引发出血的积血腔。残留的手术缝线作为一种异物可造成不规则出血（图 3-29）。

异物定位

自 20 世纪 90 年代初以来，越来越多的妇女使用宫内节育器（IUD）作为避孕的方法。ParaGard 宫内环是铜制的，可以使用 10 年。曼月乐，一种可以缓慢释放黄体酮的 IUD，可以使用 5 年。带器妊娠失败率与输卵管结扎失败率具有可比性，均小于 2%。在放环的头几个月中，宫内环脱落率较高，随后会稳步下降。

有些时候，患者不能触摸到 IUD 尾丝，医师直视检查也看不到。当发生这种情况时，需确定 IUD 是否脱落、游走或嵌入子宫肌层。子宫下段或子宫颈口处卷曲的 IUD 尾丝可以解释"丢失"的 IUD。门诊宫腔镜可以快捷舒适地确定 IUD 及其尾丝的位置。如果宫腔镜有操作孔，则可以置入抓钳将尾丝轻轻拉出宫颈外口而无需移除整个环，仍可继续使用起到避孕作用。如果无法轻易取出 IUD，可行宫腔镜检查确定其位置。

超声检查有助于确定 IUD 是否在宫腔内，并可以避免患者接触 X 线辐射。不过，超声检查不能确定 IUD 是否放置妥当，或是否嵌入子宫肌层。宫腔镜检查可以确定 IUD 是否嵌入子宫肌层。由于疼痛、子宫穿孔风险或 IUD 尾丝断裂等原因，嵌入宫壁较深的环在门诊可能不易取出。如果门诊宫腔镜检查未能发现

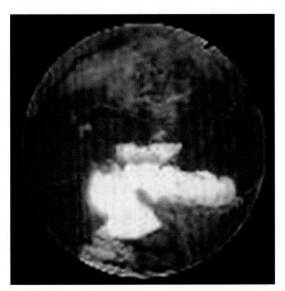

图 3-30 一位 53 岁的患者，有阴道点滴出血和白带症状 25 年多。患者曾多次进行盲刮并服用抗生素。宫腔镜检查发现其有宫内异物。异物取出后发现是一个 Mersilene 线带。患者最后一次生产前放置的宫颈环扎带未取出，因而进入宫腔。取出环扎带后所有症状全部消失。

IUD，那么腹平片（radiograph of the kidneys, ureters, and bladder，KUB）可确定其是否在腹腔中。

其他可通过宫腔镜检查发现的异物包括：异位的宫颈环扎线、断裂的海藻棒、IUD 残环、塑料刮匙断头、宫壁不可吸收缝线、既往妊娠的残留胎骨以及断裂的宫腔手术镜的陶瓷喙部（图 3-30）。

子宫穿孔后宫腔镜复诊

宫腔镜手术最常见的并发症之一是子宫穿孔。穿孔最常发生在宫颈扩张时，其次是在切除宫腔内病变时。

宫颈扩张时发生穿孔时，术者必须放弃继续操作，因为穿孔可导致膨宫不良，放弃继续操作也是为了避免周围脏器受损。有些妇科医师选择腹腔镜手术缝合穿孔，并在腹腔镜监护下继续进行宫腔镜操作。然而，大多数医师会停止继续操作，嘱患者 2 ~ 3 个月后复诊，再进行宫腔镜操作。

子宫穿孔的愈合时间依然是一个谜。但是，可以考虑进行宫腔镜检查以确定穿孔是否已经闭合。笔者就曾遇到过 1 例 3 ~ 4 个月后都未能愈合的穿孔！如果看到肠或黄色大网膜，那么穿孔还没有愈合。如果这种情况发生，那么建议患者进行腹腔镜手术（以缝合穿孔）并同时进行宫腔镜检查。

与妊娠有关的出血

尽管已有多种诊断宫外孕或过期流产的方法，但有时确定孕囊的位置是相当困难的。当血清人绒毛膜促性腺素（human chorionic gonadotropin，hCG）或黄体酮水平下降或停滞而超声检查无法确定妊娠状况时，应考虑进行宫腔镜检查。

在最近的一项小样本研究中，15 名妇女的孕囊位置无法确定 [25]。术者应用子宫内膜活检和宫腔镜检查两种方法来确定患者是否是异位妊娠或过期流产。在 8 位患者，宫腔镜检查未见异常且子宫内膜活检为阴性。在 2 位患者，宫腔镜检查未能诊断，子宫内膜活检为阴性，而 1 例发现了宫内妊娠，1 例发现了宫内带血节育器。在既往有流产史的 3 位患者，宫腔镜检查和子宫内膜活检均证实了胚胎绒毛。最后，在 2 位曾有早期流产的患者，宫腔镜检查发现了胚胎绒毛，而子宫内膜活检未能诊断。

宫腔镜检查诊断异位妊娠的灵敏性和特异性均为 100%，而子宫内膜活检的灵敏性为 50%，特异性为 100%。由此项研究可知，如果超声检查不能准确定位孕囊，那么与子宫内膜活检相比，宫腔镜检查能更好地区分宫外孕和早期流产。只要确定 hCG 水平是在下降，且妊娠可能已经终止时，在妊娠期间进行宫腔镜检查是可行的（图 3-31）。

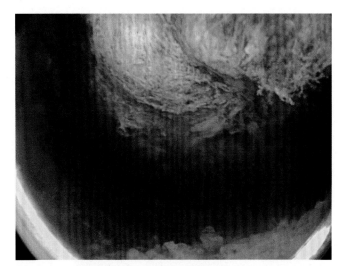

图 3-31 宫腔镜显示有宫内胚物残留。曾 3 次尝试盲视抽吸刮宫术取出残留胚物但均未奏效。超声检查显示了一个 5cm 大的宫内病变。应用宫腔镜电切环切除了所有坏死的胚物和绒毛后，患者的症状立即消失。

宫腔镜技术：宫腔病变的门诊诊断和治疗

不孕和反复流产

对有不孕或反复流产的患者应对其宫腔状况进行评估。宫内粘连或苗勒管发育异常是已知的导致流产的原因。门诊宫腔镜检查可显示宫腔视图、直接出结果。患者也可以在显示器上看到自己的宫内异常情况并对自己的疾患有一个直观感受。

虽然仍有争议，但宫内异常，如息肉或肌瘤，可能都与不孕有关，而流产与其有关得到的认同更多。体外受精需要有正常的子宫腔。每个周期启动前都要对子宫腔进行评估。门诊宫腔镜检查和 SIS 有着相似的灵敏性，术者往往根据个人喜好来决定使用哪种方法。

异常子宫输卵管造影片的评估

Preutthipan 及其同事 [26] 比较了在不孕症患者中子宫输卵管造影检查（hysterosalpingogram，HSG）与宫腔镜检查的准确性。宫腔镜检查是金标准。一项前瞻性对照研究包含已行子宫输卵管造影检查（HSG）和宫腔镜检查两种检查的 336 名患者。结果评估包括检查的灵敏性、特异性、阳性预测值和阴性预测值以及 HSG 的准确率。在 286 名 HSG 存在宫内异的常患者，宫腔镜检查只有 200 名情况属实。在 50 名 HSG 无异常的患者，宫腔镜检查发现其中 4 例有宫内病变。在 336 名宫腔镜检查有宫内病变的患者中，最常见的诊断是宫腔粘连（74 例），其次是子宫内膜息肉（56 例）和黏膜下肌瘤（26 例）。统计分析显示，在诊断宫内疾患方面，HSG 的灵敏感性为 98.0%，特异性为 34.9%，阳性预测值为 69.9%，阴性预测值为 92.0%，准确率为 73.2%，假阳性率为 30.1%，假阴性率为 8.0%。HSG 的最常见的误诊是：将宫颈狭窄诊断为重度宫腔粘连（24 例），将子宫内膜息肉诊断为黏膜下肌瘤（22/50 例），将黏膜下肌瘤诊断为子宫内膜息肉（12/72 例）。这项研究显示了 HSG 的应用价值。但是，如果子宫 X 线片提示有宫内异常，应考虑应用宫腔镜进行确诊和治疗。这些方法是相辅相成的。

HSG 的假阳性和假阴性结果可能与宫腔扩张困难、宫内出血、组织碎片、黏液或气泡等有关。大多数研究表明，当 HSG 检查结果正常的时候，宫腔镜检查结果可能也是正常的。其他不准确的结果可能是由于造影剂使用不当或报告不准确。当检查结果是模棱两可时，门诊宫腔镜检查可提供辅助诊断。需要明确的是，HSG 可以使输卵管显影及确定输卵管是否通畅，并能确定是否有输卵管内憩室或占位病变。

白带异常

长期有水样或血性白带会令女性烦恼，应行相应检查。一旦滴虫性阴道炎被治愈或除外而患者还继续出现白带时，则应考虑进行宫腔镜检查直接观察子宫内膜。造成白带异常的原因包括：子宫内膜增生、子宫内膜癌以及子宫肌瘤或子宫内膜息肉。宫腔镜检查可以确定是否存在宫内病变。对于绝经后妇女而言，宫腔镜检查对于除外宫内病变引起的白带异常尤其具有重要价值。对于更年期妇女来说，白带异常可能是提示宫内病变的敏感征象。精明的医师每年都会询问患者是否有白带异常。如果答案是肯定的，那么应行宫腔镜检查以除外宫内疾患（图 3-32）。

子宫肌瘤栓塞治疗后闭经或白带异常

子宫肌瘤栓塞治疗（uterine fibroid embolization，UFE）常伴随着 Asherman 综合征——子宫腔闭塞。UFE 治疗后，在小于 40 岁的妇女，2% 以下会出现闭经，在 45 岁以上的妇女，2% ~ 15% 会出现闭经。栓塞肌瘤周围的内膜会发生供血不足，当这种情况发生时，子宫内膜会变得苍白、萎缩和不能存活。宫内也可以发现致密粘连和纤维化组织。肌瘤栓塞区域的子宫内膜还可能出现不连续。当这种情况发生时，患者会出现阴道分泌物异常，可能会有水样、铁锈色或血性分泌物。

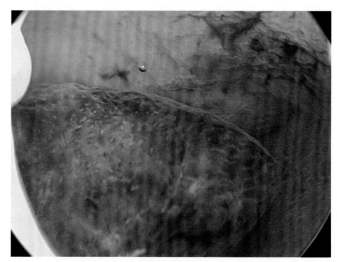

图 3-32 此患者的主诉为白带异常。患者月经正常。宫腔镜检查发现了一个宫腔内息肉。

有些患者 UFE 术后会立刻主诉出现白带异常。白带异常也可会在 UFE 数周、数月或几年后才出现。子宫体积和肌瘤的大小在治疗后 4～6 个月内缩小得最快，但是体积缩小可持续至术后 1 年。理论上讲，坏死的肌瘤和扩大的瘤腔位于子宫内膜和子宫肌层之间。积聚在这些瘤腔内的液体间断渗漏到子宫内膜。宫腔镜检查可发现子宫内膜与子宫肌层之间的隧道。子宫内膜中有大范围的剥落区域和不连续区域。治疗包括严密观察、宫腔镜子宫内膜切除。如果前两种治疗失败，则进行子宫切除术。广谱抗生素治疗很少奏效。

UFE 后主诉持续阴道排液的患者门诊宫腔镜有益。只行 TVUS 经常会忽略细微病变。探查子宫内膜至关重要。UFE 后可能会出现宫腔粘连，随后可出现宫内积液。轻轻地用探针探入积液腔，使积液排出，可以解决阴道排液问题。如果这样没有效果，那么进行宫腔镜检查会很有帮助。

UFE 后阴道排液常可依预案处理。如果依预案处理失败，切除坏死组织可有效缓解临床症状并获得较高的患者满意度。白带异常或阴道排液一般无需进行子宫切除术（图 3-33 和 3-34）。

评估他莫昔芬治疗期间的子宫内膜

他莫昔芬通常被认为是一种雌激素拮抗剂。其对子宫内膜、骨矿物质沉积和脂质代谢有拮抗作用。因此，他莫昔芬长期使用者罹患子宫癌的风险可能轻度

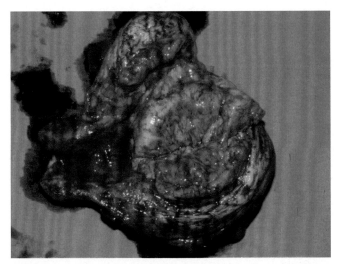

图 3-33　此患者在行子宫肌瘤栓塞后出现持续阴道排液。宫腔镜检查发现宫腔内充满坏死物质。患者接受了子宫切除术。

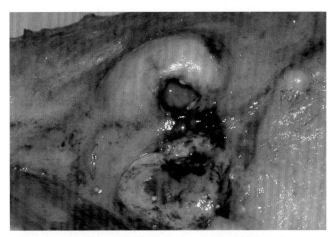

图 3-34　患者因子宫内膜和子宫肌瘤间形成窦道而接受了子宫切除术。宫腔镜检查也发现了窦道。

增高。在国家乳腺和胃肠道外科辅助治疗计划（the National Surgical Adjuvant Breast and Bowel Project，NSABP）中，他莫昔芬的使用剂量为 20mg/d，疗效等同于安慰剂。结果表明，罹患子宫癌的风险是 2.2，相当于每年每 1000 名妇女中有 2 例罹患子宫癌。

对使用他莫昔芬的妇女进行监测既往较为困难。超声检查和子宫内膜活检这两种方法的假阳性率较高。因此不建议将这两种方法作为筛查方法。目前，对使用他莫昔芬且无症状的妇女无需进行任何监测。如果患者诉有白带异常、血染或出血，则建议直接进行宫腔镜检查了解子宫内膜状况。直接进行宫腔镜检查和活检比单独进行 TVUS 或活检更为准确。

单独进行 TVUS 时，可以发现奇怪的异常子宫内膜回声图像。常常是子宫内膜看上去模糊不清、无法辨认或增厚。这些奇怪的变化往往发生在子宫黏膜下层，包括透声性增强，代表活动性子宫囊性腺肌病而非真正的子宫内膜增厚。要确定这些疾患的具体位置，必须进行宫腔镜检查是必要的，以迅速确定这些异常变化的位置所在。宫腔镜检查常会发现子宫内膜很薄，子宫内膜下层存在囊泡。这些都是正常现象，无需治疗（图 3-35 和 3-36）。

门诊宫腔镜检查的禁忌证

盆腔炎

医师经验不足和患者极不情愿是宫腔镜检查的主要禁忌。急性盆腔炎是门诊宫腔镜检查的绝对禁忌

宫腔镜技术：宫腔病变的门诊诊断和治疗

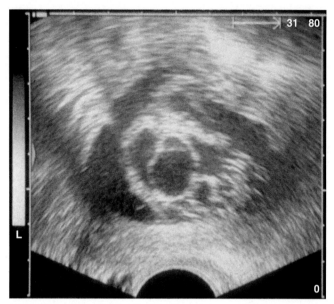

图 3-35 此患者服用他莫西芬 4 年。患者既往无妇科疾患，其因非妇科疾患进行了超声检查，发现其子宫内膜有异常回声。

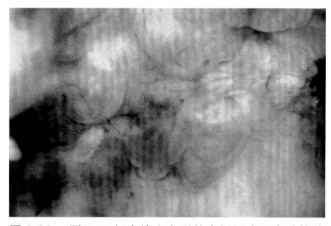

图 3-36 图 3-35 超声检查发现的奇怪回声经宫腔镜检查发现为子宫内膜大泡（endometrial blebs），行宫腔镜切除时发现，该病变是由子宫腺肌病复发（reactivation of adenomyosis）所致。这在长期服用他莫西芬的患者中常见。

证。在安排患者进行检查前，应询问其最近或既往的盆腔炎病史。如果患者有已知的输卵管阻塞或输卵管积液病史，术前和术后应预防性使用抗生素。在进行宫腔镜检查前，一定要检查患者的宫颈和阴道分泌物。宫腔镜检查前必须进行妇科内诊检查，以确定子宫的大小、是否有压痛，或附件是否有包块及压痛。如果怀疑患者有盆腔炎，应待细菌培养阴性且内诊触痛改善后再行宫腔镜诊治。

疱疹病毒感染和其他感染

疱疹感染前驱症状期或活动期也是门诊宫腔镜检查的绝对禁忌证。Price 及其同事[27] 描述过 1 例宫腔镜检查后由于单纯疱疹病毒感染导致暴发性肝衰竭并最终死亡的个案。这个案病例报道详细介绍了在一位并无皮肤黏膜病变的疱疹病患者行宫腔镜术后出现了这样不幸后果的诊治情况。虽然这种病例罕见，但也提醒了我们，如果患者可疑为疱疹感染活跃期或有疱疹感染前驱症状，那么应放弃进行宫腔镜操作。疱疹病毒是造成手术后感染的可能原因之一，特别是在患者高热、白细胞减少和肝功能异常的情况下。当为无症状疱疹患者进行宫腔镜检查时，妇科医师应保持警觉。

阴道分泌物如果为脓性或有恶臭，应对阴道分泌物进行显微镜检查并行细菌培养。滴虫性阴道炎是一种性传播性疾病，此病患者罹患其他性传播性疾病的发生率也比较高，如淋病或沙眼衣原体。推迟 1 周进行宫腔镜操作比引发急性盆腔感染要好得多。

阴道出血

中等程度的阴道出血是门诊宫腔镜检查的相对禁忌证，但通过对宫腔进行冲洗，行宫腔镜检查也是可能的。冲洗用液量一般不需要超过 $200 \sim 300ml$。这样的冲洗可稀释宫腔内容物。此外还可灌洗清除宫腔内积血和血块。持续灌流和抽吸可以改善腔内视野。不幸的是，大多数纤细的门诊宫腔镜没有连续灌流能力。如果有宫内出血，可以使用 CO_2 作为膨宫介质，但这会产生气泡，使宫腔状况不易观察。交替使用 CO_2 和盐水灌洗，可改善宫腔内视野。

其他禁忌证

已知的宫内妊娠、宫颈癌、重度宫颈管狭窄以及病情不稳定都是门诊宫腔镜检查的禁忌。特别是在有呼吸不畅的患者，使用 CO_2 是危险的，可造成酸碱平衡失调。

可疑的或已确诊的子宫内膜癌

对子宫内膜癌进行手术治疗前进行宫腔镜诊断

性检查的安全性曾有争议。一些研究表明，子宫内膜癌患者（腹腔冲洗液中）出现阳性细胞检查结果的风险，在宫腔镜检查后有所增加，说明宫腔镜可致肿瘤细胞腹腔内播散。

Yazbeck 及其同事在对统计数据进行系统回顾的基础上对此种假设进行了研究 [28]。他们发现有 5 项研究符合纳入标准，并用一种固定的模型进行了荟萃分析。在所有 756 名研究患者中，有 79 名腹膜细胞学检查结果呈阳性。宫腔镜检查并没有显著增加肿瘤细胞腹腔播散的风险。在接受宫腔镜检查的患者组中，有 38 名患者的腹腔细胞学检查结果呈阳性，而对照组中有 41 名患者结果呈阳性 [比值比（odds ratio，OR）为 1.64；95% 置信区间（confidence interval，CI）为 0.96 ~ 2.80]。因此，目前还没有证据证明诊断性宫腔镜检查在肿瘤细胞腹腔播散的几率或在影响子宫内膜癌患者的预后等方面有任何作用。

与 CO_2 相比，就子宫内膜癌细胞播散的发生率来说，液体膨宫介质似乎更高。虽然检测到了肿瘤细胞的存在，但并不证明这些细胞是有活性的，能在腹腔内种植和播散。对手术治疗子宫内膜癌前进行宫腔镜检查是否对预后产生影响的长期随机对照研究尚未开展。从现有的资料来看，对可能患有子宫内膜癌的患者进行初诊时避免进行宫腔镜检查是没有任何理由的 [28]。

小结

一般来说，宫腔镜是妇科手术操作中最安全、最容易和最能快速掌握的操作之一。门诊宫腔镜检查能对许多与异常子宫出血和不孕相关的病症作出准确的诊断，能进行准确的术前评估。宫腔镜检查能对宫腔和宫颈进行可视性的观察，有助于诊断单纯子宫内膜活检时容易遗漏的局灶性病变。快速准确的镜检能够对子宫内膜萎缩、子宫内膜增生、息肉、肌瘤、胚物残留以及子宫内膜癌作出准确的诊断。门诊宫腔镜检查有许多适应证，禁忌证很少。宫腔镜检查可以澄清 TVUS 和 SIS 的模棱两可的结果。最重要的是，宫腔镜检查在术前评估中价值斐然。宫腔镜检查的并发症罕见。将门诊宫腔镜纳入每位妇科医师的工作实践是切实可行和值得赞赏的目标。

（郑　杰译　于　丹校）

参考文献

1. Neuwirth, RS: Hysteroscopy and gynecology: Past, present and future. J Am Assoc Gynecol Laparosc 2001;8(2):193-198.
2. Dueholm M, Lundorf E, Olesen F: Imaging techniques for evaluation of the uterine cavity and endometrium in premenopausal patients before minimally invasive surgery. Obstet Gynecol Surv 2002; 57(6):388-403.
3. Vilos GA, Abu-Rafea B: New developments in ambulatory hysteroscopic surgery. Best Pract Res Clin Obstet Gynaecol 2005;19(5):727-742.
4. Marsh F, Kremer C, Duffy S: Delivering an effective outpatient service in gynaecology: A randomised controlled trial analyzing the cost of outpatient versus daycase hysteroscopy. BJOG 2004;111:243-248.
5. Bettocchi S, Selvaggi L: A vaginoscopic approach to reduce the pain of office hysteroscopy. J Am Assoc Gynecol Laparosc 1997;4:225-258.
6. Sagiv R, Sadan O, Boaz M: A new approach to office hysteroscopy compared with traditional hysteroscopy: A randomized controlled trial. Obstet Gynecol 2006;108:387-392.
7. Vercellini P, Vendola N, Ragni G: Abnormal uterine bleeding associated with iron-deficiency anemia: Etiology and role of hysteroscopy. J Reprod Med 1993;38:502-504.
8. Bettocchi S, Ceci O, Nappi L, et al: Operative office hysteroscopy without anesthesia: Analysis of 4863 cases performed with mechanical instruments. J Am Assoc Gynecol Laparosc 2004;11:59-61.
9. Bradley L, Widrich T: State-of-the-art flexible hysteroscopy for office gynecologic evaluation. J Am Assoc Gynecol Laparosc 1995;2(3):263-267.
10. Epstein E, Ramirez A, Skook L, et al: Dilation and curettage fails to detect most focal lesions in the uterine cavity in women with postmenopausal bleeding. Acta Obstet Gynecol Scand 2001;80:1131-1136.
11. Corfman RS: Indications for hysteroscopy. Obstet Gynecol Clin North Am 1988;27:97-99.
12. Grow DR, Iromloo K: Oral contraceptives maintain a very thin endometrium before operative hysteroscopy. Fert Steril 2006;85:204-207.
13. Maruo T, Laoag-Fernandez JB, Pakarinen P, et al: Effects of the levonorgestrel-releasing intrauterine system on proliferation and apoptosis in the endometrium. Hum Reprod 2001;16:2103-2108.
14. Bakour SH, Khan KS, Gupta JK: The risk of premalignant and malignant pathology in endometrial polyps. Acta Obstet Gynecol Scand 2000;79:317-320.
15. Jansen FW, de Kroon CD, van Dongen H: Diagnostic hysteroscopy and saline infusion sonography: Prediction of

intrauterine polyps and myomas. J Minim Invasive Gynecol 2006;13:320-324.

16. Cravello L, Stolla V, Bretelle F: Hysteroscopic resection of endometrial polyps: A study of 195 cases. Eur J Obstet Gynecol Reprod Biol 2000;93:131-134.

17. Bruchim I, Biron-Shental T, Altaras MM, et al: Combination of endometrial thickness and time since menopause in predicting endometrial cancer in women with postmenopausal bleeding. J Clin Ultrasound 2004;32(5):219-224.

18. Fedele L: Transvaginal ultrasonography and hysteroscopy versus hysteroscopy in the diagnosis of uterine submucous myomas. Obstet Gynaecol 1991;77:745-753.

19. Breitkopf D, Frederickson RA, Snyder RR: Detection of benign endometrial masses by endometrial stripe measurement in premenopausal women. Obstet Gynecol 2005;104(1):120-125.

20. Smith-Bindman R, Kerlikowske K, Feldstein VA, et al: Endovaginal ultrasound to exclude endometrial cancer and other endometrial abnormalities. JAMA 1998;280:1510-1517.

21. Rogerson L, Bates J, Weston M, Duffy S: A comparison of outpatient hysteroscopy with saline infusion hysterosonography. BJOG 2002;109:800-804.

22. Fabres C, Aviles G, De La Jara C: The cesarean delivery scar pouch: Clinical implications and diagnostic correlation between transvaginal sonography and hysteroscopy. J Ultrasound Med 2003;22:695-700.

23. Erickson SS, Van Voorhis BJ: Intermenstrual bleeding secondary to cesarean scar diverticuli: Report of three cases. Obstet Gynecol 1999;93:802-805.

24. Monteagudo A, Carreno C, Timor-Tritsch E. Saline infusion sonohysterography in nonpregnant women with previous cesarean delivery: The "niche" in the scar. J Ultraound Med 2001;20:1105-1115.

25. Gervaise A, de Tayrac R, Fernandez H: Diagnosis of ectopic pregnancy: Endometrial biopsy or diagnostic hysteroscopy. J Gynecol Obstet Biol Reprod (Paris) 2003;32(5):417-419.

26. Preutthipan S, Linasmita V: A prospective comparative study between hysterosalpingography and hysteroscopy in the detection of intrauterine pathology in patients with infertility. J Obstet Gynaecol Res 2003;29(1):33-37.

27. Price TM, Harris JB. Fulminant hepatic failure due to herpes simplex after hysteroscopy. Obstet Gynecol 2001;98(5 Pt 2):954-956.

28. Yazbeck C, Dhainaut C, Batallan A, et al: Diagnostic hysteroscopy and risk of peritoneal dissemination of tumor cells. Gynecol Obstet Fertil 2005;33(4):247-252.

4 宫腔镜检查的知情同意

Ruth M. Farrell

　　知情同意是医患关系中最重要的原则之一，也最容易造成误解。临床实践的医疗 - 法律环境往往与医师对知情同意的定义和功能的理解相偏离。从其真实的意义上来说，知情同意是一个沟通过程，让医师可以协助患者做出与治疗有关的决策[1]。但是，知情同意常常被视为病案中一份重点在记录患者当时的医疗适应证和风险的独立文件[2]。知情同意的这种一维概念是有缺陷的，它容易使患者对有关的治疗及其风险和结局产生误解。这些误解，即使并不重要，也会导致医疗质量下降并造成损害。

基本概念

　　每一个人都拥有主导其生活的基本权利，这可以通过他们的决策、行动和信仰来加以实现[3]。这种自我决策的权利在医疗过程中体现在：患者必须要决定是接受还是拒绝治疗和手术。所有医疗机构都有义务尊重和倡导患者行使这种权利[4]。这可以通过促进患者积极参与自身的医疗保健来实现，以便治疗终点能反映出患者的个人意愿和价值。就其道德伦理功能而言，知情同意是医师和患者之间沟通的一个过程，它可使患者在充分了解治疗的性质和风险前提下自愿决定是否接受医疗干预。当医患双方经过充分的沟通后，患者便可以行使其自我决策的权利。

　　知情同意主要是对患者作为一个人、拥有自我决策的权利表现尊重的一种手段[5]。从道德的角度来看，这个最终目标本身很好[3]。医学伦理实践是建立信任的基础，在此基础上才能建立医患关系。在实践层面上来说，依职业行为构建的伦理框架可以为患者提供更好的医疗服务。

　　知情同意的过程强调的是患者本人为决策者，而不是医师或其他第三方为决策者。患者可从基于自己的立场做出的决策中受益，因为患者本人最了解自己

的健康诉求，能做出反映其自身价值的最佳决策[6]。如果患者能积极参与自身的医疗保健，那么医疗质量、患者的依从性和满意度都会提高[7-12]。出于这些原因，在进行药物治疗或手术干预前，医师都应努力获得患者的知情同意。

　　由于知情同意在医疗实践中十分重要，医师必须具备获得患者知情同意的知识和技能。首先，医师必须懂得知情同意是一个沟通过程，而不是一个单一事件。其次，他们必须了解知情同意的核心内容及其在患者决策中所起的作用。这些核心组成部分包括患者权利或决策能力、交代病情、患者是否理解所获信息和自愿签字[3]。只有在满足上述所有条件时，才能获得知情同意。

患者权利

　　患者权利有许多不同的定义和标准，这取决于其所处的医疗或法律环境。在临床上，除精神科外，"患者权利"常常与"决策能力"交替使用，这取决于临床判断而非正式评估[13]。决策能力是指患者理解有关当前情况的医疗信息及建议的治疗方案、理解和权衡治疗风险和益处并根据这些信息作出决策的能力[3]。一般来讲，患者都被假定具有这种能力，除非他们能证明并非如此。如果医师有理由认为患者没有足够的决策能力，那么应进行正式的精神病学评估以确定其能力范围。

交代病情

　　知情同意要求在患者签字治疗之前将医疗相关信息披露给患者。详细交代患者病情是知情同意中最难以描述的一个方面，因为目前尚无使用指南告知医师如何对患者进行最有效的教育以使其作出一个富有意义的决定。在现代医学中，与临床干预适应证、风

39

险、疗效和替代方法相比，病情交代更为重要。术前谈话还必须包括术者在术中可能碰到的潜在利害冲突以及术者及其助手的个人情况介绍。

在获得知情同意的过程中，医师必须提供足够的信息，以使患者在对自身病情充分知情的情况下做出能反映其信仰和价值观的决定 [6]。通过某种方式告知患者其所面临的风险从而使其作出合理的决定是知情同意中必不可少的。仅仅罗列出一系列的治疗风险和不良后果无助于患者作出决策。相反，信息必须以能使患者将风险和疗效切实纳入其生活和健康价值观的方式给出。医师和患者之间应进行开放式的对话，以确保患者能获得足够的医疗信息和治疗细节来进行决策。就宫腔镜检查而言，医师必须熟知宫腔镜操作的风险，以及这些风险如何与患者的手术适应证及病情息息相关。有关这些风险的详细内容见第 20 章。

与手术有关的病情交代包括讨论手术的适应证、手术疗效及相关风险。讨论手术风险时，必须使患者了解风险的性质、发生概率及处理措施 [3]。患者还应了解手术的长短期效果，特别是对生育和生殖功能的影响。性功能的变化、恢复时间和手术造成的激素水平变化等都应该是交代病情的基本信息。同时，也应交代手术失败的风险，包括不能按计划施行手术或术后病情无缓解的可能性。最后，必须使患者了解她有权接受或拒绝提供的治疗，以及患者拒绝手术时提供的替代治疗。

信息披露标准也适用于出现利益冲突时 [14]。当医师使用手术设备或施行手术时更着眼于个人和职业利益而不是患者利益时，冲突就有可能发生。利益冲突可能是经济上的，特别是当术者能通过在手术中应用而从成功开发和营销一种新设备或新技术中获益时就有可能发生。利益冲突也可以是基于专业性质的，如告知患者所行手术为创新术式时。无论这些冲突源于何处，必须告知患者可能面临的潜在利益冲突，并将这些信息纳入其决策考量中。

如果实习医师将参与手术，也需向患者进行交代。这包括（但不限于）医学院学生、住院医师、进修医师和设备供应商。应该告知患者谁是手术参与者或助手。应告知患者这些学员参与手术的程度，以及主治医师对其进行监督的等级。

理解病情

理解病情是知情同意中同样重要的一部分 [2]。仅

向患者介绍与手术相关的信息是不够的。相反，医师应明确患者在术前已理解这些信息 [1]。医学术语往往是患者理解信息最常见的障碍之一。如宫腔镜、子宫穿孔和出血，患者对这些词并不熟悉，会很困惑。其他临床因素也会造成误解，如疾病或给药。应鼓励患者对手术操作及其风险进行提问。医师也应对患者提问以了解其是否真正了解了病情。这是术前消除患者对病情信息产生误解或误传的一个理想机会。

患者根据这些信息及其个人理解做出接受或反对治疗的自主决定。有效的知情同意只能通过患者的自愿签字而获得 [6]。胁迫、操纵、暴力威胁、伤害或引诱患者接受治疗等都不符合知情同意的要求。医师应了解患者可能受到来自医患关系、家庭成员或其他方面的影响，并尽力确保患者能不受这些影响而自愿地作出决定。如果患者是被操纵或被胁迫的，这样所获得的知情同意是无效的。

法律意义

知情同意主要是用来保护患者利益的临床医学伦理标准。但是，知情同意也有重要的法律效力。从法律角度来讲，知情同意是记录与患者沟通有关医疗操作的文件材料。这项法律要求的严谨性随医疗机构的不同而不同。在某些情况下，知情同意的文件材料不要求完成标准的知情同意书。相反，这种讨论可能会以叙述的方式记录在病历中。需要谨记的是知情同意的法律和伦理要求都应在施行医疗手术操作前得到满足。虽然这种文件材料的法律要求很重要，但相对于使患者对其医疗保健作出明智决策的沟通过程来说，它并不具有优先权。

作为道德伦理层面的沟通工具和用作讨论的法律文件，知情同意的双重作用可能是产生困惑的原因。知情同意的这种双重性质可能会误导提供者对知情同意的目的的理解，以及采取哪些步骤来获得它。在许多情况下，医师认为获取知情同意时应优先考虑文件的要求。然而，医师必须认识到，帮助患者进行决策的必要沟通过程是不能以完成法律文件的形式来代替的。医师应明确，并非患者已在知情同意书上签字就能证明知情同意的过程已经足够了。患者在签字之前，可能没有得到有关医疗操作的充分教育，也没有理解治疗风险的后果。

当知情同意的重点是放在医学文件的形式而非医患沟通的实质时，也会造成其他误解。具体来说，医

师会认为知情同意的目的是当发生不良后果时保护他们。导致这种概念错误的原因至少有两个。第一，知情同意最初源于对患者利益保护的需求[5]。知情同意从来都不是出于保护医师的初衷。在20世纪中叶，医疗实践发生了标志性的变化，即在观念上摒弃了家长制作风而趋向自主性。知情同意学说是建立在保证患者对其医疗保健作出自主决定的优先权上。第二，重要的是医师要认识到，签署知情同意书并不能保证在发生不良后果时不受法律惩罚。法律条文明确规定，即使患者在手术前签署了知情同意文件书，法院仍可以追究医师的非法和疏忽的责任[6]。

开始手术前，要求医师直接从患者那里获得知情同意。对于这个标准也有例外。对于无行为能力患者或未成年患者，或在紧急情况下，获取知情同意的标准步骤需要进行修改。

无行为能力患者

无行为能力可能是短暂状态，也可能是长期状态。Alzheimer病是永久性无行为能力的一个例子，该病患者永远不会恢复正常的决策能力。相比之下，败血症和肾衰竭是短期无行为能力的例子。对于后两种情况，当患者没有足够的决策能力为其治疗签字时，必须委托代理人[6]。

代理人做决策有几种不同形式。永久性医疗保健授权是患者委托专人在其丧失决策能力时为其作出医疗决定。这种授权应在患者决策能力健全时作出。这种决策代理人被称为医疗保健代理人或医疗保健实际代理人。如需要手术时还未正式确定代理人，则将依据患者意愿指定其他人代表患者作出决策[15]。大多数情况下是由一位家庭成员代表，如患者配偶或直系亲属。

在进行临终治疗决定时，熟悉预先指示对妇科医师也是很重要的。当出现严重不良后果患者病情危重时这种情况可能发生。在这种情况下，代理决策应着眼于患者的生存意愿[15]。这是一份患者描述了在其丧失决策能力时的治疗选择的法律文件。生存意愿的限制通常涉及营养、液体补充或呼吸支持的选择。放弃抢救（do not resuscitate，DNR）指示是另一种类型的预先指示，特指患者心跳呼吸骤停情况下应采取的救生措施，如心肺复苏和除颤。

在需要此类决定之前，医师应事先主动与患者进行有关代理决策和预先指示的讨论。术前谈话是进行此类对话的一个机会，且与手术大小有关。

未成年人

18岁以下的女童和青少年是法定的未成年人，她们无权为她们自己提供知情同意。如未获得其父母或法定监护人的同意，则不得对这些患者进行外科手术[16]。医师经常会遇到一些虽未成年但已经成熟到足以证明其有能力作出成熟决策的未成年人。因此，获得知情同意的程序面临着一个特殊的挑战，因为它是建立在父母有权为未成年人的医疗保健作出决策的概念上的。

对于未成年人，知情赞同的程序比知情同意更为妥当和有说服力[17]。知情赞同是一种机制，即通过家长的共同参与，承认并尊重未成年人的认知能力，帮助她作出决策。知情同意是由儿童的父母或监护人提供的。然而，在其能力允许的范围内，鼓励和允许未成年患者参与决策。根据对成年人所采用的病情交代和理解的标准，应告知未成年患者有关治疗信息。此外，应让他们表达自己对有关治疗的意愿，并且在其能力范围内，医师和家长应尊重这些意见。

虽然很少适用于妇科手术，但对未成年人进行手术治疗必须经其父母同意的法律也有例外。法律豁免，也称为未成年人治疗法规，允许未成年人接受特定的生殖医疗服务，但仅限于治疗性传播性疾病和避孕[18]。但对这种治疗和手术同意的范围不能跨越其他生殖医疗服务领域。未经父母或监护人同意或法律许可，未成年人无权授权手术，如宫腔镜诊治。

急诊状态

在手术前获得知情同意的要求也存在极少数例外情况。在急诊状态下，手术前可以暂缓获得知情同意[17]。急诊状态下有两种情况会妨碍术前病情交代和手术签字：手术必须开始之前患者仍无意识，或患者决策能力暂时丧失；医师没有足够的时间来取得知情同意。在这种情况下，当患者的生命受到威胁，必须即刻进行手术时，可以推迟获得知情同意，这在伦理上和法律上都是可以接受的。这一决定应以患者利益最大化为依据，通常假设大多数人都会选择实行救生措施。

延期进行知情同意并不意味着医师在紧急情况下就没有义务充分告知对患者所采取的医疗干预措施。重要的是，患者应意识到并理解做了什么手术以及进行手术的原因。此外，急诊状态下知情同意的延期并未否定未来的治疗应取得知情同意的必要性，即使是重复同样的治疗。一旦患者恢复了决策能力或有足够的时间可以交代病情和进行选择，那么应立即获得知情同意。

（郑 杰 译 于 丹 校）

参考文献

1. Sugarman J: Informed consent. In Sugarman J: Twenty Common Problems: Ethics in Primary Care. New York: McGraw-Hill, 2000 pp 234-239.

2. Lidz CW, Appelbaum PS, Meisel A: Two models of implementing informed consent. Arch Intern Med 1988;148:1385-1389.

3. Beauchamp TL, Childress JF: Respect for autonomy. In Beauchamp TL, Childress JF: Principles of Biomedical Ethics, 5th ed. New York: Oxford University Press, 2001 pp 57-112.

4. U.S. Department of Health, Education, and Welfare: The Belmont Report: Ethical Principles and Guidelines for the Protection of Human Subjects of Research. Washington, DC: U.S. Government Printing Office, 1979. Available at http://ohsr.od.nih.gov/guidelines/belmont.html (accessed November 10, 2007).

5. Faden RR, Beauchamp TL: A History and Theory of Informed Consent. New York: Oxford University Press, 1986.

6. Berg JW, Applebaum PS, Lidz CW, Parker LS: The concept and ethical justification of informed consent. In Berg JW, Applebaum PS, Lidz CW, Parker LS: Informed Consent: Legal Theory and Clinical Practice. New York: Oxford University Press, 2004, pp 14-40.

7. Brennan PF, Strombom I: Improving health care by understanding patient preferences: The role of computer technology. J Am Med Inform Assoc 1998;5:257-262.

8. Leape LL, Berwick DM, Bates DW: What practices will most improve patient safety? Evidence-based medicine meets patient safety. JAMA 2002;288:501-507.

9. Parhiscar A, Rosenfeld RM: Can patient satisfaction with decisions predict compliance with surgery? Otolaryngol Head Neck Surg 2002;126:365-370.

10. Rosenberg MJ, Waugh MS, Burnhill MS: Compliance, counseling and satisfaction with oral contraceptives: A prospective evaluation. Fam Plann Perspect 1998;30:89-92.

11. Ruland CM: Improving patient safety through informatics tools for shared decision making and risk communication. Int J Med Inform 2004;73:551-557.

12. Wu HW, Nishimi RY, Page-Lopez C, et al: Improving patient safety through informed consent for patients with limited health literacy. Washington, DC: National Quality Forum, 2005.

13. Sugarman J: Competency and decision-making capacity. In Sugarman J: Twenty Common Problems: Ethics in Primary Care. New York: McGraw-Hill, 2000 pp 225-233.

14. Weinfurt KP, Friedman JY, Dinan MA, et al: Disclosing conflicts of interest in clinical research: Views of institutional review boards, conflict of interest committees, and investigators. J Law Med Ethics 2006;34:581-591.

15. Buchanan AE, Brock DW: The primary ethical framework: Patient-centered principles. In Buchanan AE, Brock DW: Deciding for Others: The ethics of Surrogate Decision-Making. New York: Cambridge University Press, 1990 pp112-16.

16. King NMP: Making Sense of Advance Directives. Washington DC: Georgetown University Press, 1996.

17. Boonstra H, Nash E: Minors and the right to consent to health care. The Guttmacher Report on Public Policy. 2000;3(4):4-8. Available at http://www.guttmacher.org/pubs/tgr/03/4/gr030404.html (accessed November 10, 2007).

18. Committee on Bioethics, American Academy of Pediatrics: Informed consent, parental permission, and assent in pediatric practice. Pediatrics 1995;95:314-317.

5 宫腔镜检查设备的维护

Linda D. Bradley 和 Sandra Fluharty

门诊宫腔镜检查设备的保养和维护对于预防患者和医务人员之间疾病的传播很重要，正确的保养也能延长宫腔镜的使用寿命。宫腔镜制造商通常都会为其产品制作详细的操作指南，临床医师必须仔细遵守这些操作指南（框5-1）。违反操作指南可能会导致器械损坏，甚或需要高价修理。辅助进行门诊宫腔镜检查的护士应进行定期在职培训和资格评估。美国感染控制和流行病学专业协会（Association for Professionals of Infection Control and Epidemiology，APIC）和围手术期注册护士协会（Association of Perioperative Registered Nurses，AORN）已经制定了操作规定和程序[1]。应将这些指南制成方便阅读的资料，在灭菌区内张贴出来以指导操作。

门诊宫腔镜检查设备和用品

门诊宫腔镜检查需要的设备并不昂贵，每个医师应确定常规使用的必需物品和应准备的备用物品（图5-1和5-2）：

- 60ml注射器
- 膨宫管一套
- 无菌宫腔镜（硬性或软性）
- 光缆
- 摄影机
- 监视器
- 无菌盆
- 未消毒手套
- 无菌台上物品（无菌手套、浸有葡萄糖酸氯己定湿纱布、活检钳、抓钳、剪刀、宫腔镜螺纹接头）
- 阴道拉钩
- 宫颈把持器
- 一次性消毒垫（防水）
- 生理盐水
- 低流量膨宫机

器械的保养和维护

一旦购买了设备，查阅制造商提供的操作指南很重要，尤其是在一个门诊或小诊所使用时。厂家给予的简要的在职培训是有帮助的。培训包括使用指南、临床经验交流和进行一个模拟的运行试验。所有新护理人员或相关辅助人员在操作灭菌设备之前必须进行全面的在职培训。新护理人员通过测试有能力胜任维护设备工作后还应进行综合性在职培训。这个工作不适合初学者。宫腔镜检查器械只有得到正确的清洁和处理才能延长其使用寿命。当使用错误的消毒剂或灭菌方法不当时，昂贵的宫腔镜器械可能被永久损坏，或可能需要重新配置，这会是一项昂贵的费用。

宫腔镜检查时其部件会直接或间接接触患者。使用硬性宫腔镜检查与患者直接接触的部件有：宫腔镜镜体、镜管、摄像头、镜鞘、膨宫管、光缆、阴道窥器、扩张棒和拉钩。软性宫腔镜的工作部分长于硬镜的工作部分，但摄像头和膨宫管仍有可能与患者接触。门诊宫腔镜间接接触患者的部件包括：录像机（CD或DVD）、打印机、视频监视器、膨宫机和光源。间接接触部件可低标准养护，但它们仍然需要定期检修，尤其使用CO_2者，必须定期检查气体罐，以确保其充满气体且运行正常。

门诊宫腔镜检查使用CO_2时应仅用低压膨宫机，其压力范围为30～120mmHg。定期校准很重要。如果在一个日间手术中心进行诊断性宫腔镜检查，那里也有腹腔镜气腹机设备，那么外科医师一定要确认宫腔镜是连到CO_2设备，并确认是与膨宫机连接而不是与腹腔镜气腹机连接。

宫腔镜技术：宫腔病变的门诊诊断和治疗

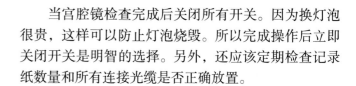

当宫腔镜检查完成后关闭所有开关。因为换灯泡很贵，这样可以防止灯泡烧毁。所以完成操作后立即关闭开关是明智的选择。另外，还应该定期检查记录纸数量和所有连接光缆是否正确放置。

器械操作

宫腔镜器械较精密，必须轻柔操作。软性宫腔镜必须小心操作以防损坏光导纤维束，不要强行使软镜通过一个坚硬的宫颈。应该先用扩张棒扩张宫颈，然后在直视下引导软镜通过宫颈。轻松进入宫腔才是目标。禁止使用卵圆钳或宫颈钳夹持软镜的末端（图5-3），这肯定会损伤或夹碎软镜，而修理费用非常昂贵。软镜应该是不费力地滑进宫颈。

硬性和软性宫腔镜在每次使用前均应检查图像的清晰度。举起镜体对着光线，检查视野的透明度、清晰度和有无水雾。视野应该是正圆的，如果视野是其他形状，说明镜体有问题，可能需要修理。镜头不应模糊、有雾或黑暗，如果出现这些问题，说明液体进入了光纤束。如果发生这种情况，应重新正确地消毒一次器械。如果这种情况再次发生，则器械必须送去修理。

当使用活检钳或抓钳时，它们应该可以轻松地通过手术通道。不能钳夹任何器械外鞘，否则可能导致偏差而需要请厂家修理。

不要弯折光缆或软镜。应定期检查光缆，查看有无污点或变黑的地方。有污点表明光照能力衰减，应

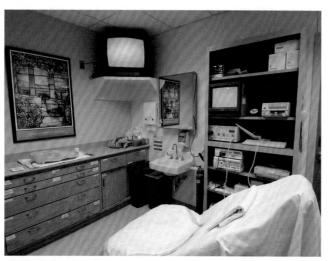

图 5-1 一间装备有监视器的操作室、一个舒服的电动床和宫腔镜检查设备。

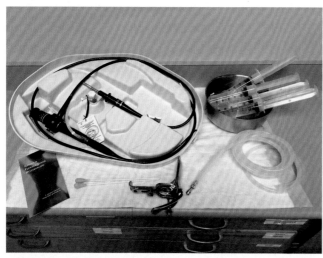

图 5-2 门诊软性宫腔镜检查必需的设备，包括一个在消毒容器中的软性宫腔镜、宫腔镜膨宫管、60ml注射器、消毒窥器和门诊宫腔镜检查操作的说明书。

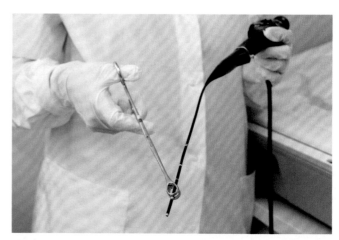

图 5-3 软性宫腔镜的末梢端是非常脆弱的，不要用卵圆钳或宫颈抓钳钳夹它。应该温柔地把宫腔镜末端置入宫颈，防止损坏，不要强迫宫腔镜进入子宫颈。

送去修理。

宫腔镜的所有部件都是易碎的，因而器械的传递应小心有序，按次序进行。例如，说一声"我要把摄像头给你"，这样能够提醒护士注意。医师应该拿着摄像头直接递给护士。对带有目镜的宫腔镜，不要弯折、压迫或用力操纵镜体、目镜或镜鞘。

当运送器械去消毒区时，护士应把镜头和镜体放在一个坚固的容器中。拆卸设备时，要分别放置所有部件。设备中较重的部件可能会损坏精密易碎的零配件。

一旦将宫腔镜放在一个安全的地方，医师可以用口头指令移动光缆。若宫腔镜坠落至地上，会被损坏，需要花费昂贵的修理费。最后，将宫腔镜递给已准备好接取的护士。如果设备落地，应该迅速检查，若出现故障，应送去修理。

灭菌技术

内镜和配件在消毒或灭菌之前一定要仔细地清洗[2]。彻底清除微生物和有机物，否则会妨碍消毒或灭菌的有效性。一旦完成消毒和灭菌过程，用水冲洗所有大小部件上可见的组织和液体。不推荐盐溶液用于金属部件，因为它们具有导致设备生锈和斑蚀的电离子。然后，应用酶清洁剂和水进行手工清洗，用刷子和软布进行手工清洗。手工清洗后，交替用水和酶清洁剂完成清洗。所有小部件均应在污染区清洗。按照厂商指南对待每个宫腔镜非常重要。

医护人员应该穿防水衣、戴橡胶手套和眼罩来预防消毒液对眼睛和皮肤的刺激。消毒必不可少的四点要求是[3]：

- 按照制造商的指南和管理机构的规定进行。例如，某些器械部件制造商不允许使用超声波清洗和高压蒸汽灭菌。
- 使用后立即在指定地点清洁设备并重新组装好。
- 对所有可拆卸的部件进行灭菌处理，以确保彻底清洁。
- 灭菌时间遵守制造商的指南和灭菌方法。

环氧乙烷气体灭菌法

环氧乙烷灭菌大约需要 12 小时。应用这种方法时器械必须完全干燥。所有器械均须置于气体中，取出后冲掉残留的有毒气体。因为这种方法的使用在一些地区受到限制，所以许多医疗机构要求使用其他灭菌方法（图 5-4）。

蒸汽灭菌法

使用蒸汽灭菌对镜头和光缆有损坏的危险，除非把它们包装好进行预真空灭菌或打开包装时迅速灭菌。预真空灭菌期大约为 45 分钟，是一个多级过程。迅速灭菌采用高温高压灭菌法。偶尔增加一个干燥期。设备在灭菌之后必须立刻使用，因为它很热，所以拿取器械时要小心。

Steris 系统

Steris 系统能快速消毒宫腔镜器械，所以越来越受欢迎。器械被放入 35% 过氧乙酸溶液中，然后在一个高速振荡系统中进行处理。冲刷时间大约为 30 分钟。器械在灭菌之后必须立刻使用。Steris 系统是由过氧化氢与低温等离子气体系统结合组成，可产生低温（50℉~104℉）（10℃~40℃）。每个宫腔镜制造商（尤其软性宫腔镜）都有特殊的警示和详细的使用说明（图 5-5 至 5-8）。

2% 戊二醛

一些宫腔镜可以用 2% 戊二醛消毒，后者是一种

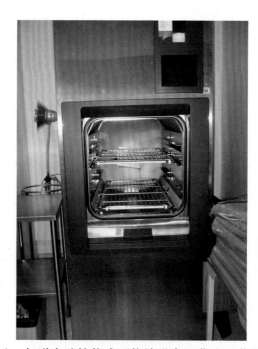

图 5-4　知道宫腔镜能或不能放进高压蒸汽灭菌器是必要的，所有使用这个设备的护理人员应该了解你的诊室使用的每个宫腔镜器械或设备的操作指南。

宫腔镜技术：宫腔病变的门诊诊断和治疗

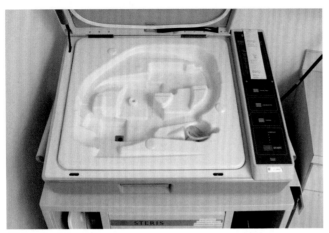

图 5-5 Steris 系统是快速消毒设备，平均消毒一次时间大约 30 分钟。

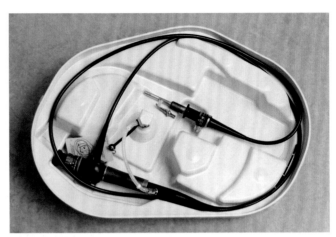

图 5-8 这个便携式无菌盘可以被运送到宫腔镜检查房间，为使用做好准备。

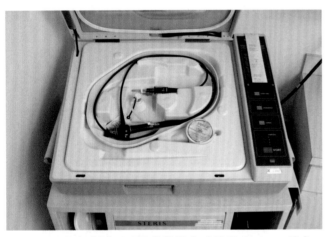

图 5-6 在清洁循环开始前软性宫腔镜放入 Steris 设备。

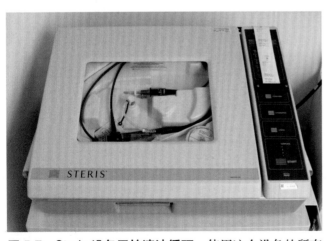

图 5-7 Steris 设备开始清洁循环。使用这个设备的所有护理人员应该定期进行在岗培训，以使器械损坏达到最低限度。

不腐蚀大多数宫腔镜的化学杀菌剂。这种杀菌剂不一定能杀死所有细菌的内生芽孢，但它已获得美国食品与药品管理局（Food and Drug Administration，FDA）的批准，能有效对抗所有滋养型细菌、分枝杆菌、真菌类和病毒。必须将器械浸没在溶液中 20 分钟。所有管腔必须注满溶液，以确保接触并排除可能阻止与溶液接触的气体。为此，医务人员需要良好的空气流通，以避免呼吸系统受到侵害。戊二醛可刺激黏膜组织，包括眼睛、鼻子和皮肤。当不使用时，应将溶液覆盖，工作人员必须穿防护服。

小结

妇科医师对门诊宫腔镜检查的兴趣正在增长。一旦投资购买了设备，应强制进行设备维护和保养，以延长宫腔镜部件的使用寿命。确保患者的安全和预防患者间的疾病传播至关重要。阅读制造商的使用指南，以确定操作方法和可用的安全化学药剂。定期同你的护理团队对这些要求进行回顾非常重要。有几种方法可用来消毒和清洁设备。遵守所有指南，确保符合职业安全和卫生管理机构（Occupational Safety and Health Administration，OSHA）以及医疗机构评审联合委员会（Joint Commission on Accreditation of Healthcare Organizations，JCAHO）的要求。最重要的目的是保证医务人员和患者的安全。

（刘玉环译　于　丹校）

参考文献

1. Association of Perioperative Registered Nurses (AORN): Recommended practices for sterilization in the practice setting. In AORN: Standards, Recommended Practices, and Guidelines. Denver: Association or Perioperative Registered Nurses, 2000, pp 267-278.

2. Morrison DM: Disinfection, sterilization, and maintenance of instruments, USA. In van Herendael BJ, Valle R, Bettocchi S (eds): Ambulatory Hysteroscopy. Chipping Norton, UK: Blandon Medical Publishing 2004, pp 166-169.

3. Berter E, Hellman N, Kraft L, et al: Nursing care and maintenance of hysteroscopes. In Baggish MS, Valle RF, Guedj H (eds). Hysteroscopy: Visual Perspective of Uterine Anatomy, Physiology and Pathology. Philadelphia: Lippincott Williams & Wilkins, 2007, pp 187-193.

6 子宫对药物的反应：对宫腔镜的影响

Sejal Dharia Patel

首次宫腔镜检查是由 D.C. Pantaleoni 进行的，他通过使用一个带有一个内源光和镜头的膀胱镜观看了宫腔[1]。从那以后，镜头品质和光源得到了不断改进。然而，宫腔的可视化颇具挑战性，因为血液和碎屑等可使视野模糊不清。后来这一难题被 Gauss 克服了，他是应用液体冲走血液和碎屑的[2]。子宫内膜的术前和术后处理引起了人们的关注，由此人们找到了一系列有助于减少失血、缩短手术时间和发病率以及改善术后结局的有效方法。

用宫腔镜来评估宫腔需要了解子宫内膜的生理学及其对各种药物的影响。宫腔镜检查经常用于不排卵的患者或正在服用可改变子宫内膜的多种激素性药物的患者。本章讨论能影响子宫内膜或子宫的常见药物。

子宫内膜的生理学

子宫是人体中最有活力的器官之一。生理学上，子宫内膜的厚度范围较广，它能对内分泌环境作出反应，可通过增加厚度来为植入做好准备，也可通过表层脱落来为一个新周期做好准备。子宫功能失调或解剖障碍可导致月经过多，子宫的肌肉组织可使流出物排出而仍保持其内部的完整性。在对药物作出反应方面，在月经周期中的任何时候，子宫内膜的厚度都能增加或减少，并且能通过改变其血管分布和增生来改变其内部的解剖病理学。月经周期中子宫内膜的反应是其动态变化特性。只有了解子宫内膜的周期性变化特性，才可以将这一特性应用于治疗（图 6-1）。

子宫内膜通常分为两层：功能层（进一步细分为海绵层和致密层）与内膜腔相邻，基底层与子宫肌层相邻。与基底层相比，功能层在月经周期反应中经历着明显的改变[3]。

增生期

在增生早期，子宫内膜的厚度小于 2mm。子宫内膜是由腺体和间质组成。其上皮由单层柱状细胞组成。子宫内膜功能层伴随月经期大部分脱落。子宫内膜基底层与子宫肌层紧密相连，充当着功能层再生的储备池。有丝分裂活性从月经开始起增加，到月经开始后第 5 天上皮再生完全。然后，子宫内膜对雌激素作出反应，腺体增生，腺上皮细胞高度和假复层增加，为排卵做好准备[3]。

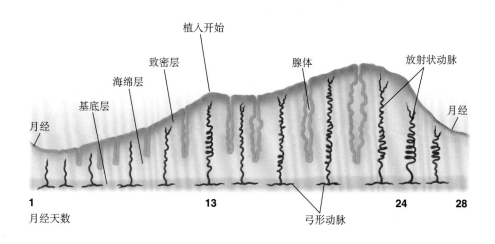

图 6-1 在月经周期期间子宫内膜对内源性激素的反应，月经后马上出现的最薄子宫内膜组织。

49

宫腔镜技术：宫腔病变的门诊诊断和治疗

分泌期

随着排卵，子宫内膜为可能发生的植入做好准备。有丝分裂活性降低作为对黄体酮的反应。黄体酮可诱导子宫内膜蜕膜样改变。腺上皮细胞开始在其基底部积累丰富的糖原，并且可见轻度分泌活性[4]。在激素和局部因素影响下，出现螺旋动脉，动脉和腺体盘绕增加[4]。显微镜下子宫内膜几乎每天都有形态学改变，病理医师容易识别。子宫内膜的厚度增加至大约 6mm 时有大量水肿基质。宫腔镜检查子宫内膜增厚和水肿这两个特征均可辨认。

月经期

在月经期前，基质的网状结构开始减少，伴随分泌物减少以及单核细胞和白细胞浸润[5]。实际上，子宫内膜高度的下降是从缺少分泌物和细胞外基质分解开始的。随着血清雌激素和孕激素的减少，黄体功能减退，螺旋动脉出现进一步收缩和卷曲。前列腺素分泌可引起子宫平滑肌收缩，海绵层和致密层缺血，最后可导致子宫内膜组织脱落[6, 7]。受雌激素逐渐增多的影响，流血停止，因为雌激素逐渐增多可导致血管持续收缩和裸露的子宫内膜细胞上纤维蛋白凝块形成。雌激素水平增加又重新启动再生过程[4]。

宫腔镜检查和月经周期

月经周期中子宫内膜的改变反映了其对激素、体液和旁分泌的反应。在手术期间可以操控这种反应，使子宫内膜处于月经周期中的某期，以满足获得最佳手术条件和结果的要求。

一些重要因素可降低宫腔镜手术的难度。首先是子宫内膜的厚度。单次滚球去除术可以去除 2.5～3.0mm 的子宫内膜，但这种去除术通常既包括切除子宫内膜，又包括切除 2～3mm 深的子宫肌层[8]。这意味着子宫内膜非常薄时实施子宫内膜去除术最合适，如在增生早期，通常为月经周期的第 4～8 天[9]。

宫腔内的碎屑和细胞可能会使宫腔镜检查视野模糊不清，这对于宫腔镜诊断和手术都很重要。在增生晚期和黄体期，子宫内膜较厚，碎屑增加。子宫内膜的血管分布也是影响宫腔镜检查操作的一个重要因素。在黄体期，出血可能增加，可影响手术持续时间、并发症、术后恢复和手术视野。这对诸如黏膜下子宫肌瘤切除术的宫腔镜手术尤其重要[10]。

优化这些因素的最佳方法是将所有宫腔镜检查安排在月经刚一停止的增生期进行，因为此时子宫内膜的厚度可能仅有 2mm，且没有碎屑。然而，预定时间可能很困难。将预定时间推迟到增生晚期也并非理想，因为此时内膜厚度可能已经增加。此外，对于月经不规则或月经稀发的患者，很难预测其月经开始时间。将预定时间安排在早卵泡期的其他方法包括术前采取降低内膜厚度和内膜血管分布的处理措施。

药理学干预减少子宫内膜厚度

许多药理学干预措施已被用来降低子宫内膜的厚度，包括口服避孕药、孕激素（宫内、肌肉注射或口服）和促性腺激素激动剂（框 6-1）。在使用这些药物治疗之前应该排除一些情况，如出血性疾病、妊娠、哺乳期和子宫内膜增生。虽然孕激素可能有治疗作用，但首先应作出诊断，因为 30% 的伴有非典型性的复杂性子宫内膜增生病例伴有子宫内膜癌[11]。

口服避孕药

口服避孕药通常含有雌激素和孕激素两种成分。雌激素成分可通过维持对子宫内膜产生的营养方面的影响和增加子宫内膜细胞内的孕激素受体来稳定子宫内膜[12]。然而，对子宫内膜产生主要影响的是孕激素成分。其最终作用是缩短增生期，提早进入分泌期，

框 6-1
药物对子宫内膜的影响
在所有生理状况下子宫内膜萎缩 • 口服避孕药 　• 雌孕激素合剂 　• 孕激素类 • 口服、肌肉注射或宫内孕激素类 • 促性腺激素释放激素激动剂 • 达那唑 子宫内膜的反应取决于雌激素状况和使用时间 • 他莫昔芬 • 克罗米酚柠檬酸盐 • 来曲唑

然后抑制内膜生长，使具有小管状腺和缺少螺旋动脉的子宫内膜衰退和萎缩[13, 14]。这些效应可导致月经时间短经量少，或少数病例如果连续服用可导致闭经[15]。

子宫内膜对黄体酮的反应取决于雌激素的状况；然而，长于 3 个月的治疗会导致子宫内膜变薄。原始数据显示，患者服用口服避孕药时失血量的减少超过40%[16]。然而，由于子宫内膜的最初状况不同，其对药物反应可能相当不同。另外，反应的变化可能是内源性雌激素水平作用于子宫内膜的结果，因为雌激素的影响最初不可能被完全抑制。在一项研究中，受试者从月经周期的第 1～3 天开始口服避孕药（雌二醇30mcg），连续服用 18～20 天。TVUS 显示子宫内膜薄化，仅为 4mm，提示这种处理对于手术前子宫内膜薄化可能有效[17]。然而，子宫内膜的厚度变化范围是2～8mm。子宫内膜的这种反应差异可能妨碍它的常规使用。

黄体酮和孕激素类

孕激素能有效地使子宫内膜变薄。最初，孕激素可增加腺体的弯曲度和分泌能力而产生假复层[18]。然而，继续使用，尤其较大剂量使用时，可导致腺体的数量和大小减少。此外，空泡形成减少，有丝分裂活性降低[19]。

长效醋酸甲羟孕酮

长效醋酸甲羟孕酮（depot medroxyprogesterone acetate，DMPA）通常每 3 个月注射一次，每次150mg。使用 DMPA 后 50% 的患者会在 1 年后闭经，60%～70% 会在 2 年后闭经[20]。然而，这种反应取决于子宫内膜的初始状况；10% 的患者在 1 年末仍然受到不规则出血的折磨[20]。一项研究对 DMPA 和安慰剂在减少液体吸收的效果进行了比较，宫腔镜检查显示，DMPA 治疗组和安慰剂组之间有统计学显著差异。同时，研究人员注意到，治疗组的子宫内膜的厚度增加与安慰剂组相比也有显著性差异[18]。患者对DMPA 的反应的差异可能与用药时机有关。与在雌激素启动子宫内膜生长后给药相比，孕激素在早卵泡期雌激素启动前给药可能更有效。

口服孕激素类

也可以口服大剂量孕激素（图 6-2）。炔诺酮10mg/d 或口服醋酸甲羟孕酮 5～10mg，每日 3 次，服用 3 周也有效，但数据是有争议的[21, 22]。此外，当剂量增加时不良反应可能成为棘手问题，包括 25% 的患者月经异常，15% 有头痛和腹部不适，大约 5%～10% 的患者有神经质和性欲降低，这些可能导致治疗终止（框 6-2）[22]。一项研究比较了促性腺激素释放激素激动剂（GnRH-a）的效果；达那唑 200mg，每日3 次；醋酸甲羟孕酮 30mg/d，结果显示两者在子宫内膜厚度、患者满意度和治疗后子宫内膜组织学方面差异极小，治疗效果相当[23]。相反，Romer 及其同事报道，子宫内膜治疗前使用孕激素的效果极小[24]。

宫内孕激素

宫内孕激素控释系统（曼月乐）是一个简单的 T型装置，其纵臂带有一个储存左炔诺孕酮的硅橡胶池，它每天释放 20mcg 左炔诺孕酮，可达 5 年之久。曼月乐置入宫腔 24 小时后血液浓度即可达峰值[25]。这种宫内装置在宫腔内主要产生局部孕激素效应。子宫内膜的形态学改变包括间质假蜕膜化、腺体萎缩、白细胞渗透以及腺体和间质有丝分裂减少[26]。1 年时的闭经率约为 65%[25]。然而，这种方法由于费用较高和达到期望效果的时间限制可能不是一个现实的选择。

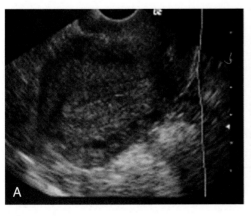
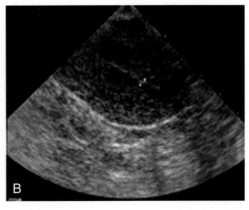

图 6-2 大剂量孕激素治疗前一个患者的子宫内膜显示子宫内膜增厚（A）和 4个月之后表现的萎缩（B）。(Courtesy of the Division of Reproductive Endocrinology, University of Alabama.)

达那唑

达那唑是一种合成激素，来源于乙炔睾酮，其作用是中断促卵泡生成素（follicle-stimulating hormone，FSH）和促黄体素（luteinizing hormone，LH）峰值。此外，它还可降低雌二醇水平和性激素球蛋白水平，导致血循环中游离睾酮增加[22]。达那唑的不良反应有潮热出汗、类雄激素效应、体重增加和头痛[27]。它可用于使子宫内膜萎缩[28]。然而对其功效尚有争议。

Kriplani 及其同事进行了一项比较达那唑和安慰剂的随机试验，结论显示，与治疗前未用达那唑进行预处理的患者相比，治疗前用达那唑进行预处理的患者有子宫内膜厚度降低、膨宫液用量减少和手术时间

减少[29]。雄激素的不良反应有时可能是棘手的，然而根据 Erian 等报道，与使用较小剂量（200mg）或安慰剂相比，使用较大剂量的达那唑（600mg）导致的闭经率统计学上显著增加[28]。因此，需要使用较大剂量以使效益最大。Rai 等对孕激素、达那唑和 GnRH-a 与安慰剂进行了比较，发现达那唑使子宫内膜萎缩的程度最高；然而，三种治疗方法在闭经或临床结果上没有差异[23]。一项最近的研究比较了治疗前使用孕三烯酮和达那唑进行预处理的效果，结果显示，孕三烯酮在减少手术时间、膨宫液用量和提高患者满意度方面均有优势[30]。

促性腺激素释放激素激动剂

促性腺激素释放激素激动剂（GnRH-a）在脑垂体中是与浆膜受体结合，如果其以脉冲方式起作用，则是通过垂体的 GnRH 受体上调促性腺激素激动剂的释放[31]。然而，如果连续给予 GnRH-a，则受体数量和反应性降低[32]。临床上，连续给予 GnRH 会导致 5～10 天的 FSH 和 LH 的初始释放，而随后会降低，导致雌激素过少状态，LH、雌二醇和黄体酮分泌下降。一旦停止用药，在接下来的 10 天激动剂特有的内源性脉动活动会逐渐恢复[33]。

GnRH-a 有多种用途，包括延迟儿童早熟、诱导排卵、治疗子宫内膜异位症、缩小肌瘤的大小以及为宫腔镜检查或手术做好子宫内膜预处理。给药方式可以为每月 3.75mg，到每 3 个月 11.25mg[34]。GnRH 现在还有每日、每月或每季度皮下或肌肉注射剂型，以及每日鼻内给药剂型[35, 36]。不良反应和价格可能是限制用药的因素。

对于宫腔镜手术来说，连续使用 GnRH-a 有三个优点，即在继发性贫血患者可提高其血色素，子宫内膜均匀萎缩，以及降低子宫的体积和宫内病变的体积，如肌瘤（尤其大于 3cm 的肌瘤或有黏膜下部分）。这些作用会减少预计的失血量、液体吸收量和手术时间[10]。通常术前使用 6～12 周。

GnRH-a 的疗效已得到一些不同研究的证实。Serra 等报道了一项多中心研究，结果表明 GnRH-a 治疗 4 个月后，在多于一半的肌瘤在子宫内的患者中，肌瘤的体积减小了 50%[37]。Friedman 等进行了一项多中心的前瞻性随机双盲研究，发现在 GnRH-a 连续应用 12 周时，子宫体积下降了 36%，这个结果提供了应用 GnRH-a 的实际治疗方案，即至少应用 3 个月进

行预处理以降低子宫内病变的大小[38]。对于肌瘤，降低体积可能与玻璃样变和水肿变性坏死等病理学改变相关[39]。

Romer 等发现，子宫内膜去除术术前使用 GnRH-a 治疗可使子宫内膜萎缩，并且 2 年后有较高的闭经率[40]。Garry 等发现，与达那唑相比，GnRH-a 有较好的耐受性，在减少失血量、液体吸收量、手术时间、宫腔长度和闭经率的效果方面都有优势[41]。

Campo 等证实，应用 GnRH-a 进行术前预处理后进行宫腔镜检查之所见与在月经周期中早卵泡期进行检查可有一比。如果宫腔镜子宫肌瘤去除术在月经干净后最初几天进行，则可得到与术前使用 2 个月 GnRH 进行预处理相当的结果[42]。Tiufekchieva 等证实了这种结果。他们在宫腔镜检查前观察了两个剂量的戈舍瑞林（Zoladex）3.6mg 的使用结果。他们发现，与术前未使用药物进行预处理相比，子宫内膜去除术术前使用药物进行预处理可使手术时间减少、闭经率增加和患者满意度高[43]，虽然他们的研究是小样本研究。Romer 在一篇综述中也证实了这些结果，即 GnRH-a 可使宫腔镜检查视野改善，减少失血量和膨宫液吸收量，术后闭经率高[11]。

对于贫血患者，GnRH 类似物可产生闭经状态，其间可以补充铁储备并纠正贫血[42]。使用 GnRH-a 的另一个优点是减少膨宫液的吸收[43]。这被认为是对受抑制的神经垂体加压素水平的反应，加压素水平受抑制可增加脑和子宫内膜钠钾 ATP 酶水平的活性，保护患者避免液体吸收增加和随后发生低钠血症。

总之，这几种药物可有效薄化子宫内膜。成本和预先使用的灵活性是使用何种药物主要决定因素。如果合并贫血，则首选 GnRH-a。

影响宫颈的药物

子宫内膜增厚可能导致出血、视野较差和手术时间延长；然而，子宫颈也有其特有的问题。如果宫颈封闭或狭窄，扩张宫颈可能导致手术时间延长和子宫穿孔发生率增加。米索前列醇已作为促进宫颈成熟的药物在宫腔镜手术前应用，它是前列腺素 E_1（PGE_1）类似物，主要不良反应是胃肠道不适、子宫收缩和出血。

Thomas 等进行了一项双盲安慰剂对照研究，证明与安慰剂组相比，应用米索前列醇更有利于宫颈扩张[44]。Preutthipan 等在一项小样本随机对照研究中也证实了这一点，即用米索前列醇可减少宫颈扩张的需要；如果宫颈需要扩张，用药可使手术总时间减少；并且可使宫颈裂伤和子宫穿孔的发生率降低[45]。米索的正确使用方法是口服或阴道给药，不要舌下含服。Bisharah 等研究发现，对用亮丙瑞林进行术前预处理的妇女给予舌下含服米索前列醇，在宫颈扩张情况或扩宫时间方面没有差异。目前尚不清楚米索前列醇作用无效是由于给药途径所致，还是由于用米索前列醇之前用了醋酸亮丙瑞林所致[46]。绝经期妇女可能需要较大剂量的米索前列醇才能获得理想的临床效果。

其他可能的治疗药物

精氨酸血管加压素是由神经垂体分泌的短肽氨酸，它是通过两个不同的受体起到两种主要作用：在心血管系统方面引起血管收缩，在肾集尿管方面影响游离水吸收。

已经证明将稀释的加压素溶液注入宫颈间质能减少宫腔镜检查时的失血、膨宫液的吸收和手术时间。Phillips 等在一项随机对照试验中用 0.05U/ml 的血管加压素证实了这一观点。他们发现，应用血管加压素后膨宫液吸收减少了 50%、失血减少了 30%[47]。Goldenberg 等在宫腔镜手术时使用 0.2mg/20ml 血管加压素后也发现液体吸收减少[48]。

血管加压素的抗利尿剂效应可能与发生严重的潜在并发症风险有关。血管加压素可引起游离水吸收和低钠血症。如果宫腔镜手术时用非电解质溶液如甘氨酸作为膨宫液，并且术中大量吸收游离水，那么应用血管加压素会加重低钠血症。

术后影响子宫内膜的药物

雌激素和孕激素

在宫腔粘连分离术后，宫腔内膜可能缺失并易于再次形成粘连。预防方法是：术后口服或阴道内给予雌激素大约 3 个月，3 个月后加用孕激素。虽然这种治疗方法常用于粘连分离术后，但尚缺乏数据支持这种作用。

防粘连材料

自交联透明质酸凝胶已用于一小部分宫腔粘连分离术后患者。宫腔粘连术后宫腔镜检查粘连复发情况发现，自交联透明质酸凝胶在减少粘连形成上有一定作用，但需要进一步研究证实[49]。

术后子宫内膜薄化药物

子宫内膜去除术或去除术后建议使用药物以达到最大限度的闭经率。Erian 等观察了子宫内膜去除术后连续 3 个月给予达那唑 600mg/d 的效果，发现与安慰剂相比，两者的闭经率有统计学显著差异[28]。有学者建议使用 GnRH-a，术前和术后均有效，可提供 85% 的闭经率[50]。然而，仅术前用药和手术前后均用药之间没有统计学显著差异。

药物对子宫内膜的影响

因为各种失调而使用的许多药物都有可能影响子宫内膜，这些药物不是专门用来降低宫腔镜操作难度的，有时是因药物导致症状而需要行宫腔镜检查。许多药物被称为类固醇受体（雌激素或孕激素）调节剂，因为它们对其受体来说不能明确是激动剂作用还是拮抗剂作用。

芳香酶抑制剂

来曲唑是一种芳香酶抑制剂，已经证明其诱导排卵 1 个月对自然周期中的子宫内膜的形态学和厚度具有相似的作用[51]。其对子宫内膜增生连续治疗 12 个月可使内膜萎缩，后者可维持至增加随访 10.2 个月时。然而，这项研究只有 11 例患者，还需要更多数据来评估来曲唑薄化子宫内膜的作用[52]。

选择性雌激素受体调节剂

克罗米酚柠檬酸盐是一种选择性雌激素受体调节剂（selective estrogen-receptor modulator，SERM），为子宫内膜水平抗雌激素药物，使用 12 个月后可使子宫内膜萎缩。

他莫昔芬是另一种 SERM，通常用作乳癌患者的辅助治疗。然而，其对子宫内膜的作用已经证明。通常组织学改变是没有细胞非典型性的子宫内膜基质增生。腺上皮通常是萎缩的。在萎缩的子宫内膜中有扩张的子宫内膜腺体，这被称为囊腺性萎缩。这可能可以解释为什么超声显示子宫内膜增厚而刮除的内膜为萎缩性内膜。然而，很显然他莫昔芬使用后会使子宫内膜非典型增生和癌症发生率增高[54]。此外，他莫昔芬使用后子宫内膜息肉血管化也很常见。

雷洛昔芬也是一种 SERM，常用于治疗与绝经期相关的骨质疏松症。已经证实其没有明显的雌激素刺激效应。

选择性孕激素受体调节剂

这类药主要用于子宫肌瘤或子宫内膜异位症患者。单纯孕激素拮抗剂，如奥那司酮，仅对子宫内膜有增生性影响。混合性激动剂和拮抗剂对子宫内膜的影响难以预测，仰赖许多因素，如药物使用的时间。

米非司酮是一种伴有一些激动剂活性的孕激素受体拮抗剂，它也与肾上腺糖皮质激素受体结合。它可阻碍子宫孕激素受体，引起子宫内膜蜕膜样变。几项研究已经证实，使用米非司酮可缩小子宫肌瘤。大多数患者长期使用米非司酮可出现闭经。然而，一些患者为子宫内膜单纯性增生。

Asoprisnil 是一种激动剂 - 拮抗剂混合物，对不同的孕激素敏感组织有不同的作用。它可使子宫肌瘤消退、抑制子宫内膜增生及诱发闭经。

雄激素衍生物

就激素替代疗法而言，使用雌激素和孕激素能引起子宫内膜的周期性增生和脱落。可供选择的方案有替勃龙，其已广泛用于绝经期妇女。替勃龙是一种 19- 去甲睾酮衍生物，具有雌激素、孕激素和雄激素的活性。最近的研究数据表明，替勃龙可以减轻血管舒缩症状，而对内膜没有促进增生作用[52]。（从 2008 年 3 月起，替勃龙没有获得 FDA 的批准。）

小结

子宫内膜是一种周期性变化组织，它不仅对月经周期中的内源性激素发生反应，也对激素治疗这类降低或提高子宫内膜的药理学干预发生反应。这种特性可能有助于宫腔镜手术，即减少手术时间、失血量以及子宫内膜去除术后的闭经率。此外，带有雌激素的激素治疗可以维持子宫内膜功能。患者应用的其他药物也应予以考虑，因为它们对子宫内膜可能也有影响。

（刘玉环 译 于 丹 校）

参考文献

1. Schenk LM, Coddington CC: Laproscopy and Hysteroscopy. Obset Gynecol Clin North AM 1999;26:1-22.
2. Gauss CJ: Hysteroskopie. Arch gynaekol 1928;133:18-24.
3. Strauss JF, Lessey BA: Structure, function, evaluation of the female reproductive tract. In Strauss JF, Barbieri RL (eds): Yen and Jaffe's Reproductive Endocrinology: Physiology, Pathophysiology, and Clinical Management, 5th ed. Philadelphia: WB Saunders, 1999, pp 255-305.
4. Noyes RW, Hertig AW, Rock RJ: Dating the endometrial biopsy. Fertil Steril 1950;1:3-25.
5. King A. Uterine leukocytes and decidualization. Hum Reprod Update 2000;6:28-36.
6. Christiaens GC, Sixma JJ: Morphology of hemostasis in the menstrual endometrium. BJOG 1980;87:425-439.
7. Flowers CE Jr, Wilborn WH: New observations in the physiology of menstruation. Obstet Gynecol 1978;51:16-24.
8. Valle RF: Therapeutic hysteroscopy. In Valle RF: Manual of Clinical Hysteroscopy. Boca Raton, Fla: Taylor and Francis Group, 2005, pp 55-86.
9. Sutton CJG, Ewen SP: Thinning the endometrium prior to ablation: Is it worthwhile? BJOG 1994;101:10-12.
10. Donnez J, Gillerot S, Bourgonjon D, et al: Neodymium: YAG laser hysteroscopy in large submuous fibroids. Fertil Steril 1990;54:999-1003.
11. Romer T: Benefit of GnRH analogue pretreatment for hysteroscopic surgery in patients with bleeding disorders. Gynecol Obstet Invest 1998;45:12-21.
12. P. Kastner, A. Krust, B. Turcotte et al: Two distinct estrogen-regulated promoters generate transcripts encoding the two functionally different human progesterone receptor forms A and B. EMBO J 1990;9:1603-1614.
13. Klebe U, Moltz L, Pickartz H: Effects of cyproterone acetate and ethinyl estradiol on endometrial histology. Arch Gynecol 1983;234:113-120.
14. Ludicke F, Johannisson E, Helmerhorst FM, et al: Effect of a combined oral contraceptive containing 3 mg of drospirenone and 30 μg of ethinyl estradiol on the human endometrium. Fertil Steril 2001;76:102-107.
15. Ortho-McNeil: Ortho Tri-Cyclen tablets, Ortho-Cyclen tablets (norgestimate/ethinyl estradiol) prescribing information. PDF available at http://www.ortho-mcneilpharmaceutical.com/ortho-mcneilpharmaceutical/shared/pi/cycltri.pdf#zoom=100 (accessed November 12, 2007).
16. Nilsson L, Rybo G: Treatment of menorrhagia. Am J Obstet Gynecol 1971;110:713-720.
17. Grow DR, Iromloo K: Oral contraceptive maintains a very thin endometrium before operative hysteroscopy. Fertil Steril 2006;85:204-207.
18. Kriplani A, Manchanda R, Monga D, et al: Depot medroxypro-gesterone acetate: A poor preparatory agent for endometrial resection. Gynecol Obstet Invest 2001;52:180-183.
19. Bieber EJ: Uterine preparation prior to surgery. In Bieber EJ, Loffer FD (eds): Hysteroscopy, Resectoscopy, and Endometrial Ablation. Boca Raton, Fla: Parthenon, 2003, pp 40-53.
20. Schwallie PC, Assenzo JR: Contraceptive use efficacy study utilizing medroxyprogesterone acetate administered once as an intramuscular injection every 90 days. Fertil Steril 1993;24:331-339.
21. Barnes J: The synthetic progestogens in the treatment of functional uterine hemorrhage. Gynecologie Pratique 1965;16:147-153.
22. Mishell DR Jr: Abnormal uterine bleeding. In Mishell DR, Stenchever MA, Droegemueller W, Herbst AL (eds): Comprehensive Gynecology, 3rd ed. St Louis: Mosby–Year Book, 1997, pp 1025-1042.
23. Rai VS, Gillmer MDG, Gray W: Is endometrial pre-treatment of value in improving the outcome of transcervical resection of the endometrium? Hum Reprod 2000;15:1989-1992.
24. Romer T, Muller J, Bojahr B, et al: Hormonal premedication in endometrium ablation—results of a prospective comparative study. Zentralbl Gynakol 1996;118:291-294.
25. Bayer HealthCare: Mirena levonogestrel-releasing intrauterine system physician prescribing information. PDF available at http://berlex.bayerhealthcare.com/html/products/pi/Mirena_PI.pdf?C=&c=(accessed November 12, 2007).
26. Phillips V, Graham CT, Manek S, et al: The effects of the levonorgestrel intrauterine system (Mirena coil) on endometrial morphology. J Clin Path 2003;56:305-307.
27. Luciano AA, Turksoy RN, Carleo J: Evaluation of oral medroxyprogesterone acetate in the treatment of endometriosis. Obstet Gynecol 1988;72(3 Pt 1):323-327.
28. Erian MM, Thomas IL, Buck RJ, et al: The effects of danazol after endometrial resection: Results of a randomized, placebo-controlled, double-blind study. Aust N Z J Obstet Gynaecol 1998;38:210-214.
29. Kriplani A, Manchanda R, Nath, J et al: A randomized trial of danazol pretreatment prior to endometrial resection. Eur J Obstet Gynecol Reprod Biol 2002;103:68-71.
30. Triolo O, De Vivo A, Benedetto V, et al: Gestrinone versus danazol as preoperative treatment for hysteroscopic surgery: A prospective, randomized evaluation. Fertil Steril 2006;85:1027-1031.
31. Vermeiden JPN: GnRH analogues and reproductive medicine. Hum Repro Supp 1996;3:4-5.
32. Shalev E, Leung PC: Gonadotropin-releasing hormone and reproductive medicine. J Obstet Gynaecol 2003;25:98-113.
33. Belchetz PE, Plant TM, Nakai Y, et al: Hypophysial responses to continuous and intermittent delivery of hypothalamic gonadotropin-releasing hormone. Science 1978;202:631-633.
34. TAP Pharmaceutical Products: Lupron prescribing information. PDF available at http://www.tap.com/pi.asp (accessed November 12, 2007).
35. Searle: Synarel nasal spray prescribing information. Available

at http://www.intekom.com/pharm/searle/synarel.html (accessed November 12, 2007).

36. Astra Zeneca: Zoladex (gosrelin) prescribing information. available at http://www.zoladex.net/zoladexBC/9898_18071_10_0_0.aspx?& (accessed November 12, 2007).

37. Serra GB, Panetta V, Colosimo M, et al: Efficacy of leuprolide acetate depot in symptomatic fibroma uteri: The Italian multicentre trial. Clin Ther 1992;14:57-73.

38. Friedman AJ, Hoffman DI , Comite F, et al: Treatment of leiomyomata uteri with leuprolide acetate depot—a double blind, placebo controlled multicentre study. Obstet Gynecol 1991;77:720-725.

39. Deligdisch L, Hirschmann S, Altchek A: Pathologic changes in gonadotropin releasing hormone agonist analogue treated uterine leiomyomata. Fertil Steril 1997;67:837-841.

40. Romer T, Schwesinger G: Hormonal inhibition of endometrium for transcervical endometrial ablation—a prospective study with a 2-year follow-up. Eur J Obstet Gynecol Reprod Biol 1997;74:201-203.

41. Garry R, Khair A, Mooney P, et al: A comparison of goserelin and danazol as endometrial thinning agents prior to endometrial laser ablation. BJOG 1996;103:339-344.

42. Campo S, Campo V, Gambadauro P: Short-term and long-term results of resectoscopic myomectomy with and without pretreatment with GnRH analogs in premenopausal women. Obstet Gynecol Survey 2005;60:795-796.

43. Perino A, Chianchiano N, Petriono M, et al: Role of leuprolide acetate depot in hysteroscopic surgery: A controlled study. Fertil Steril 1993;59:507-510.

44. Thomas JA, Leyland N, Durand N, et al: The use of oral misoprostol as a cervical ripening agent in operative hysteroscopy: A double-blind, placebo-controlled trial. Am J Obstet Gynecol 2002;186:876-879.

45. Preutthipan S, Herabutya Y: Vaginal misoprostol for cervical priming before operative hysteroscopy: A randomized controlled trial. Obstet Gynecol 2001;97:640-641.

46. Bisharah M, Al-Fozan H, Tulandi T: A randomized trial of sublingual misoprostol for cervical priming before hysteroscopy. J Am Assoc Gynecol Laparosc 2001;10:390-391.

47. Phillips DR, Nathanson HG, Milim SJ, et al: The effect of dilute vasopressin solution on blood loss during operative hysteroscopy: A randomized controlled trial. Obstet Gynecol 1996;88:761-766.

48. Goldenberg M, Zolti M, Bider D, et al: The effect of intracervical vasopressin on the systemic absorption of glycine during hysteroscopic endometrial ablation. Obstet Gynecol 1996;87:1025-1029.

49. Acunzo G, Guida M, Pellicano M, et al: Effectiveness of auto–cross-linked hyaluronic acid gel in the prevention of intrauterine adhesions after hysteroscopic adhesiolysis: A prospective, randomized, controlled study. Hum Reprod 2003;18:1918-1921.

50. Sorensen SS, Colov NP, Vejerslev LO: Pre and postoperative therapy with GnRH agonist for endometrial resection. A prospective randomized study. Acta Obstet Gynecol Scand 1997;76:340-344.

51. Cortinez A, De Carvalho I, Vantman D, et al: Hormonal profile and endometrial morphology in letrozole-controlled ovarian hyperstimulation in ovulatory infertile patients. Fertil Steril 2005;83:110-115.

52. Wender MC, Edelweiss MI, Campos LS, et al; Endometrial assessment in women using tibolone or placebo: 1-year randomized trial and 2-year observational study. Menopause 2004;11:423-429.

53. Dehbashi S, Parsanezhad ME, Alborzi S, et al: Effect of clomiphene citrate on endometrium thickness and echogenic patterns. Int J Gynaecol Obstet 2003;80:49-53.

54. Marchesoni D, Driul L, Fabiani G, et al: Endometrial histologic changes in post-menopausal breast cancer patients using tamoxifen. Intl J Gynaecol Obstet 72001;5:257-262.

7 子宫和宫腔成像

Daniel M. Breitkopf

盆腔成像技术是诊断大多数妇科疾病的重要工具。很难想象不用成像技术即可以诊断盆腔疼痛、异常出血或不育症。超声检查和磁共振成像（magnetic resonance imaging，MRI）是临床医师评估子宫的最有用的成像技术。计算机X线断层成像（computed tomography，CT）局限于评估子宫异常，本章将不予讨论。因为本书主题为宫腔镜检查，所以本章主要阐述在子宫成像中超声检查和MRI的应用。宫腔镜检查医师常常遇到的诸如异常子宫出血、绝经后出血、子宫肌瘤、子宫内膜息肉和苗勒管发育异常等疾病的诊断均包括在内。

盆腔超声检查原理

物理学和仪器

超声探头发射声波到组织，组织可将其反射回探头。反射的声波被捕获并转化成电信号。反射信号的强度由灰阶显示上的像素的相对亮度表示。反射回探头的声波越多，显示的图像就越明亮。高钙组织或脂肪组织在灰阶图像上显得明亮，如皮样囊肿或钙化的平滑肌瘤，而肌肉组织和卵巢实质显得较暗。

重要的是要熟悉用于医学超声中的声波频率，因为声波频率的选择会影响图像分辨率，并且间接影响成像视野的深度。探头的频率与超声信号穿透人体的深度成反比，与图像分辨率成正比。骨盆成像的探头频率通常为3.5～7.5兆赫（MHz），经腹成像的探头频率通常为3.5～5.0MHz，经阴道成像的探头频率为5.0MHz及以上。当使用一个可调节频率的探头获取图像时，重要的是应从最低频率开始，以确保没有遗漏深层结构。

一旦在其整体中看见感兴趣的结构，使用更高频率可以得到更精细的内部结构。因此，对于一个有大的肌瘤的子宫，3.5～5.0MHz的初始成像频率有助于测量其长度和确定其外形。然后应当转换到较高频率，以便更详细地检查子宫内膜。

成像技巧和窍门

当使用经阴道探头时，最重要的是当探头开始插入时要注视监视器，因为很容易遗漏重要的发现。当子宫或卵巢因为肠管覆盖而成像困难时，扫描时可用非操作手推开腹部肠管。在有月经的妇女，卵巢通常容易识别，但在绝经后的患者，卵巢很难见到。首先应在横切面上寻找卵巢，然后再从内侧移向外侧。卵巢通常在髂外动静脉上面和内侧显像（图7-1）。

遇到由于诸如患者拒绝、无孔处女膜或患者感觉不适等患者因素不能进行经阴道成像时，使用经阴道探头经直肠成像可能有帮助。将探头插入直肠并指向前面和头侧，可得到近似于标准的经阴道技术获得的图像。经直肠获得的图像与经阴道获得的图像经常是无法区分的（图7-2）。

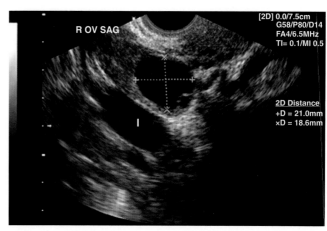

图7-1 右卵巢（R OV）位于髂外血管的上面和内侧。I，髂外静脉；SAG，矢状面。

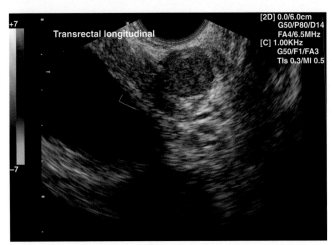

图 7-2 经直肠超声图像显示一个子宫切除术后的子宫腺肌瘤。膀胱在矢状面图像中明显可见。

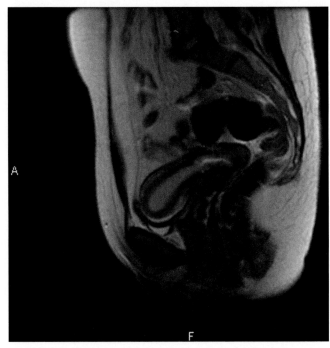

图 7-3 在矢状面上一个正常子宫的 T2- 加权 MRI。

磁共振成像原理

成像方案和序列

MRI 不使用电离辐射，似乎完全没有不良生物效应[1]。射频辐射被用在强磁场中，可产生人体的横切面图像。在这些磁场中水和脂类的氢核运动即在 MRI 上成像。信号强度因质子密度、T1 和 T2 的弛豫时间以及血流的改变而改变。T1 和 T2 描述成像参数，这是由与原子核对射频脉冲的反应有关的重复时间和激发时间决定的。组织中的高质子浓度和短弛豫时间产生高强度的信号。强信号组织显示为白色，弱信号显示为黑色。脂肪是强信号，有一个短弛豫时间，因此显示为白色[2]。

多成像平面的评估在其他成像模式中不容易得到。MRI 优于其他成像技术的另一个优势是它具有精确区分脂肪和血液的能力[3]。T1 和 T2 加权图像能在轴向和矢状面上导出图像。T1 加权图像可显示脂肪平面，对通常由脂肪包绕的淋巴结显像很有用。有快速自旋回波（fast spin echo，FSE）的 T1 图像成像和脂肪饱和有助于显示附件包块特征。T1 可显示器官内出血。T2 加权图像可提供极好的软组织对比。T2 序列有助于子宫内膜、子宫肌层和卵巢囊性结构的成像[2]。

使用造影剂成像

MRI 的造影剂种类包括腔内和静脉使用两种。静脉造影剂包括二乙烯五胺乙酸钆（Gd）-DPTA、加多利道、Gd-BOPTA 和钆双胺，所有这些都是钆的螯合物。MRI 造影剂是安全的；静脉造影的轻微反应发生率低于 3%。造影剂可诱导 T1 短缩，导致信号强度增强。由于这个原因，静脉造影剂有助于确定子宫内膜癌的浸润深度，并有助于区分良恶性卵巢肿瘤[4]。在给予钆造影剂后，固态的或结节状的增强可能提示为恶性附件包块[5]。

技巧和正常例子

子宫内膜最好由 T2 加权序列来成像，因为 T1 加权图像可使子宫显得均一，缺少对子宫内膜的界定。在 T2 加权图像上子宫带的解剖结构能很好地显示，这对于检查子宫内膜癌浸润子宫肌层的深度以及诊断子宫内膜异位来说尤其重要。正常的子宫内膜在 T2 图像上为高强度信号，而围绕子宫内膜的连接带为低强度信号[6]（图 7-3）。由 MRI 测量的子宫内膜厚度不应用于除外子宫内膜恶性肿瘤，因为没有充分的数据支持这些测量值；我们使用超声测量子宫内膜的回声。

子宫的超声图像

正常子宫成像

子宫通常在矢状面和横切面成像。在矢状面能够获得长度和高度（图 7-4），在横切面能够获得宽度（图 7-5）。子宫肌层的外形和组织回声应该是均匀的，前面和后面的厚度应该近似相等。子宫内膜应该既用矢状面又用横切面来成像；而子宫内膜的厚度只应在矢状面上测量。宫底是子宫内膜最厚的部分，测量时不应包括周围的无回声区（图 7-6）。为了确保测量的准确性和标准化，子宫内膜图像应该尽可能地接近中线或矢状面。一个真正的子宫内膜中线图像的最好指示是当能从宫底到宫颈看见子宫内膜回声图像时。子宫内膜线的斜面成像可导致高估子宫内膜的厚度。

技巧和正常例子

子宫超声显像术 [sonohysterography，SHG，又称生理盐水灌注超声检查（saline infusion sonography，SIS）] 包含在超声直视下将生理盐水灌注到子宫腔内。这项技术 1981 年首次报道，是为了在宫颈狭窄的绝经后妇女中观察充满液体的子宫腔（图 7-7）。因为包块轮廓可被留存在管腔内的液体勾勒出来，所以这些自然的子宫超声图像可清晰地证实子宫内膜的病变。盐水可产生对比作用，在子宫腔里勾勒出子宫内膜和任何异常结构的轮廓。有熟练经阴道超声检查技术的医师很容易学会这项技术。

盐水通过一个经宫颈插入的导管灌注。导管是特别为 SHG 而设计的（图 7-8）。许多导管在顶端含有一个球囊以帮助封闭宫颈，在操作过程中可防止盐水

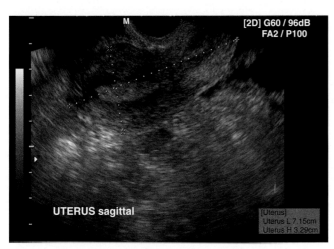

图 7-4　在矢状平面上测量的子宫长度和高度。

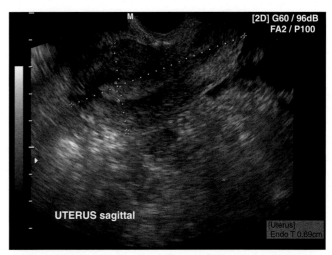

图 7 6　在矢状面上测量的子宫内膜线，不包括周围的无回声区域。

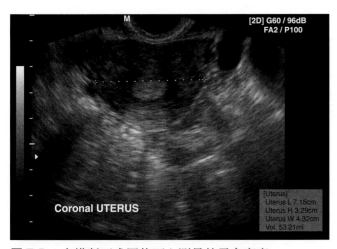

图 7-5　在横断面或冠状面上测量的子宫宽度。

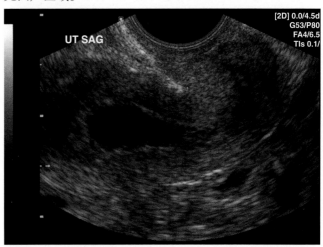

图 7-7　**正常子宫的超声图像。**这个有宫颈狭窄的绝经后患者的子宫腔有液体存在，清晰显现了正常的子宫内膜轮廓。

宫腔镜技术：宫腔病变的门诊诊断和治疗

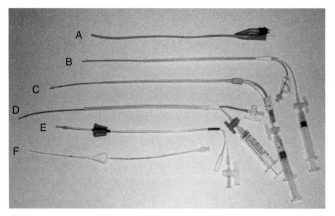

图 7-8　SHG 的导管。A，弗氏尿管（Wembley Rubber Products；Sepang, Malaysia）；B，Hysca 子宫输卵管造影导管（GTA International Medical Devices, La Caleta DN, Dominican Republic）；C，宫腔镜检查导管（Ackrad Laboratories, Cranford, NJ）；D，PBN 球囊子宫输卵管造影导管（PBN Medicals, Stenloese, Denmark）；E，ZUI-2.0 导管（Zinnanti Uterine Injection, BEI Medical System International, Gembloux, Belgium）；F，Goldstein 导管（COOK, Spencer, Ind）。（With permission from Dessole S, Farina M, Capobianco G, et al: Determining the best catheter for sonohysterography. Fertil Steril 2001;76:605-609）

流出。非球囊导管也可使用。非球囊导管是插入到宫底，其本身占用的空间有助于预防盐水流出子宫。使用非球囊导管能减少患者的不适而不降低检查的诊断价值。顶端有球囊的导管对于有宫颈扩张的女性很有用，其似乎看起来对于有黏膜下肌瘤的妇女也有用，因为后者的宫颈内口经常是轻微扩张的。

　　Dessole 等比较了六种不同的 SHG 导管，发现 Foley 导尿管是最难使用的，使用 Goldstein 导管的患者不适最少[7]。在各种类型的导管之间，正确操作的百分比统计学上没有显著差异。

　　为了显示整个宫腔，探头应在矢状面和横切面上从一边扫到另一边。宫腔内的包块应在两个正交平面中测量。子宫内膜应在矢状面上测量前面和后面（图7-9）。子宫内膜的不对称或局灶增厚应予以记录，因为这些可能是子宫内膜肿瘤形成的征象（图 7-10）。

　　SHG 的禁忌证包括盆腔感染和已知或怀疑妊娠的患者。子宫腔通常用小于 10ml 的盐水灌注即能显示。为了避免厚的分泌期子宫内膜造成的假象，检查最好在月经干净后立即进行，虽然这对于月经异常的人很难确定。如果检查时有活动性阴道出血，宫腔内的血凝块有可能被误认为是子宫内膜息肉或黏膜下子宫肌瘤[8]。

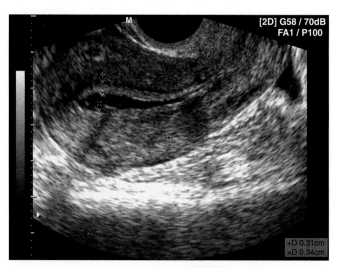

图 7-9　SHG 中的子宫内膜线的前后段的测量。

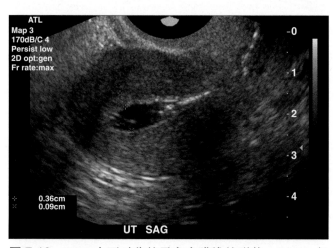

图 7-10　SHG 中不对称的子宫内膜线的形状。SAG，矢状面；UT，子宫。

三维超声成像

　　与传统的二维技术相比，三维超声成像具有一些潜在的优势。三维成像的数据可通过人工或自动二维盆腔扫描获得。产生的图像可以是显像结构的三维图像，也可以是多平面图像。多平面成像在妇科最有用。三维图像可提供真实的子宫冠状面视图，这在二维成像中不是常规可以获得的。

　　盆腔器官的表面容积测量在妇科不像在产科那么有用。在妇科中，除了诊断苗勒管异常，内部的结构细节比表面测量更重要，见下文讨论[9]。

　　进行 SHG 时三维成像也很有用。在盐水灌注后，获取三维图像并移开阴道探头和导管。然后，通过浏览已经获得的图像可以得到三维多平面显像。这种技术可使导管和探头在子宫和阴道内的时间减少到最

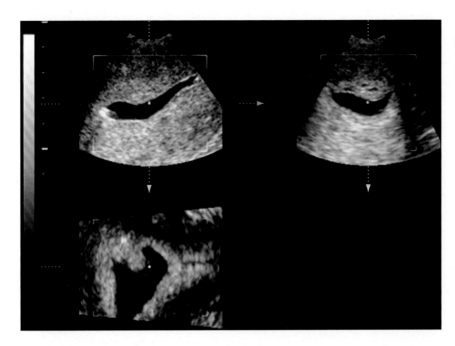

图 7-11 三维 SHG。真实的冠状面图像（左下）清楚检测到一个息肉，这在其他两个标准的正交平面（右上，左上）中不容易看见。

小。此外，能在检查完成之后的任何时间以整体的形式查看三维图像。Benacerraf 等发现，与二维标准成像相比，应用三维成像技术可使经阴道扫描时间减少 50%[10]。

Sylvestre 等通过一项包含 59 名患者的病例研究发现，三维 SHG 诊断宫腔内病变的灵敏性为 100%。几乎与三维一样，标准的二维 SHG 灵敏性为 98%[11]。当与标准成像技术比较时，在绝大多数病例中三维 SHG 可提供额外的信息。在确定病变与子宫腔的关系方面，发现冠状面最有用（图 7-11）。

三维成像在妇科中的最大价值是评估苗勒管发育异常。三维成像的主要作用是可精确描述子宫底的外形。当同 SIS 一起运用时，与子宫输卵管造影术相比，超声检查对于评估苗勒管发育异常可能是一种更好的成像方法[12]。实时的三维成像在盆腔介入手术上可能有优势，因为其探头和导管能多平面显示[9]。

特殊子宫病变的成像

子宫平滑肌瘤

盆腔成像通常有助于发现和定位子宫肌瘤。治疗决策常常是基于这些病变的大小和位置决定的，因此准确的特征描述很重要。尤其是黏膜下子宫肌瘤，其在宫腔内的范围可影响手术方式和手术成败。欧洲宫腔镜协会（the European Society of Hysteroscopy）已制定了一个子宫内膜腔内肌瘤扩展范围的分类方案（图 7-12）。0 型指肌瘤完全位于子宫腔，1 型指肌瘤子宫扩展至肌层内＜50%，2 型指肌瘤扩展至子宫肌层内＞50%。通常肌瘤扩展至子宫肌层的范围越大，越难完全切除[13]。

经阴道超声检查仍然是子宫肌瘤的最好的初始成像方法[14]。肌瘤的超声图像为典型的低回声、界限清楚的圆形包块。定位通常直接，如图 7-13 至 7-15 所示。子宫肌瘤在子宫肌层的扩展深度的评估可以很容易地通过 SHG 完成。图 7-16 显示的是对子宫肌瘤在子宫肌层的扩展范围的测量。

在有多发性大肌瘤的病例中，超声图像可能被阴影假象所限制。体型过大也会限制肌瘤的超声图像。MRI 对那些超声无法诊断或结果模棱两可的病例可能有用[14]。

平滑肌瘤在 T2 加权 MRI 图像上是最直观的。相对于周围的子宫肌层，它们有低信号强度的明显边界。肌瘤通常很容易通过 MRI 来定位。图 7-17 是矢状面的子宫黏膜下肌瘤的 MRI 图像；图 7-18 显示了同一个肌瘤的横断面图像。浆膜下子宫肌瘤也很容易定位，如图 7-19 所示。MRI 也有助于区分子宫肌瘤和其他固定的附件包块。一个有蒂的浆膜下子宫肌瘤经常与一个固定的卵巢包块混淆，如卵巢纤维瘤。通过 MRI 获得的多平面图像在这类病例中可能有用。

Deuholm 等用 MRI 和经阴道超声检查连续检查了 106 名行子宫切除术的妇女，以评估肌瘤检出和定

宫腔镜技术：宫腔病变的门诊诊断和治疗

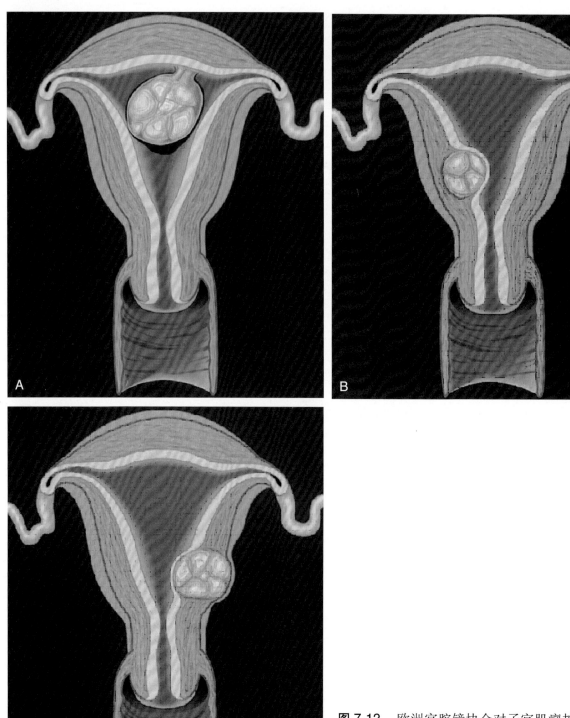

图 7-12　欧洲宫腔镜协会对子宫肌瘤扩展到子宫内膜腔范围的分类系统。(With permission from Falcone T, Hurd W: Clinical Reproductive Medicine and Surgery. Philadelphia: Mosby, 2007.)

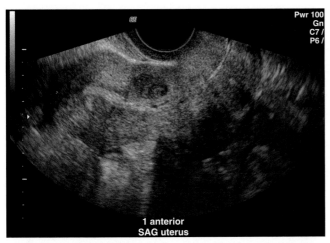

图 7-13　壁间肌瘤的经阴道超声图像。SAG，矢状面。

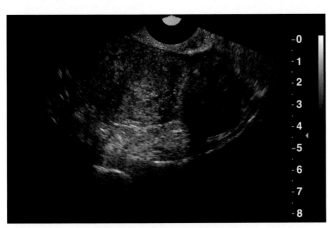

图 7-14　浆膜下肌瘤的经阴道超声图像。

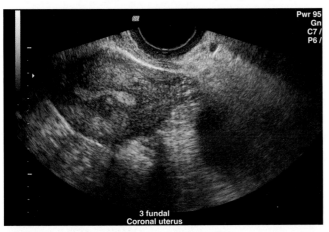

图 7-15　黏膜下肌瘤的经阴道超声图像。

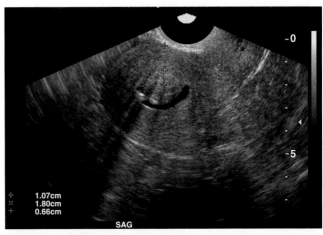

图 7-16　1 型肌瘤的 SHG 图像。计算的扩展深度是 45%[1.07cm/（1.7+0.66）cm]。

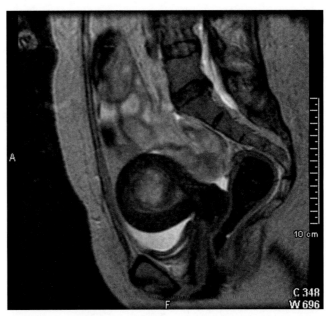

图 7-17　矢状面上一个黏膜下子宫肌瘤的 T2 加权 MRI。

位的准确性[15]。这两种方法的灵敏性和特异性基本相当。总体上 MRI 可发现较多的肌瘤；然而，这一优势只在肌瘤超过四个的妇女中发现。此外，如果宫腔容积 < 375ml，不同显像方法之间的差异就变小了。多数拟行宫腔镜子宫肌瘤切除术的患者其子宫肌

瘤较小，数量也较少。因此，在术前的肌瘤定位检查中，超声仍然是首选的成像方法。对于有大子宫的、正在考虑微创治疗的患者，如子宫动脉栓塞，MRI 更有用。对于将做腹腔镜或机器人子宫肌瘤切除术的患者，MRI 也是有用的。腹腔镜手术时没有触觉，因此在术前精确了解肌瘤的个数和部位是至关重要的。

　　Tanaka 等通过 MRI 研究了 12 例病理证实为子宫平滑肌肉瘤或有不确定的恶性潜能的平滑肌肿瘤患者[16]。当与良性平滑肌瘤相比时，12 个非良性病变中的 9 个在 T2 加权 MAI 中，有超过 50% 的高强度区域。然而，12 个良性平滑肌瘤中的 2 个在 T2 图像中也有一个显著的高强度信号。在区分平滑肌瘤和子

宫腔镜技术：宫腔病变的门诊诊断和治疗

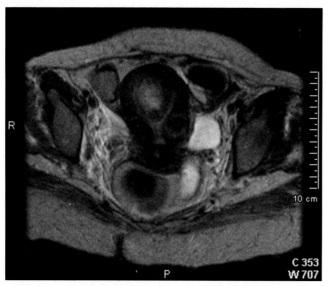

图 7-18 图 7-16 矢状面黏膜下子宫肌瘤的横断面 T2 加权 MRI。也能看见一个壁间肌瘤。

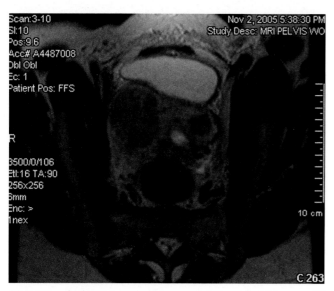

图 7-19 倾斜面上子宫浆膜下肌瘤的 T2 加权 MRI。肌瘤使膀胱向前移位。

宫平滑肌肉瘤上，MRI 没有可靠的特异性信号[14]。因此，MRI 不应单独用来评估子宫肌瘤的潜在恶性。

子宫腺肌病

传统上来说，子宫腺肌病是由病理医师基于一个有异常出血或盆腔痛患者的子宫切除标本作出诊断的。作出非侵入性子宫腺肌病诊断是可行的，尽管不确定，但经阴道超声检查和 MRI。提示子宫腺肌病的超声检查发现包括子宫肌层异常回声和不对称的子宫肌层增厚。异常回声被定义为子宫肌层的不均质性、

存在子宫肌层囊肿或杂乱回声[17]。图 7-20 显示了经阴道超声检查证实子宫腺肌病的证据。Reinhold 等通过经阴道超声检查评估了 29 名存在子宫腺肌病的患者，结果与组织学检查相关联。超声检查诊断子宫腺肌病的敏感性和特异性均为 86%。

对于超声检查不能明确子宫腺肌病诊断或希望在术前进一步诊断的患者，可以使用 MRI。T2 序列 MRI 能用来明确子宫腺肌病。在 MRI 评估子宫内膜异位时，子宫肌层和子宫内膜之间的连接带尤为重要。诊断标准包括：连接带局灶或弥散增厚或存在一个不确定的低信号强度的子宫肌层包块[14]。在 MRI 上可以测量连接带。连接带的测量值超过 12mm 被认为是子宫腺肌病的阳性证据，连接带的测量值为 8mm 或更低则可除外诊断[18]。其他有助于诊断 MRI 结果包括：子宫肌层内有高信号强度病灶、子宫内膜的线性条纹放射状图像或连接带边缘轮廓模糊[14]。图 7-21 显示了 MRI 上子宫腺肌病的高信号灶。

Deuholm 等比较了 MRI 和超声检查对子宫腺肌病进行诊断的准确性[19]。MRI 的敏感性为 70%，特异性为 86%；而超声检查的敏感性为 66%，特异性为 65%。在诊断子宫容积 > 400ml 的子宫腺肌病时，没有一种方法是有效的。一个自相矛盾的发现是，两种成像方法结合可产生一个较高的敏感性，但较低的特异性。

子宫内膜息肉

子宫内膜息肉可以通过非增强的经阴道超声检查成像。息肉表现为光滑、完全由子宫内膜环绕的、界

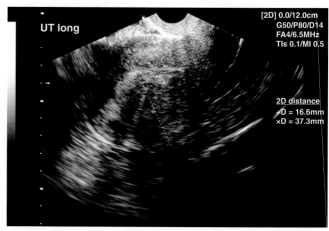

图 7-20 **子宫腺肌病的经阴道超声图像。**注意后壁子宫肌层回声不均匀，没有局灶包块和不对称的增厚。UT long，纵向的子宫。

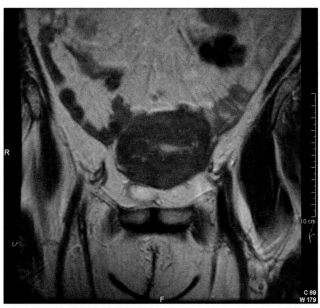

图 7-21　子宫腺肌病的 T2 加权 MRI。注意在子宫肌层的高信号强度灶和不清晰的连接带。

限清楚的包块。彩色多普勒有助于识别单个的营养血管。在 58% ~ 91% 的病例中，息肉内可见到囊腔，这进一步有助于识别息肉 [20]。息肉形态倾向于与椭圆形的子宫腔一致，这与倾向于更圆的黏膜下肌瘤相反。黏膜下肌瘤也时常显示出不均质的回声特性，后面有阴影。黏膜下肌瘤的多普勒成像倾向于有一个弥散的或周边的血流模式，这明显有别于见于息肉的单个营养血管的图像。

　　SHG 仍然是辨识子宫内膜息肉的一个准确而确定的方法。如图 7-22 和 7-23 所示，液体用作造影剂，息肉容易看见。息肉的主干和相应的血管很容易识别，图 7-24 为多普勒成像。

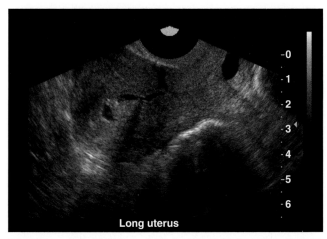

图 7-22　在矢状面上一个来自后壁的子宫内膜息肉的经阴道超声子宫图像。

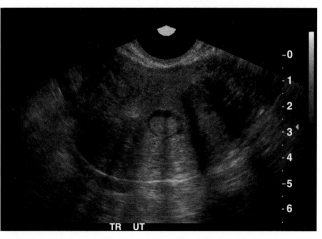

图 7-23　图 7-22 同一患者的息肉冠状面 SHG 图像。TR UT，横断面上的子宫。

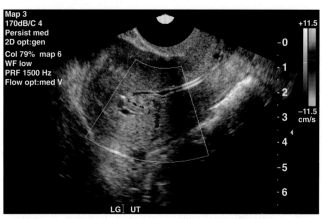

图 7-24　彩色多普勒图像显示的息肉的营养血管（与图 7-21 和 7-22 为同一患者）。LG UT，纵向的子宫。

子宫内膜增生和子宫内膜癌

　　MRI 很难诊断子宫内膜癌，因为其他一些良性病变很难单独从图像中识别出来，如息肉、肌瘤和增生。在造影前的 T1 加权图像上，子宫内膜癌与周围的子宫内膜看起来信号强度相等，因而不能可靠识别 [21]。使用造影剂和动态的 T1 加权序列可获得较好的子宫带解剖图像，尤其是子宫肌层和子宫内膜的连接区。对于已知是癌症的患者，MRI 有助于检测子宫内膜浸润情况，精确性可达 86% ~ 91% [22]。

　　从超声图像上看，子宫内膜癌和子宫内膜增生均可显示为一个增厚的、不规则的子宫内膜。同使用 MRI 一样，其他病变也能使子宫内膜回声显示为增厚，如子宫内膜息肉和子宫内膜炎 [20]。Karlsson 等研究了 1100 多例有绝经后出血的妇女 [23]。经阴道超声检查，平均子宫内膜厚度在有子宫内膜癌的患者中为

宫腔镜技术：宫腔病变的门诊诊断和治疗

21.1mm；在有子宫内膜增生的患者中为 12mm；在有息肉的患者中为 12.9mm。虽然 < 4mm 的薄内膜能够可靠地除外恶性肿瘤，但是，有子宫内膜增厚结果的特异性为 68%。

单独基于非增强方法测量子宫内膜的回声是不能将子宫内膜癌或子宫内膜增生与其他病变鉴别开来的。SHG 能显示不对称的子宫内膜增厚（图 7-10）。然而，对 SHG 中子宫内膜不对称的测量还没有规定具体的界值。有报道将进行 SHG 时子宫腔无法膨胀作为符合子宫内膜癌的一种表现[20]。

苗勒管异常

传统上，苗勒管异常可行子宫输卵管造影术（hysterosalpingography，HSG）。HSG 能很好地描绘子宫腔的轮廓特征；然而，子宫底的形状看不到。HSG 的这一局限性在区分子宫中隔和双角子宫时尤为显著。子宫中隔容易通过宫腔镜手术切除，而对于双角子宫，子宫融合术不再常规进行。因此，在决定治疗前确定宫底的外形尤为重要。

经阴道超声检查能帮助确定宫底外形。二维超声成像有一个 90% ~ 92% 集合精确性[12]。据报道，如加用可显示外形轮廓的三维超声，则敏感性为 93%，特异性为 100%[24, 25]。SHG 可增加很多有关子宫腔轮廓的信息，当使用超声检测苗勒管异常时应该考虑（图 7-25 至 7-28）。

据报道 MRI 诊断苗勒管异常的精确性高达 100%[12]。MRI 能多平面成像，可同时提供宫底和子宫内膜轮廓的图像。图像采集过程中使用表面线圈。快速旋转回波的 T2- 加权图像可确定宫底外形。

盆腔成像和异常子宫出血的评估

在评估有异常子宫出血的患者时，盆腔成像技术已经逐渐成为至关重要的工具。传统上，异常子宫出血的评估包括：刮宫（dilation and curettage，D&C）以除外恶性肿瘤，以及最近使用的门诊子宫内膜针吸活检。多数异常子宫出血是由无排卵性月经周期导致，因此许多医师可能会选择立刻进行药物治疗[26]。当药物治疗无效时，进一步的成像评估有助于检测宫腔异常，如子宫内膜息肉和肌瘤。虽然如前所述，MRI 有助于某些临床状况，但是，对其是否可以作为评估异常子宫出血的首选方法还没有进行评估。超声检查仍然是异常子宫出血检查的首选成像检查方法。

超声检查在评估异常子宫出血的有效性已进行了充分研究。尤其是 SIS 似乎是最有用的。De Kroon 等对主诉有异常子宫出血的妇女进行 SHG 诊断的精确性进行了一项系统回顾和荟萃分析[27]。结果表明，其集合的敏感性和特异性分别为 95% 和 88%。SHG 的成功率为 93%。

Dijkhuizen 等在一项研究中分析了经阴道超声检查和 SHG 的成本效果[26]。他们分析了六种评估和治疗月经过多的方法：

- 孕激素治疗
- 热球子宫内膜去除术
- 超声检查有异常发现者行经阴道超声检查，然后行宫腔镜检查
- 经阴道超声检查发现异常后行 SHG，然后对有异常子宫超声图像者行治疗性宫腔镜检查
- SHG 异常者行治疗性宫腔镜检查
- 诊断性宫腔镜检查

在后四种方法中，所有具有正常宫腔的妇女均可用热球子宫内膜去除术。他们的分析表明，SHG 和诊断性宫腔镜检查在诊断和治疗月经过多中的成功率最高。就成本效果而言，SHG 优于诊断性宫腔镜检查。SHG 被推荐为诊断月经过多的初始检测方法。

不推荐子宫内膜厚度的界值作为绝经前异常子宫

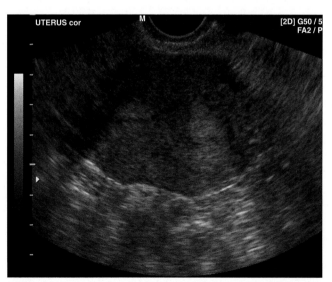

图 7-25 双角子宫的冠状面经阴道超声图像。Cor，冠状面。

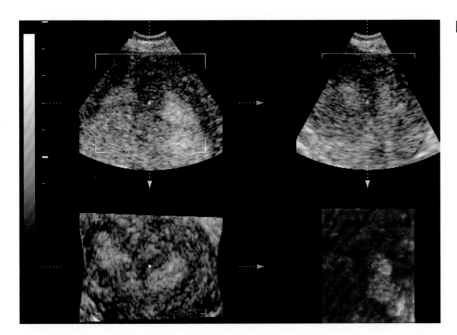

图 7-26　子宫的三维图像显示。

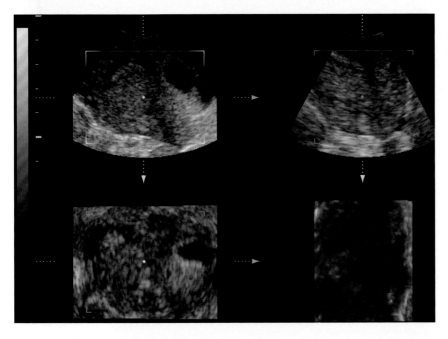

图 7-27　进行 SHG，流体充满左侧子宫。在三维成像中，真实的冠状图像（左下）是最有用的。右下的三维表面渲染图像对妇科显像往往无帮助。

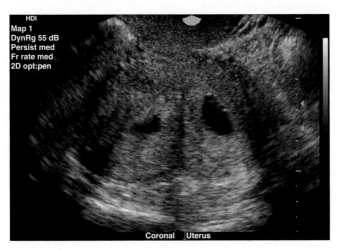

图 7-28　一个双角子宫的 SHG。注意下面的宫底外形，提示宫底分开。

宫腔镜技术：宫腔病变的门诊诊断和治疗

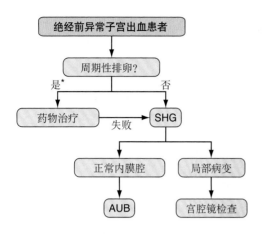

图 7-29 基于超声检查对异常子宫出血进行评估的流程图。AUB，异常子宫出血；SHG，子宫超声显像术。* 在有子宫内膜增生或子宫内膜癌高风险的患者，如在肥胖、糖尿病和高血压患者，在治疗前应该考虑行子宫内膜活检。

出血患者的检查方法，原因有几个：首先，月经周期中子宫内膜的厚度是变化的，因此一个增厚的内膜线对于分泌期子宫内膜来说可能不重要。其次，即使在子宫内膜厚度 < 5mm 的妇女中也能够发现息肉和肌瘤[28]。基于上述报道和 Goldstein 等人的研究[29]，制作了一个异常子宫出血检查流程图，如图 7-29 所示。

评估绝经后出血的盆腔成像

子宫内膜活检几乎普遍应用于评估绝经后出血，主要是因为有报道认为其可以有效除外子宫内膜的恶性肿瘤。子宫内膜癌和子宫内膜增生在绝经后出血的病因中所占比例高达 20%[23]。其他病因包括息肉、纤维瘤和萎缩。虽然子宫内膜癌和子宫内膜增生最好经

活检组织学分析进行评估，但超声检查能够更加全面地评估宫腔和子宫肌层。Medverd 和 Dubinsky 研究了一个成本分析模型，比较了依据超声和依据子宫内膜活检来评估围绝经期出血和绝经后出血的流程[30]。当子宫内膜癌或非典型增生的患病率 < 31% 时，经阴道超声检查作为初始筛检方法的流程可以最大限度地降低成本。另一个研究发现，当子宫内膜癌的患病率为 15.3% 时，依据超声的评估流程是最划算的[31]。

O'Connell 等在 104 名妇女中研究了应用子宫内膜活检和 SHG 去评估绝经后出血的流程[32]。这种组合的敏感性和特异性通过手术结果来看分别为 94% 和 96%，并且没有子宫内膜癌或子宫增生病例被误诊。超声影像医师协会的专家已达成了一个共识，即超声检查或子宫内膜活检任何一种都可以作为绝经后出血的首选评估方法安全使用。使用哪种方法取决于医师对患者风险的评估、医师的经验、是否有高质量的超声设备以及患者的意愿。依据上述数据制作的应用超声检查绝经后出血的流程如图 7-30 所示。

超声检查和宫腔镜检查的比较

超声检查与门诊宫腔镜检查在评估子宫腔中的相对效用常常是有争议的。在决定应用哪种方法时有几个相关的注意事项，包括可行性、费用、患者的可接受性和诊断的准确性。尽管没有明确的数据解决这个争议，但已有几个相关的研究提供了一些比较宫腔镜检查和超声检查的基础。

关于可行性，据报道盐水灌注子宫超声造影术的失败率是 7%[27]。门诊诊断性宫腔镜检查的失败率在 4% ~ 10% 之间[33-35]。关于疼痛，一些研究表明，SHG 的疼痛比宫腔镜检查的轻[36]，其他方面发现没

图 7-30 基于超声检查对绝经后出血进行评估的流程图。SHG，子宫超声显像术。

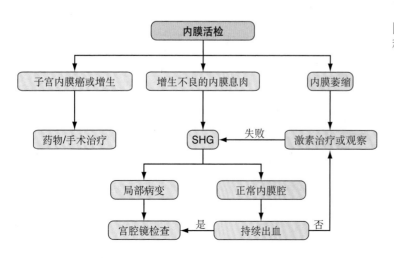

有差别[37]。SHG 和门诊宫腔镜检查在检测子宫腔病变中的准确性相似[38]。成本效果数据如前所述显示SHG 更受欢迎。一项研究发现，SHG 能够替代 84%的门诊诊断性宫腔镜检查[39]。在一项对照研究中，Lindhiem 和 Morales 发现，SHG 有助于明确不确定的宫腔镜检查结果，尤其是对于准备手术的患者[40]。

宫腔镜检查提供了"即查即治"的优势。在门诊，小息肉能被去除，对有怀疑的病变能够进行直接活检。SHG 可提供有关周围子宫肌层和附件的信息，这有助于在子宫肌瘤切除术前制订手术方案。这两种技术的确切作用还没有完全确定；但两者在评估子宫腔中显然都是强有力的工具。

（刘琳琳　刘玉环 译　于　丹 校）

参考文献

1. Paley MN, Wilkinson ID, van Beek E, Griffiths PD: Magnetic resonance imaging: Basic principles. In Grainger RG, Allison DJ, Adam A, Dixon AK (eds): Grainger & Allison's Diagnostic Radiology: A Textbook of Medical Imaging. London: Churchill Livingstone, 2001, pp 101-136.

2. Rafal RB: Magnetic resonance imaging: Physical principles and imaging techniques. In: Anderson JC (ed): Gynecologic Imaging. London: Churchill Livingstone, 1999, pp 47-57.

3. Sala EJ, Atri M. Magnetic resonance imaging of benign adnexal disease. Top Magn Reson Imaging 2003;14:305-327.

4. Scheidler J, Reiser MF: MRI of the female and male pelvis: Current and future applications of contrast enhancement. Eur J Radiol 2000;34:220-228.

5. Schneider G, Uder M: Contrast-enhanced magnetic resonance body imaging . Top Magn Reson Imaging 2003;14:403-425.

6. Nalaboff KM, Pellerito JS, Ben Levi E: Imaging the endometrium: Disease and normal variants. Radiographics 2001;21:1409-1424.

7. Dessole S, Farina M, Capobianco G, et al: Determining the best catheter for sonohysterography. Fertil Steril 2001;76:605-609.

8. Breitkopf D, goldstein SR, Seeds JW; ACOG Committee on Gynecologic Practice: ACOG technology assessment in obstetrics and gynecology. Number 3, September 2003. Saline infusion sonohysterography. Obstet Gynecol 102(3):659-662, 2003.

9. Pretorius DH, Borok NN, Coffler MS, Nelson TR: Three-dimensional ultrasound in obstetrics and gynecology. Radiol Clin North Am 2001;39:499-521.

10. Benacerraf BR, Shipp TD, Bromley B: Improving the efficiency of gynecologic sonography with 3-dimensional volumes: A pilot study. J Ultrasound Med 2006;25:165-171.

11. Sylvestre C, Child TJ, Tulandi T, Tan SL: A prospective study to evaluate the efficacy of two- and three-dimensional sonohysterography in women with intrauterine lesions. Fertil Steril 2003;79:1222-1225.

12. Troiano RN, McCarthy SM: Müllerian duct anomalies: Imaging and clinical issues. Radiology 2004;233:19-34.

13. Wamsteker K, Emanuel MH, de Kruif JH: Transcervical hysteroscopic resection of submucous fibroids for abnormal uterine bleeding: Results regarding the degree of intramural extension. Obstet Gynecol 1993;82:736-740.

14. Ascher SM, Jha RC, Reinhold C: Benign myometrial conditions: Leiomyomas and adenomyosis. Top Magn Reson Imaging 2003;14:281-304.

15. Dueholm M, Lundorf E, Hansen ES, et al: Accuracy of magnetic resonance imaging and transvaginal ultrasonography in the diagnosis, mapping, and measurement of uterine myomas. Am J Obstet Gynecol 2002;186:409-415.

16. Tanaka YO, Nishida M, Tsunoda H, et al: Smooth muscle tumors of uncertain malignant potential and leiomyosarcomas of the uterus: MR findings. J Magn Reson Imaging 2004;20:998-1007.

17. Reinhold C, Atri M, Mehio A, et al: Diffuse uterine adenomyosis: Morphologic criteria and diagnostic accuracy of endovaginal sonography. Radiology 1995;197:609-614.

18. Reinhold C, McCarthy S, Bret PM, et al: Diffuse adenomyosis: Comparison of endovaginal US and MR imaging with histopathologic correlation. Radiology 1996;199:151-158.

19. Dueholm M, Lundorf E, Olesen F: Imaging techniques for evaluation of the uterine cavity and endometrium in premenopausal patients before minimally invasive surgery. Obstet Gynecol Surv 2002;57:388-403.

20. Laing FC, Brown DL, DiSalvo DN: Gynecologic ultrasound. Radiol Clin North Am 2001;39:523-540.

21. Frei KA, Kinkel K: Staging endometrial cancer: Role of magnetic resonance imaging. J Mag Res Imaging 2001;13:850-855.

22. Kinkel K, Kaji Y, Yu KK, et al: Radiologic staging in patients with endometrial cancer: A meta-analysis Radiology 1999;212:711-718.

23. Karlsson B, Granberg S, Wikland M, et al: Transvaginal ultrasonography of the endometrium in women with postmenopausal bleeding—a Nordic multicenter study. Am J Obstet Gynecol 1995;172:1488-1494.

24. Raga F, Bonilla-Musoles F, Blanes J, Osborne NG: Congenital müllerian anomalies: Diagnostic accuracy of three-dimensional ultrasound. Fertil Steril 1996;65:523-528.

25. Wu MH, Hsu CC, Huang KE: Detection of congenital müllerian duct anomalies using three-dimensional ultrasound. J Clin Ultrasound 1997;25:487-492.

26. Dijkhuizen FP, Mol BW, Bongers MY, et al: Cost-effectiveness of transvaginal sonography and saline infused sonography in the evaluation of menorrhagia. Int J Gynaecol Obstet 2003;83:45-52.

27. de Kroon CD, de Bock GH, Dieben SW, Jansen FW: Saline contrast hysterosonography in abnormal uterine bleeding: A systematic review and meta-analysis. BJOG 2003;110:938-947.

28. Breitkopf DM, Frederickson RA, Snyder RR: Detection of benign endometrial masses by endometrial stripe measurement

in premenopausal women. Obstet Gynecol 2004;104:120-125.

29. Goldstein SR, Zeltser I, Horan CK, et al: Ultrasonography-based triage for perimenopausal patients with abnormal uterine bleeding. Am J Obstet Gynecol 1997;177:102-108.

30. Medverd JR, Dubinsky TJ: Cost analysis model: US versus endometrial biopsy in evaluation of peri- and postmenopausal abnormal vaginal bleeding. Radiology 2002;222:619-627.

31. Dijkhuizen FP, Mol BW, Brolmann HA, Heintz AP: Cost-effectiveness of the use of transvaginal sonography in the evaluation of postmenopausal bleeding. Maturitas 2003;45:275-282.

32. O'Connell LP, Fries MH, Zeringue E, Brehm W: Triage of abnormal postmenopausal bleeding: A comparison of endometrial biopsy and transvaginal sonohysterography versus fractional curettage with hysteroscopy. Am J Obstet Gynecol 1998;178:956-961.

33. Clark TJ, Voit D, Gupta JK, et al: Accuracy of hysteroscopy in the diagnosis of endometrial cancer and hyperplasia: A systematic quantitative review. JAMA 2002;288:1610-1621.

34. Sousa R, Silvestre M, Almeida e Sousa L, et al: Transvaginal ultrasonography and hysteroscopy in postmenopausal bleeding: A prospective study. Acta Obstet Gynecol Scand 2001;80:856-862.

35. Campo R, Van Belle Y, Rombauts L, et al: Office mini-hysteroscopy. Hum Reprod Update 1999;5:73-81.

36. Widrich T, Bradley LD, Mitchinson AR, Collins RL: Comparison of saline infusion sonography with office hysteroscopy for the evaluation of the endometrium. Am J Obstet Gynecol 1996;174:1327-1334.

37. Cameron ST, Walker J, Chambers S, Critchley H: Comparison of transvaginal ultrasound, saline infusion sonography and hysteroscopy to investigate postmenopausal bleeding and unscheduled bleeding on HRT. Aust N Z J Obstet Gynaecol 2001;41:291-294.

38. Clark TJ: Outpatient hysteroscopy and ultrasonography in the management of endometrial disease. Curr Opin Obstet Gynecol 2004;16:305-311.

39. de Kroon C, Jansen FW, Louwe LA, et al: Technology assessment of saline contrast hysterosonography. Am J Obstet Gynecol 2003;188:945-949.

40. Lindheim SR, Morales AJ: Comparison of sonohysterography and hysteroscopy: Lessons learned and avoiding pitfalls. J Am Assoc Gynecol Laparosc 2002;9:223-231.

子宫增大的术前评估

Linda D. Bradley 和 Brenda Andrews

大约 20% ~ 80% 的妇女患有子宫肌瘤。子宫肌瘤的症状包括月经过多、盆腔包块、盆腔痛和子宫出血[1]。越来越多的有症状的子宫增大患者寻求进一步的诊断和治疗。对于一些患者来说，传统的子宫切除术都能缓解所有临床症状，无论是应用经腹、腹腔镜术式还是应用经阴道术式。传统的子宫切除术效果非常明显，因为确实可以缓解肌瘤相关症状而被患者接受。在进行子宫切除术前，通常行腹部或经阴道超声检查（transvaginal ultrasound，TVUS）来明确盆腔包块的来源已足够（图 8-1）。

不过有些女性即使没有生育要求也会寻求最微创的方法来缓解肌瘤相关症状。目前可替代子宫切除术的方法包括经腹子宫肌瘤切除术、腹腔镜子宫肌瘤切除术、肌瘤去除术、子宫肌瘤栓塞（uterine fibroid embolization，UFE）、MRI 引导的聚焦超声、腹腔镜子宫动脉结扎和子宫内膜去除术。子宫内膜去除术只适用于有小的（直径 < 3cm）壁间肌瘤和宫腔形态不改变的患者。对于有子宫增大且有生育要求的患者，除非高度怀疑恶性病变，否则极少考虑行子宫切除术。由有经验的医师施行的子宫肌瘤切除术中转为子宫切除术的比率不足 3%。对于希望保留生育功能的女性，如果行子宫肌瘤切除术中中转为子宫切除术的高风险，建议将患者转到三级医疗中心或对子宫肌瘤切除术有丰富经验的医师。有生育要求是子宫内膜去除术的禁忌证。

对于寻求子宫切除术替代方法的女性，术前应进行一个全面的子宫评估，以确定替代手术对其是适应证还是禁忌证或成功可能性很小。子宫成像技术已逐渐成为确定微创手术可行性的至关重要的评估方法。具体来说，子宫肌瘤的大小、数量以及位置对于确定选择哪种微创手术十分重要（图 8-2）。妇科医师不能只靠一份书面描述报告单，而是应该尽可能查阅实际影像资料和相关盆腔病理报告以及有影像结果的临床病史。

目前评估子宫、宫腔和子宫内膜的影像技术包括 TVUS、生理盐水灌注超声检查（saline infusion sonography，SIS，又称为子宫超声显像术，sonohysterogram，SHG）、宫腔镜检查和 MRI。在 TVUS、SIS 和宫腔镜检查中人为因素造成的差异最大，而在 MRI 中最小。应该由经验丰富的医师进行这些检查，以增加结果的敏感性。本章主要阐述的是子宫增大的术前评估。

术前评估

一名外科医师是否优秀不能只靠手的灵巧度或技术技能来判定。一名真正的优秀外科医师的目标应该是：掌握手术适应证和手术风险，能够确定可获得最佳疗效的术式，明了可能的多种替代疗法，并且知道所有可能的手术方法的疗效。一台技术上完美无瑕的手术，若适应证错误，或对渴望保留子宫的患者实施了子宫切除术，或没有进行充分准备，则都是有问题的。一个精明的外科医师必须知道应该如何施行一台外科手术并了解器械的使用，但采集完善的术前病史、体格检查以及适当的实验室和影像学评估信息最重要。另外，以患者为中心是至关重要的。

鉴别诊断

对经血量过多的女性应进行仔细的术前评估，因为顽固的、大量的月经可能与多种盆腔病变以及全身性和激素功能紊乱有关，妇科医师应考虑所有的可能性，在很多情况下建议在进行任何手术治疗前先进行药物治疗。月经过多的鉴别诊断包括子宫肌瘤、子宫腺肌病、血小板减少症、血管性血友病（von Willenbrand disease，vWD）、甲状腺功能减退、子宫内膜炎、宫内异物、药物性（肝素和华法林）、肝或

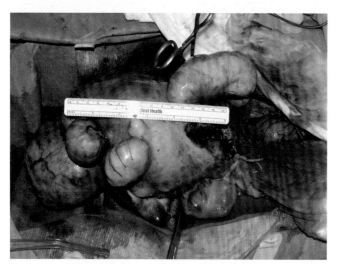

图 8-1 剖腹手术中的大子宫肌瘤。患者表现为腹部膨胀、肾盂积水和盆腔痛。实施子宫切除术，取出一个 1.2kg 的肌瘤。

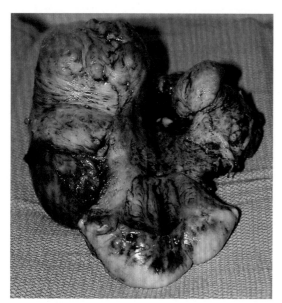

图 8-2 子宫肌瘤的位置、大小和数量对于选择有效的微创手术很重要。

肾疾病以及胚物残留。

盆腔病变和全身性疾病可以同时存在。患者仅患子宫肌瘤或子宫腺肌病吗？或这个病变就是罪魁祸首吗？患者的病史、体格检查以及实验室检查和影像学检查的选择很重要。

子宫平滑肌瘤

子宫平滑肌瘤是女性盆腔最常见的良性肿瘤，是

由假包膜和被压缩的肌纤维细胞外基质包裹的良性平滑肌组织构成。对于无症状的患者，极少仅凭肌瘤的大小作为手术适应证，除非有压迫肾引起中度或显著肾积水或压迫下腔静脉产生症状 [包括深静脉血栓（deep vein thrombosis，DVT）或肺栓塞]。肌瘤快速生长提示肉瘤样变性（疼痛、体重下降、全身性症状和盆腔 MRI 显示坏死），也是手术适应证。

子宫肌瘤的治疗和治疗方法是基于：

- 症状
- 大小
- 位置
- 数量
- 生育要求
- 近绝经期与否
- 既往手术史
- 患者的期望

切除无症状的、大于 12 周的子宫肌瘤是没有根据的。同样，附件未能触及、担心肌瘤继续生长、发生肉瘤变性以及手术困难，都不再是对无症状患者进行子宫切除的充分理由。现在，随访、观察等待和保持信心是治疗准则。

子宫肿物的评估

病史和查体

双合诊检查是诊断盆腔肿物的最常用的首选方法。其操作简单、具有可重复性且价格低廉。当与患者的病史结合时，双合诊检查有助于确定下一步检查项目（框 8-1）。了解患者的主诉非常重要。对肥胖患者或不能放松的患者应安排 TVUS 或盆腔超声检查来确定盆腔肿物的来源。

影像学检查
经阴道超声检查

TVUS 仍是女性盆腔的最常用的影像学检查方法，其操作便捷、适用广泛且价格相对低廉。通过 TVUS 能够很好地描绘从青春期到绝经期女性的子宫大小、形状和体积变化。

子宫增大的病史和体格检查

月经异常
- 月经过多
- 子宫不规则出血
- 血崩
- 淋漓不尽
- 血块
- 出血块时伴发严重痛经
- 白带
  - 经常为稀薄血性
  - 无味
  - 间断性或鲜红血性

巨大包块伴随症状
- 尿频
- 尿急
- 尿潴留
- 以上症状共存

压迫症状
- 盆腔沉重
- 背痛
- 下肢疼痛、下肢水肿

疼痛
- 持续疼痛
- 与月经和血块有关的偶发疼痛
- 某种活动或体位引起的疼痛
- 性交痛

生育史
- 习惯性流产
- 不育
- 早产

影响美观
- 腹部膨隆
- 可触及腹部包块
- 无法平卧或睡觉
- 腹围增加
- 衣服不合身

生育意愿
- 已完成生育
- 有生育要求
- 不确定

在青春期，子宫的外形是狭长的雪茄形状的；在围绝经期，子宫呈圆滑的梨形；成人正常子宫的最大径线分别是：长 9cm、宽 6cm 和厚 4cm。

在围绝经期，子宫萎缩至 6cm×2cm×2cm。子宫内膜和子宫体积的测量一定要结合患者的年龄、生育史、绝经状况以及药物治疗状况。

Weigel 等[2]前瞻性地评估了 200 名子宫内膜厚度在 3～10mm 的绝经后妇女。他们注意到，内膜回声的形态与病变有关，均匀的、薄的、超声显示居中对称的内膜提示没有病变，而不均匀和有强回声的内膜与病变有关。他们指出，内膜的厚度和形态是预测病变的重要特征，应根据需要进行其他检查评估。在绝经期子宫体积增大除了要考虑子宫大小变化外，还要考虑内膜超声形态学改变。

对于评估子宫内膜，TVUS 提供的图像质量要优于经腹超声。在绝经期妇女，若子宫内膜回声正常且内膜厚度 < 5mm，则即使使用激素替代治疗，也可以有效地除外内膜癌。

TVUS 诊断的总体准确性是相当易变的。专家们获得的最好结果是：敏感性为 87%（范围为 24%～96%），特异性为 82%（范围为 29%～93%）。与绝经后患者相比，TVUS 在绝经前患者可以检测到更多遗漏的病变[3]。TVUS 可能有很多模棱两可的发现，可能需要进行其他能够确定子宫内膜特征的检查。TVUS 不能可靠地除外息肉、增生和癌症，除外癌症和增生可能需要行子宫内膜活检。同样，除外宫腔内病变可能需要进行宫腔镜检查或 SIS。

行 TVUS 时向宫腔内注入生理盐水（SIS）可以进一步显示子宫黏膜下和宫腔内病变。经宫颈注入盐水不仅可以强化内膜和肌层的成像，还能提供可以形成子宫腔和卵巢三维影像的原图。SIS 可促进 TVUS 检测子宫内膜病变的敏感性和特异性。对 SIS 的研究显示，其对绝经前妇女子宫内膜病变的总体敏感性为 94%（范围为 83%～100%），特异性为 85%（范围为 72%～99%）[4]。

在所有女性，子宫内膜影像学检查还必须考虑其整体情况。有盆腔肿物的患者可能还同时存在其他疾病。对于所有有子宫增大的妇女，密切关注其子宫内膜特征、子宫内膜回声和子宫体积很重要。应将子宫内膜病变与子宫肌层和附件病变联系起来。

作为妇科检查的辅助检查，超声检查可用于证实盆腔或附件出现的肿物，评估其大小、形状、外形和特性，确定其来源（子宫或卵巢），评估其是否累及其他器官、是否有盆腔压痛，以及探查腹水、肾积水和转移病灶。应将子宫肌瘤与其他有潜在恶性可能的盆腔肿物区别开来，如卵巢肿瘤或卵巢冠囊肿（图 8-3 和 8-4）。这很容易通过 TVUS 或腹部超声检查来完成，因为子宫肌瘤的超声成像稳定，易于与附件结构区别。当加入 SIS 后，与仅行 TVUS 相比，黏膜

宫腔镜技术：宫腔病变的门诊诊断和治疗

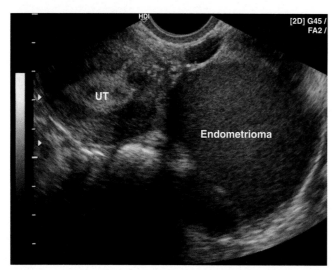

图 8-3 这位患者的表现为有盆腔肿物和盆腔痛。超声检查显示子宫正常；单发现了一个卵巢肿物，可能符合子宫腺肌病。UT，子宫。

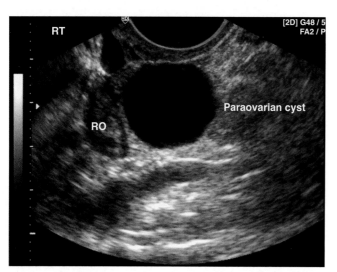

图 8-4 这位患者的附件区饱满，不是因为肌瘤，而是因为卵巢冠囊肿。RO，右侧卵巢。

下肌瘤的检出有更好的敏感性（94%；范围为 91% ~ 100%）和特异性（95%；范围为 88% ~ 100%）[5]。

当子宫 < 12 ~ 14 孕周时，与腹超声相比，TVUS是首选评估方法。其探头频率较高，更靠近盆腔，与腹部超声检查相比对盆腔肿块的分辨率更高。对于肥胖患者，TVUS 比腹部超声检查更容易成像。使用 5 ~ 10MHz 的探头可以探及盆腔脏器的强回声组织，但是视野受到限制（通常距探头表面距离 < 6cm），所以如果盆腔肿物大小超过探头的视野范围，可能就无法完整检视[6]。

要获得增大子宫的精确图像，技术上很重要的是

要在同一视野内包括宫底和宫颈，在这个视野中还要同时包括连续的内膜线和排空的膀胱。随着技术的进步，大多数探头已有弧度有所增加的扇形发射区域，可以提供更宽的视野，这在遇到盆腔肿物较大时尤为重要。矢状面图像应从子宫底到子宫颈测量子宫的最长轴，冠状面图像的获取应选择在宫底水平测量子宫前后径和宽度。

TVUS 显像的最常见的盆腔肿块是平滑肌瘤，通过超声可以看到常见的变性改变，包括透明样变、钙化、出血和液化坏死。子宫肌瘤可能发生血管变性、萎缩、纤维性变和退变，表现为不同的超声特征。通常子宫的肌层回声均匀；然而如果发生纤维性变，则不连续的肌瘤可变为强回声。超声诊断子宫肌瘤的标准包括子宫增大、结节状子宫轮廓、肌层的均一性缺失以及肌层内结节。与肌层相比，大多数子宫肌瘤回声低且不均匀，并且钙化会引起强回声以及钙化灶后方的声影（图 8-5）。大约 10% 的肌瘤可能因血供改变而发生钙化。平滑肌瘤玻璃样变性的典型改变是与周围子宫肌层相比回声更低。变性的肌瘤经常显示囊性变。如果使用彩色多普勒超声成像，可以看到明显的外周血供和中央血供减少或核心无血供的图像。

尽管 TVUS 的分辨率高，但应用时子宫内膜是受压的，因此会限制子宫内膜病变的细节成像。特别是单独使用 TVUS 很难诊断子宫内膜息肉、黏膜下肌瘤、内膜褶皱和确定黏膜下肌瘤的宫腔内突的实际情况。在育龄患者中，子宫内膜回声正常可能导致 1/6 患者的宫腔内病变漏诊。因此，在有症状的患者子

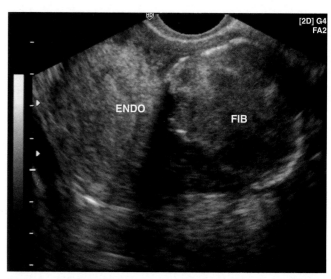

图 8-5 子宫内膜（ENDO）因壁间平滑肌瘤（FIB）而移位。子宫内膜完全与平滑肌瘤分离。

宫，内膜回声正常也不能可靠地除外宫腔内病变。此外，子宫内膜可能无法界定、无法显像或无法全部看到。当这种情况发生时需要获得进一步的影像学信息。SIS 是用无菌生理盐水缓慢注入宫腔作为阴性对照，对诊断特别有帮助。

Cicinelli 等[7] 在拟行子宫切除术的妇女中比较了检测黏膜下肌瘤大小和肌瘤生长的准确性。所有患者在行子宫切除术前均进行了 TVUS、经腹超声和宫腔镜检查。手术医师对行何种检查不知情。结果显示，经腹超声预测的子宫大小和肌瘤向肌层生长的情况最准确。宫腔镜检查检测的肌瘤大小最不准确——这可能与宫腔镜的光学折射率有关。虽然经腹超声现在已很少使用，但 SIS（SIS）常用，很明显，通过盐水对照增强子宫内膜回声可使内膜更精细和准确地显像。

当 SIS 的结果模棱两可而医师有丰富的宫腔镜检查经验时，特别是如果可行宫腔镜下活检并同时清除宫腔内病变时，可应用宫腔镜检查。

生理盐水灌注超声检查

SIS 在定位腔内病灶上极有价值。通过 SIS——在行 TVUS 时将生理盐水注入子宫腔内——可增强子宫内膜显影。这是十年来超声领域中最显著的进展之一。有许多术语被用来描述这项技术，包括超声宫腔镜、水超声、子宫声学造影、子宫超声显像和阴道内超声。生理盐水灌注超声检查（SIS）是于 1996 年由克利夫兰医学基金会提出的，现在被普遍应用，因为它更精确地定义了这项技术[8]。子宫超声显像在其他中心也普遍使用。

对于有异常子宫出血的患者，SIS 可以提供有关子宫、子宫肌瘤位置以及附件的大量信息，可以提供单独应该 TVUS 不能获得的精致的内膜和肌层的声像，可以区分局部和整体而提高检出子宫内膜病变的总体敏感性（图 8-6 至 8-9）。

SIS 特别有助于评估有子宫增大、不育或异常子宫出血的育龄患者。SIS 在评估腔内病变方面比 TVUS 更为准确，从而更易于鉴别子宫内膜增厚的病因、定位子宫肌瘤以及其在子宫肌层内的深度。大量研究显示，SIS 在确定腔内病变中有较高的敏感性[9]。

宫内病变在不育患者中尤其十分常见。在每 700 名患者中就有 1 人是后天性或先天性畸形，导致受孕困难、习惯性流产、胚胎植入失败或行试管婴儿术中胚胎移植异常等问题。通过授精导管简单地向宫腔内

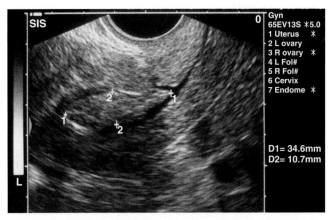

图 8-6　这是一个直径为 3.1cm 的腔内病变的矢状面图像，通过盐水灌注超声（SIS）很容易看见。

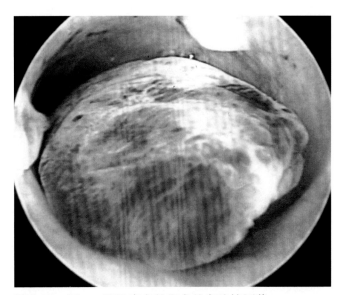

图 8-7　图 8-6 所见病变的相应的宫腔镜图像。

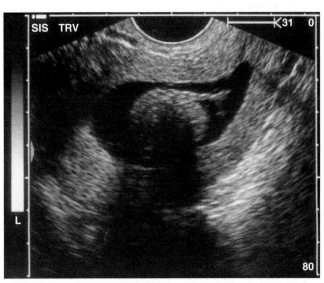

图 8-8　少见的盐水灌注超声（SIS）图像，显示宫腔内有一个 3.5cm 的病变，伴有从子宫肌瘤延伸至宫腔内的不规则组织。

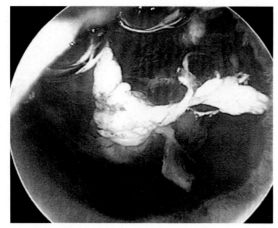

图 8-9 图 8-8 的相应宫腔镜图像。这个从平滑肌瘤延伸出的不规则组织可能是部分变性的平滑肌瘤。

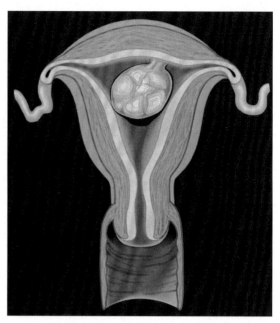

图 8-10 盐水灌注超声（SIS）1 型病变对应的是腔内带蒂的单纯平滑肌瘤。它可能有蒂或以较宽基底与内膜相连。

灌入盐水使医师能够正确地诊断先天性苗勒管畸形或生殖道后天性畸形。SIS 能够快速评估子宫内外情况，能够鉴别子宫中隔和双角子宫、测量子宫中隔厚度以及诊断宫腔粘连。成像有助于规划宫腔镜下宫腔成形术和宫腔粘连分离术的实施阶段。

现行的 SIS 适应证包括：

- 评估绝经前或绝经后的异常出血
- 评估增厚、不规则、无法测量或常规 TVUS 无法界定的子宫内膜
- 评估使用他莫昔芬后 TVUS 提示的子宫内膜不规则
- 区分子宫内膜团块是否有蒂
- 宫腔内子宫肌瘤的术前评估及确定肌瘤侵入肌层内的深度
- 输卵管间质部的评估

未来应用可能还包括确定宫腔镜绝育术输卵管阻塞是否成功。

我们已制定了严格的子宫肌瘤的 SIS 分类方法，以便确定手术方式、病变的可切除性并使手术结果的比较标准化[10]。

- 1 型子宫肌瘤是腔内的，未侵入肌层，通过 SIS 可见肌瘤的基底或根蒂部（图 8-10 至 8-12）。
- 2 型子宫肌瘤大部分位于黏膜下，肌层累及 < 50%（图 8-13 和 8-14）。
- 3 型子宫肌瘤壁间部分 > 50%，可以贯穿黏膜层至浆膜层的任何位置，宫腔镜检查通常表现为向腔内黏膜组织凸起（图 8-15 至 8-17）。

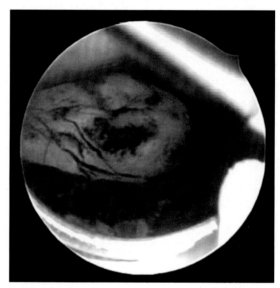

图 8-11 盐水灌注超声（SIS）1 型腔内病变对应的宫腔镜图像。

为使手术成功，术前确定子宫肌瘤的大小、数量、位置和侵入肌层的深度十分重要。肌瘤的大小和位置影响其可切除性、完全切除所需的手术次数、手术持续时间以及液体超负荷带来的潜在并发症。一个有经验的手术医师能够通过宫腔镜手术成功地切除 1 型或 2 型子宫肌瘤，而 3 型子宫肌瘤不适合宫腔镜手术，因为有子宫穿孔的显著风险。在切除 3 型子宫肌

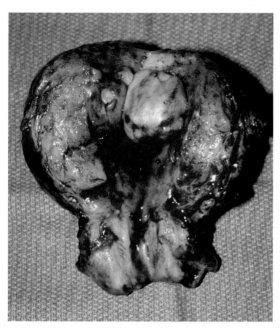

图 8-12　盐水灌注超声（SIS）1 型病变，子宫切除后所见。

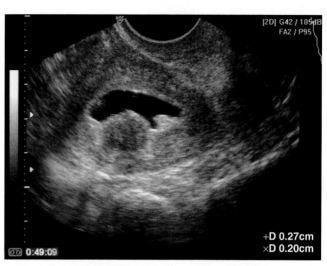

图 8-14　盐水灌注超声（SIS）2 型病变图像，显示子宫肌瘤侵入子宫肌层的部分＜ 50%。

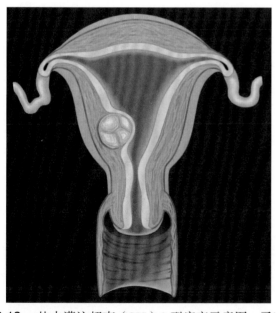

图 8-13　盐水灌注超声（SIS）2 型病变示意图，子宫肌瘤侵入肌层的部分＜ 50%。

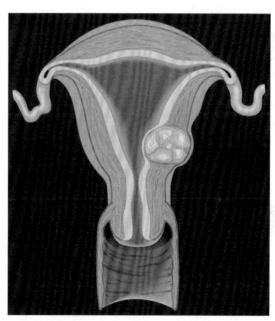

图 8-15　盐水灌注超声（SIS）3 型病变示意图，子宫肌瘤侵入肌层的部分＞ 50%。

瘤时容易发生液体超负荷、子宫腔挛缩以及无法完全切除子宫肌瘤[11]。

　　对于有月经异常的评估，妇科医师越来越多地接受了一站式评估的理念，即将体格检查、常规实验室检查（全血细胞计数和血清促甲状腺激素水平）和 TVUS 结合起来，除非临床病史显示需要进行其他检查。在过去，如果 TVUS 结果"正常"，就不再进行

其他检查。然而，由于 TVUS 的假阴性率高，应当适时考虑 SIS 作为异常子宫出血患者的一线检查方法。医师可以十分肯定的是，薄子宫内膜为潜在恶性肿瘤的可能性极小。然而在育龄妇女中，子宫内膜回声的正常范围跨度较大。由于卵巢激素分泌的波动性，子宫内膜厚度范围可从月经期的 4mm 到分泌期的 14mm。当子宫内膜的回声表现正常时，可压缩的宫腔可能会使像息肉、肌瘤和增生这样的良性病变隐匿起来。

　　当临床可行时，SIS 应被视为 TVUS 的补充检查，

宫腔镜技术：宫腔病变的门诊诊断和治疗

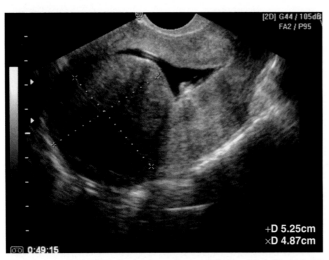

图 8-16 盐水灌注超声（SIS）3 型图像，子宫肌瘤全部在子宫肌层内。

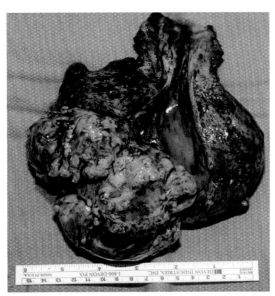

图 8-17 盐水灌注超声（SIS）3 型病变的大体图像，子宫切除后子宫肌瘤全部在子宫肌层内。

当月经淋漓不尽而 TVUS 提示正常或药物治疗无效时尤其如此[12]。临床要点是是否存在腔内病变。如果已行 TVUS 而结果不明确，就应进行 SIS 检查。对于所有年龄超过 40 岁的女性，TVUS 结果可疑时都应进行 SIS。当这种评估结果表明需要手术干预而不是药物治疗时，可以改变患者治疗方法。

如果患者的子宫内膜回声正常而无法行 SIS，应考虑行门诊宫腔镜检查以进一步评估子宫内膜。宫腔镜检查能快速确定是否存在腔内病变。宫腔镜检查和 SIS 是提高临床治疗水平的互补检查方法。

病理学
宫腔积液

子宫增大可能是由于宫腔内液体蓄积所致，子宫可以积聚数百毫升的液体而膨胀成为盆腔包块。在绝经或有症状的患者中，宫腔积液应进一步评估。积液可能是由于宫颈狭窄、子宫积血或积脓所致。此外，既往放射史、妇科恶性肿瘤（包括子宫、宫颈、输卵管和卵巢的癌症）以及子宫内膜增生都可成为宫腔积液（图 8-18）的病因。良性疾病包括先天性畸形，如处女膜闭锁、阴道隔、阴道或宫颈闭锁和阴道发育不全，也能造成子宫腔内血液蓄积（宫腔积血）而导致子宫增大。当子宫内膜去除术未能去除所有内膜时，残留的子宫内膜由于宫腔粘连被困在宫腔内时，可导致由于子宫积血而发生的周期性腹痛、压痛和子宫增大。所有这些病因均可导致子宫增大并表现为盆腔包块（图 8-19 和 8-20）。

有宫腔积血的患者通常主诉有分娩样痉挛性疼痛。在有排卵的妇女，宫腔积液可表现为周期性腹痛、盆腔压痛或腹痛。如果出现出血，通常是少量且不规则的，血液的颜色呈铁锈色、深褐色甚至呈黑色。绝经期妇女经常主诉盆腔压痛或"感觉像又要来月经了"。积血或积液可以引起感染。

发热患者经过简单的子宫扩张术排出积血能够迅速使体温下降。患者退热后行宫腔镜检查完成诊断评估是至关重要的。单纯的子宫积血流出后，子宫腔体积下降。如果原因是宫颈狭窄或有小的粘连，则积血

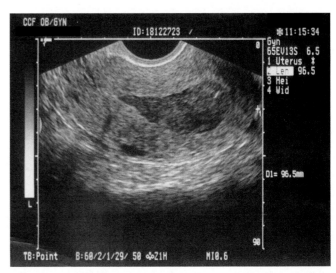

图 8-18 经阴道盐水灌注超声（SIS）的图像。液体蓄积可以导致宫腔增大。

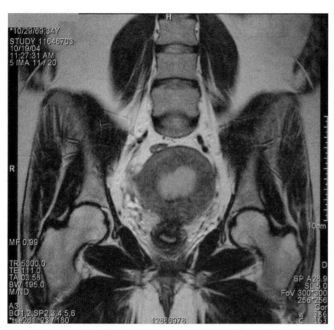

图 8-19 宫腔积血的 MRI 图像。主诉是下腹痉挛和不规则阴道点滴出血。

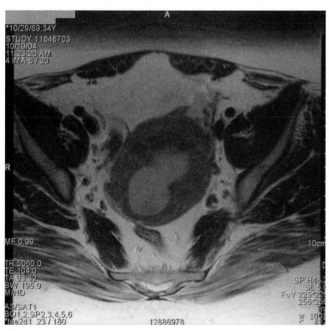

图 8-20 宫腔积血的 MRI 冠状面图像。宫颈扩张后大约流出 200ml 褐色血液，之后症状改善，子宫缩小。

流出后可以看见一个正常的宫腔。

宫腔积脓的最常见病因为子宫癌、盆腔炎性疾病或近期曾行宫腔内检查。少量的宫腔积液通常不扩大宫腔，最常见于子宫内膜炎、近期流产、子宫肌瘤栓塞或肌瘤变性。宫腔积液的超声影像显示为中心性囊腔、圆形、低回声和轻度增大的子宫。

子宫腺肌病

子宫腺肌病的症状与子宫肌瘤的症状相似且可能表现为明显的盆腔包块。子宫腺肌病的病因尚不清楚，但被认为是子宫内膜与子宫肌层之间的自然屏障遭到破坏。组织学上，异位的子宫内膜腺体或子宫内膜巢至少侵入子宫内膜基底层下 2.5mm 才定义为子宫腺肌病。

子宫腺肌病较常发生在子宫后壁并侵袭子宫肌层的内 2/3。当出血发生在异位的子宫内膜腺体、小的低回声肌层囊肿时，其典型特征被描述为"瑞士奶酪"或"蜂窝状"。虽然 MRI 是诊断子宫腺肌病的金标准，但有时这些典型特征 TVUS 也可以发现。

子宫腺肌病可以是弥散的也可以是局灶的。大范围的子宫腺肌病可以见到子宫均匀增大。异位内膜组织出血可产生子宫肌层内小囊腔。与子宫前壁相比，子宫后壁可能更厚；且与正常子宫肌层相比，子宫后壁有更多的无回声区。局部的腺肌瘤可能与子宫平滑肌瘤难以区别，它们可能表现为子宫肌层内不均匀的、没有清楚的界限（图 8-21）。

下列为超声显示子宫腺肌病子宫的典型特征[13]：

- 子宫肌层弥漫性异常低回声或不均匀回声
- 子宫内膜与肌层连接带界限不清或呈结节状
- 子宫内膜下结节样回声
- 子宫内膜下肌层囊肿（1～5mm）
- 子宫内膜下短线样低回声

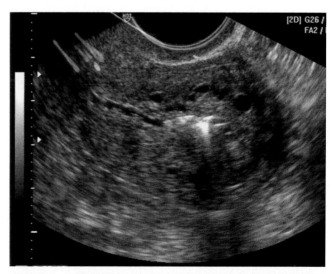

图 8-21 经阴道超声检查子宫腺肌病的典型改变包括肌层囊肿。触痛、增大、增厚的子宫是典型的临床检查表现。

宫腔镜技术：宫腔病变的门诊诊断和治疗

- 子宫增大
- 同时存在平滑肌瘤

平滑肌肉瘤

平滑肌肉瘤不常见，在子宫恶性肿瘤中所占比例不到 5%，被认为来源于已存在的平滑肌瘤。大多数平滑肌肉瘤发生在 50 岁以上的妇女，它们通常发生在宫底，并发生于最大肌瘤为 5~8cm 的妇女。平滑肌肉瘤的典型主诉包括：子宫增长迅速（通常是最大的肌瘤）、月经量极大和全身性症状（疼痛、体重减轻和恶病质）。超声改变类似于子宫肌瘤或子宫内膜癌，伴有囊性和实性区域。

Papadia 等[14] 回顾文献发现了 6 例子宫肌瘤栓塞术后发生子宫平滑肌肉瘤的报道（相当于每 50 00 例手术发生 6 例）。虽然病例数太少不能为治疗提供基于证据的指南，但是他们建议，对行子宫肌瘤栓塞术失败的患者应尽早进行手术治疗以获取组织学标本。在这些报道的病例中，最常见的相似之处包括：最大肌瘤直径至少为 8cm，月经过多为子宫肌瘤栓塞术适应证，且 UFE 均失败。诊断均经由之后的子宫切除手术得以明确（图 8-22）。

宫腔镜子宫肌瘤切除术的适应证

病例的术前评估

对正确选择的患者行宫腔镜子宫肌瘤切除术可

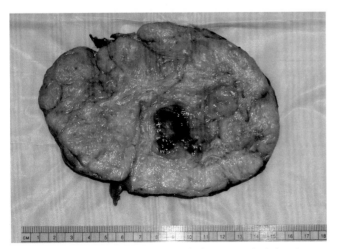

图 8-22 大体标本所示平滑肌肉瘤。可见中央坏死。

使异常子宫出血、痛经和白带过多症状立即和长期缓解。完整的术前评估和子宫肌瘤分型可预测手术成功的可能性、渗入血管的液体量、一次完成手术的可能性、并发症和复发可能性。

与经腹或腹腔镜手术相比，宫腔镜子宫肌瘤切除术有明显优势，包括发病率低、一日手术、住院时间短和费用低。此外，宫腔镜子宫肌瘤切除术的主要并发症很少，发生率为 1%~5%。最严重的并发症是液体超负荷或渗入血管内，可引起低钠血症、脑水肿或肺水肿、心力衰竭和死亡。这些风险可以通过术前评估来预测。术前评估包括精确地测定平滑肌瘤的大小和侵入肌层的深度。Emanuel 等[15] 研究了体液超负荷的两个最常见的危险因素：手术时间和子宫肌瘤侵入肌层的程度。

在宫腔镜操作技能完善之前，建议将宫腔镜子宫肌瘤切除术限定在直径 < 3cm 的宫腔内肌瘤。当腔内肌瘤 > 4~5cm 时，手术应由有经验的宫腔镜医师实施。当腔内肌瘤 ≥ 6cm 和肌瘤距浆膜层距离 < 5mm 时，宫腔镜子宫肌瘤切除术是禁忌的。宫腔内肿物越大，子宫肌层越薄。子宫肌层薄弱则容易发生子宫穿孔。提出这些建议的其他原因包括：宫腔增大导致手术困难，术野显示困难；在行宫腔镜子宫肌瘤切除术时产生较多的肌瘤碎片，使宫腔镜手术空间很小；肌瘤无法全部切除的风险增加；残留和坏死的子宫肌瘤导致术后子宫内膜炎的风险增加；有体液超负荷的可能性。

当腔内肿物 > 5cm 时，小型剖腹手术、子宫切开术或腹腔镜子宫肌瘤切除术是极好的安全有效的方法。这些方法只有极小的发病率，且一次手术可完全切除子宫肌瘤。

在过去，宫腔镜子宫肌瘤切除术仅考虑有异常子宫出血而子宫大小正常的女性。Emanuel 和 Polena 已经清楚地证明，对仅有月经过多而没有其他肌瘤相关症状的宫腔形态正常的患者行宫腔镜子宫肌瘤切除术，效果极好、复发率低；对于宫腔内仅有一个肌瘤且宫腔形态正常的患者进行手术治疗，2~5 年内 90% 以上的患者可免于再次手术。对于腔内有 2~3 个子宫肌瘤且宫腔大小正常的患者进行手术治疗，2~5 年内至少 70% 可免于再次手术。

Emanuel 还报道了子宫腔增大如孕 12~18 周妇女的结果，发现术后 5 年至少 60% 可免于再次手术。这些信息对临床治疗年轻和围绝经期有孤立宫腔内子宫肌瘤的患者具有临床重要意义。接近绝经或绝经和有单发或多发黏膜下肌瘤的妇女不太可能需要二次手术，因为她已经接近绝经期。在绝经期，子宫肌瘤很少复发。

总之，宫腔镜子宫肌瘤切除术对治疗欧洲宫腔镜协会（European Society for Hysteroscopy，ESH）分型的 0 型和 1 型子宫肌瘤患者的月经紊乱、痛经和白带过多十分有效。规范治疗子宫肌瘤可以免除其他手术干预，通常极少需要行子宫切除术。宫腔镜子宫肌瘤切除术术后痛经同样可以改善，然而也有许多症状无法得到改善（图 8-23 和 8-24）。

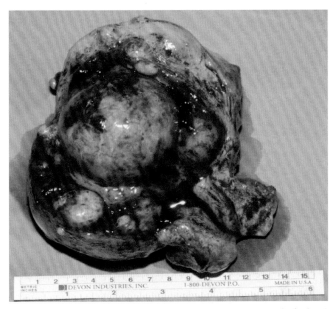

图 8-23　术前外科评估决定这个直径 8cm 的腔内病变因为较大不能实施宫腔镜切除术。

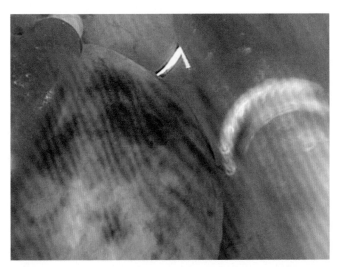

图 8-24　这个子宫肌瘤经术前评估显示可行宫腔镜切除术。

宫腔镜检查的评估

子宫肌瘤可能累及宫腔所有部分。累及子宫内膜的肌瘤称为腔内肌瘤，可以为窄蒂，也可以为宽基底。壁间肌瘤可能邻近宫腔并累及全部或大部分子宫肌层。腔内肌瘤与痛经、月经过多、盆腔痉挛性疼痛、不育、流产和白带过多有关，药物治疗通常无效，宫腔镜子宫肌瘤切除术是最佳治疗方案[16]。

ESH 分类系统把子宫肌瘤分为三型：

- 0 型（带蒂黏膜下肌瘤无肌层扩展）
- 1 型（无蒂壁间部分＜ 50%）
- 2 型（壁间部分≥ 50%）

虽然 ESH 宫腔镜分类系统是有帮助的，但是它很难确定子宫肌瘤侵入肌层的深度，即使将宫腔镜视野的角度也考虑在内。不是所有平滑肌瘤都是圆的。此外，视角的变化可能受子宫膨胀的影响，并且可能出现子宫内膜的假阴性结果。

一种被称为消失无踪的现象可以发生在宫腔内任何病变中，包括子宫内膜增生、子宫内膜息肉和子宫肌瘤。宫腔是一个潜在的空间，子宫膨胀时，即使是低压灌流，包括灌流泵、重力、注射器注入或使用二氧化碳膨宫，都可能产生一个假阴性图像。当压力把病变压入子宫内膜和子宫肌层会产生一个假阴性图像，因此膨宫介质可以轻松改变宫腔镜下子宫肌瘤的分类。

如果应用宫腔镜来确定分型，则宫腔内压力小时获得的图像是最准确的。当肌瘤的视角和侵入的深度不确定时，SIS 特别有帮助。在安排手术前确定子宫肌瘤的侵入深度是至关重要的，这与手术时间、液体吸收、并发症和切除的完整性有关。

腔内肌瘤（ESH 分类 0 型和 1 型）通常能完全切除。Polena 等[16] 报道了 235 例行宫腔镜子宫肌瘤切除术的患者，其中未完全切除者为 5.1%（12 例），3.3 年内未行子宫切除术者为 98%，3.3 年内未行任何手术者为 96%，同大多数研究一样，成功率为 94%（186 例）。

Emanuel 等[15] 研究了宫腔镜子宫肌瘤切除术与 ESH 分型之间的相关性。所有 ESH 0 型的子宫肌瘤可以通过一次手术完全切除；肌瘤侵入肌层较多时，即 ESH 1 型和 2 型的肌瘤，可能需要几次宫腔镜手术才能完全切除。

20 世纪 90 年代以来，很多宫腔镜医师都已证实，在选择适当的患者可以很好地缓解症状，减少二次手术干预的需要。彻底的宫腔镜子宫肌瘤切除术降低了子宫切除术和腹腔镜或开腹子宫肌瘤切除术的需要。

宫腔镜子宫肌瘤切除术的严重并发症极少，发生率为 1% ~ 5%。随着自动化灌流系统的广泛应用，体液超负荷也很少见。其他并发症也并不常见，包括阴道出血和脏器灼伤。最严重的并发症是体液超负荷。应用宫腔镜、SIS 或 MRI 可进行完善的术前评估，确定子宫肌瘤的大小、位置和侵入肌层的深度。> 3cm 的子宫肌瘤与体液增加、切除不全和手术时间较长相关。Fernandez 等 [17] 报道，体液超负荷发生率为 2%（4/200）。Cravello 等 [18] 报道，宫腔镜手术时代谢紊乱的发生率为 1.5%（3/96），Emanuel 等 [19] 报道为 0.4%（1/283）。

Wegienka 等应用 TVUS 和碱性血红素检查确定子宫肌瘤的位置和失血量，得出的结论与长期以来的观念相反。壁间肌瘤和黏膜下肌瘤一样可以引起月经过多。当然黏膜下肌瘤似乎是使月经紊乱的更为充分的理由。壁间肌瘤，由于前列腺素、上皮细胞生长因子或一些尚不明确的因素的调节作用，也能成为引起异常出血的病因。当壁间肌瘤与内膜临近且受累肌层 < 50% 时，宫腔镜切除术通常有效。

宫腔镜子宫肌瘤切除术的禁忌证包括子宫肌瘤 > 5cm 和肌瘤边缘距浆膜层距离 < 5mm。SIS 可用于在术前测量子宫肌瘤距浆膜层的距离。

其他微创治疗，包括小型剖腹术和腹腔镜子宫肌瘤切除术，能够一次性切除单发的肌瘤，而不用多次行宫腔镜手术。ESH 2 型子宫肌瘤应由经验十分丰富的宫腔镜医师进行操作。术中超声有助于识别浆膜层边界 [20]。

Polena 等 [16] 对通过 TVUS 证实的侵入壁间 > 3.5cm 的较深壁间肌瘤患者术前给予 GnRH 治疗。通过缩小肌瘤、子宫血管的大小和减少血流避免了并发症的发生。7 例患者中有 4 例的肌瘤完全切除，重量 > 15g。在 Polena 组的 235 例患者中有 12 例肌瘤没有完全切除，这 12 例中有 10 例为 2 型子宫肌瘤。Emanuel 组 [19] 报道，在 283 例患者中，有 58 例（20.5%）肌瘤未完全切除，其中 11 例无其他症状而谢绝进一步治疗。在 Cravello 组 [18] 的 196 例患者中，有 39 例（20%）肌瘤未完全切除，这些患者只有出现症状时才进行二次手术。60% ~ 90% 的患者有极佳的远期效果，无需二次手术。

通过门诊宫腔镜检查、SIS 和 MRI 可以评估确定子宫肌瘤的位置和侵入肌层的深度，事实上最常用的方法是宫腔镜检查和 SIS，每种方法都有其优点和局限性，对大多数病例来说，所有方法在评估上是互补的。

子宫肌瘤是常见疾病。肌瘤的位置——腔内、壁间或浆膜下——决定了患者的主诉。浆膜下肌瘤和外生肌瘤主要引起肠管、膀胱和输尿管的压迫症状；壁间和腔内黏膜下肌瘤主要引起异常出血和白带过多。腔内黏膜下肌瘤引起异常出血的原因如框 8-2 所示。异常子宫出血和子宫肌瘤患者的典型主诉如框 8-3 所示 [21]。

手术适应证包括月经过多、子宫不规则出血、月经间期出血、慢性阴道分泌物、性交后出血、绝经后出血、痛经、复发性流产、不育和盆腔痛，宫腔镜子宫肌瘤切除术的理想患者如框 8-4 所示。

有腔内多发子宫肌瘤及有生育要求的妇女经常会从二阶段宫腔镜子宫肌瘤切除术中获益。实施有计划地二阶段宫腔镜子宫肌瘤切除术后，立即给予雌激素治疗（结合雌激素 1.25mg/d，连用 30 天，后 12 天添加黄体酮 10mg/d），理论上能降低术后新发宫腔粘连的风险。如有可能，术后门诊宫腔镜检查或 SIS 评估

框 8-2

有腔内黏膜下子宫肌瘤妇女异常子宫出血的原因

血管形成
- 血管数量增加？？
- 血管功能下降？？

子宫内膜的面积增加
雌激素受体和生长因子增加
子宫收缩受限
子宫内经血不能有效地排出
大量扩张的小静脉使凝血功能降低

框 8-3

有异常子宫出血和子宫肌瘤患者的典型主诉

主诉出血或血崩
经量多时每天使用 8 片以上卫生巾
月经量随着子宫肌瘤增大而增加（其风险是没有子宫肌瘤女性风险的 2.5 倍）
当考虑肌瘤部位时症状无区别（壁间与黏膜下肌瘤比较）

宫腔镜子宫肌瘤切除术的理想患者

完善的术前评估，以确定肌瘤的大小、数量和位置

单发腔内肌瘤 [有蒂，直径 < 3cm 和（或）侵入肌层 < 50%]

腔内子宫肌瘤不超过 3 或 4 个，除非由经验丰富的宫腔镜手术医师实施手术

血象和电解质正常

子宫 < 孕 12 ～ 14 周

内膜有助于判断是否存在术后粘连。

MRI 评估

　　盆腔 MRI 能够真实地显示软组织肿块和子宫肌瘤的大小和位置。MRI 能够区分平滑肌瘤和其他盆腔肿块。与超声检查相比，MRI 因操作者而产生的差异较小。当 TVUS 结果不确定或不能区别有蒂子宫肌瘤和腺肌瘤时可使用 MRI，后者能区别多核子宫肌瘤和单发肌瘤（图 8-25 和 8-26）。

　　特别是对于寻求诸如腹腔镜下子宫肌瘤切除术和子宫肌瘤栓塞术等微创手术的患者，其可能存在的肌瘤数量对于选择特殊的治疗干预、预测治疗结果和决定手术的成功十分重要。当纳入标准符合腹腔镜下子

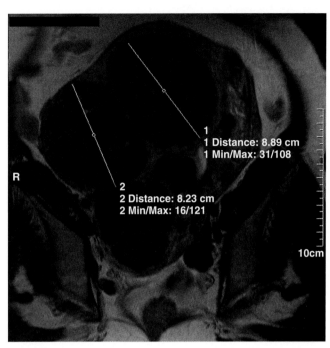

图 8-26　直径 > 8cm 的子宫肌瘤的 MRI 冠状面图像，可见多发病变。R，右。

宫肌瘤切除术（四个肌瘤 < 8cm，子宫 < 16 周），或 MRI 增强影像上为子宫肌瘤且特别适于行子宫肌瘤栓塞术时，则成功率增加。当腹部超声或 TVUS 结果模棱两可时应考虑 MRI 检查。

子宫肌瘤栓塞术的评估

　　尤其是对于希望行子宫肌瘤栓塞术的患者，MRI 有助于把最适于这种治疗方法的患者筛选出来。许多研究中心对希望行子宫肌瘤栓塞术的患者要求行盆腔 MRI 作为病情诊断的组成部分，无论是造影还是非造影的。在确定适于子宫肌瘤栓塞术患者时，确定子宫肌瘤是否引起症状、其解剖位置、大小、是否存在变性、有无根蒂、肌瘤血管分布等十分重要。此外，与子宫肌瘤症状相似的盆腔包块也可明确除外，如子宫腺肌病。所有这些因素都可能影响子宫肌瘤栓塞术结果、成败或并发症。相似的信息有助于确定实施腹腔镜下、经阴道或剖腹子宫切除术的难易程度。

栓塞结果的预测

　　子宫肌瘤栓塞术已逐渐被考虑作为治疗有症状的子宫肌瘤的治疗方法[22]。许多机构应用盆腔 MRI 去判断患者是否适于子宫肌瘤栓塞术治疗。与 CT 扫描不同——只评估单一组织参数 X 线衰减，MRI 不使用电离辐射，具有优良的软组织分辨率。当安排患者行

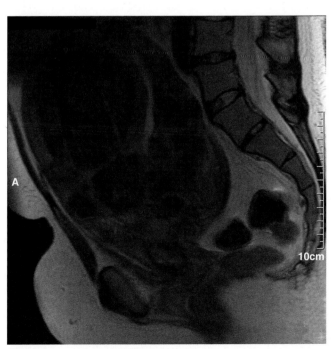

图 8-25　大的延伸至脐的平滑肌瘤的 MRI 矢状面图像。A，腹部。

宫腔镜技术：宫腔病变的门诊诊断和治疗

盆腔 MRI 时通常要求进行造影 MRI。盆腔 MRI 造影使用的造影剂是钆，一种稀有重金属，可缩短 T1 和 T2 延迟时间，并可增强及较好地呈示病变组织。对于需行开放式 MRI 的幽闭恐惧症患者，成像质量欠佳，因为磁场强度较低，缺乏高磁场强度磁管的分辨率。MRI 可分析多种组织特征，包括组织的氢（质子）密度、T1 和 T2 延迟时间和组织内的血流[23]。

随着子宫的增大，腹部超声在检测增大的子宫及其附件肿物之间的区别时缺乏可信度。当单独使用超声检查时，随着子宫的增大，误差也增大[24]。MRI 具有能够区分组织类型、附件包块和大小的极好性能，这是其特有的特性[25]。平滑肌瘤的最好成像是 MRI 的 T2 加权像，与子宫肌层相比，它们的信号较低。MRI 能检测带蒂子宫肌瘤及连接肌瘤与子宫浆膜层之间的蒂。尤其是对于考虑行子宫肌瘤栓塞术的妇女，当子宫肌瘤体积＞ 24 周、外生型带蒂肌瘤＜ 2cm、腔内肌瘤以及主要肌瘤＞ 8 ~ 10cm 时失败率增加[26]。当将 MRI 作为子宫肌瘤栓塞术术前评估方法时，18%的妇女会因伴发病变而排除子宫肌瘤栓塞术[27]。如果检测出的是附件病变或子宫腺肌病，或主要的肌瘤＞ 8 ~ 10cm，则治疗选择会不同。

尽管 T2 加权像成像最佳，但与子宫肌层相比，子宫平滑肌瘤的 T1 和 T2 加权像信号都是低信号。当发生变性时，MRI 的图像为囊性改变伴其内不均质高信号。子宫平滑肌瘤表现为低信号，使之很容易与子宫肌层区分。通过盆腔 MRI 的多平面成像能力和增强功能分析 MRI 信号特征，使医师可以可靠预测子宫肌瘤对栓塞术的反应。子宫平滑肌瘤在 T2 加权像上表现高信号强度，与在 T1 加权像上表达高信号强度相比，对子宫肌瘤栓塞术的反应更佳。强信号相当于脉管系统，在一个平滑肌瘤内血管形成的越多，可以看到的对子宫肌瘤栓塞术治疗的反应就越多[28]。

当子宫肌瘤栓塞术失败或症状复发时应考虑再次治疗，判断增强信号的表现是决定可否施行再次治疗的关键。此外，肌瘤可以发生富细胞性变性，T2 加权像有助于区分平滑肌瘤变性和富细胞性平滑肌瘤改变。富细胞性平滑肌瘤，同血管型平滑肌瘤一样，在 T2 加权像上表达高信号，并在注入造影剂后增强，它们对子宫肌瘤栓塞术的反应最佳。

子宫肌瘤可以发生透明样变、钙化、液化和红色变性（图 8-27 和 8-28）。非变性平滑肌瘤在 T2 加权像上表达的信号强度比子宫肌层低[29]。各种变性表现都有记录，包括 T2 加权像上的低信号强度。当 MRI

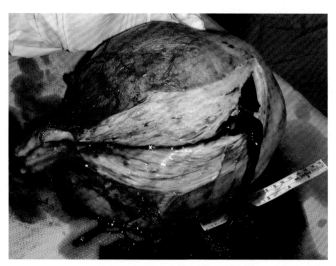

图 8-27　子宫肌瘤囊性变的剖腹术大体标本。当打开平滑肌瘤时流出很多血性流体。这些充满液体的囊腔改变在 MRI 图像上也能发现。

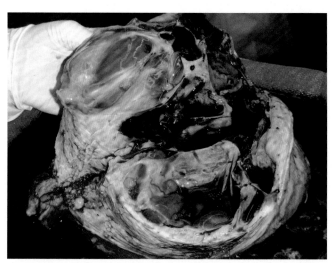

图 8-28　充满液体的囊肿和膨胀的子宫的剖腹术大体标本。可能的平滑肌瘤变性需组织学确诊。

发现子宫肌瘤内变性时，相应的临床反应很小（宫腔容积减少），因此腹围、月经过多、美观方面的担忧以及肿物的症状几乎没有改善[30]。有肌瘤变性的患者应被告知子宫肌瘤栓塞术可能不能完全缓解她们的各种症状和美观问题，此时应明确建议行子宫肌瘤切除术或子宫切除术。

术前行 MRI 检查可以尽可能地减少子宫肌瘤栓塞术的并发症[31]。当发现提示输卵管卵巢囊肿的管状肿物时，不应行子宫肌瘤栓塞术，因为会增加术后败血症的风险。对于有可疑输卵管积水或输卵管卵巢脓肿的患者，应给予抗生素治疗并择期手术切除感染的附件和子宫肌瘤。

平滑肌瘤通过 MRI 可以很容易定位，MRI 可以很好地描述腔内、壁间和浆膜下肌瘤。病变在浆膜层且蒂的直径比肌瘤直径小 50% 时被归类为外生型。带蒂的平滑肌瘤当根蒂直径 < 2cm 时不能用子宫肌瘤栓塞术治疗，因为理论上担心肌瘤会从子宫上脱落，导致其吸附到其他腹腔脏器、发生感染、严重腹痛、形成腹腔内粘连、发展成慢性腹膜炎、延长恢复时间和被迫行手术干预[32]。Katsumori 等对根蒂直径 > 3cm 的 12 例子宫肌瘤患者进行了子宫肌瘤栓塞术治疗，没有发现任何并发症[33]。当怀疑子宫内膜癌或附件病变时，推荐行子宫切除术而非子宫肌瘤栓塞术。

栓塞术失败的表现

许多研究发表了子宫动脉栓塞术（uterine artery embolization，UAE）在改善子宫肌瘤患者症状、月经过多、疼痛和其他相关症状的益处和有效性[34, 35]。虽然大部分患者得到改善，但不是所有患者都有相同的反应，有些患者有症状复发。文献回顾显示 UAE 术后 5 年内有 20% 的患者再次接受干预。干预方法包括再次栓塞、子宫切除术或子宫肌瘤切除术。失败的病因不确定且研究很少。

MRI 可以将患者进行分类，有助于确定治疗失败患者是否适于进行二次子宫动脉栓塞。Yousefi 等[36]回顾分析了 25 例 UAE 治疗后的复发因素。其中有 15 例压迫症状复发或有大肿物症状或两者并存，12 例表现为大量出血，7 例表现为盆腔痛或痉挛。检查发现包括新生的子宫肌瘤和第一次栓塞治疗后未完全梗死的肌瘤组织。25 例中有 9 例（37%）需要行卵巢动脉栓塞以阻断卵巢对子宫的血供。21 例患者完成随访，其中 19 例（90%）的症状得到了控制。行二次栓塞的大部分患者的 MRI 显示，近 50% 的子宫肌瘤完全栓塞，但即使残留很小的肿瘤，也可以导致症状复发。在几乎所有未完全梗死的肌瘤病例中，MRI 显示，在两次栓塞治疗期间，未完全梗死的肌瘤残留组织的范围增大。

Pelage 等[37]证实肿瘤仍有血供时症状会复发，无论肌瘤的体积缩小多少。Marret 等[38]报道了 81 例患者的复发率（这篇文章未提到 MRI）。可能的失败原因包括：主要肌瘤体积增大、肌瘤数量增加、带蒂的浆膜下肌瘤、可能存在子宫腺肌病和内膜癌（1 例）。术后 30 个月的复发率为 17.2%。在一项有 233 例患者的大样本研究中，平均随访 30 个月（范围为 34 天到 36 个月），有 9.4% 患者进行了再次干预治疗。失败原

因没有详述[39]。

当患者症状复发或初次子宫肌瘤栓塞术失败时，如果患者询问再次行子宫肌瘤栓塞术的可能性，则需行二次盆腔 MRI 检查，造影或非造影。收集的信息——包括肌瘤的大小、数量和位置；是否存在带蒂浆膜下肌瘤；子宫腺肌病；以及来自卵巢血管的旁系血流——将有助于确定再次栓塞治疗能否成功。

需要清楚栓塞技术现状。标准化的 MRI 分类系统有助于比较未来的研究，可能可以区别有可能成功、失败或复发的患者。肿瘤灌流研究相对较新，肿瘤灌流的重要性还未完全了解[40]。

子宫腺肌病的表现

子宫腺肌病可能因一些临床症状而疑似，包括盆腔痛、顽固痛经、性交痛、月经过多、异常子宫出血或子宫宽大触痛。子宫腺肌病可以和子宫肌瘤共存，也可以单独存在。

MRI 能通过测量连接带的厚度明确诊断子宫腺肌病[41]。子宫腺肌病患者的连接带通常 > 12mm。弥漫性疾病可表现为连接带规则或不规则增宽。异常的低信号说明肌层肥大。肌层内高信号灶提示存在发生囊性变和出血的内膜腺体岛。肌瘤有完整的假被膜，但腺肌病的边界模糊，很难界定。

有文献报道了子宫腺肌病患者接受子宫肌瘤栓塞术治疗后的各种临床结果。一些作者报道，在仅有子宫腺肌病的患者，子宫肌瘤栓塞术后在月经过多、痛经和盆腔痛方面改善极少，另一些作者报道 80% ~ 90% 的患者有所改善（图 8-29 和 8-30）。

子宫肌瘤栓塞术是一种替代子宫切除术和子宫肌瘤切除术的极好方法。美国每年将近施行 15 000 例子宫肌瘤栓塞术，是成长最快的子宫切除术替代术[42]。其住院时间短、不需要全身麻醉（给予镇静剂）、不需要住院、发病率和死亡率低及可以保留子宫，使之成为许多妇女无法抗拒的治疗方法[43]。子宫肌瘤栓塞术能有效控制月经过多、压迫症状、巨大肿物症状和腹痛。术后 80% ~ 92% 的患者在 3 ~ 6 个月之内月经过多得到改善[44, 45]，77% ~ 96% 的患者在 3 ~ 6 个月内巨大肿物、疼痛和压迫症状得到改善[46]。

基于症状和查体选择子宫肌瘤栓塞术患者十分重要。术前盆腔造影或非造影 MRI 能准确地发现子宫肌瘤，描述其组织特征和血管分布，有利于挑选出能从子宫肌瘤栓塞术或妇科干预中获益的患者。当 MRI 成像发现未预料的结果时，原先的治疗计划可能要改

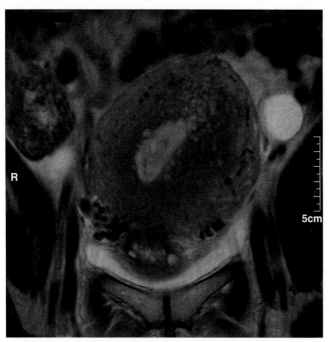

图 8-29　MRI 矢状面图像显示显著增大的子宫和明显增厚的连接带，考虑子宫腺肌病。R，右。

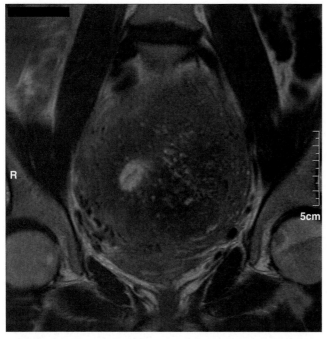

图 8-30　MRI 冠状面图像示显著增厚的子宫肌层和数个肌层囊腔。R，右。

变，或建议行其他妇科手术。

　　MRI 较少依赖操作者，也较少出现因不同阅片者不同带来的差异，且与 TVUS 相比其可重复性更强。MRI 无法发现子宫内膜息肉，但其在评估黏膜下肌瘤的生长和大小时比 TVUS 和宫腔镜检查更准确。MRI 对于显示子宫肌瘤的大小、数量和位置特征比超声更好。子宫腺肌病是一种很像子宫肌瘤的疾病，可引起子宫弥漫性增大、压痛和胀大，通过 MRI 诊断最佳。MRI 的缺点包括费用高和不是所有机构都有设备可用。MRI 的禁忌证包括幽闭恐惧症、安置了起搏器、除颤器或存在金属异物。

小结

　　因为越来越多的临床医师选择微创手术方法，如宫腔镜子宫肌瘤切除术、腹腔镜子宫肌瘤切除术或子宫肌瘤栓塞术，改进的术前影像学评估十分重要。其结果是 TVUS、SIS、宫腔镜检查和 MRI 的广泛使用，每项技术都有各自的优势和局限性。

　　大多数研究都证明了宫腔镜检查的安全性、有效性和患者的高满意率。目前宫腔镜检查由于缺乏培训、宫腔镜操作能力不足和无端的术后并发症恐惧而没有得到充分利用。毫无疑问，较小的、容易进入和标志明显的子宫容易操作。当选择患者适当时，对合并宫腔内病变的较大子宫也可以顺利检查。完善的术前评估会使手术失败率和并发症降到最低。

　　妇科医师可以应用 SIS、诊断性宫腔镜检查以及某些病例 MRI 进行术前综合评估来改善结局。可能行腹腔镜子宫肌瘤切除术的患者也需要专门的影像学评估，这在很大程度上依赖于超声成像以及某些病例行 MRI。许多中心强烈建议，在行子宫肌瘤栓塞术前行盆腔 MRI 检查，以确定肌瘤的位置和主要肌瘤的大小，并除外子宫腺肌病的可能。

　　改善患者结局、避免放弃或改变预计的手术方式以及减少手术室内发生异常情况等是至关重要的。影像学可为改善患者结局铺平道路，而改善患者结局是我们的共同目标。

（赵玉婷　刘玉环译　于　丹校）

参考文献

1. Marshall LM, Spiegelman D, Barbieri RI, et al: Variation in the incidence of uterine leiomyoma among premenopausal women by age and race. Obstet Gynecol 1997;90:967-973.

2. Weigel M, Friese K, Strittmatter HJ et al: Measuring the thickness—Is that all we have to do for sonographic assessment of endometrium in postmenopausal women? Ultrasound Obstet Gynecol 1995;6:97-102.

3. Dueholm M, Lundorf E, Olesen F: Imaging techniques for evaluation of the uterine cavity and endometrium in premenopausal patients before minimally invasive surgery. Obstet Gynecol Surv 2002;57(6):389-403.

4. De Kroon CD, De Brock GH, Gieben SW, et al: Saline contrast hysterosonography in abnormal uterine bleeding: A systematic review and meta-analysis. BJOG 2003;110:938-947.

5. Valenzo MM, Lijoi D, Mistrangelo E, et al: The value of sonohysterography in detecting intracavitary benign abnormalities. Arch Gynecol Obstet 2005;272:265-268.

6. Coleman BG: Transvaginal and transabdominal sonography: Prospective comparison. Radiology 1988:168:639-649.

7. Cicinelli E, Romano F, Anastasio PS, et al: Transabdominal sonohysterography, transvaginal sonography, and hysteroscopy in the evaluation of submucous myomas. Obstet Gynecol 1995;85:42-47.

8. Widrich T, Bradley L, Mitchinson AR, Collins R: Comparison of saline infusion sonography with office hysteroscopy for the evaluation of the endometrium. Am J Obstet Gynecol 1996;174:1327-1334.

9. De Kroon CD, Jansen FW: Saline infusion sonography in women with abnormal uterine bleeding: An update of recent findings. Curr Opin Obstet Gynecol 2006;18:653-657.

10. Bradley LD, Falcone T, Magen AB: Radiographic imaging techniques for the diagnosis of abnormal uterine bleeding. Obstet Gynecol Clin North Am. 2000;27:245-276.

11. Van Dongen H, Emanuel MH, Smeets MJ, et al: Follow-up after incomplete hysteroscopic removal of uterine fibroids. Acta Obstet Gynecol Scand 2006;85:1463-1467.

12. Goldstein SR: Menorrhagia and abnormal bleeding before the menopause. Best Pract Res Clin Obstet Gynaecol 2004;18:59-69.

13. Brant WE: Genital tract and bladder ultrasound. In Brant WE, Helms CA (eds): Fundamentals of Diagnostic Radiology. Philadelphia: Lippincott Williams & Wilkins, 2007, pp 954-975.

14. Papadia A, Salom EM, Fulcheri E, et al: Uterine sarcoma occurring in a premenopausal patient after uterine artery embolization: A case report and review of the literature. Gynecol Oncol 2007;104:260-263.

15. Emanuel MH, Hart A, Wamsteker K, Lammes F: An analysis of fluid loss during transcervical resection of submucous myomas. Fert Steril 1997;68:881-886.

16. Polena V, Mergui JL, Perrot N, et al: Long-term results of hysteroscopic myomectomy in 235 patients. Eur J Obstet Gynecol Reprod Biol 2007;130:232-237.

17. Fernandez H, Kadoch O, Capella-Allouc S: Hysteroscopic resection of submucous myomas: Long term results. Ann Chir 2001;126(1):58-64.

18. Cravello L, D'Ercole C, Azoulay P, et al: The treatment of fibroids hysteroscopically. J Gynecol Obstet Biol Reprod 1995;24:381-385.

19. Emanuel M, Wamsteker K, Hart A, et al: Long-term results of hysteroscopic myomectomy for abnormal uterine bleeding. Obstet Gynecol 1999;93:734-738.

20. Coccia ME, Becattini C, Bracco GL, et al: Intraoperative ultrasound guidance for operative hysteroscopy. J Reprod Med 2000;45:413-418.

21. Wegienka G, Baird DD, Hertz-Picciotto I, et al: Self-reported heavy bleeding associated with uterine leiomyomata. Obstet Gynecol 2003:101:431-437.

22. The REST Investigators: Uterine-artery embolization versus surgery for symptomatic uterine fibroids. N Engl J Med 2007;356:360-370.

23. Brant WE: Diagnostic imaging methods. In Brant WE, Helms CA (ed): Fundamentals of Diagnostic Radiology. Philadelphia: Lippincott Williams & Wilkins, 2007, pp 3-25.

24. Zawin M, McCarthy S, Scoutt LM, et al: MRI and US evaluation of the pelvis in women with leiomyomas. Magn Reson Imaging 1990;8:371-376.

25. Murase E, Siegelman ES, Outwater EK, et al: Uterine leiomyomas: Histopathologic features, differential diagnosis, and treatment. Radiographics 1999;19:1179-1197.

26. Cura M, Cura A, Bugone AL: Role of magnetic resonance imaging in patient selection for uterine artery embolization. Acta Radiol 2006;47:1105-1114.

27. Omary RA, Vasireddy S, Chrisman HB, et al: The effect of pelvic MR imaging on the diagnosis and treatment of women with presumed symptomatic uterine fibroids. J Vasc Interv Radiol 2002;13:1149-1153.

28. Broekmans FJ, Heitbrink MA, Hompes PG, et al: Quantitative MRI of uterine leiomyomas during triptorelin treatment: Reproducibility of volume assessment and predictability of treatment response. Magn Reson Imaging 1996;14:1127-1135.

29. Hamlin DJ, Pettersson H, Fitzsimmons J, et al: MR imaging of uterine leiomyomas and their complications. J Comput Assist Tomogr 1985;9:902-907.

30. Burn PR, McCall JM, Chinn RI et al: Uterine fibroleiomyoma: MR imaging appearances before and after embolizaion of uterine arteries. Radiology 2000;214:729-734.

31. Hovesepian DM, Siskin GP, Bonn J, et al: Quality improvement guidelines for uterine artery embolization for symptomatic leiomyomata. J Vasc Interv Radiol 2004;15:535-541.

32. Spies JB, Spector A, Roth AR, et al: Complications after uterine artery embolization for leiomyomas. Obstet Gynecol 2002;100:873-880.

33. Katsumori T, Akazawa K, Mihara T: Uterine artery embolization for pedunculated subserosal fibroids. Am J Roentgenol 2005;184:399-402.

34. Worthington-Kirsch R, Popky G, Hutchines F: Uterine arterial embolization for the management of leiomyomas: Quality-of-life assessment and clinical response. Radiology 1998;208:625-629.

35. Spies J, Myers ER, Worthington-Kirsch R, et al; FIBROID Registry Investigators: The FIBROID Registry: Symptom and quality-of-life status 1 year after therapy. Obstet Gynecol 2005;106:1309-1318.

36. Yousefi S, Czeyda-Pommersheim F, White A: Repeat uterine artery embolization: Indications and technical findings. J Vas

宫腔镜技术：宫腔病变的门诊诊断和治疗

Interv Radiol 2006;17:1923-1929.

37. Pelage J, Guaou GN, Jha R et al: Long term imaging outcome after embolization for uterine fibroid tumors. Radiology 2004;230:803-809.

38. Marret H, Alonso AM, Cottier JP, et al: Leiomyoma recurrence after uterine embolization. J Vasc Interv Radiol 2003;14:1395-1399.

39. Marret H, Cottier JP, Alonso AM, et al: Predictive factors for fibroids recurrence after uterine artery embolisation. BJOG 2005;112:461-465.

40. Spies J, Allison S, Sterbis K, et al: Polyvinyl alcohol particles and tris-acryl gelatin microspheres for uterine artery embolization for leiomyomas: Results of a randomized comparative study. J Vasc Interv Radiol 2004;15:793-800.

41. Tamai K, Togashi K, Ito T, et al: MR imaging findings of adenomyosis: Correlation with histopathologic features and diagnostic pitfalls. Radiographics 2005;25:21-40.

42. Committee on Gynecologic Practice, American College of Obstetricians and Gynecologists: ACOG Committee Opinion: Uterine artery embolization. Obstet Gynecol 2004:103:403-404.

43. Goodwin SC, Bonilla SM, Sacks D, et al: Reporting standards for uterine artery embolization for the treatment of uterine leiomyomata. J Vasc Interv Radiol 2001;12:1011-1120.

44. Spies JB, Bruno J, Czeyda-Pommersheim F, et al: Long-term outcome of uterine artery embolization of leiomyomata. Obstet Gynecol 2005;106:933-939.

45. Pron G, Bennett J, Common A, et al: The Ontario Uterine Fibroid Embolization Trial. Part 2. Uterine fibroid reduction and symptom relief after uterine artery embolization for fibroids. Fert Steril 2003;79:120-127.

46. Walker WJ, Pelage JP: Uterine artery embolisation for symptomatic fibroids: Clinical results in 400 women with imaging follow up. BJOG 2002;109:1262-1272.

9 子宫异常出血和止血障碍

Andrea S. Lukes

止血涉及出血和凝血之间的平衡。手术本身就是一个挑战止血的过程。因此，当准备给一位有潜在的出血性疾病的患者做手术时，应当有特殊注意事项。本章简要介绍了止血治疗方法，回顾了潜在的出血性疾病（重点是最常见的出血性疾病、血管性血友病），概括了手术相关的出血性并发症，并简述了围手术期注意事项。本文概述了多学科诊疗。

止血障碍

止血过程分为两类，即一期止血和二期止血。一期止血涉及血小板栓子形成。血小板栓子形成的第一步与血小板和血管性血友病因子（von Willebrand factor，vWF）蛋白的相互作用相关。血小板的数量或功能改变可影响出血。vWF 的数量或结构改变也可以影响出血。二期止血是出血后血液循环中的凝血因子发生的一系列级联反应（图 9-1）。一期止血障碍和二期止血障碍如框 9-1 和 9-2 所述[1]。

血管性血友病

世界上最常见的出血性疾病是血管性血友病（von Willebrand disease，vWD），患病率为总人口的 1%～2%[2]。vWD 是一种家族性疾病，包括 vWF 蛋白的绝对缺乏或性质缺陷。vWD 有三种主要类型，最常见的是结构正常的 vWF 蛋白缺乏。这种轻型（1 型）疾病约占 vWD 病例总数的 75%。最严重的类型（3 型）是 vWF 蛋白严重缺乏导致的结果。1 型和 3 型 vWD 均涉及蛋白质数量异常，而 2 型涉及 vWF 蛋白质性质方面的缺陷。vWF 蛋白有两个功能：帮助血小板黏附于血管损伤部位，帮助携运血液中的凝血因子 Ⅷ。血友病是一种家族性疾病，其遗传方式通常是常染色体显性遗传，男性和女性受累均等。

有一大部分有 vWD 的妇女报告做过与月经过多有关的妇科手术。大约 25% 的有 vWD 的妇女经历过诊刮术——作为评估月经过多的一部分[3, 4]。正如 James 所做的回顾[5]，两项研究认为，有 vWD 的妇女需要做子宫切除术。在一项病例研究中，23%（10/44）的 vWD 妇女进行了子宫切除术[6]。在一项病例对照研究中，对 86%（88/102）的 vWD 妇女进行了子宫切除术，而对照组只有 9%（P < 0.01）[7]。

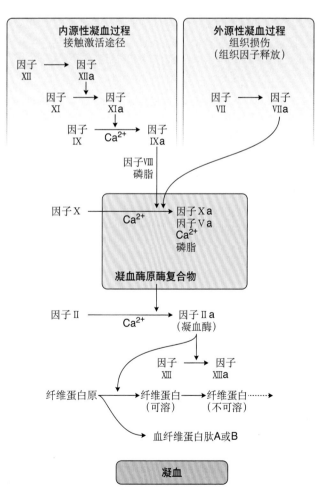

图 9-1　在二期止血中凝血因子的途径。(From Kohler HP, Grant PJ: Plasminogen-activator inhibitor type 1 and coronary artery disease. N Engl J Med 2000;342(24):1792-1801.)

框 9-1

一期止血障碍

遗传性疾病
- 血管性血友病（von Willebrand disease）
- 血小板无力症（Glanzmann thrombasthenia）
- 巨血小板综合征（Bernard-Soulier syndrome）
- 血小板储存池病（platelet storage pool disease）
- 灰色血小板综合征（gray platelet syndrome）
- Wiskott-Aldrich 综合征（Wiskott-Aldrich syndrome）
- May-Hegglin（血小板）异常（May-Hegglin anomaly）

医源性疾病
- 输血后紫癜
- 药物引起的免疫性血小板减少症（如奎宁、肝素、抗生素）
- 药物引起的血小板功能缺陷（如阿司匹林、非甾体类抗炎药）

后天性疾病
- 自身免疫性血小板减少性紫癜
- 弥散性血管内凝血
- 系统性淀粉样变性
- 脾功能亢进
- 再生障碍性贫血
- 尿毒症
- 湍流血循环造成的血小板机械性损伤（如冠状动脉搭桥术）

Adapted from Kitchens CS: Surgery and hemostasis. In Kitchens CS, Alving BM, Kessler CM (eds): Consultative Hemostasis and Thrombosis. Philadelphia: WB Saunders, 2002, p 617.

框 9-2

二期止血障碍

凝血因子异常
- A 型血友病（VIII因子缺乏）
- B 型血友病（IX因子缺乏）
- II、V、VII或X因子缺乏
- 获得性特定凝血因子抑制剂（如VIII或V因子抑制剂）
- X III因子缺乏

触发因子异常
- XI因子缺乏

纤维蛋白原异常
- 纤维蛋白原缺乏血症（afibrinogenemia）
- 低纤维蛋白原血症（hypofibrinogenemia）
- 遗传性异常纤维蛋白原血症（inherited dysfibrino-genemias）
- 纤溶亢进（hyperfibrinolysis）

结缔组织病
- Ehlers-Danlos 综合征
- Osler-Weber-Rendu 综合征（遗传性出血性毛细血管扩张症）
- 坏血病（维生素 C 缺乏症）

From Kitchens CS: Surgery and hemostasis. In Kitchens CS, Alving BM, Kessler CM (eds): Consultative Hemostasis and Thrombosis. Philadelphia: WB Saunders, 2002, p 617.

血小板疾病

血小板疾病可以分为功能问题（血小板病）和数量问题（如特发性血小板减少性紫癜或白血病）。对妇女血小板功能方面的研究几乎没有；但是，一项由 Philipp 等进行的研究表明[8]，在 74 例特发性月经过多的妇女，33 例（45%）有血小板聚集异常。血小板聚集较少时，形成血小板栓子所需时间较长或血栓形成不稳定，可导致出血时间延长。此类缺陷会影响术中出血。不幸的是，这方面相关的循证研究很少。

术前评估相关出血性疾病

鉴于子宫手术中止血方面的挑战，术前应对有月经过多的妇女是否有潜在的未被认知的出血性疾病进行评估。术前需要仔细回顾病史——应包括全面的家族性出血病史和个人出血病史。正如 Kouides 等总结的那样[9]，个人出血症状病史包括自初潮以来月经过多、产后出血、手术相关性出血或牙齿治疗相关性出血病史以及至少两项其他症状病史，包括每月一次或两次皮肤瘀伤 > 5cm、每月一次或两次鼻出血、经常性牙龈出血的病史或有出血症状的家族史。

全血细胞计数

术前的基本实验室检查包括全血细胞计数（complete blood count，CBC），这样可以评估血小板数量和贫血。血小板减少症的定义是血小板计数 < 150 000/μL。与血小板降低相关的出血症状表现在皮肤或黏膜上，如瘀点、瘀斑、鼻出血、牙龈出血和月经过多。现已有与出血相关的血小板计数标准界值：患者血小板计数 < 20 000/μL 是严重血小板减少症，有危及生命的出血风险；患者血小板计数 < 50 000/μL 是中度血小板减少症，出血风险与手术或外伤有关；患者血小板计数 < 100 000/μL 是轻度血小板减少症，患者通常无症状[10]。

正常血红蛋白值平均为 12～18g/dL。贫血的定义是血红蛋白低于正常。贫血的常见症状包括疲劳、乏力、气短、注意力不集中或意识模糊和头晕。如果患者有贫血，手术前应考虑补充铁剂，口服或静脉注射补铁均可。手术医师必须根据预期失血和贫血程度进行血型筛查及交叉配血试验。

评估凝血的化验检查

最常用的方法是凝血酶原时间（prothrombin time，PT）和活化部分凝血活酶时间（activated partial thromboplastin time，aPTT）检查。两者都是容易进行的止血方面的标准检查方法。然而，一般来说，对于潜在的出血性疾病，这两项化验的阳性和阴性预测价值都较低[11]。

PT 是指在血浆中加入组织因子和磷脂的混合物以及钙，即将它们与凝血活酶混合。然后测定凝血时间。凝血时间取决于Ⅶ因子水平以及共同途径中Ⅱ、Ⅴ、Ⅹ因子和纤维蛋白原的水平。PT 的正常值因地点和试剂不同而有一个范围。PT 是外源性凝血途径的有效筛查试验，也可用来监测华法林（Coumadin）抗凝疗法。在有肝疾病和维生素 K 缺乏的患者，PT 可能异常。PT 只是检查凝血障碍的一种筛检方法，只有当基于 PT 的凝血因子下降到不足正常值的 30%～40% 时，PT 才开始延长（确切值由于因子不同、凝血酶原试剂不同而不尽相同）。

至于 aPTT，除Ⅶ和ⅩⅢ因子外，可以测定所有凝血因子。aPTT 的正常值也可因地点不同而略有变化。当针对某一特定凝血因子的抑制剂存在时，或内源性途径（肝素或狼疮抗凝）的非特异性抑制剂存在时，即当基于 aPTT 凝血因子中的一种下降到不足正常值的 30%～40% 时，aPTT 值即开始延长（确切值由于因子不同、aPTT 试剂不同而不尽相同）。

虽然出血症状和凝血因子水平之间的关系不是线性关系，但进行这些基本检查非常重要。然而，PT 值或 aPTT 值正常并不总是对应凝血因子水平正常，并且即使是轻微的凝血时间延长，也表明凝血因子水平下降了 30%～40%。

其他实验室评估

应考虑进行进一步的血液检查和实验室现场处理和分析。如果实验室检查不在现场进行，样品由于处理拖延，可能因激活或分解而被错误地解释[12]。具体的补充检查包括一期止血功能试验、vWD 试验以及血小板聚集和释放试验。

一期止血功能检查

最常用的整体止血功能检查方法是出血时间（bleeding time，BT）检查。BT 检查常用且价格低廉；然而，当单独使用时，它不是检查出血危险性的一个良好指标。但 BT 有助于支持临床印象。BT 检查使用一种标准化商用设备，具有可重复性。BT 检查可以评估血管的完整性、vWF 活性和血小板功能。在 Duke 大学，BT 的正常值为 3～9.5 分钟。BT 检查是一期止血的唯一的生理学检查；然而，其敏感性和特异性都是有限的。

其他一些技术也能进行一期止血功能的整体评估。这些仪器便于使用，不到 1 小时即可出结果。虽然已有多种可以评估血小板功能的技术，但我最熟悉的是 PFA-100 血小板功能分析仪。这种方法由 Dade-Behring 研发并由 Ortel 等[13]在 Duke 大学不同临床机构对一组患者进行了验证。James 和 Lukes 也用这种方法对一组有月经血量过多的妇女进行了评估[14]。

PFA-100 是 BT 检查的一种替代方法，几秒钟即可出结果。这项检查由两部分组成。第一部分使用含有胶原蛋白和肾上腺素的检测带，对检查血小板功能障碍大致敏感，包括由于摄入阿斯匹林和其他可能抑制血小板功能的药物产生的影响。第二部分使用含有胶原蛋白和二磷酸腺苷的检测带，一般对阿司匹林不敏感。第二部分时间延长更能说明存在潜在的出血性疾病，有可能是血小板功能障碍，也有可能是更常见的 vWD。

血小板功能检查虽然容易解释，但有一定的局限性，药物和贫血均可使检查结果发生改变。在健康妇女中，对有月经过多者应考虑进行潜在的 vWD 评估；但是目前还没有一个明确的或循证评估方法。血小板功能检查方法是筛查方法之一[15]，在这种评估中个人史和家族史非常重要[9]。疾病控制和预防中心（Centers for Disease Control and Prevention，CDC）和国际调查组织正在进行的一项研究可能有助于临床医师决定：对于月经过多的妇女，什么时候和如何进行潜在的出血性疾病评估。

专门用于 vWD 的实验室检查

vWD 的实验室检查包括血浆 vWF 抗原水平、

vWF 活性水平（瑞斯托霉素辅因子）和Ⅷ因子水平。vWF 可保护Ⅷ因子免于溶蛋白性裂解。如果 vWF 水平降低，则Ⅷ因子水平可能会继发性降低。至于月经周期是否影响实验室检查结果，现有的证据是相互矛盾的。过去，vWD 检查是建议在月经期进行的。虽然目前尚无证据应在月经期进行检查，但临床医师应记录检查时是否是月经期。疾病预防和控制中心正在进行的研究可能提供这方面的信息。

过去认为在检查前，血友病患者应停止使用口服避孕药，因为激素会导致 vWF 水平波动。目前尚无证据显示复方口服避孕药对 vWF 水平有明确的影响[9]。但临床医师应告诉实验室患者是否正在使用激素。

认识到血型影响对 vWF 水平的解释同样重要。一般而言，与非 O 型血的人相比，约 25% 的 O 型血的人 vWF 水平和Ⅷ水平较低。然而，正如 Kouides 等指出的那样，因为 vWF 水平可能是出血风险的一个持续的逆变量，可能没有必要基于血型进行修正[9]。

血小板检查

应考虑进行血小板聚集和释放方面的检查。这些检查是将聚合剂（激动剂）加到患者的富血小板的血浆中，以评估其血小板对生理刺激的反应能力。二磷酸腺苷（adenosine diphosphate，ADP）、胶原蛋白、花生四烯酸等几种激动剂可以使用。如果患者在检查前 7 ~ 10 天服用过阿司匹林或阿司匹林类药物，结果可能会不正常。这些检查有助于确定血小板缺陷是先天遗传性的还是后天获得性的。

其他凝血检查

其他凝血检查应包括具体因子水平检查，如ⅩⅢ因子；纤维蛋白溶解检查，如优球蛋白溶解筛查；以及更为具体的纤溶缺陷，如 α_2- 抗纤溶酶或纤溶酶原激活物抑制因子缺乏检查[9]。

手术相关的失血并发症

与止血障碍相关的出血性并发症的出血部位上比出血时间更为重要。换句话说，有一期止血缺陷的人的出血通常在黏膜或皮肤表面（皮肤黏膜出血）。鉴于血小板和 vWF 在一期止血过程中非常重要，当它们有缺陷时，在进行侵入性手术、牙齿治疗过程中就会有更多的出血，并且更容易青紫、流鼻血和月经量

过多。相比之下，有二期止血缺陷（如凝血因子缺乏，如血友病）的人往往有深部组织、肌肉或关节出血。手术涉及这些深部组织也可能会并发出血。但与高血流量部位的出血相比，如见于皮肤黏膜的出血，这些深部组织的血流量大多较低，血小板也较少。

一些对冠状动脉搭桥术术中及术后早期出血的回顾指出，75% ~ 90% 的这类出血是由于技术问题所致[16, 17]。这些研究是在冠状动脉搭桥术患者中进行的；几乎没有报道妇科相关出血并发症及其原因的文献。术前仔细评估对于减少有潜在出血性疾病患者的出血至关重要。

替代策略

有凝血因子水平下降的患者需要进行替代治疗。只要有指证，就应将患者的凝血因子水平维持在足够高的水平并维持足够长的时间。应在上午手术之前进行输注，并在麻醉诱导前测定。宫腔镜手术是一个相当小的手术，凝血因子水平可在 3 ~ 4 天内保持在 30% ~ 60% 的水平。手术的侵入性越高，需要的输注的浓度就越高，并且可能需要连续输注浓缩因子。然而我们必须认识到，如果宫腔镜手术发生了并发症，那么可能需要进行侵入性更高的手术。因此，建议现场准备好输注因子。

对于接受手术治疗的 vWD 患者，静脉输注精氨酸血管加压素（arginine vasopressin，DDAVP）可以防止出血过多。DDAVP 的已知不良反应包括皮肤潮红、快速抗药反应和低钠血症。外科医师应考虑使用含有 vWF 的Ⅷ因子浓缩物，如抗血友病因子 /vWD 因子复合物（Humate P）。

对于需要手术治疗而已使用抑制剂的患者应慎重，即使可以进行有限的治疗。在这种情况下，请血液科专家会诊非常重要。一篇有关抑制剂治疗方法的回顾性文章指出[18]，活化凝血酶原复合物浓缩物和重组Ⅶa 因子均已使用过，但最佳剂量难以计算，因为两者都不能通过实验室检查进行监测。

外科医师应熟悉为有潜在出血性疾病妇女制定的手术指南[1]。重要的是，术前要确定患者 HIV 感染和肝炎状况，并清楚地识别抑制剂。凝血因子的异常应尽可能在接近手术前日期进行评估。应当在术前做止血试验。应咨询血库，以确认能够得到适当的血液制品保障。避免术前 1 ~ 2 周使用血小板抑制剂，如阿斯匹林和非甾体抗炎药。应通知麻醉师并征询使用适

当的可增强术中止血功能的辅助剂，掌握凝血因子的正确使用剂量。应告知患者术后长达 2 周应警惕潜在的出血性并发症。

多学科诊疗作用

多学科方法是一个值得推荐的方法，其结合了血液科医师、妇科医师、血友病护理专业人员、麻醉师和其他人的努力。这种方法有助于有关疾病的教育使患者做好准备，使外科医师了解现有的治疗方法（包括预防性治疗方法）做好控制潜在过度出血的准备。对于妇科医师而言，通过血液科和麻醉科的投入可以优化围手术期管理。

（马　宁译　于　丹校）

参考文献

1. Kitchens CS: Surgery and hemostasis. In Kitchens CS, Alving BM, Kessler CM (eds): Consultative Hemostasis and Thrombosis. Philadelphia: WB Saunders, 2002, pp 464-617.

2. Werner EJ, Broxson EH, Tucker EL, et al: Prevalence of von Willebrand disease in children: A multiethnic study. Haemophilia 2000;6:643-648.

3. Kouides PA, Phatak PD, Burkart P, et al: Gynaecological and obstetrical morbidity in women with type I von Willebrand disease: Results of a patient survey. Haemophilia 2000;6:643-648.

4. Kadir RA, Economides DL, Sabin CA, et al: Frequency of inherited bleeding disorders in women with menorrhagia. Lancet 1998;351:485-489.

5. James AH: More than menorrhagia: A review of the obstetric and gynaecological manifestations of bleeding disorders. Haemophilia 2005;11:295-307.

6. Foster PA: The reproductive health of women with von Willebrand disease unresponsive to DDAVP: Results of an international survey. On behalf of the Subcommittee on von Willebrand Factor of the Scientific and Standardization Committee of the ISTH. Thromb Haemost 1995;74:784-790.

7. Kirtava A, Drews C, Lally C, et al: Medical, reproductive and psychosocial experiences of women diagnosed with von Willebrand's disease receiving care in haemophilia treatment centres: A case-control study. Haemophilia 2003;9:292-297.

8. Philipp CS, Dilley A, Miller CH, et al: Platelet functional defects in women with unexplained menorrhagia. J Thromb Haemost 2003;1:477-484.

9. Kouides PA, Conard J, Peyvandi F, et al: Hemostasis and menstruation: Appropriate investigation for underlying disorders of hemostasis in women with excessive menstrual bleeding. Fertil Steril 2005;84:1345-1351.

10. Goebel RA: Thrombocytopenia. Emerg Med Clin North Am 1993;11:445-464.

11. Fricke W, Kouides P, Kessler C, et al: A multicenter clinical evaluation of the Clot Signature Analyzer. J Thromb Haemost 2004;2:763-768.

12. Lipton RA: Misdiagnosis by milk box. Haemophilia 2003;9(2):235.

13. Ortel TL, James AH, Thames EH, et al: Assessment of primary hemostasis by PFA-100 analysis in a tertiary care center. Thromb Haemost 2000;84:93-97.

14. James AH, Lukes AS, Brancazio LR, et al: Use of a new platelet function analyzer to detect von Willebrand disease in women with menorrhagia. Am J Obstet Gynecol 2004;191:449-455.

15. James A, Matchar DB, Myers ER: Testing for von Willebrand disease in women with menorrhagia: A systematic review. Obstet Gynecol 2004;104:381-388.

16. Bevan DH: Cardiac bypass haemostasis: putting blood through the mill. Br J Haematol 1999;104:208-219

17. Woodman RC, Harker LA: Bleeding complications associated with cardiopulmonary bypass. Blood 1990;76:1680-1697.

18. Mathew P: Current opinion on inhibitor treatment options. Semin Hematol 2006;43(2 Suppl 4):S8-S13.

10 绝经前子宫异常出血的评估

Linda D. Bradley

子宫异常出血（abnormal uterine bleeding，AUB）在绝经前妇女常见，占门诊患者的1/3。导致生育期妇女AUB的最常见原因包括：无排卵、多囊卵巢综合征、宫内结构异常（息肉、肌瘤和肿瘤）、异物、妊娠相关性并发症、出血性疾病、创伤和感染（图10-1至10-3）。绝经状态的评估颇有几分随意性，但却很有实用价值。虽然没有明确的年龄限定，但随着年龄增长，恶性肿瘤越来越多，继发于妊娠并发症的出血越来越少，因此潜在的诊断顺序会变得不同。

主观上讲，有30%~40%的妇女主诉月经过多。计算经期失血量的最客观的方法是碱性血红蛋白检查。当应用碱性血红蛋白检查时，实际上只有不到一半的主诉月经过多妇女的失血量＞80ml。另外，受教育较少的、非白人、单身和来自较低社会经济人群的妇女最容易主诉月经过多[1]。

大多数报道表明，无论用什么定义，对于许多妇女而言，月经过多都会影响生活质量。7%~20%的妇女会因此请病假而影响工作。也有影响心理的报道，包括易怒、喜怒无常、乏力和日常活动受到月经功能紊乱的极大影响[2,3]。

几乎没有国家公认的指南、最佳实践指南或治疗方法等能给妇科医师提供严谨的数据、让他们能够直接做出从微创手术转为根治性手术的决定[4]。大多数医师依靠个人的治疗方法。

月经

正常的月经出血是下丘脑-垂体-肾上腺-卵巢轴的精细调节、相互作用的一个最终结果，是可以预期的一次子宫内膜剥脱。随着月经而来是快速止血和修复，从而使子宫内膜稳定和再生。生理学上，恒定的低雌激素水平是维持子宫内膜的首要因素。正常情况下，由黄体分泌的孕激素可稳定子宫内膜、降低血管脆性和支持子宫内膜基质。有月经过多的患者通常有前列腺素水平不平衡和纤溶活性增加。治疗月经过多新兴方法是降低前列腺素的水平或影响纤溶系统。

对于月经出血的调节，有一个完整的凝血途径是非常重要的。月经来潮破坏了血管，在正常止血过程中，受损的血管迅速修复。修复血管的完整性需要血小板和凝血因子的有效的相互作用。当血管受损时，位于子宫内膜下方血管内的组织因子和胶原蛋白暴露，血小板就会黏附于损伤部位，形成血小板栓子使出血停止。同时，组织因子的暴露激活凝血级联反应，最终形成一个纤维蛋白网，使血小板栓子或已形成的血块稳定。血管性血友病因子（vWF）是一种大的多聚体蛋白，可导致血小板黏附于血管损伤部位。vWF也可以保护Ⅷ因子使其在循环中不被降解，vWF还可以促进纤维蛋白和血小板的相互作用，以形成稳定的血凝块。当vWF缺乏、异常或降低时，月经止血功能紊乱就可能发生[5]。

在绝经前妇女中，由于医师的意识增强以及能够更容易地进行筛查，越来越多的血管性血友病（von Willebrand disease，）病例被诊断出来。美国妇产科学会（the American College of Obstetricians and Gynecologists，ACOG）建议，vWD的最佳筛查试验是vWD瑞斯托霉素辅因子活性测定。在检测vWD和血小板功能异常方面，血小板功能分析仪PFA-100（Dade Behring，Newark，Del）既敏感（90%~100%）又特异（88%~95%）[6]。

子宫异常出血

AUB通常可以分为无排卵性出血或排卵性功能失调性出血。无排卵性AUB通常是因为黄体素不能维持增厚的子宫内膜。无排卵性出血可能是偶发的，也可能是持续的。有无排卵周期的患者通常不会有经前

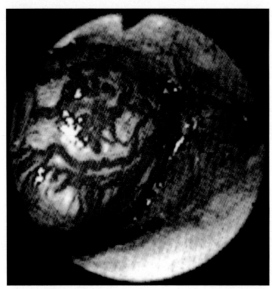

图 10-1　血管平滑肌瘤表现为鲜红色的出血、贫血和痛经。宫腔镜切除可以解决临床症状。

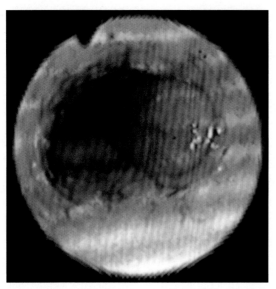

图 10-2　长的、逐渐变细的、延伸到子宫腔下段的子宫内膜息肉。

期症状。如果月经周期的长度不同，从一个周期到另一个周期若长度变化超过 10 天，则很可能是无排卵性出血。

青春期和围绝经期的月经周期通常是无排卵性的。未发育成熟的下丘脑 - 垂体轴缺乏维持子宫内膜的必要的激素反馈。同样，在绝经过渡期，抑制素（inhibin，INH）水平下降，卵泡刺激素（FSH）水平上升，反映了卵泡活力的丧失。

排卵性功能失调性子宫出血是与排卵周期并存的 AUB，通常有月经周期规律的特点。这些患者通常有

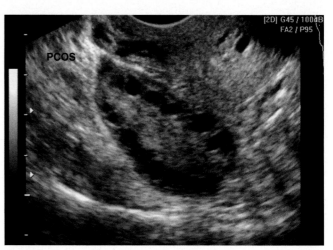

图 10-3　多囊卵巢经典的超声图像。多个卵泡也被称作珍珠串。

宫腔内病变，包括子宫肌瘤和息肉以及发生率较低的子宫内膜增生和子宫内膜癌。有排卵的患者通常有乳房不适、月经中期阴道分泌物黏液增加、经前腹痛、腹胀以及情绪和食欲改变症状。

定义

大多数月经周期每 21 ~ 35 天一次。正常经期出血可持续 3 ~ 7 天，且出血主要集中在前 3 天。正常月经量为 35ml，由内膜碎片和血液组成。有月经过多的患者每次月经失血 > 80ml，常导致贫血。

一般来讲，大多数月经正常的妇女每天使用 5 ~ 6 片卫生巾或棉栓，没有社交尴尬或不便的主诉。每次月经周期丢失的铁大约为 16mg，这在食物铁摄入充足的妇女中很少会引起贫血。实际上 50% 以上的主诉月经过多的妇女可能没有过多的经量。事实上，一些患者经常更换卫生巾 / 棉栓的原因，更多的是因为卫生、个人喜好或担心中毒性休克综合征，而不是因为月经量大。正常的月经不会影响妇女的社会活动、性生活、兴趣爱好、工作和旅行。

与 AUB 相关的月经类型如框 10-1 所述。

围绝经期：一个变化的年代

月经异常发生在生殖生命周期的两端。在月经初潮的第 1 ~ 5 年和自月经来潮后 30 ~ 40 年起，周期性或持续性月经功能紊乱常见。到 45.5 岁，大约 50% 的女性会经历月经功能紊乱；到 47.8 岁为 75%，到 50.8 岁则为 95% [7]。虽然诊断子宫内膜癌的平均年龄

框 10-1

与子宫异常出血相关的月经类型

月经稀发（oligomenorrhea）：月经周期 > 35 天

月经频发（polymenorrhea）：月经周期 < 21 天

闭经（amenorrhea）：6 个月无月经或 3 个正常周期无月经

月经过多（menorrhagia）：正常周期的经期血量多或流量大，失血量 > 80ml

子宫不规则出血（metrorrhagia）：发生不规则出血

子宫不规则过多出血（menometrorrhagia）：发生在不可预知的月经周期之间，持续时间较长的出血

绝经后出血（postmenopausal bleeding）：最后一次月经后超过 12 个月发生的子宫出血

子宫异常出血（abnormal uterine bleeding）：过多、不规则的出血，不伴有宫内病变（以前称为功能失调性子宫出血，dysfunctional uterine bleeding）

为 51 ~ 60 岁，但有 20% ~ 25% 的子宫内膜癌是在绝经前几年诊断的。

围绝经期发生的间歇性无排卵可引起反复发作的 AUB 和相关的身体不适的主诉：肿胀、腹痛、水潴留、疲劳感、头脑清晰度下降、注意力下降、阴道干涩、潮热和盗汗。激素环境的特征性改变是：抑制素水平下降，雌激素水平多变，但 FSH 水平尚在正常范围。抑制素水平的下降被认为是颗粒细胞 - 卵母细胞老化的结果。尽管发生了多种激素变化，偶尔月经周期中仍然可以有排卵，随之而来的是可预测的月经不稳定。因为出血类型发生了巨大变化，这一点特别令患者和医师沮丧 [8, 9]。

无排卵是月经功能紊乱的最常见的原因。治疗围绝经期异常出血很少一开始就采用外科手术干预。相反，妇科医师应积极使用药物治疗，首先使用口服激素避孕药、孕激素治疗或宫内药物释放系统 [左炔诺孕酮 IUS（曼月乐）]。除了无排卵周期外，生育年龄患者也可能有引起异常出血的宫内结构异常。治疗异常出血最保守的方法是：观察等待、药物治疗以及当药物治疗失败或患者贫血明显时进行宫腔影像学检查。

Seltzer 等 [10] 回顾随访了 500 例围绝经期妇女，对围绝经期常见的出血类型进行了分类，包括月经过少（70%），月经过多、子宫不规则出血或经量过多（或两者兼有）（18%），以及突然停经（12%）。Landgren 等 [11] 对 13 位妇女进行纵向评估，对其绝经前 4 ~ 9 年和绝经那一年上年的多种激素水平进行了分析。他们指出，在她们的最后 30 个周期中，无排

卵性周期的频率上升，其特征是 FSH 水平升高。对有排卵性月经周期的妇女进行激素水平检查的结果表明，她们没有 FSH 水平持续上升。

绝经期是一个回顾性诊断。不能单靠 FSH 水平诊断绝经期。虽然很多临床医师常规进行 FSH 水平检查，但检查结果的敏感性和特异性都不够高，不足以指导治疗。Henrich 等评估了 576 名 35 ~ 60 岁的妇女，发现在育龄期 FSH 和 LH（促黄体激素）水平范围很宽且是波动的。他们的分析表明，使用 13mIU/ml 作为 FSH 的上限水平判断生育期与绝经期的敏感性只有 67.4%（95% 置信区间，50.0 ~ 81.1），特异性只有 88.1%（95% 置信区间，81.1 ~ 92.8）。在围绝经期和绝经期之间，若将 FSH 的上限值定为 45mIU/ml，则敏感性为 73.6%（95% 置信区间，60.1 ~ 83.7），特异性为 70.6%（95% 置信区间，52.4 ~ 84.0）[12]。

了解患者的月经史和回顾她们的月经日记和相关的身体不适的主诉，有助于我们更准确地判断绝经期的启动。月经稀发或月经周期相隔 2 ~ 3 个月，可以高度预测末次月经将会发生在 18 ~ 48 个月之内 [13]。很多妇女由于月经改变——更加频发、不稳定、经期延长和周期改变——而去寻求安慰，这些实际上都是正常的。虽然这种异常出血是正常的，但却令人烦恼。幸运的是，药物治疗是有效的，适用于大多数患者。事实上，恶性肿瘤很罕见，但我们必须除外器质性疾病、子宫腔内病变或由于药物治疗导致的内分泌异常等不满意情况。

许多病例的异常出血可能是由于激素水平波动所致。因此，医师应强调药物治疗或使用左炔诺孕酮宫内释放系统。对于无排卵周期出血的妇女，子宫内膜去除术不应作为首选。在建议手术治疗之前，应该制订一个合理的试验性药物治疗方案。重要的是应用以患者为中心的结果，这会影响患者的满意度、治疗的持续性或尝试其他疗法的渴望。对于许多患者，减少经期失血不是前提。相反，治疗的方便性、相关花费、治疗结果、安全性和不良反应是决定患者满意度的更重要的因素。

诊断

月经过多，定义为出血量 > 80ml，可通过使用失血量评估图（pictorial blood assessment chart, PBAC）分数 > 150 科学地进行界定。实际上，多数

医师不是从 PBAC 分数升高开始对患者的病情进行评估的；而是当患者频繁与医师通电话、经常以不规则出血、月经过多或贫血为主诉就诊时开始对患者的病情进行评估。其他主诉包括：月经过多、持续时间过长、社交障碍、生活质量下降、性生活和生活方式改变。疼痛不是一种常见的症状，除非与大血块排出相关时。

经期出血不仅可以造成贫血。典型的贫血主诉包括：疲乏、无力、食欲的异常改变 [冰、淀粉类食物或脏东西（异食癖）]、面色苍白、脱发和头痛。严重贫血可导致晕厥、充血性心力衰竭、运动性疲劳、气短和无法进行日常活动。一般很少需要输血治疗，除非功能性子宫出血是慢性疾病。AUB 极少引起失血性休克和死亡。

病史和体检

诊断有三个要点。第一，必须获得详细的病史、做彻底的系统回顾。其次，全面的体格检查是必要的。最后，适当的实验室检查是至关重要的。

病史

询问详细的临床病史可使精明的医师警惕很像月经功能异常的全身性和器质性疾病（框 10-2）。先天性和获得性凝血病、肝肾疾病常常有 AUB。有助于鉴别诊断的重要问题如框 10-3 所示。

要考虑患者患子宫内膜癌的高危因素。她是否肥胖？她是否在服用无对抗的雌激素治疗？她是否有多囊卵巢综合征病史？她是否服用他莫昔芬？她是否有超过 6 个月的月经周期不规律？如果她对上述问题中的任何一答案是肯定的，就要对其是否有子宫内膜增生或子宫内膜癌进行积极的评估。要注意并且记住，50% 的子宫内膜癌病例是发生在这里所描绘的、具有典型子宫内膜癌表现的妇女当中。然而，不在此描述之列的另外 50% 的妇女也不应被忽视 [14]。

体格检查

即使是在大量出血的情况下，也必须做详细和全面的体格检查。诊断不能缺少盆腔检查。第一步，对皮肤进行彻底的检查是很重要的，特别是要确定是否有黑棘皮病（见于胰岛素抵抗和无排卵的妇女）、甲状腺肿大、瘀斑或高雄激素血症（多毛、痤疮、阴蒂增大或男性型秃发）。

框 10-2

引起月经障碍的原因

解剖学病因
- 息肉
- 肌瘤
- 子宫腺肌病
- 宫颈（外翻、宫颈炎、翻转）
- 子宫内膜炎（性传播性疾病、结核、异物）
- 异位妊娠
- 胚物残留
- 剖宫产切口憩室
- 治疗性流产后子宫内膜骨化（异物）
- 子宫内膜异位症
- 子宫内膜增生
- 恶性肿瘤（外阴、阴道、宫颈、子宫、卵巢、输卵管）
- 生殖系统外病变（膀胱、肠管、直肠）

内分泌病因
- 甲状腺功能异常
- 高催乳素
- 多囊卵巢
- 肾上腺功能异常
- 下丘脑 - 垂体功能低下
- 分泌雌激素的肿瘤

血液学病因
- 贫血
- 凝血病
- vWD
- 血小板异常
- 白血病

系统性疾病
- 肾损害
- 肝疾病
- 肥胖
- 厌食症
- 慢性疾病
- 体重的快速波动

药物
- 抗凝药
- 类固醇
- 草药和大豆制品
- 抗精神病药
- 选择性 5- 羟色胺再摄取抑制剂

其他原因
- 吸烟
- 抑郁
- 过量饮酒
- 性传播性疾病

框 10-3

子宫异常出血鉴别诊断的关键问题

何时开始出血？
出血类型是什么（性交后、血量、持续时间）？
有没有出血问题的个人史或家族史？是否有轻微伤口止
　血困难（拔牙）、鼻出血、口腔出血、肠出血、瘀斑、
　瘀点、关节血肿、软组织出血、尿血、紫癜、血肿、
　裂伤后易出血？
有没有新的性伴侣？
有没有性交后出血？
有没有月经间期出血？
有没有相关的疼痛、异味、发热或异常分泌物？
有没有体重、锻炼、毛发增加、青紫、痤疮、脱发、进
　食障碍等改变？
有没有创伤？
有没有服用草本植物（人参、银杏、大豆）？
有没有服用新的药物（选择性 5- 羟色胺再摄取抑制剂、
　抗精神病药、皮质类固醇）？
最近有没有怀孕、流产或治疗性流产？
近期有没有做过剖宫产？

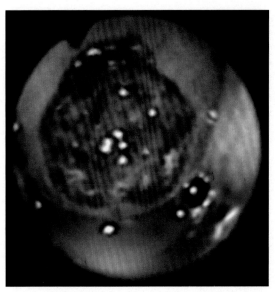

图 10-4　宫颈外翻在年轻妇女中有代表性，由于宫颈柱状上皮细胞外露造成宫颈容易破损，可引起自发性出血或性交后出血。治疗上可以使用硝酸银、冷冻或电灼表面。

必须进行妇科检查，特别要注意检查外阴、阴道、宫颈、子宫、附件、尿道、膀胱和直肠，以除外病理改变。特别要注意检查子宫颈，以除外宫颈举痛、宫颈炎、宫颈管黏膜外翻、翻转、性传播性溃疡和感染性疾病、脱垂、子宫肌瘤或宫颈息肉（图 10-4 和 10-5）。要特别注意除外异物，通过转动窥器全面检查阴道穹窿部以除外溃疡和异物。要特别注意一定要做双合诊。要求患者排空膀胱，然后评估子宫压痛、轮廓和大小。

实验室检查

运用病史和体格检查指导选择适当的实验室检查。

对性生活活跃的妇女必须始终进行妊娠检查。对于有持续性阴道出血的近期怀孕患者，应该做一个敏感的 β- 人绒毛膜促性腺激素检查，以除外滋养细胞疾病。可以通过宫腔镜诊断胚物残留。经阴道超声检查（TVUS）显示子宫内膜高回声团或子宫内膜增厚，也可提高胚物残留的诊断。可以通过生理盐水灌注超声检查（saline infusion sonography，SIS，也称子宫超声显像术，sonohysterography，SHG）或宫腔镜证实这个诊断（图 10-6）。

血液学检查应包括血小板在内的全血细胞计数和vWD 检查。应检查促甲状腺激素（thyroid-stimulating hormone，TSH），以除外甲状腺功能减退或甲状腺功

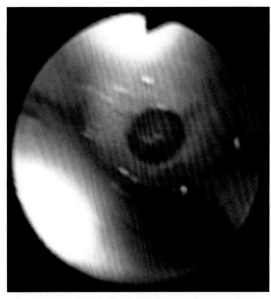

图 10-5　软性宫腔镜检查看到的宫颈息肉。1/4 的有宫颈息肉的妇女同时有子宫内膜息肉。

能亢进。如果患者主诉为溢乳、月经稀发或性欲降低，则应检查泌乳素水平。对于有系统性疾病迹象或症状的妇女，应进行肝肾功能检查。如果有雄激素过多表现，如多毛、痤疮或男性化迹象，应进行雄激素水平检查。

要进行巴氏涂片（Papanicolaou，Pap）。然而，巴氏涂片不是诊断性检查。因此，即使是细胞学检查呈阴性的患者，也要对其任何肉眼可见的病变取活检。

宫腔镜技术：宫腔病变的门诊诊断和治疗

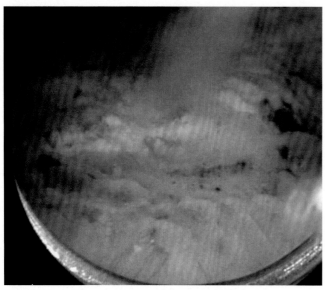

图 10-6　一位 32 岁的妇女，阴道分娩后 2 年每天有异常不绝的出血和恶臭的分泌物。宫腔镜检查显示了一处黄色坏死的子宫内膜。宫腔镜下切除证实为非典型胎盘结节。

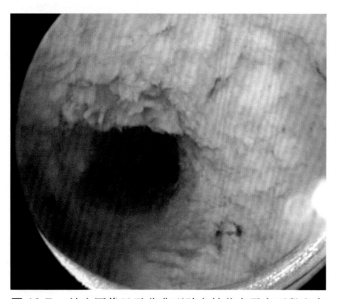

图 10-7　补充图像显示非典型胎盘结节在子宫下段和宫颈内口。行宫腔镜下钝性切除术（无烧灼）取出胎盘残留后解决了临床症状。

对于性传播性疾病，要进行宫颈分泌物培养。对于年龄 > 35 岁和虽然 < 35 岁但有子宫内膜增生或子宫内膜癌高危因素的年轻妇女，要做子宫内膜活检。

强烈推荐能够直接观察子宫内膜的检查。宫腔镜检查或 SIS 是可以在门诊进行的、舒适的和方便的检查，能够快速提供宫腔内详细情况。当同时进行子宫内膜活检时，能够可靠地除外恶性肿瘤及准确地发现宫腔内病灶（图 10-8）。

评估的一般原则

尽管有全面的病史、体格检查、实验室检查和宫腔成像检查，在 50% 以上的月经紊乱病例仍然不能发现潜在的病因。在其余病例中，可发现内分泌失调、盆腔疾病和宫腔内病变等盆腔病变。

在那 50% 多的没有可识别的病变、病理学检查呈阴性的妇女中，建议进行药物治疗。事实上，大多数对于外科手术持保守态度的医师通常建议观察等待，包括使用非甾体类抗炎药、激素类避孕药、孕激素药物治疗或放置左炔诺酮宫内释放系统。除非患者拒绝或有药物治疗禁忌证，建议至少应该进行 3 个月的药物治疗。患者不再贫血是特别真实的药物治疗有效的指标。当药物治疗失败时，可以考虑外科手术治疗方案。

Wade 等[15] 使用决策分析模型，从第三方支付者的角度和 18 个月的观察期，在一组 40 岁以上、没有生育要求的妇女中比较了 AUB 的治疗效果。这项研究表明：对于治疗 AUB，当失血量评估图（PBAC）分数 < 100 分为目标时，短期使用口服避孕药、随后进行第二代子宫内膜消融是成本效果最好的方法。患者的偏好、安全性、花费和医师的经验是作出治疗决策时要考虑的重要因素。

介入性评估方法

子宫内膜活检

子宫内膜活检通常是在门诊使用一种微管（pipelle）吸引装置完成的。子宫内膜活检相关的并发症很少，可完成迅速，并且患者可以耐受。对于检测子宫内膜癌和子宫内膜增生，子宫内膜活检敏感性较高；但是对于宫腔内病变的检测，包括子宫内膜息肉和黏膜下肌瘤，其敏感性就比较低了[16]。Pipelle 活检是检测高级别恶性子宫内膜癌和非子宫内膜样癌的一种敏感方法。面积较小的病变和宫角部的病变容易被遗漏。此外，Huang 等[16] 指出：术前 pipelle 活检更多情况下是低估而不是高估子宫内膜癌的最终级别。

取活检工具只能采集 10% ~ 25% 的宫腔内内膜

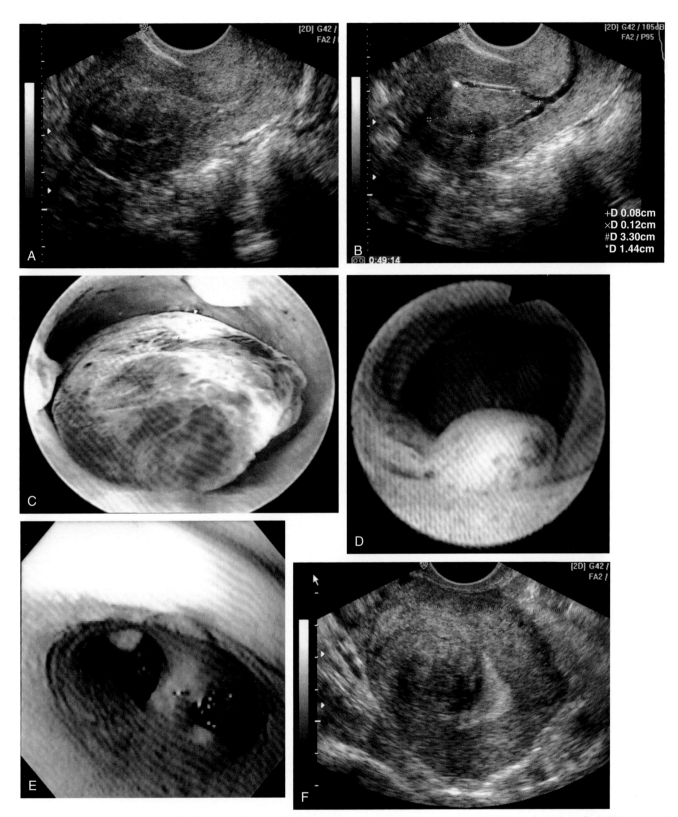

图 10-8　A，TVUS 显示子宫内膜回声不均匀，提示轻度的子宫内膜增厚。B，SIS 显示了一个源自子宫底部的 3cm 的子宫肌瘤。与图 A 相比，图像效果明显提高。C，对 B 图中 3cm 的宫腔内子宫肌瘤进行手术性宫腔镜检查的图像。宫腔镜下的视野可以非常好地显示子宫肌瘤的大小、位置和肌瘤数目。D，门诊诊室软性宫腔镜检查看到的子宫下段的一个内突肌瘤和一个子宫内膜息肉的末端。E，门诊诊室宫腔镜检查看到的致密粘连和一个小肌瘤。F，TVUS 显示的有均匀回声（中心强回声）的肌瘤占据了子宫内膜的位置。

宫腔镜技术：宫腔病变的门诊诊断和治疗

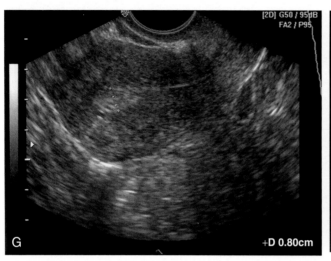 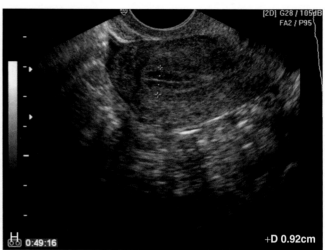

图 10-8 续　　G，TVUS 描绘了一个 8mm 的不均质内膜回声。H，TVUS 描绘了一个月经中期的经典的子宫内膜三线征。

样本。对于即使进行了药物治疗、活检结果正常且 TVUS 结果正常但仍有持续性出血症状的患者，仍需进行 SIS 或宫腔镜检查做进一步评估。当仅进行了宫腔镜检查而患者仍有症状时，TVUS 有助于除外子宫壁间肌瘤以及引起异常出血的罕见原因（包括卵巢癌或输卵管癌）。

一项包含 39 项研究、回顾了 7914 例（绝经前和绝经后妇女）进行了子宫内膜 pipelle 活检的荟萃分析表明[17]：

- 对于检测子宫内膜癌和非典型增生，pipelle 导管活检比 Vabra 活检的敏感性更高
- 目前全球范围内对子宫内膜癌的检出率在绝经后妇女为 99.6%，在绝经前妇女为 91%
- 子宫内膜非典型增生的检出率为 88%
- 特异性为 98% ~ 100%

与单独使用诊刮术相比，宫腔镜下定位活检可能更容易发现局部病灶（图 10-9）。Bettocchi 等发现，当单独使用诊刮术时，50% 以上的宫腔病变被漏诊。这些发人深省的统计数据来自于一项对 397 例盲刮后 2 个月内进行子宫切除手术妇女的研究。在这项研究中，159 例有黏膜下肌瘤或壁间肌瘤被遗漏，63 例有子宫内膜息肉仍保留在原位。4 例有复杂性增生、5 例有位于宫角输卵管开口部子宫内膜局部癌变被诊刮遗漏，而在被切除的子宫标本中查出了这些病变[18]。子宫内膜活检经常遗漏宫腔内病变，如子宫内膜息肉和肌瘤，而这却是月经异常的常见病因。这些宫腔内病灶很少对激素治疗有反应。

盆腔检查及其发现可指导选择恰当的进一步检查手段。对于内诊子宫 < 12 ~ 14 孕周的妇女，TVUS 已成为检测绝经前患者影像学诊断的金标准。TVUS 是微创和舒适的，有助于筛查出可能需要做进一步检查的患者。对于检查子宫肌瘤、息肉和子宫内膜增厚，TVUS 的敏感性为 80%，特异性为 69%。但是，TVUS 难以明确是否有宫腔内病变（图 10-8F 和 10-8G）。

Breitkopf[19] 的一项研究强调了对生育年龄妇女

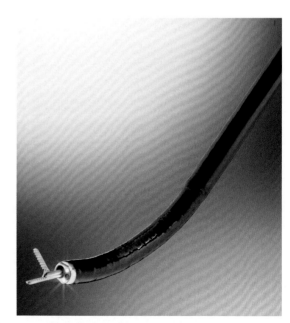

图 10-9　带有辅助活检钳的 Karl Storz 软性宫腔镜。在门诊诊室中可进行针对性的定向活检。

单独使用 TVUS 的局限性，并极力主张在可能的情况下，向宫腔内灌入生理盐水以增强对宫腔内病变和子宫肌层异常的检测。Breitkopf 评估了 206 例子宫内膜回声正常的绝经前期妇女，确认有 1/6 的病灶在单独使用 TVUS 时被遗漏，而 SIS 对于是否存在宫腔内病灶提供了更为精确的信息。

在绝经前妇女，理想的 TVUS 时间应在月经周期的第 4～6 天。此时子宫内膜最薄。子宫内膜的厚度在增生期（4～8mm）和分泌期（8～14mm）之间是变化的[20]。TVUS 可以快速评估是否有子宫肌瘤及其大小和位置。不仅测量子宫内膜的厚度是重要的，了解子宫内膜的回声性质也是至关重要的。检测子宫内膜的质地是否均匀、检查范围是否全面都是非常重要的。在检查过程中，也可以同时评估附件的病理状况和盆腔触痛。如果子宫 > 12 孕周，那么经腹超声扫描应是首选。对于增大的子宫，经腹超声扫描可提供更为精确的径线测量，但对于子宫内膜回声的描述可能更为困难。在这种情况下，再对子宫内膜做出额外宫腔镜评估十分必要。

如果一位绝经前有出血的患者对药物治疗没有达到预期的反应，或如果子宫内膜比预期的要厚，应强烈考虑行宫腔镜检查。在治疗和评估月经失调方面，不做宫腔镜检查的常规诊刮术没有诊断价值。记住，对于绝经前患者，单独使用 TVUS 时，有 1/6 的子宫内膜病变被漏诊或不能确诊。对于 TVUS 子宫内膜回声正常的有绝经前异常出血的妇女，越来越多的人建议使用宫腔镜检查和 SIS 做进一步评估。

对于传统的 TVUS 而言，SIS 是一个很好的补充方法。SIS 是当进行 TVUS 时，向宫腔内注入生理盐水以增强图像（图 10-10）。（已有有许多术语用于描述这种技术：超声宫腔镜检查、水超声检查、子宫超声显像术、超声子宫盐水造影术和阴道内超声检查。我倾向于用盐水灌注超声检查这个术语，因为它对这种技术的描述更为精确[21]。与 TVUS 相比，SIS 可以使医师更准确地评估宫腔内病变。通过盐水灌注，可以明确地区分子宫内膜增厚的原因（图 10-11）。

目前 SIS 的适应证包括：

- 绝经前后发生异常出血的患者
- 子宫内膜增厚、不规则、无法测量或使用传统的 TVUS 描述不清
- 在使用他莫昔芬的患者中，TVUS 提示子宫内膜不规则

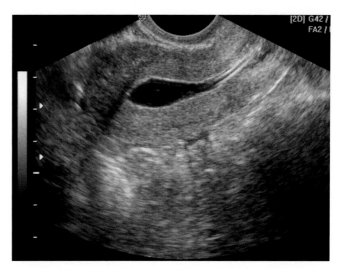

图 10-10　SIS 显示的一个没有宫内占位的、内膜薄的对称宫腔。

- 需要区分子宫内膜团块是有蒂的还是无蒂的
- 宫腔内肌瘤的术前评估

在使用盐水灌注膨宫时，妇科医师可以确定子宫内膜是否有局灶性病变、多灶性病变或弥漫性病变。当病变为局灶性病变时，盲视下子宫内膜 pipelle 活检是不准确的。局灶性病灶多为息肉、黏膜下肌瘤，少数为局灶增生，可以准备宫腔镜手术切除。在这种情况下，宫腔镜手术既是诊断性的又是治疗性的。当病变环绕宫腔时，盲刮取样似乎会有较高的阳性率。子宫肌瘤常见，但很少能被 pipelle 活检取到。同样，息肉是可移动的，在盲刮时可能取不到息肉。

子宫异常出血的治疗

AUB 的治疗在某种程度上与对其的检查情况相关（图 10-12）。病理报告部分决定了如何进行下一步治疗。急性子宫出血最好使用雌激素治疗，特别是静脉用药普利马（premarin）。

药物治疗的一般原则

无排卵周期的 AUB 最好使用药物治疗，只有当药物治疗失败或为禁忌时才建议手术治疗。口服避孕药通常是最主要的治疗方法。还有些药物对治疗这种疾病也有效。通过回顾治疗风险、收益、个人偏好和禁忌证，可对不同患者进行个体化治疗。

宫腔镜技术：宫腔病变的门诊诊断和治疗

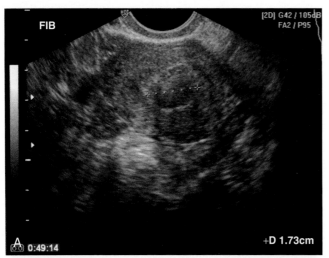

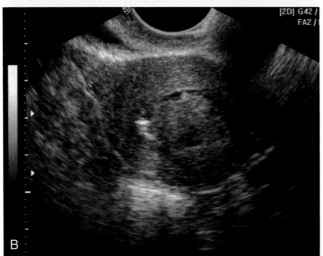

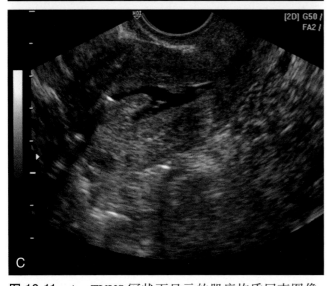

图 10-11　A，TVUS 冠状面显示的肌瘤均质回声图像。B，SIS 冠状面显示子宫内膜表面不规则。内膜活检提示子宫内膜癌。C，SIS 图像显示了一个位于宫底部的子宫内膜小息肉。

口服避孕药

口服避孕药（oral contraceptive pill，OCP）在治疗月经过多和功能失调性子宫出血方面显然有很多作用。OCP 结合使用雌孕激素可减少月经出血，并且雌激素可提高 VIII 因子和 vWF 水平。每位妇女的治疗反应不同；有些妇女不能使用 OCP。

月经过多对于静脉注射大剂量马结合雌激素（conjugated equine estrogen，CEE）反应迅速，可快速促使内膜组织再生、覆盖裸露的子宫内膜、稳定溶酶体膜及刺激子宫内膜基底层增殖。

当患者月经过多，出血量大、不停止并伴有轻度贫血时，给予短时间、高剂量、递减方案的 OCP 治疗是有效的。其在青少年和围绝经期大量出血的妇女能有效止血。任何一种低剂量的（30 ~ 35μg）炔雌醇产品都可以以如下方式使用：每 6 小时服用一粒，连续 4 天；之后每 8 小时服用一粒，连续 3 天，之后每 12 小时服用一粒，连续 2 天；之后每天服用一粒。这个方案可以使大多数患者的月经出血迅速停止。出血一旦稳定下来，每日给予一粒维持量即可使月经周期规律并可避孕。低剂量的避孕药是安全有效的，可以应用于年龄 > 35 岁、不吸烟及没有血栓栓塞性疾病病史的妇女。

丹那唑

丹那唑（Danazol）是一种合成雄激素，不常用，但可以创造一种低雌激素状态，并能减少 70% ~ 80% 的经血流失。一种非传统的使用剂量是每日 50 ~ 100mg，传统的每日 400 ~ 800mg 同样有效。典型的不良反应包括：体重增加、痤疮和血脂的潜在改变[22]。

促性腺激素释放激素激动剂

促性腺激素释放激素（gonadotropin-releasing hormone，GnRH）激动剂，如醋酸亮丙瑞林（leuprolide acetate）或那法瑞林（nafarelin），可创造一种低雌激素状态，类似绝经期。通常治疗 3 个月内月经来潮停止。在治疗过程中可能出现更年期症状，包括潮热、盗汗、阴道干涩、骨丢失、骨密度下降、失眠、抑郁、头痛和性欲减退。一般来说，尽管有这些症状，患者的依从性还是比较好的。长期治疗的最

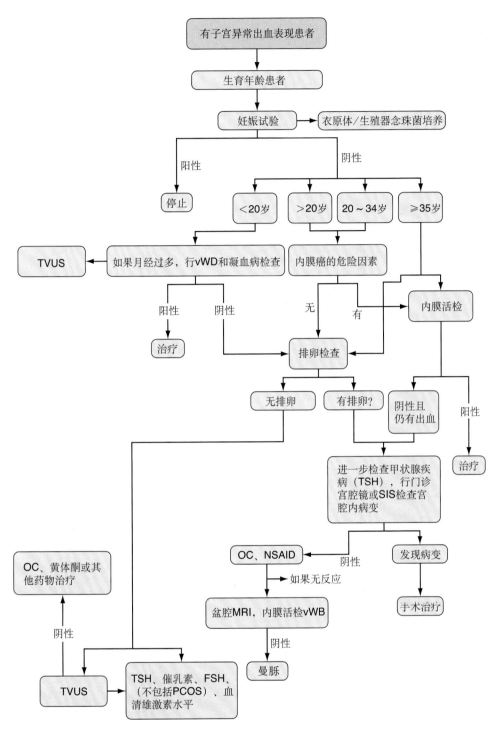

图 10-12 绝经前妇女子宫异常出血的检查和治疗流程。FSH，卵泡刺激素；GC，淋病双球菌；MRI，磁共振成像；NSAID，非甾体类抗炎药；OC，口服避孕药；PCOS，多囊卵巢综合征；SIS，生理盐水灌注超声检查；TSH，促甲状腺激素；vWD，血管性血友病。

大的风险是骨质疏松症；因此，治疗仅限于 6 个月，除非使用雌激素反向添加或炔诺酮治疗。

美国食品和药物管理局（FDA）已批准，子宫内膜异位症患者在使用 GnRH 激动剂治疗过程中，可以应用炔诺酮每日 5mg 作为反向添加治疗。对于接近绝经的妇女，在为使用其他药物的明显禁忌证情况下，这是一个很好的选择。月经停止是一种解脱，治疗后，许多妇女会自发地进入停经期。此外，对患有子宫肌瘤或有无排卵性出血的妇女，间歇应用 GnRH 激动剂治疗可提供一个额外的 9 个月的症状控制期（2～25 个月），这也能吸引患者和医师使用 [23]。

左炔诺酮宫内释放系统

最近推出的左炔诺酮宫内释放系统（曼月乐，Mirena）为治疗 AUB 提供了另一个不错的选择。使用这种新的宫内释放系统，12 个月内可以使 65% ~ 98% 的患者月经失血量明显减少。孕激素的全身吸收很少。这个装置每天可释放 20mcg 的左炔诺酮，造成假蜕膜反应和闭经。左炔诺酮宫内释放系统最近在美国获得批准，对于月经过多、子宫正常大小、不愿意做手术却又需要避孕的妇女，它可能有巨大的作用 [24]。

非甾体抗炎药

非甾体类抗炎药可降低患者的痛经率，也能显著改善凝血及减少经期出血。Vargyas 等在一项安慰剂交叉试验中评估了 42 例有月经过多的患者。在试验中，患者自己作为对照并做记录，在月经期每 8 小时用甲氧胺苯酸钠（meclofenamate）100mg，当使用碱性血红蛋白检测方法时，显示失血量减少了 50% ~ 80% [25]。当患者在月经前的 1 ~ 2 天开始使用非甾体类抗炎药时，还证实临床得到了症状进一步改善。如果需要，还可以联合使用 OCP。有出血性疾病和血小板异常的患者应避免使用所有种类的非甾体类抗炎药。

孕激素治疗

对于有无排卵性月经周期的妇女，孕激素治疗是有效的。它可以稳定失调状态和子宫内膜基质失衡过度增殖状态，并促进子宫内膜的周期性脱落。对于有雌激素用药禁忌的妇女（＞35 岁的吸烟妇女和有深静脉血栓病史的妇女或有较高心血管病患病危险因素的妇女），周期性使用孕激素治疗非常有用。一般来说，醋酸甲羟孕酮 10mg，每月用 10 ~ 14 天，可给无排卵的妇女带来一个规则性撤退性出血。这种方法不能避孕。这种治疗方法在有排卵性 AUB 患者中使用疗效不高，需要的疗程更长。孕激素应在月经周期的第 5 ~ 21 天给药。这样可减少经期出血量，但这个方案孕激素不良反应发生率较高，包括腹胀、烦躁、疲劳和经前烦躁不安。

长效孕激素治疗以醋酸甲地孕酮酸酯（depo medroxyprogesterone acetate，DMPA，Depo-Provera）的形式给予，可以使大多数患者停止月经。DMPA 的标准剂量是 150mg，每 3 个月肌肉注射一次。在完成 12 个月的治疗后，80% ~ 90% 的患者无月经。DMPA 的不良反应包括体重增加、不规则出血和抑郁。

药物治疗和 vWD

能有效治疗 vWD 妇女的药物选择包括 OCP、醋酸去氨加压素（desmopressin acetate，DDAVP）、抗纤溶药物以及由血浆浓缩的、富含有高分子量的多聚 vWF。子宫切除术或外科治疗显然不是首选；对于这些妇女而言，药物治疗是最重要的。DDAVP 是一种浓缩液形式（1.5mg/ml；Stimate），可以用于滴鼻（最初的 2 ~ 3 天每天喷 2 次），在月经期或静脉注射前使用，DDAVP 可促使血管内皮细胞释放贮存的 vWF，并减少 1 型 vWD 患者、一部分 2 型 vWD 患者、血小板功能障碍和血友病携带者的出血 [26]。

潜在的新药物

氨甲环酸（tranexamic acid）是一种抗纤维蛋白溶解的药物，目前尚未在美国上市，但临床试验正在进行以确定其安全性和有效性。其在美国以外的研究结果是令人鼓舞的，表现为经期失血显著下降。不良反应包括腹痛和恶心等症状，发生在 1/3 的患者中。

外科治疗

息肉

20 岁以下的年轻妇女出现子宫内膜息肉者罕见。然而许多研究表明，在所评估的 AUB 妇女中 25% ~ 60% 有子宫息肉 [27]。月经过多（不规则出血）是最常发现的月经异常。不太常见的症状包括白带多、性交后出血、子宫经宫颈管脱出和 OCP 导致的突破性出血。较大的息肉见于使用他莫昔芬（tamoxifen）的妇女，常引起白带多和月经不调。当子宫息肉完全去除后，月经异常即可缓解。

子宫内膜息肉起自子宫内膜，可无蒂也可有蒂（图 10-13 和 10-14）。它们的大小从几毫米至几厘米不等。虽然部分患者有多发性息肉，但通常息肉是单发的。大多数息肉是良性的；然而，有些息肉与子宫内膜增生伴有或不伴有非典型和子宫内膜癌有关 [28]。有些息肉样生长已被发现为子宫间质恶性肿瘤 [29]。

息肉宫腔镜检查和 SIS 可以很好成像。它们 TVUS 或 MRI 成影不好。如行宫腔镜切除术切除彻底，则可治愈且复发率低。

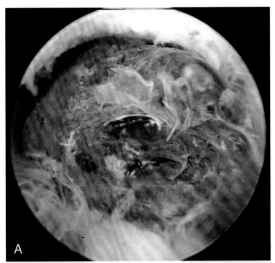

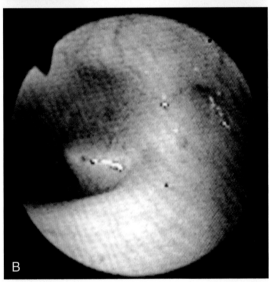

图 10-13　A，大的出血性息肉。B，小的接近右侧输卵管开口的息肉。切除后证明息肉没有复杂增生，不伴有非典型性。

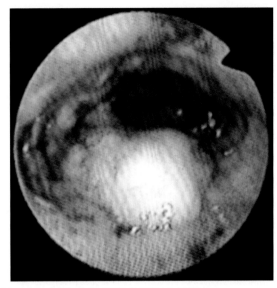

图 10-14　源自宫腔下段的子宫内膜息肉。

框 10-4
子宫肌瘤引起子宫出血的理论
肌瘤表面溃疡 肌壁间或黏膜下肌瘤增加了宫腔的表面积 局部静脉回流异常（静脉丛充血和扩张）促使小静脉扩张 子宫血管增加 前列腺素变化 血小板功能障碍 抑制子宫收缩，减少了宫缩的止血作用 子宫内膜止血机制受损 子宫血管的微观或宏观异常（更多可扩张的小静脉）

子宫肌瘤

　　子宫肌瘤是月经异常的常见原因。由子宫肌瘤所致 AUB 的机制尚未完全阐述。有关病因学有一些理论如框 10-4 所示[30]。

　　门诊诊室宫腔镜结合盐水灌注（SIS）可以快速发现宫腔内病变（图 10-15 至 10-20）。肌瘤的大小、数量和位置可以通过 SIS 确定。Cicinelli 等[31] 对准备行子宫全切术的患者比较了检查黏膜下子宫肌瘤大小和肌层生长方法的准确性。所有患者均进行了 TVUS、经腹超声检查和宫腔镜检查。医师对结果为和检查获得不知情。结果发现，经腹超声检查对于描述肌瘤大小和肌层生长方面最为准确。宫腔镜检查对于测量肌瘤大小结果最不准确，这可能是由宫腔镜光学折射率所致。对子宫肌瘤可以行宫腔镜切除术，治疗有效。

子宫内膜癌

　　子宫内膜癌的发病率随年龄增长而增加。在 10 ~ 39 岁妇女中发病率为 10.2 例 /10 万人，并且在 30 ~ 34 岁妇女中为 2.8 例 /10 万人，比 35 ~ 39 岁的 6.1 例 /10 万人增加了一倍。在 40 ~ 49 岁的妇女中子宫内膜癌的发病率为 36.5 例 /10 万人。美国妇产科医师协会（ACOG）的指南建议，对年龄＞35 岁、子宫内膜增生和子宫内膜癌危险增加的妇女进行子宫内膜活检[32]。危险因素包括：

宫腔镜技术：宫腔病变的门诊诊断和治疗

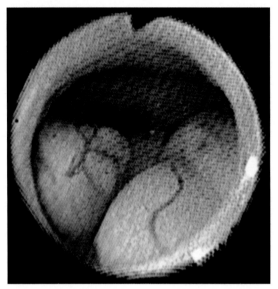

图 10-15　两枚肌瘤，通常称为对吻病灶。

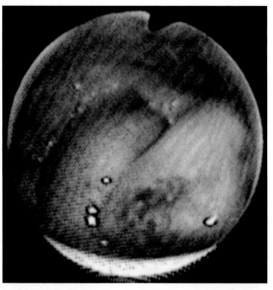

图 10-17　一位有月经过多患者的两枚宫腔内肌瘤。良性子宫肌瘤已切除。

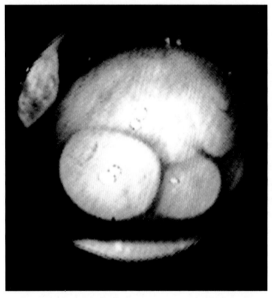

图 10-16　肌瘤末端的囊状滤泡。切除后证实为良性平滑肌瘤。

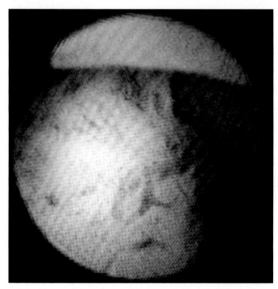

图 10-18　一个源自子宫前壁的带蒂肌瘤根部。

- 糖尿病
- 长时间使用类固醇
- 肥胖
- 长期月经周期不规律病史
- 无对抗雌激素治疗
- 使用他莫昔芬
- 怀疑多囊卵巢综合征
- 卵巢癌、乳腺癌或结肠癌家族史

有一项研究评估了 1033 例绝经前有月经异常的

妇女发生子宫内膜增生和子宫内膜癌的危险因素。与增生或恶性肿瘤最高风险相关的因素包括：体重＞90kg、年龄＞45 岁、不育、未育和结肠癌家族史[33]。在绝经前妇女，虽然出血原因中子宫内膜癌比子宫内膜息肉和子宫肌瘤要少，但关键问题是要对其保持高度的警惕（图 10-21 至 10-23）。

子宫腺肌病

子宫腺肌病定义为子宫肌层内的子宫内膜异位。

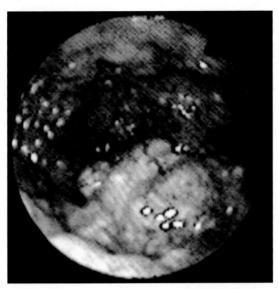

图 10-19　对一位有无排卵性月经的患者进行了孕激素治疗。由于对孕激素治疗无反应而行宫腔镜检查，发现了一个源于子宫下段的宽蒂肌瘤。带蒂的肌瘤是圆形的。

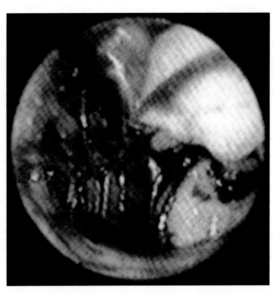

图 10-21　宫腔镜下见到的易碎的、脆弱的子宫内膜。难以膨宫。子宫内膜活检结果为子宫内膜癌。

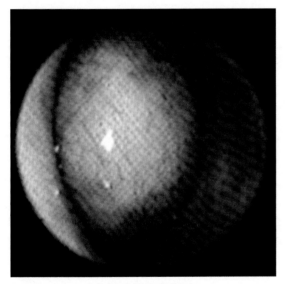

图 10-20　源于子宫侧壁的宽蒂肌瘤。

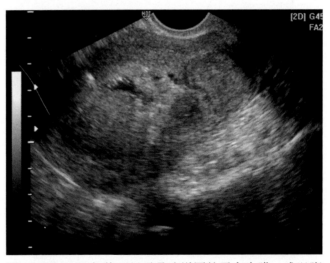

图 10-22　SIS 矢状面显示叠连增厚的子宫内膜。难以膨宫。内膜活检为子宫内膜癌。

其症状包括严重的痛经、月经异常、性交痛以及双合诊发现子宫软、有压痛。诊断的金标准通常是 MRI。TVUS 可能显示肌层囊肿。宫腔镜检查 10%～15% 的患者可能显示腺体样开口。在月经刚刚干净后时这些开口成像最好。有时可能会看到血排到这些开口中。它们看起来也像子宫内的小凹坑，周围由充血的子宫内膜包绕。子宫腺肌病也可表现为紫蓝色病灶。子宫腺肌病的最常见部位是子宫后壁和宫底（图10-24）。

子宫内膜增生

子宫内膜增生可发生在整个生殖生命周期。其更多发生在有肥胖、高血压、糖尿病和长期月经不规律的妇女中。当出血对药物治疗无反应时，行宫腔镜检查可以确定符合子宫内膜增生的典型病变（图 10-25 和 10-26）。子宫内膜增生可以是全部的或局部的。宫腔镜检查可以看到脆弱的、薄的层层叠连的子宫内膜。SIS 可以看到子宫前壁和后壁的增厚明显不一致的内膜（差异为 2～3mm）。直视下活检有助于确定

宫腔镜技术：宫腔病变的门诊诊断和治疗

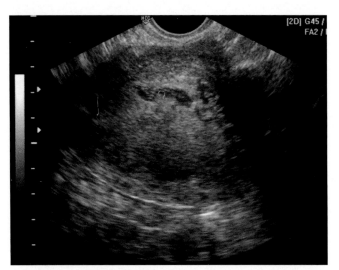

图 10-23　子宫内膜癌的冠状面图像。

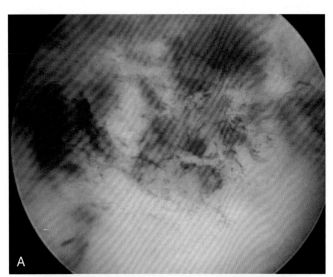

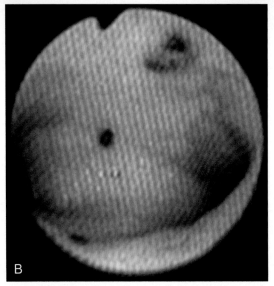

图 10-24　A，符合子宫腺肌病的腺样开口。B，腺样开口伴腺体周围充血是子宫腺肌病的典型改变。

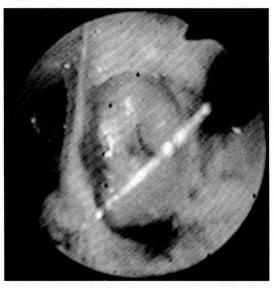

图 10-25　子宫前壁和后壁间内膜桥；活检提示子宫内膜增生。

病灶。

子宫肌瘤栓塞后子宫异常出血

大约 1/3 的患者在子宫肌瘤栓塞（uterine fibroid embolization，UFE）治疗后有血水样分泌物排出。通常情况下，这种症状是自限性的，3～5 周内即干净。但是，有些患者子宫肌瘤栓塞术后会主诉白带多或不规则出血。

大多数接受 UFE 的患者没有宫腔内病变。但是，可以想象，一些宫腔内肌瘤患者 UFE 术后有医源性症状，包括白带增多或出血。可能需要行宫腔镜检查或 SIS 对这部分患者进行评估（图 10-27 至 10-31）。

妊娠相关性出血

在生育年龄的患者，必须始终考虑到妊娠并发症。大部分妊娠相关性出血发生在近期妊娠的短期内[34]。然而，几周、几个月甚至几年后也可能出现相关的异常出血。胎盘残留、胎盘结节和滋养细胞疾病可能是造成出血的原因。虽然现在终止妊娠是合法的，但当被问及有关妊娠时，一些患者并不总是诚实的。既然妊娠可以通过手术或药物终止，妊娠相关并发症的发生率就开始上升了。

一些出版物[35] 已描述过这种独特的临床表现以及对骨碎片和胎骨残留造成的月经功能紊乱的治疗。

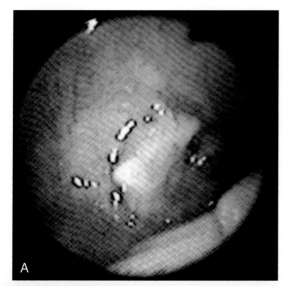

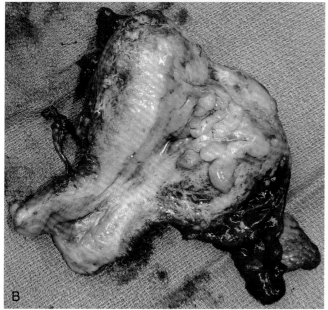

图 10-26 A，局部病灶提示子宫内膜增生。B，一位口服他莫昔芬 4 年的患者有不规则出血。她因为不规则出血和不伴有非典型性改变的子宫内膜复杂增生接受了子宫切除术。子宫切除标本提示子宫内膜明显增厚。

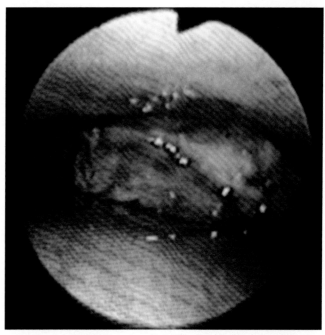

图 10-27 宫腔镜显示的经子宫肌瘤栓塞术治疗后坏死的宫腔内子宫肌瘤。症状发生在术后 6 个月。在 MRI 检查前，其他检查没有发现宫腔内病变。

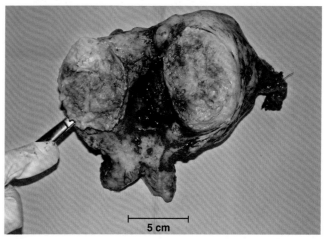

图 10-28 对一位已知有宫腔内子宫肌瘤的艾滋病患者进行了子宫肌瘤栓塞术。术后 2 个月内开始有持续的大量排液，要求行子宫切除术。

很多病例是由于不育才被发现的。胎骨残留可表现为不规则出血、性交痛、排出骨组织、严重痛经、慢性排液或盆腔痛。Lewis 等[36] 测定了取出骨组织前后月经失血量和前列腺素 E_2（PGE_2）水平，注意到，取出胎骨后月经失血量和前列腺素水平降低了 50%。报道的病例通常出现在终止妊娠 8 周内，但有些病例在这之后发生，最长的达 23 年[37]。

　　通常先通过 TVUS 探查异常病变。经典的超声检查结果包括子宫内膜内的线状强回声亮点，这与宫内

节育器残留、黏膜下肌瘤钙化或子宫腔粘连综合征的表现相似。如果进行盲刮，经常还会有孤立回声灶。然而，在宫腔镜引导下可以用电切环钝性（不烧灼）刮取子宫内膜、除去内膜表面的骨片。同时进行经腹部超声检查可以确保回声斑块被彻底清除。超声斑块的消失完全可以通过经腹部超声监测到。其外观被描述为珊瑚礁样、有一个扇形外观，薄的、钙质的、网状骨基质，以及子宫内膜内白色斑块。组织学上，最终的诊断往往是胎骨骨化或骨上皮化生，且子宫内膜

宫腔镜技术：宫腔病变的门诊诊断和治疗

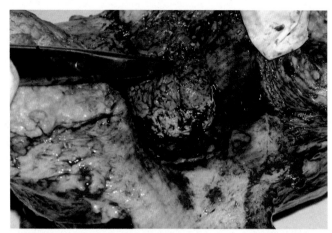

图 10-29 子宫肌瘤栓塞治疗后一个坏死性宫腔内肌瘤特写图像。

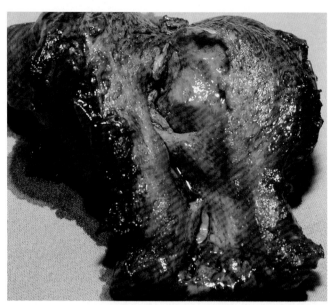

图 10-31 一位接受了子宫肌瘤栓塞治疗的患者其子宫内膜表现不连续，伴有连续不断的白带排出。

病例罕见，但妇科医师不应漏诊。要记住，宫腔镜检查和超声检查在评估月经失调方面是互相补充的好搭档。

　　妊娠物残留在自然流产、人工流产、阴道分娩甚至于剖宫产后均可能发生。其表现为每日或间歇性大出血，可以伴有腹部绞痛。患者对 OCP 或孕激素治疗无反应。对于怀疑妊娠物残留的患者，大多数医师进行吸宫刮宫治疗。当盲视下吸刮宫治疗无效时，应认真考虑胚物持续残留。在这种情况下，进行生理盐水膨宫的诊室宫腔镜检查非常有助于诊断胚物持续残留。

　　当发现胚物残留时，应为这些患者安排行宫腔镜手术，用电切环钝性切除。镜下视野通常非常好，可以使用电切环清除这些残留的胚物，通常不带电。令人惊讶的是，即使是很小的胚物，也可能导致异常出血，而当它们被清除时，出血问题即可解决。

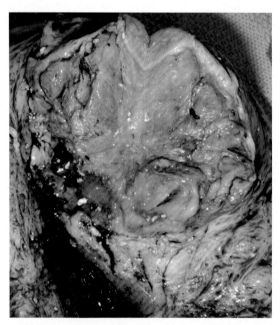

图 10-30 子宫肌瘤栓塞治疗后的干酪样变性。子宫内膜接近这种坏死性改变。这种近乎或实际上不连续的子宫内膜叠压了治疗过的子宫肌瘤，可能与持续的白带增多有关。

常伴有慢性炎症、浆细胞浸润或淋巴细胞浸润。

　　残留的胎骨可以像宫内节育器一样诱发前列腺素产物，使患者不孕。碎骨可以干扰胚泡植入而阻止胚胎着床。

　　虽然这种情况很少见，但胎骨骨化应被认为是导致不规则出血和继发不育的原因。宫腔镜是这种病灶的最终治疗方法，但 TVUS 是协助诊断（线性回声钙化病变）子宫内膜内病灶的重要方法。在美国每天有4000 例治疗性流产患者；临床发病率随之增高，这种

急性重症子宫出血的急诊宫腔镜检查

　　对于有严重月经过多和血流动力学不稳定的患者，应迅速评估她们出血的原因。立即进行干预可以拯救生命，不用等待所有诊断性、实验室检查或培养结果回报。一旦建立静脉输液通路和开始积极的液体复苏，就可以将 Foley 导尿管和 30ml 的球囊置入宫腔并填塞子宫出血部位，以稳定患者病情直至检查全部

完成[38]。球囊可以一直放置，直到出血减少和患者情况改善（可以放置24～72小时甚至更长时间）。一旦患者病情稳定，可以在8～12小时内使球囊缓慢缩小并取出。一些患者放置膨胀的球囊时会有强烈的子宫收缩，可以使用Ⅳ类麻醉药或患者自控型麻醉泵。

在危重和不稳定的患者，使用高灌流膨宫泵进行急诊宫腔镜检查，对证实和治疗月经过多是非常有效的。Fraser[39] 注意到，随着宫腔内病变的发病率增加，出血量增加；在失血量＜60ml的患者中25%有异常发现，在中度月经增多（失血量60～120ml）的患者中56%有异常发现，在重度月经过多（失血量＞120ml）的患者中64%有异常发现。尽管失血过多，宫腔镜检查过程中遇到的血块、碎片和子宫内膜碎片可以很容易地冲走或清除，宫腔镜检查可以帮助诊断、治疗患者[40]。

一项对急诊宫腔镜治疗月经过多的研究发现，40/41例患者有良性病变。在一位绝经后妇女发现了子宫内膜癌。其他所有妇女的病变均为良性，包括息肉、肌瘤、子宫腺肌病和子宫内膜萎缩。没有患者在一年内需要额外的手术治疗。急诊宫腔镜检查非常有效，可以促进诊断，可以进行直视下子宫内膜病变的即时治疗，以及识别需要进一步评估和治疗的患者[40]。

在评估月经期出血过多的过程中常可发现息肉。单独使用宫腔镜子宫内膜息肉切除术成功率非常高，可达93.7%。当行宫腔镜子宫内膜息肉切除的同时行子宫内膜去除术时，成功率可达98.3%[41]。

如果药物治疗或宫腔内球囊治疗无效，在手术室宫腔镜直视下评估子宫内膜是必要的。液体膨宫泵加持续灌流的宫腔电切镜，可以非常清晰地看到宫腔。吸出血块非常重要，可以使用吸刮匙或使用电切环在直视下将大血块取出。抽取5ml血管加压素稀释液（20U血管加压素/100ml生理盐水），分等份沿宫颈在12、3、6和9点处进行环状注射。这样可以减少液体吸收并能减少出血。在这种情况下宫腔镜检查可能不易完成，但是非常值得去做，因为常常可以发现宫腔内病变。使用最高的膨宫压力（100～120mmHg）以获得最好的膨宫效果。一旦宫内血液清除了，宫腔内压力即可以降低。

小结

由于多方面的原因，处于生育年龄的患者会有月经异常。对于多数妇女，激素水平异常（无排卵周期）是其病因。对于其他少数人，病因则是结构异常，更少见的病因是新近获得性恶血质。AUB通过初始的病史询问、体格检查和实验室检查通常可以进行很好的分类。不论患者的年龄如何，AUB均需积极的检查评估。

药物治疗是原则性的，除非怀疑子宫有病理改变。大多数患者会接受激素避孕疗法、非甾体抗炎药或孕激素治疗。幸运的是，对于不能耐受药物治疗的患者，新的左炔诺酮宫内释放系统能有效治疗月经异常。当患者对药物治疗无效时，TVUS、宫腔镜检查和SIS特别有助于检测宫腔内病变。即使病变非常小，也可能是引起AUB的病因，在临床诊断流程中融入宫腔镜检查和SIS，诊断宫腔内微小病变的敏感性比单独行TVUS更高。对于有宫腔内息肉和黏膜下肌瘤的患者，行宫腔镜手术可以大大地缓解症状。

有症状的子宫肌瘤患者现在已有广泛的治疗选择，包括药物治疗、子宫肌瘤切除术（开腹、腹腔镜、宫腔镜）、子宫切除术或子宫肌瘤栓塞术。最后，对于宫腔正常、没有生育要求的妇女，在治疗月经过多和功能失调性出血方面，子宫内膜消融这种外科手术的成功率达到了90%。幸运的是，在这个有许多可选择的药物和手术治疗的时代，子宫切除术是治疗功能失调性子宫出血的最后手段。

（马 宁译 于 丹校）

参考文献

1. Cote I, Jacobs P, Cumming DC: Use of health services associated with increased menstrual loss in the United States. Am J Obstet Gynecol 2003;188:343-348.

2. Jones GL, Kennedy SH, Jenkinson C: Health-related quality of life measurement in women with common benign gynecologic conditions: A systematic review. Am J Obstet Gynecol

2002;187:501-511.

3. Shaw RW, Brickley MR, Evans L, et al: Perceptions of women on the impact of menorrhagia on their health using multi-attribute utility assessment. BJOG 1998;105:1155-1159.

4. Vilos GA, Lefebvre G, Graves GR: Guidelines for the management of abnormal uterine bleeding. Society of Obstetrics and Gynaecology of Canada (SOGC) Clinical Practice Guidelines. J Obstet Gynaecol Can 2001;23:704-709.

5. Ginsburg D, Wagner D: Structure, biology, and genetics of von Willebrand factor. In Hoffman R (ed): Hematology: Basic Principles and Practice, 3rd ed. New York: Churchill Livingstone, 2000, pp 1937-1945.

6. Favaloro EJ: Utility of the PFA-100 for assessing bleeding disorders and monitoring therapy: A review of analytical variables, benefits and limitations. Haemophilia 2001;7:170-179.

7. Treloar AE: Menstrual cyclicity and the pre-menopause. Maturitas 1981;3:249-264.

8. Santoro N, Adel T, Skurnick JH: Decreased inhibin tone and increased activin A secretion characterize reproductive aging in women. Fertil Steril 1999;71:658-662.

9. Soules MR, Sherman S, Parrott E, et al: Executive summary: Stages of Reproductive Aging Workshop (STRAW), Park City, Utah, July 2001.Menopause 2001;8:402-407.

10. Seltzer VL, Benjamin R, Deutsch S: Perimenopausal bleeding patterns and pathologic findings. J Am Med Womens Assoc 1990;45:132-134.

11. Landgren BM, Collins A, Csemiczky G, et al: Menopause transition: Annual changes in serum hormonal patterns over the menstrual cycle in women during a nine-year period prior to menopause. J Clin Endocrinol Metab 2004;89:2763-2769.

12. Henrich JB, Hughes JP, Kaufman SC, et al: Limitations of follicle-stimulating hormone in assessing menopause status: Findings from the National Health and Nutrition Examination Survery (NHANES 1999-2000). Menopause 2006;13:171-177.

13. Santoro N: Doctor, can you order that menopause test? Menopause. 2006;13:158-159.

14. Rose P: Endometrial cancer. N Engl J Med1996;335:640-649.

15. Wade SW, Magee G, Metz L, Broder MS: Cost-effectiveness of treatments for dysfunctional uterine bleeding. J Reprod Med 2006;51:553-562.

16. Huang GS, Gebb JS, Einstein MH, et al: Accuracy of preoperative endometrial sampling for the detection of high-grade endometrial tumors. Am J Obstet Gynecol 2007;196:243-244.

17. Dijkhuizen FP, Mol BW, Brolmann HA, Heintz AP: The accuracy of endometrial sampling in the diagnosis of patients with endometrial carcinoma and hyperplasia. Cancer 2000;89:1765-1772.

18. Bettocchi S, Ceci O, Vicino M, et al: Diagnostic approach of dilation and curettage. Fertil Steril 2001;75:803-805.

19. Breitkopf D, Frederickson R, Snyder R: Detection of benign endometrial masses by endometrial stripe measurement in premenopausal women. Obstet gynecol 2004;104:120-125.

20. Goldstein SR, Zeltser I, Horan CK: Ultrasonography-based triage for perimenopausal patients with abnormal uterine bleeding. Am J Obstet Gynecol 1997;177:102-108.

21. Widrich T, Bradley L, Mitchinson AR, Collins R: Comparison of saline infusion sonography with office hysteroscopy for the evaluation of the endometrium. Am J Obstet Gynecol 1996;174:1327-1334.

22. Higham JM, Shaw RW: A comparative study of danazol, a regimen of decreasing doses of danazol and norethindrone in the treatment of objectively proven unexplained menorrhagia. Am J Obstet Gynecol 1993;169:1134-1139.

23. Scialli A, Levi A: Intermittent leuprolide acetate for the nonsurgical management of women with leiomyomata uteri. Fert Steril 2000;74(3):540-546.

24. Hurskainen R, Teperi J, Rissanen P, et al: Quality of life and cost-effectiveness of levonorgestrel-releasing intrauterine system versus hysterectomy, for treatment of menorrhagia: A randomized trial. Lancet 2001;357:273-277.

25. Vargyas JM, Campeau JD, Mishell DR: Treatment of menorrhagia with meclofenamate sodium. Am J Obstet Gynecol 1987;157:944-950.

26. Lethagen S: Desmopressin (DDAVP) and hemostasis. Ann Hematol 1994;69:173-180.

27. Shveiky D, Rojansky N, Revel A, et al: Complications of hysteroscopic surgery: "Beyond the learning curve." J Minim Invasive Gynecol 2007;14:218-222.

28. Savelli L, De Iaco P, Santini D, et al: Histopathologic features and risk factors for benignity, hyperplasia, and cancer in endometrial polyps. Am J Obstet Gynecol 2003;188:927-931.

29. Shushan A, Revel A, Rojansky N: How often are endometrial polyps malignant? Gynecol Obstet Invest 2004;58:212-215.

30. Stewart EA: Uterine fibroids. Lancet 2001;357:293-298.

31. Cicinelli E, Romano F, Anastasio PS, et al: Transabdominal sonohysterography, transvaginal sonography, and hysteroscopy in the evaluation of submucous myomas. Obstet Gynecol 1995;85:42-47.

32. American College of Obstetricians and Gynecologists: ACOG Practice Bulletin: Management of anovulatory bleeding. Int J Gynaecol Obstet 2001;72(3):263-271.

33. Farquhar CM, Lethaby MA, Sowter MD: An evaluation of risk factors for endometrial hyperplasia in premenopausal women with abnormal menstrual bleeding. Am J Obstet Gynecol 1999;181:525-529.

34. Hakim-Elahi E, Tovell HM, Burnhill MS: Complications of first-trimester abortions: A report of 170,000 cases. Obstet Gynecol 1990;76:129-135.

35. Elford K, Claman P: Novel treatment of a patient with secondary infertility due to retained fetal bone. Fert Steril 2003;79(4):1028-1030.

36. Lewis V, Khan-Dawood F, King M, et al: Retention of fetal bone increases menstrual prostaglandins. Obstet Gynecol 1990;75:561-563.

37. Basu M, Mammen C, Owen E: Bony fragments in the uterus: An association with secondary subfertility. Ultrasound Obstet Gynecol 2003;22:402-406.

38. March CM: Bleeding problems and treatment. Clin Obstet Gynecol 1998;41:928-939.

39. Fraser IS: Hysteroscopy and laparoscopy in women with menorrhagia. Am J Obstet Gynecol 1990;165:1264-1269.

40. Shalev J, Levi T, Orvieto R, et al: Emergency hysteroscopic treatment of acute severe uterine bleeding. J Obstet Gynecol 2004;24(2):152-154.

41. Polena V, Mergui JL: Long-term results of hysteroscopic resection of endometrial polyps in 367 patients. Role of associated endometrial resection. Gynecol Obstet Fertil 2005;33:382-385.

11

绝经后妇女子宫异常出血的评估

Linda D. Bradley

大多数女性一生中有 1/3 的时间是在绝经后度过的。对于这一阶段的大多数女性，生殖器官已经衰老。长寿、肥胖、内源性雌激素的生成及激素疗法常常导致绝经后出血（postmenopausal bleeding，PMB）发生。在闭经多年后，任何出血的发生都应引起医师和患者的关注。即使是少量出血，也需要及时全面地评估。

子宫内膜癌

子宫内膜癌是最常见的女性生殖器官恶性肿瘤[1]。2005 年有 41 000 例子宫内膜癌病例[2]。它是女性最常见癌症中继乳腺癌、肠癌和肺癌之后的第四常见的恶性肿瘤。子宫内膜癌的发生率是卵巢癌的 2 倍，是子宫颈浸润癌的 3 倍。子宫内膜癌的平均发病年龄为 65 岁，其终身患病风险为 2.7%。

子宫内膜癌在初次诊断的生殖器恶性肿瘤中几乎占一半。它一般预后良好，因其可以早期诊断并及时行外科手术治疗常被称为"可以治好的癌症"。子宫内膜癌的 5 年生存率为 86%，当病变局限于子宫时，其 5 年生存率峰值可达 97%。

一个令人清醒的统计数据显示，白种人和黑种人之间在子宫内膜癌方面存在着差异。虽然白种女性子宫内膜癌的患病率高于非洲裔美国女性的患病率，但非洲裔美国女性患者的死亡率却比白种女性高。与白种女性相比，非洲裔美国女性的子宫内膜癌诊断较晚，更多患者处于癌症晚期，更多患者的组织学类型属于致命性组织亚型（浆液性癌）。

子宫内膜癌的未矫正生存率为 75%，其在妇科所有癌症死亡中占 23%。子宫内膜癌可因早期发现和及时手术而使其死亡率降低。目前，每年死于子宫内膜癌的女性少于 4000 人。虽然自 20 世纪 80 年代以来子宫内膜癌的总死亡率下降了，但子宫内膜癌并不是

一个不活跃的疾病。早期诊断可改善其生存率并带来更好的结局。

1979 年，子宫内膜癌的发生率达到峰值并自此开始下降。见于 20 世纪 70 年代的子宫内膜癌发病率增加，很可能是由无对抗的单纯雌激素治疗导致的，这种疗法曾是医学界公认的药物疗法。现在大家都已知道，希望进行激素替代疗法（hormone replacement therapy，HRT）的女性同时也应每日服用孕激素，或在雌激素治疗时的每个周期中加用孕激素至少 12 天。对于有完整子宫或子宫内膜切除前的女性，单纯雌激素长期治疗并非适应证。

大多数子宫内膜癌患者是有症状的，表现为 PMB 或长期反复的围绝经期出血。随着疾病分期不断进展，子宫内膜癌同卵巢癌一样是致命的；然而，出现确切的典型症状——即 PMB、盆腔疼挛痛和不能解释的慢性阴道排液——应该立即进行早期检查。患者和医师一定不要忽略轻微的症状。早诊断早治疗才能确保更好的预后。

几乎 75% 的子宫内膜癌患者的发病年龄 > 50 岁，不足 5% 的子宫内膜癌患者发病年龄 < 40 岁。年老的老年女性（> 65 岁）子宫内膜癌的发病率比 45 ~ 55 岁的女性的高[3]。在年轻女性，子宫内膜癌与肥胖、慢性无排卵、长期异常出血病史和同时患有卵巢恶性病变最相关。

对于年老女性，临床医师必须积极评估其异常出血，因为 95% 的子宫内膜癌发生在 ≥ 40 岁的女性，并且子宫内膜增生——子宫内膜癌的前驱状态——的诊断可能早于子宫内膜癌的诊断[4]。一些女性是无症状的，是在因其他原因行经阴道超声检查（transvaginal ultrasound，TVUS）检查发现子宫内膜回声增厚或因其他指征而行子宫切除时偶然发现的。糖尿病（由肥胖引起时）、未育、年龄 > 70 岁和阴道出血是子宫内膜癌的高危因素，当这些因素聚集出现时，87% 的女性患有子宫内膜癌[5]。

卵巢癌和宫颈癌发生在 3% 的有 PMB 的女性[6]。当发生持续性阴道出血时，尽管子宫内膜的诊断是阴性的，也应考虑到非常罕见的输卵管癌的可能。这些原则不应忘记，尤其是对于宫腔评估为阴性的有持续出血的患者。当子宫内膜评估无异常发现时，一定要记得对附件进行影像学检查。

绝经后出血

PMB 的定义是指最后一次月经 12 个月以后发生的任何出血。绝经后有非周期性阴道出血的女性接受 HRT 时需要进行合理的评估。绝经的平均年龄比较稳定，80% 的女性到 51 岁时已经绝经，95% 的女性到 55 岁时已经绝经；事实上，所有的女性到 58 岁时都已经停经。在自发性闭经后的第一年内，PMB 的发生率最高，且自此逐渐下降。这是由子宫内膜的反应引起的，并且很可能是因为有少量残存的卵母细胞突然分泌雌激素引起的。

一项前瞻性人口研究完成并记录了 1 年中 297 名绝经后女性的每日出血量。在停经后第一年内，每 1000 人中有 409 人发生 PMB。在停经 3 年以后，PMB 的发生率垂直下降至每年每 1000 人中有 42 人[7]。

幸运的是，仅有 5% ~ 20% 的有 PMB 的患者有子宫内膜癌和子宫内膜增生[8]。美国癌症协会指南指出，目前对于具有子宫内膜癌一般风险的无症状女性仍无可靠的筛查方法[9]。甚至在服用他莫昔芬的有症状的女性中，也不提倡进行子宫内膜监测。如果可能，PMB 的评估更适合于门诊评估。门诊评估，特别是利用门诊宫腔镜检查或生理盐水灌注超声检查（SIS，或称子宫超声显像术，SHG），是高效、成本效果好和可以很好耐受的，并且与住院评估一样准确。

评估

评估有 PMB 的女性的最佳方法是什么？检查方法包括门诊子宫内膜活检、诊刮、门诊宫腔镜检查、TVUS、SIS、CT、MRI 和三维超声检查。尽管 5% ~ 15% 的妇科就诊患者需要评估 PMB，但大多数医师对正确的工作流程仍是困惑的[10]。

传统上认为子宫内膜活检是评估 PMB 的金标准。如果活检结果正常，则医师和患者就都放心了。但颇具挑战的是，2/3 的 PMB 患者的活检结果

显示患者的子宫内膜是萎缩的或不足以进行组织学诊断。当临床医师获得的结果是萎缩时，就会一直询问或疑惑，"我能确信我没有遗漏局灶病变吗？" Karlsson 等回顾了 1168 例因 PMB 而行 TVUS 和诊刮的病例[11]。此研究包括 351 例进行 HRT 的女性，她们的年龄在 41 ~ 91 岁。Karlsson 的团队发现，由子宫内膜萎缩导致的 PMB 病例 > 59%；子宫内膜息肉（12%）；子宫内膜增生（9.8%）；子宫内膜癌（10%）；激素影响（7%）；宫腔积液、积脓和积血（2%）；宫颈癌（< 1%）。

一直以来，对于通过 SIS 或宫腔镜检查进行评估的 PMB 女性，尤其是那些因乳腺癌而服用他莫昔芬的患者，子宫内膜息肉是最常见的良性结构异常（图 11-1）[12]。他莫昔芬对子宫内膜具有抗雌激素和雌激素化双重作用。抗雌激素作用引起子宫内膜萎缩，可导致质脆的、薄的、萎缩内膜表面形成瘀点、瘀斑而容易出血。因为子宫内膜癌少见，创伤小的诊断检查是最有帮助的，这些检查要有高阴性预测价值和高敏感性，从而不仅可以可靠的除外癌症，还能发现宫腔内引起出血的病变[13]。

临床症状

幸运的是，大多数子宫内膜癌患者是有症状的。有时这些症状是轻微的，但临床医师在绝经后女性每年就诊时必须对这些症状非常敏感并进行详细的询问。与卵巢癌是一个沉默的杀手不同，子宫内膜癌患者常常主诉异常出血、盆腔不适或有阴道分泌物，即

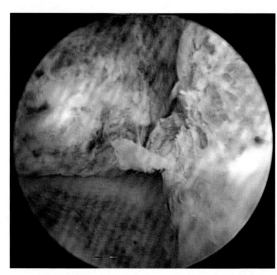

图 11-1 服用他莫西芬患者的一枚大的出血息肉。

使是以轻微的或不怎么重视的方式主诉。非常常见的是，患者将出血量说得很少，宣称"我仅偶尔看到一个小斑点"。作为妇科医师，我们也轻视了，因为这种血量看起来没有大的伤害。然而，即使患者认为只是一点点血液，妇产科医师都有责任去做全面的检查。这是永远不变的。其他主诉可能包括异常分泌物、着色、浅色出血和痉挛痛。事实上，80% 的子宫内膜癌患者有异常出血，10% 有血块。

女性应被告知对停经后的任何阴道出血均应进行积极的评估检查。出血量与子宫内膜癌的分期并不相关。出血特征包括点状、轻微着色或淡红色、鲜红色出血。敏锐却非常重要的临床警惕是询问是否有异常阴道分泌物。绝大部分绝经期女性有阴道萎缩和阴道干燥。阴道潮湿（当不是由尿失禁引起时）是不正常的，其后发现患有子宫内膜增生或子宫内膜癌的女性都曾主诉多种类型的分泌物，从清亮的到轻微粉红色的、浆液血性的或鲜红色的。有时严重的出血和分泌物是由局灶病变引起的。

盆腔痉挛痛是另一个次要主诉，可能是由于宫颈狭窄或宫颈粘连妨碍血液流出引起的。积脓和积血可能与 PMB 同时存在。这可能先于子宫收缩或"就像我要来月经"的感觉出现。在发现淡色出血前可能出现盆腔外疾病，可表现为盆腔或子宫收缩、盆腔压迫、背部疼痛或不明原因的发热。出血可能是间断性的，出血时间在患者就诊前从几天到几月不等。子宫内膜癌的患病风险随最后一次月经后的年数增加而增加。发现阴道出血距最后一次月经 10 年以上的患者比停经近期发现出血的患者患子宫癌的风险高。同样，单纯服用雌激素治疗和服用他莫昔芬的女性与没有服用过这些药物的女性相比有更高的子宫内膜癌发生率。

危险因素

尽管在 PMB 的病因中子宫内膜癌所占比例 < 10%，但在确定病因为良性病变前的检查评估必须是详尽的。子宫内膜癌患者的生存率受疾病分期、分级和组织学影响。子宫内膜癌的风险随着年龄每增加 10 岁而增加，如在 50 岁，1% 的 PMB 病例是由子宫内膜癌引起的，而到 80 岁，25% 的 PMB 是由癌症引起的 [14]。

子宫内膜癌的危险因素包括肥胖、单纯性雌激素治疗、长期应用他莫昔芬、无排卵、多囊卵巢综合征、卵巢雌激素分泌肿瘤、未育、绝经晚和有伴有非典型性的复杂性子宫内膜增生病史。与子宫内膜癌相关的疾病包括糖尿病、高血压、关节炎和甲状腺功能减退。肥胖与子宫内膜癌的风险增加显著相关。超过理想体重 30 磅的女性发生子宫内膜癌的风险增加 3 倍，超过理想体重 50 磅或更多的女性则增加 10 倍风险。其他增加风险的因素包括未育（2 倍）、糖尿病（3 倍）、高血压（1.5 倍）、52 岁以后进入更年期（2.5 倍）和在更年期经期出血量增加（4 倍）。进行单纯性雌激素治疗的患者的风险增加 4 ~ 15 倍，29% 的有未经治疗的伴有非典型性的复杂性子宫内膜增生患者发生子宫内膜腺癌。更新的研究估计，17% ~ 52% 的有子宫内膜非典型增生的患者同时有子宫内膜癌。尽管已有许多解释子宫内膜癌的原理，但已发现，风险最大的患者是应用单纯性雌激素治疗或血液循环中有较高雌激素水平的患者。

TVUS 的子宫内膜测量值（子宫内膜回声或子宫内膜线）有助于将患者划分为低危和高危两组。选择精确的临界测量值是其准确性和特异性的决定因素。大部分医师应用 5mm 临界值去定义低危组患者，其发生子宫内膜癌和非典型性增生的组合风险为 2% ~ 3%。超声检查的初始目标并不是取代子宫内膜活检，而是减少进行子宫内膜活检的患者数量 [15]。超声检查操作者如果在测量子宫内膜回声方面尽职尽责，则子宫内膜癌的漏诊可能性会非常低 [16]。

划分到低危组的患者包括年龄 < 70 岁、经产妇、出血发生在绝经后 1 年内和无糖尿病。相反，子宫内膜回声 > 5mm 患子宫内膜癌和非典型性增生的风险将增加 5% 或更多。如果患者有全部四项危险因素——糖尿病、未育、年龄 > 70 岁和出血发生在绝经 1 年后，则她患子宫内膜癌和复杂性增生的风险为 80%。不幸的是，许多文章在评估子宫内膜测量值的应用价值时包括了无症状患者，因此可能使有出血表现的患者检出率比无症状患者高。

对于有 PMB 的患者的评估一定要保持警惕。TVUS、SIS 和门诊宫腔镜检查并不是互相排斥的检查，它们是互相补充的。当患者尽管活检呈阴性或TVUS 正常而仍有持续出血时，应继续应用其他技术进行检查。如果开始时仅进行了 TVUS 和子宫内膜活检，则建议进行门诊宫腔镜检查对子宫内膜进行直视下检查或出血复发时应用 SIS。在 SIS 中由液体构建的界面可以很好地描绘出宫腔内的充盈缺损。同样，宫腔镜检查可以直视子宫内膜而发现宫腔内的病变 [17]。

宫腔镜技术：宫腔病变的门诊诊断和治疗

多位学者已经发现，当最初的子宫内膜活检呈阴性时，在跟踪随访中发现，20% 的持续性或间歇性阴道出血患者最后被发现要么是复杂性增生，要么是子宫内膜癌[18]。

临床精粹

- 保持警惕和应用额外的检查技术对于减少宫腔内病变的漏诊非常重要。

评估

病史和体格检查

对 PMB 患者都应详细询问病史、仔细进行体格检查。询问患者当前或近期是否中断用药。全面检查阴道、阴道穹窿、外阴和尿道口。尿道脱垂也许是阴道出血的原因（图 11-2）。

生殖器官和外阴的病变一定不能忽略。任何可触及的或可见的病变均应取活检。任何伴有慢性表皮脱落的外阴病变均应进行充分的活检。

阴道萎缩是异常出血的一个常见原因。随着年龄每增加 10 岁，组织菲薄、质脆而容易自发出血或同房时出血，这是常见现象。当注意到阴道萎缩对口服或局部应用雌激素治疗的疗效良好时，这种治疗即成为治疗标准。明显的临床状况改善需连续应用雌激素

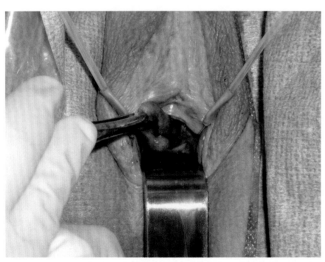

图 11-2　一位有异常出血的 78 岁妇女。检查发现有尿道脱垂。经过修复和局部应用雌激素，患者的症状消失。

治疗 8 ~ 12 周。雌激素治疗可增加阴道血流和阴道细胞内糖原，使阴道 pH 值由碱性变为酸性，增加乳酸菌的数量，增加阴道组织内的胶原弹性组织。这些改变可降低阴道上皮的脆性，因此可减少阴道因萎缩而发生出血的频率。

宫颈细胞学检查

宫颈巴氏试验不是子宫内膜癌的筛查方法。但是，对于有 PMB 的患者，必须进行巴氏涂片检查以除外宫颈或宫颈管原因引起的出血。液基巴氏涂片是所有新发 PMB 患者的必检项目，即使患者在 3 年内已经做过巴氏试验。虽然新修订的宫颈细胞学指南建议绝经后减少巴氏试验的检查频率，但应该牢记，宫颈癌和与其对应的进展缓慢的宫颈管腺癌是呈双峰分布的。诊断宫颈癌的平均年龄为 52 岁，其双峰年龄分别为 35 ~ 39 岁和 60 ~ 64 岁[2]。Karlsson 的研究[11] 在 1168 名绝经后女性中发现，子宫颈癌的发病率为 1%。

自相矛盾的是，一些无症状的患者在每年常规查体的巴氏涂片中发现了子宫内膜细胞。对于无症状的绝经后女性，当良性子宫内膜细胞出现在巴氏涂片中时，子宫内膜癌是罕见的。更常见的是，在无症状的女性巴氏涂片中发现的片状剥脱的子宫内膜细胞其原因是萎缩或内膜息肉。对于这种患者，理想的检查是宫腔镜检查或 SIS。

虽然很少见，但对于有持续性 PMB 的患者，必须考虑到输卵管癌[19]。输卵管癌患者的平均年龄为 69 岁。输卵管癌患者的宫腔镜检查往往大多表现正常，但应坚持高度的怀疑。当对有持续出血的患者仅应用了宫腔镜检查进行评估时，强烈推荐使用 TVUS。输卵管癌的典型发现包括附件肿物、腹痛、输卵管积水、阴道水样排液和盆腔液体增加。

子宫内膜活检和经阴道超声检查

基本原理

我们需要重新考虑子宫内膜活检在评估 PMB 患者时的作用吗？仅单独使用子宫内膜活检评估 PMB 是一种过时的方式吗？大多数研究证明，对于有局灶病变的女性，盲视的子宫内膜取样是不充分的，包括诊刮[20]。盲视的子宫内膜管刷活检在检测局灶病变时

是不准确的。

TVUS 已被逐渐认为是评估 PMB 的一线微创性诊断工具。为确定子宫内膜是否存在病变，必须检视全部子宫内膜回声。一般而言，如果单独应用 TVUS 看到的清晰描绘的完整的子宫内膜线是均质的，没有液体和不规则回声，子宫内膜回声 < 5mm，患者没有什么危险因素，则患者不太可能罹患子宫内膜癌[21]。附件也应予成像以除外附件病变。

应用子宫内膜回声阈值 < 5mm 来检测子宫内膜癌是成本效果最好的诊断策略[22]。但是，子宫内膜回声 < 5mm 可以罹患其他引起 PMB 的疾病。这些疾病有子宫内膜萎缩、息肉、子宫内膜炎、黏膜下子宫肌瘤、宫腔积脓和子宫内膜增生。在有症状的患者，不要因为子宫内膜回声 < 5mm 就停止检查评估。如果你的患者最开始的主诉是出血，那就听她叙述病史并进行彻底的检查。当然患者在被告知她没有癌症时会安心。但又是什么原因使她出血呢，不论是现在还是过去或偶尔？一项报道称，子宫内膜回声 < 5mm 不大可能是恶性的，但是当症状持续存在或出血量大时，应进行直接显像的宫腔镜检查（尤其是门诊诊室宫腔镜检查）、宫腔镜直视下活检或 SIS 进行重新评估。当局灶病变在门诊不能完全清除时，则是进行门诊手术室宫腔镜手术的适应证。

同样，如果有 PMB 的患者子宫内膜的回声增厚，尤其是 > 5mm 时，盲视的刮宫或子宫内膜活检是不充分的，必须进行宫腔镜检查或 SIS（图 11-3）。这些患者大多数有局灶生长的、能被宫腔镜手术切除的病变。在单独诊刮时多于 50% 的病变会被漏诊。良性病变也可引起出血。息肉和增生都是出血的病因。

< 2% 的息肉包含恶性肿瘤、伴有非典型性的复杂性增生或增生。息肉内的恶性改变很少能够单独通过超声检查（包括多普勒血流显像）或宫腔镜检查发现。组织学评估是必需的。甚至很小的息肉（< 2cm）也能是恶性的[23]。当切除息肉时一定要极其小心以避免标本全部被热损伤，以便进行组织学评估。溃疡、出血、表面血管增加、子宫内膜表面积增加和黄体酮不敏感都可能是出血的原因。

宫腔镜手术对于所有具有局灶病变的有 PMB 的患者都是至关重要的。局灶病变的组织学评估对诊断是必需的。一个息肉样增生病变事实上可能是局灶增生、恶性肿瘤或间叶细胞样肿瘤[24]。

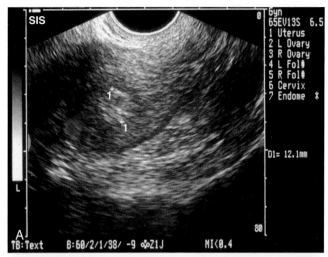

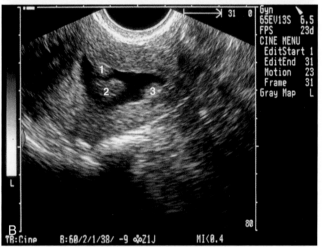

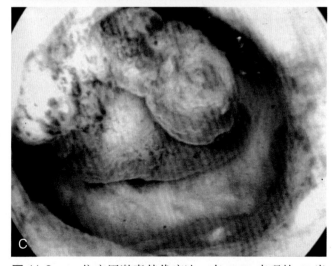

图 11-3　一位应用激素替代疗法、有 PMB 表现的 67 岁患者。行吸管子宫内膜活检发现子宫内膜"不能诊断"。A，子宫内膜回声为 12mm。B，SIS 显示的三个宫腔内病变。C，这三个宫腔内病变被手术宫腔镜确认。息肉切除术取出良性子宫内膜息肉。

经阴道超声检查

一项对文献的系统回顾发现，通过 TVUS 看到的完整的子宫内膜如果是均质的、厚度 < 5mm，则很可能不会罹患子宫内膜癌。但是，单独应用 TVUS 很少能够发现存在的局灶病变。

一项应用子宫内膜厚度临界值对包含 35 项研究、5892 名女性进行的荟萃分析发现，临界值为 5mm 对检测子宫内膜病变（息肉、不典型性增生或癌症）的灵敏性 > 92%，对子宫内膜癌的灵敏性为 96%。对于估计罹患子宫内膜癌的可能性为 10% 的绝经后患者，如果 TVUS 提示子宫内膜回声 < 5mm，则有 1% 的癌症可能[25]。

Tsuda 等评估 600 名绝经后女性并基于绝经后年数应用了不同的子宫内膜回声临界值。如果患者绝经 < 5 年，则将子宫内膜回声临界值设为 4mm。如果患者绝经 > 5 年，则将子宫内膜回声临界值设为 3mm。TVUS 显示敏感性为 97.4%，特异性为 75.7%，阳性预测值为 23.8%，阴性预测值为 99.7%[26]。

Gull 等跟踪随访了 394 名斯堪的那维亚人 10 年。这些人最初均有 PMB 表现，并且子宫内膜回声 < 4mm；与刮宫比较，TVUS 没有发现子宫内膜癌患者[16]。一项北欧的多中心研究在 1168 名有 PMB、子宫内膜回声 < 4mm 且进行了刮宫术患者中没有发现子宫内膜癌[11]。

Fleischer 等应用 TVUS 评估了 1750 名女性（无 PMB），以进行一种选择性雌激素受体调制物研究[27]。当子宫内膜回声 < 5mm 时，除外恶性病变的阴性预测值为 99.94%（1750 名患者中有 1 例癌症），除外复杂性增生的阴性预测值为 99.77%（1750 名患者中有 4 例复杂性增生）。Gull 等应用的临界值为 4mm，在 1361 名女性中仅发现 7 例癌症[28]。而 Epstein 和 Valentin 研究了 97 名有 PMB、子宫内膜回声 < 5mm 的患者，没有发现子宫内膜癌[29]。

应用 TVUS 评估 PMB 的数据是非常可靠的。在绝经后女性如果子宫内膜回声 < 4mm，文献回顾支持保守的处理方法。漏诊子宫内膜癌的风险低。如果依靠 TVUS 进行诊断，则子宫内膜回声应该充分显示并为均质无液体表现。如果子宫内膜回声是模糊的、不可显现的或不规则的并有非均质表现，则必须进一步行 SIS 或宫腔镜检查。另外，如果尽管 TVUS 正常，出血再次发生，则必须对子宫内膜进行直视检查。即使 TVUS 提示子宫内膜厚度 < 4mm，对于有持续出血

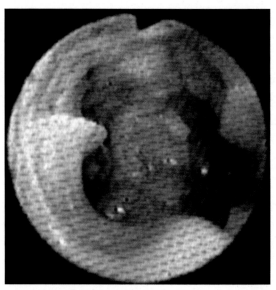

图 11-4　一位有 PMB 表现的 57 岁妇女。她没有服用激素替代药物。检查看到子宫内膜环形增厚。行吸管活检确认为不伴有非典型性的复杂子宫内膜增生。

的患者，门诊宫腔镜检查或 SIS 应是下一步的评估工具，以发现宫腔内的微小病变。

当子宫内膜回声 > 4mm，应进行 SIS 或宫腔镜检查。膨宫可检出局灶病变、息肉、肌瘤、非同步的子宫内膜、增生和癌。如果确定有局灶病变，则行目标子宫内膜活检（病变完全切除）是确定子宫内膜增厚原因的最敏感的方法。如果确定有子宫内膜广泛增厚，则通过管刷或电动吸引的盲吸活检也是敏感方法（图 11-4）。如果子宫内膜活检样本量不足或不适合做组织学评估，或如果取不到子宫内膜组织，或如果遭遇狭窄，则应进行子宫内膜直视下检查和直视下活检。

宫腔镜检查

宫腔镜检查，更适合在门诊进行，可以很好地评估子宫内膜腔和子宫颈管。宫腔镜检查的假阴性率为 3%。对于发现局灶病变，宫腔镜检查比 TVUS 更准确且特异性更高。一项对宫腔镜检查的诊断作用进行评估的回顾包含评估了 26 345 名女性的 65 篇文章，结果发现，宫腔镜检查结果为阳性可使子宫内膜癌的可能性增加到 71.8%，而结果为阴性可使癌症的可能性减少到 0.6%[30]。De Jong 等注意到，其诊断子宫内膜疾病的敏感性和特异性分别为 78% 和 95.8%。其阳性结果的预测值可从 10.6% 增加到 55.2%，而其阴性结

果的预测值可减少到 2.8%。所有进行宫腔镜检查的女性都应进行子宫内膜活检，从而进行组织学诊断[30]。

在子宫内膜癌患者，无证据表明宫腔镜检查有引起肿瘤细胞扩散及加重子宫内膜癌分期的风险[31]。当更严格地分析恶性细胞扩散的风险时，不论用生理盐水还是用 CO_2 膨宫，宫腔镜检查看起来都不是恶性细胞扩散的关键因素。不良预后更与肿瘤分级、深部肌层浸润及疾病已扩散到宫腔之外相关[32]。

在手术室进行宫腔镜检查适用于不能耐受门诊检查、有宫颈管狭窄或尽管先前已行检查却有复发的、无法解释的出血患者。门诊宫腔镜检查便捷舒适，能准确检查出子宫内膜病变的数量和大小[33]。在门诊应用 3-mm 的小软镜进行宫腔镜检查是舒适的[34]。

在绝经后患者行宫腔镜检查的原则

与单独行盲视的子宫内膜活检相比，宫腔镜检查在发现宫腔内病变方面更准确，如息肉和肌瘤。一项包含 181 名患者的研究报道，宫腔镜检查联合子宫内膜活检的敏感性为 96.6%、特异性为 100%[35]。宫腔镜检查医师发现有时很难区分增生、肥厚的内膜与子宫内膜增值[36]。这就是为什么在宫腔镜检查同时行子宫内膜活检是非常关键的。理论上，宫腔镜检查对有异常子宫出血的病例的特异性和阳性预测值为 100%。但实际中，假阴性率可达到 2%~4%，这是由检查异常子宫内膜病变时的操作误差引起的。

在绝经后女性进行宫腔镜下子宫内膜的评估必须系统、全面和完整。宫腔镜检查医师应系统地评估子宫内膜的厚度、表面和血管结构。膨宫介质包括 CO_2 和生理盐水。然而，这两者可以互为补充或同时应用。

绝经后女性的子宫内膜厚度常常 < 5mm。子宫内膜的厚度可以通过将宫腔镜的尖端挤压到子宫内膜内而获得。无雌激素影响的子宫内膜应该无压迹或凹痕。有雌激素影响的子宫内膜则可有假息肉样凸起的波纹样表面。

不论是使用 CO_2 还是使用生理盐水，重要的是通过膨宫获得清晰的视野。膨宫会压迫宫腔内的微小病变而导致假阴性视图。因此，应养成一种在检查结束时减小宫腔内压力重新近距离观察子宫内膜的习惯。如果这样做，你就能尽量减少微小病变的漏诊。

处于绝经期的子宫内膜常常是苍白的，可能有一个瓷样表面。注意观察出现的腺体、腺体开口、内膜纹理、血管走形、囊肿、囊肿开口、微小钙化和坏死表现。也要仔细观察宫颈管的黏膜。

注意血管结构表现。正常情况下在正常萎缩的子宫内膜表面很少能看到血管。当看到"U"形血管时一定要注意，因为这与子宫内膜增生或子宫内膜癌高度相关。如果血管表现为粗细不等的口径或弹道样末端，或有区域性出血，则应高度怀疑恶性病变。当出现非典型血管时，应降低宫腔内压力重新检查它们。

病理结果

子宫内膜癌始发于腺体的内层，有两种类型[37]。1 型更常见，与雌激素暴露增加相关。危险因素包括肥胖、未育、多囊卵巢疾病和无抵抗雌激素。1 型子宫内膜癌更常发生在年轻一些的女性，且侵袭性较低。最常见的组织学类型是较低级的恶性子宫内膜腺癌，占病例的 75%~80%。2 型子宫内膜癌发生在无雌激素暴露的年老一些的女性，为自发发生，最常包括的组织学类型是透明性、浆液性和腺鳞性细胞癌以及 3 级腺癌。子宫内膜癌可发生于萎缩的内膜、增生的内膜或子宫内膜息肉。包括颗粒细胞或子宫内膜样肿瘤的卵巢恶性肿瘤能分泌雌二醇，可增加子宫内膜恶性肿瘤的风险。混合型苗勒肿瘤可能起源于子宫内膜息肉。

有子宫内膜非典型性增生的患者是迅速行子宫切除术治疗的适应证。Trimble 等对 289 名经子宫内膜活检诊断为子宫内膜非典型增生的女性进行了前瞻性评估，这些患者均在诊断后 12 周内进行了子宫切除术[38]。研究结果表明，123 例（42.6%）子宫切除术标本中有子宫内膜癌，其中 30.9% 有肌层浸润，包括 10.6% 的浸润达肌层外 50%。18.9% 的二次诊断不足为非典型子宫内膜增生的病例，39.1% 的二次诊断为子宫内膜非典型增生病例，以及 64.3% 的二次诊断为子宫内膜癌的病例，其子宫切除术标本中都有子宫内膜癌。因此 42.6% 的患者在她们进行子宫切除术时就有子宫内膜癌。一直以来，非典型性子宫内膜增生都被认为应该进行手术治疗；有一句老话是"虽不是癌症，但最好切除"，现在应改为"很可能是癌症，必需切除"。

绝经后女性宫腔镜检查的发现

子宫内膜癌有多种表现。特别是在绝经后女性，

宫腔镜技术：宫腔病变的门诊诊断和治疗

这一诊断很少被漏诊。绝经后的子宫内膜是光滑、苍白、萎缩和菲薄的。当宫腔镜检查医师检查时发现内膜增厚、不规则、表面血管分布增加或组织易碎或膨宫困难，则子宫内膜癌的可能性增加。为了减少人为的阴性宫腔镜检查结果的可能性，降低宫腔压力（并记录在门诊记录中）是至关重要的。这样做才能评估子宫内膜的真正轮廓。

在停经后女性，小口径宫腔镜特别有优势。目前可应用的 3-mm 和 5-mm 软性或硬性宫腔镜检查镜有许多公司在制造。与在生育期相比，宫颈狭窄在停经后更常见。现在越来越多的人在宫腔镜检查操作前 8 ~ 12 小时给予患者米索前列醇（喜克溃），口服或阴道内给药，以软化宫颈并使宫颈易于扩张。宫腔镜检查前 2 天和 8 ~ 12 小服口服米索前列醇 200 ~ 400mcg 非常有用。微弱的不良反应包括腹胀、绞痛、腹泻和偶尔出血。

萎缩

绝经期间子宫逐渐萎缩。子宫内膜是苍白、菲薄和质脆的，外观呈半透明的瓷白色。其表面是平滑和灰暗的。萎缩的内膜可能有局灶的表面苍白质薄的黏液性囊肿。与生殖期患者相比，绝经期患者的宫腔是缩小狭窄的。当患者主诉 PMB 时，检查时常常可见到弥漫的或孤立出血点。诸如输卵管开口这种界标或许不能清楚地看到，或者即使看到，看上去也很模糊或被一层薄的、柱状粘连组织遮挡。常常可看到孤立的钙化灶。也可看到腺体开口或接近肌层的囊性萎缩。这些腺体开口看上去是蓝灰色的。因为子宫内膜薄，其下肌层的肌束和交错的肌柱以及隐窝可能会形成憩室。

测量会发现子宫长度缩短。宫颈管是长的、苍白的和圆柱状的。或许会遇到宫颈狭窄。与生殖期相比，绝经期的宫颈长度与宫体长度的比例也是不同的。由于子宫大小和容积缩小，宫腔镜操作必须极其小心，以减少子宫穿孔风险。

子宫内膜息肉

子宫内膜息肉是 PMB 的常见病因。息肉大小不等，常常是单发的，且常是良性的（图 11-5）。息肉可在雌激素和他莫昔芬的刺激下生长，但它们对孕激素不敏感。随着息肉生长，它们能长成一个蒂，甚至能脱落至宫颈管内或阴道内。

息肉的表面与周围的子宫内膜是一样的。它们可

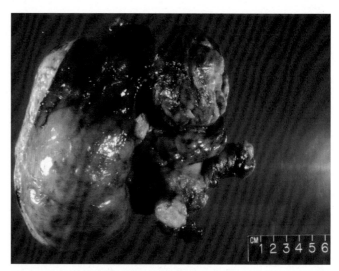

图 11-5　子宫切除术取出的充满大部分宫腔的巨大宫腔内息肉标本，病理检查为良性。

有多种颜色，从类似于子宫内膜的颜色到黄红色，并且息肉的末梢端可以呈紫蓝色。在绝经后女性，苍白的子宫内膜覆盖在息肉表面，质脆的血管贯穿息肉表面。在绝经后患者，息肉表面也可能含有淡蓝色的半透明囊肿。

由于息肉的可活动性，宫腔镜检查医师可将其推开并观察其下方的情况。如果用生理盐水膨宫，可看到息肉在子宫内膜上漂移。如果用 CO_2 膨宫，则息肉看上去好像压在紧邻的子宫内膜上。妇科医师可以应用宫腔镜末端挤压息肉。

充满子宫内膜腔的大的内膜息肉可能会被宫腔镜检查医师错误地诊断为子宫内膜增生。宫腔镜检查医师可以先使一侧子宫内膜成像，然后再使另一侧萎缩的宫壁成像。将宫腔镜移动到宫腔下段检查宫腔上段的解剖结构可避免诊断错误。

黏膜下肌瘤

宫腔内肌瘤是质硬并突出于子宫内膜表面的（图 11-6 至 11-9）。它们通常是孤立的，但也可能伴发其他平滑肌瘤。

在绝经期，覆盖肌瘤的子宫内膜很薄。可看到肌瘤表面的血管分布。偶尔，肌瘤对面的子宫内膜形成溃疡。当用宫腔镜末端触诊肌瘤时会遇到阻力。与息肉不同，肌瘤不能用宫腔镜推走。

壁间肌瘤——不太可能是更年期出血的病因，除非其覆盖的子宫内膜明显萎缩——看起来像是子宫内膜隆起。壁间肌瘤从宫颈内口观察时视野最好。

宫腔镜检查对于确定肌瘤数量、大小和位置是非

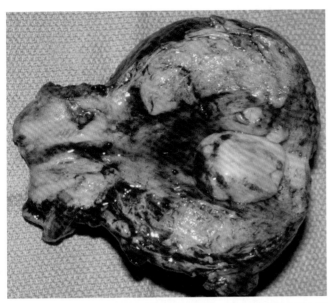

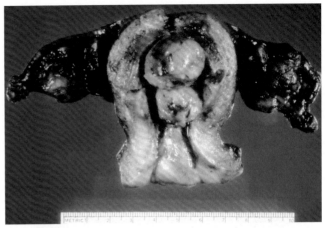

图 11-8 有 2 个宫腔内平滑肌瘤患者的子宫切除术标本。如果现在做，很可能会行宫腔镜下子宫肌瘤切除术。

图 11-6 经阴道子宫切除术标本为一个宫腔内平滑肌瘤。患者有持续 PMB。患者未进行宫腔镜手术。患者在医师施行此次手术之前经历了 3 次盲视下扩宫诊刮术。

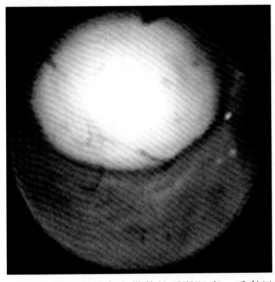

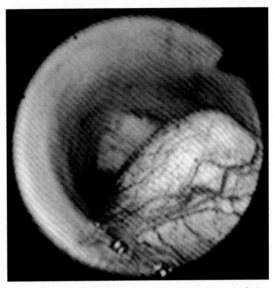

图 11-9 手术宫腔镜观察到的子宫下段的一个直径 1-cm 的平滑肌瘤；在较上的位置可看到一枚子宫内膜息肉。

图 11-7 PMB 患者的宫底带蒂的平滑肌瘤。后者经宫腔镜手术切除后出血完全消失。

常好的检查，并能确定患者是否有腔内肌瘤。单纯用刮匙搔刮已经过时，事实上，当肌瘤突入宫腔时搔刮会导致出血更多。

带蒂的黏膜下肌瘤能够通过宫腔镜手术彻底切除。发现壁间肌瘤能够避免对患者行不必要的手术干预，并且能除外并存其他可能腔内病变。

大多数腔内平滑肌瘤是良性的。子宫肌瘤恶变的风险 < 1%。

子宫内膜增生

与在生育年龄女性相比，在绝经期女性作出子宫

内膜增生的诊断更容易，因为生育年龄女性有因激素水平波动而变化的子宫内膜。即使如此，与 SIS 相比，在宫腔镜检查中子宫内膜增生是最常被漏诊的[33]。漏诊的最可能原因可能是技术上的原因。因为当膨宫液或 CO_2 压缩子宫内膜时，很难辨别增生组织在子宫内膜上的投影。

诊断子宫内膜增生需要仔细观察组织的厚度、颜色、脉管系统和子宫内膜的一致性。增生可能是局灶性的，也可能是弥漫性的（图 11-10）。增生组织无正常组织结构，是异常组织生长，所以是脆弱的，用宫腔镜接触时易碎。异常表现的子宫内膜可能有局灶病变，包括宽基底或有蒂的息肉。其他可疑增生的表现包括局部或乳突状黏膜凸起，伴有或不伴有腺体囊肿，伴有非典型性血管的异常血管网，以及密集或异

宫腔镜技术：宫腔病变的门诊诊断和治疗

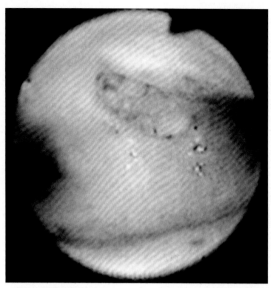

图 11-10 宫底和前壁的不伴有非典型性的局灶子宫内膜复杂增生。周围子宫内膜是正常的。

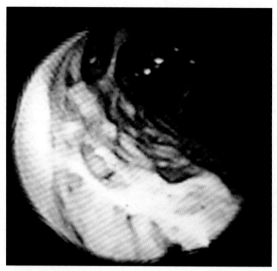

图 11-12 靠近子宫下段的不伴有非典型性的复杂子宫内膜增生。需要进行定向活检以作出诊断。

常分布的腺体开口（图 11-11 和 11-12）[39]。

在生育期患者，因增生和癌症的子宫内膜厚度有重叠，所以单独用 SIS 不能诊断子宫内膜增生。然而在绝经期，子宫内膜没有变化以及子宫内膜回声 > 4mm 就会被怀疑有子宫内膜异常。还需要进行基于宫腔镜检查获得的子宫内膜门诊活检标本的组织学诊断。

在大多数绝经后子宫内膜增生患者，子宫内膜的厚度为 0.6 ~ 1.3cm，平均厚度为 1cm。在大多数子宫内膜癌患者，子宫内膜厚度 > 4.7mm。子宫内膜增生通常是弥漫性的，但也可能是局灶的或表现为一个基底很宽的息肉。SIS 也可显示不对称的或多处的不规则子宫内膜增生。子宫内膜 - 肌层间的界面是完整的。

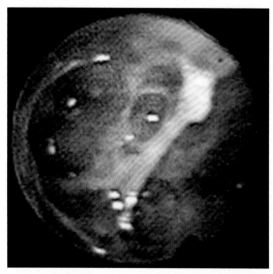

图 11-11 宫底的不伴有非典型性的子宫内膜复杂增生。注意薄的桥状组织由正常子宫内膜包围。

与盲视的子宫内膜活检相比，宫腔镜检查对于发现宫腔内病变（如肌瘤和息肉）更准确。一项最近的包含 181 名患者的研究显示[35]，当宫腔镜检查联合子宫内膜活检时，其敏感性为 96.6%，特异性为 100%。宫腔镜检查医师有时发现很难区分增生、肥厚的子宫内膜和子宫内膜增生[36]。这就是为什么宫腔镜检查联合子宫内膜活检是至关重要的原因。理论上，宫腔镜检查对异常子宫出血的特异性和阳性预测值为 100%。然而，实际上假阴性率达到 2% ~ 4%，这是由操作者检查异常子宫内膜病变时操作上失误导致的。

子宫内膜癌

子宫内膜癌需要组织学诊断；然而，当子宫内膜表面不规则或有局灶病变时，怀疑指数会增加。Sugimoto[40] 指出，当观察到下列特征时诊断子宫内膜癌的敏感性是高的：子宫内膜呈乳头状、息肉样、结节状或为混合型生长的脆弱组织，可见局灶坏死和非典型性血管（图 11-13）。Guruti 等回顾性调查了 25 名在子宫内膜活检中发现有非典型行增生并行子宫切除术治疗的绝经期患者[41]。结果表明，子宫内膜样本的病理学检查结果与宫腔镜检查结果相关。他们发现，应用宫腔镜诊断浸润癌的敏感性为 84.6%，特异性为 100%，其阴性和阳性预测值分别为 87.5% 和 100%[43]。

Garuti 的研究[41] 发现了一个假阴性率高的重要结果：在子宫内膜活检显示为非典型性子宫内膜增生的患者中，44% 的患者不能诊断为浸润癌。即使与盲视标本采集（Vebra）相比，定点活检也不能提高诊断。

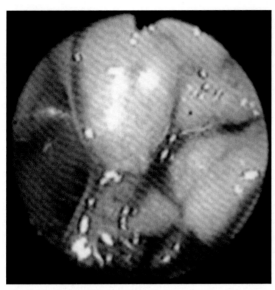

图 11-13 典型的脑回状增厚的子宫内膜。子宫内膜活检符合子宫内膜腺癌诊断。

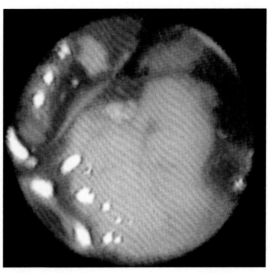

图 11-14 子宫内膜增厚导致子宫扩张困难。子宫内膜活检符合子宫内膜腺癌诊断。

怎么会是这样呢？许多宫腔镜医师意识到，定点活检获得的组织量很小，用小抓钳取得的癌浸润子宫内膜基质或肌层组织标本太少。不能诊断可能是由于活检取材只限于病变的最表层组织，没有取到间质组织；大多数宫腔镜手术的工作管道只有 1.5mm 大，使用的是 4-F 到 5-F 的活检抓持器。将这样获得的小样本或易碎的子宫内膜组织送给病理医师自然不理想。最后，易碎组织容易出血，使用液体膨宫时，视野可能会扭曲，以致定位活检位置不准确。如果一位有症状的患者被高度怀疑有宫腔镜下病变，而子宫内膜活检不是恶性的，则强烈建议用电切环（单极或双极）重新取样，以获得良好的组织样本，即子宫内膜基底或深层的样本以及较大的样本，以便进行最准确的诊断。

一些子宫内膜癌患者的宫颈松弛，伴有过多的宫颈黏液，这与经常遇到的宫颈狭窄形成了非常鲜明的对比。此时使用生理盐水或 CO_2 膨宫时可能会遇到困难。常常可看到斑驳的子宫内膜和弥散的富含血管的息肉样病变（图 11-14）。白带、宫腔积脓和渗出液增加也是并发癌症的标志。局灶病变，如子宫内膜息肉，也能隐藏子宫内膜癌。

虽然宫腔镜检查不能对子宫内膜癌进行分期，但能大致识别子宫内膜腔的浸润程度。为避免假阴性宫腔镜检查结果，宫腔镜检查时需降低宫腔内压力。子宫压力高会使病变人为变平，并把病变推进子宫内膜腔或子宫肌层。仔细观察病变的构造形态，观察病变上的血管。寻找杂色颜色、出血、坏死和不规则病变。大多数良性病变的边界光滑（图 11-15 和 11-16）。

早期子宫内膜癌的预后非常好。然而，当扩散到宫颈时，生存率降低。基底侵入（2 期疾病）改变扩散形态，生存率降低到 60% ~ 70%。10% ~ 20% 的子宫内膜癌累及宫颈。一些妇科医师曾尝试用宫腔镜检查来确定是否存在宫颈病变。其他用于术前子宫内膜癌分期的技术包括宫颈管诊刮、TVUS 和 MRI。

Lo 等曾对 200 名原发性子宫内膜癌患者进行了宫颈宫腔镜检查，以确定肿瘤是否已转移到宫颈[43]。其中 20.5% 的患者有肿瘤宫颈累及。在确定宫颈癌时，宫腔镜检查准确率为 92.5%，敏感性为 68.3%，特异性为 98.7%，阳性预测值为 93.3%，阴性预测值为 92.4%。总体上，目前宫颈恶变检查的准确率为 93%。

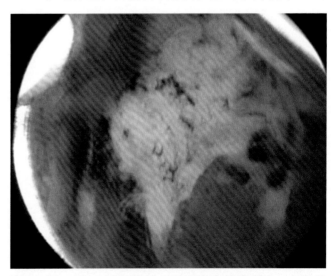

图 11-15 该 59 岁患者没有采用激素替代疗法，有突发的 PMB 表现为。检查发现一个 18 周大的子宫肌瘤。她除了有一个壁间平滑肌瘤外，还看到了易碎的、息肉样增厚的子宫内膜。定向活检显示为子宫内膜癌。

宫腔镜技术：宫腔病变的门诊诊断和治疗

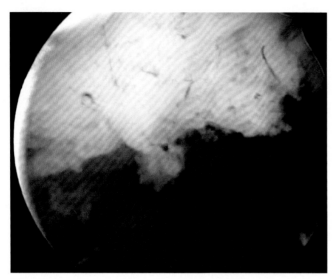

图 11-16　坏死、易碎、增厚的子宫内膜，符合子宫内膜癌诊断。

宫腔镜检查提示为宫颈累及的表现包括外向性生长、不规则表面轮廓和异常脉管系统。与 CO_2 相比，应用常规的生理盐水进行膨宫可提高诊断准确性。

他莫西芬所致变化

服用他莫西芬的无症状患者的子宫内膜监测结果与常规使用雌激素替换治疗的患者的结果没有差别。虽然大多数长期服用他莫西芬的患者的子宫内膜是非活动性的，但有些患者在常规 TVUS 检查中显示子宫内膜增厚。

Goldstein 等[15] 主张用 SIS 去监测他莫西芬的影响，因为其成像水平更高。如果使用传统的 TVUS 显示子宫内膜的厚度看起来明显异常和不均匀，则说明有子宫中心部位的病变。如果不做 SIS，则这些 TVUS 注意到的异常特征很容易被过度解释。与 TVUS 不同，SIS 能更准确地测定子宫内膜的状况，并能确定是否需要进一步的成像检查。SIS 能确定子宫内膜下到近端肌层的超声透过性。其表现异常可能代表异常的腺肌瘤样改变，即子宫近端肌层的微小囊肿。当在显微镜下观察时，服用他莫西芬的患者的子宫内膜和子宫肌层之间的接合处是不规则的和非线性的，而未服用他莫西芬的患者的接合处是线性的。

与对照组患者相比，服用他莫西芬的患者的其他 TVUS 检查发现包括：子宫体积和深度增加、子宫内膜增厚增加、子宫内膜息肉的发生率增加（36% 对 10%）以及子宫萎缩的发生率增加（28% 对 87%）。此外还注意到，他莫西芬使用者子宫内膜癌的发生率有少许增加，每 1000 名女性为 2～3 例（图 11-17）。

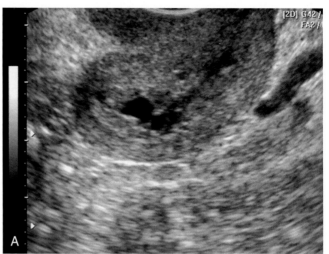

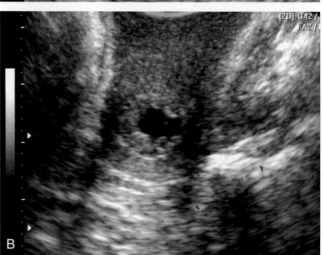

图 11-17　A，一位 64 岁有 PMB 妇女的 SIS 图像（矢状面图像），发现她有非常不规则的增厚的子宫内膜。其子宫前后壁之间有桥状组织。B，同一病变的冠状面图像。随后的活检结果为癌症。

小结

当宫腔镜检查发现有症状的局灶病变时，行宫腔镜手术切除病变至关重要。Epstein 等描述了妇科医师在患者存在局灶病变时只施行诊刮的统计结果。记住，子宫内膜活检和诊刮仅适用于局灶的、有蒂的或宫腔内很难达到的区域（如输卵管口、基底或宽蒂病变）。一项前瞻性研究对 105 例有 PMB、TVUS 子宫内膜厚度 > 5mm 的女性进行了宫腔镜检查、诊刮和宫腔镜切除术（这些患者原诊刮术后宫腔内仍残留局灶生长的病变）。24 例女性还施行了子宫切除术。对于同一个患者，如果采自同一患者的不同样本的组织学诊断不同，则认为最相关的诊断为最终诊断。

在这项研究中[20]，80%（84/105）的女性有宫腔内病变，其中 98%（82/84）的病变在宫腔镜检查时表现为局部生长的病变。在 87% 的有宫腔内局灶病变的女性，诊刮后全部或部分病变仍在原处。诊刮遗漏了 58% 的息肉（25 个 /43 个）、50% 的增生（5 个 /10 个）、60% 的非典型性复杂增生（3 个 /5 个）和 11% 的子宫内膜癌（2 个 /19 个）。在宫腔镜检查没有局部生长的病变的女性中，诊刮诊断和最终诊断之间的一致性是非常高的（94%）。而在有局灶病变的女性中，这种一致性却很不理想。

总之，对于有 PMB 和子宫内膜厚度 > 5mm 的患者，如果宫腔内有局灶病变，则宫腔镜子宫内膜去除术在获得有代表性的子宫内膜样本方面优于诊刮[20]。

临床难题

宫颈狭窄

对于有 PMB 和有显著宫颈狭窄的女性，评估可能颇具挑战性。既往外科手术，如激光锥形切除，有 0%~25% 的宫颈狭窄风险，环形切除后的风险增加到 1%~5%，冷刀锥形切除活检后增加到 40%[44]。大多数有 PMB 的患者没有子宫内膜癌。然而，对于有症状患者，医师明确除外癌症是至关重要的。如果患者已经做了 TVUS 且子宫内膜回声 > 5mm，那么组织学诊断和直视宫腔检查来确定是局灶还是弥漫病变非常最重要。但是在存在显著宫颈狭窄时临床医师应该怎么办呢？

传统上，用海藻棒来扩张宫颈。但即使是最小的海藻棒也不能放置在显著狭窄的宫颈内。口服或阴道内给予米索前列醇对宫颈狭窄特别有帮助。宫颈扩张前 48 小时和 8~12 小时口服米索前列醇 200~400mcg 能增强宫颈软化，有利于放置扩张器[45]。患者可能有短暂的痉挛痛、腹泻或低烧；然而米索前列醇可以明显降低手术难度。

当海藻棒或米索前列醇没有帮助时，可考虑在超声指导下扩张宫颈。超声能确保将仪器正确放入宫腔。经腹部超声指导可大大提高将宫腔导管或子宫内膜活检管刷放入宫腔的能力，可降低产生假道、穿孔或放弃手术的可能性。如果手术不能在门诊进行，可在手术室轻度镇静下进行[46]。

当遇到弯曲的宫腔时，用软性宫腔镜更有优势。如果能将一个 3-mm 的软性宫腔镜放入宫颈，则也许可以引导其通过宫颈管内并进入宫腔以观察子宫内膜。使用液体或 CO_2 也有助于机械性地扩张宫颈。当遇到显著宫颈狭窄时，还可考虑浅锥形的宫颈环形电切术（loop electrosurgical excision procedure，LEEP）活检来切除狭窄的宫颈口。但如有求于这种设备是非常不幸的。

妇科医师很少需要行子宫切除术来处理显著宫颈狭窄和 PMB。然而，当超声存在异常、不能直视子宫内膜、子宫内膜增厚或宫颈发育异常时，选择子宫切除术处理宫颈狭窄也是一个合理选择[47]。一项对有 PMB 和宫颈狭窄、无法进一步检查患者行子宫切除术治疗的回顾性研究发现，良性病变占 64%、宫颈发育异常占 12%，子宫癌占 4%。

激素替代疗法和绝经后出血

许多女性应用 HRT 减轻血管收缩症状、降低骨质疏松风险及改善泌尿生殖器萎缩。在 590 名开始周期应用 HRT 的女性中，月经不调常见；38.3% 的患者曾一次或多次就诊进行 PMB 评估，12.3% 的患者曾一次或多次行子宫内膜活检。当应用组合性 HRT 时，41.6% 的患者曾一次或多次就诊检查 PMB，20.1% 的患者曾一次或多次行子宫内膜活检[48]。

一项女性健康行动研究了 8000 多名随机进入 HRT 组的女性。她们连续应用组合性 HRT 方案，即每天服用马结合雌激素 0.625mg 和醋酸甲羟孕酮 2.5mg，结果发现，大约 40% 的女性主诉异常出血[49]。与不应用 HRT 者相比，应用雌激素和黄体酮的组合性 HRT 者患子宫内膜癌的风险减低。如果在应用 HRT 的最初 3 个月中出现阴道出血，目前的建议是观察等待。如果持续出血，可用门诊宫腔镜检查或 TVUS 评估出血。如果患者因为出血不愿意继续治疗，要尽早进行检查。如果只用了 TVUS，且子宫内膜回声 < 5mm，下一步需要做 SIS 以除外宫腔内病变。

在 20 世纪 60 年代和 70 年代，常规处方是无拮抗的激素疗法，但后来发现这种疗法会增加子宫内膜癌或增生的风险。现在我们知道，黄体酮能减少雌激素受体的合成，增加雌二醇向效力小的代谢产物雌酮的转化，因此黄体酮是 HRT 应用者的必要辅助疗法。目前大多数服用 HRT 的女性要么应用每天续贯疗法要么应用周期性疗法。

周期性应用雌激素 - 黄体酮组合治疗的患者，应至少接受 12 天或 13 天的黄体酮治疗。患者如果在周期性黄体酮治疗的 11 天前出现流血，则应做子宫内膜活检。如果没有分泌期或假蜕膜变化，则需要增加

宫腔镜技术：宫腔病变的门诊诊断和治疗

黄体酮用量。应用周期性雌激素 - 孕激素治疗的患者如果出现流血，需要确认她们的出血是发生在黄体酮服用期的最后 12 ~ 14 天，还是发生在停止服用黄体酮后的那个星期。如果出现飘忽不定的出血，则要进行门诊宫腔镜检查或 TVUS。

无论选择何种激素疗法，大约 5% ~ 40% 的开始 HRT 的患者在接受 HRT 时会出现偶发的或延长的出血。过去推荐观察等待。不必要的担心或患者停止激素治疗是普遍现象而不是例外。子宫内膜息肉的平均发生率为 20%，黏膜下肌瘤的平均发生率为 10% ~ 20%，在一些过去无症状的女性，HRT 能导致出血。应用门诊宫腔镜检查或 SIS 早期检查显示有子宫内膜萎缩或宫腔内存在病变能减轻一些恐惧（图 11-18）。如果发现子宫内膜萎缩，患者可能放心一些，因为继

续使用 HRT 出血可能可以解决。良性息肉和肌瘤可能导致继续出血，需要行宫腔镜手术切除。同样，如果发现癌前病变或潜在的癌症，必须迅速应用黄体酮治疗或行子宫切除术。

异常阴道出血的其他原因

尿道与阴道接近，可能会使患者不容易判断是否是阴道出血。大多数患者会认为出血是源于阴道。当出现持续出血时，除了做全面的妇科评估，还要考虑尿道细胞学检查和膀胱成像。异常阴道出血的常见原因如框 11-1 所示。

对于膀胱肿瘤的发生率，一项研究在 280 名绝经后做了 TVUS 和膀胱超声成像检查的女性中进行了前瞻性评估。异常发现均由泌尿科会诊和膀胱镜检查确认。结果表明，280 人中有 3 人有膀胱肿瘤，其中一人是恶性的。这提醒临床医师当患者 TVUS 正常时应对其膀胱进行影像学检查[50]。

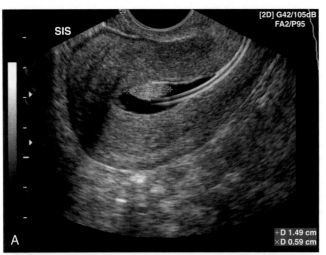

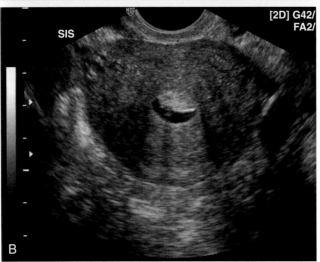

图 11-18　A，SIS 图像（矢状面图像）显示的一个小的局灶病变。手术宫腔镜下肌瘤切除术证实为一良性子宫内膜息肉。B，SIS 图像（冠状面图像）显示的小的局灶病变。活检符合良性子宫内膜息肉诊断。

框 11-1

异常阴道出血的常见原因

异物
宫内避孕器
滴虫感染
药物
- 激素替代疗法
- 单纯的雌激素疗法
- 他莫西芬治疗

癌症
- 宫颈癌
- 卵巢癌
- 输卵管癌
- 膀胱癌
- 卵巢上皮细胞癌和颗粒细胞癌

解剖学
- 尿道下垂
- 宫颈损伤
- 子宫直肠憩室瘘
- 生殖器下垂
- 生殖器萎缩

治疗
- 超治疗水平的抗凝药物
- 放射疗法
- 血运阻断治疗和闭塞性阴道动脉内膜炎

小结

一个女人一生中有 1/3 的或更多的时间是在绝经后度过的。因此，她们会遇到更多的妇科疾病，包括出血和白带增加。使用宫颈软化剂如米索前列醇，有助于使宫腔镜检查、SIS 和子宫内膜活检更舒适，以及降低子宫穿孔或宫颈裂伤的风险。宫腔镜检查，特别是使用小口径的宫腔镜，能得到很好的宫颈管内和子宫内膜成像。当没有宫腔镜时，可用 TVUS 对异常子宫出血患者进行初始分类。如果 TVUS 不能很好地观察子宫内膜，或者虽然子宫内膜参数正常但仍有出血，可选择宫腔镜检查或 SIS。

这些可供医师使用的临床工具可以提高对 PMB 女性的诊断。使用这些工具可减少患者的挫折和恐惧感，同时可提高医师做出准确诊断的自信和能力。

（李云飞 译 于 丹 校）

参考文献

1. Eitan R, Saenz CC, Venkatraman ES, et al: Pilot study prospectively evaluating the use of the measurement of preoperative sonographic endometrial thickness in postmenopausal patients with endometrial cancer. Menopause 2005;12:27-30.

2. Jemal A, Murray T, Ward E, et al: Cancer statistics, 2005. CA Cancer J Clin 2005;55:10-30.

3. Ozalp S, Tanir HM, Gurer H: Gynecologic problems among elderly women in comparison with women aged between 45-64 years. Eur J Gynaecol Oncol 2006;27(2):179-181.

4. Marchetti M, Vasile C. Chiarelli S: Endometrial cancer: Asymptomatic endometrial findings. Characteristics of postmenopausal endometrial cancer. Eur J Gynaecol Oncol 2005;26(5):479-484.

5. Feldman S, Cook EF, Harlow BL, Berkowitz RS: Predicting endometrial cancer among older women who present with abnormal vaginal bleeding. Gynecol Oncol 1995;56:376-381.

6. Gredmark T, Kvint S, Havel G, et al: Histopathological findings in women with postmenopausal bleeding. Br J Obstet Gynaecol 1995;102:133-136.

7. Astrup K, Olivarius Nde F. Frequency of spontaneously occurring postmenopausal bleeding in the general population. Acta Obstet Gynecol Scand.2004;83:203-207.

8. Richenberg J, Cooperberg P: Ultrasound of the uterus. In Callen PW (ed): Ultrasonography in Obstetrics and Gynecology, 4th ed. Philadelphia: Saunders, 2000, pp 814-846.

9. Smith RA, Cokkinides V, Eyre HJ: American Cancer Society guidelines for the early detection of cancer, 2005. CA Cancer J Clin 2005;55(1):31-44.

10. Medverd JR, Dubinsky TJ: Cost analysis model: US versus endometrial biopsy in evaluation of peri- and postmenopausal abnormal vaginal bleeding. Radiol 2002;222(3):619-627.

11. Karlsson B, Granberg S, Wikland M, et al: Transvaginal ultrasongraphy of the endometrium in women with postmenopausal bleeding—A Nordic multicenter study. Am J Obstet Gynecol 1995;172:1488-1494.

12. Berliere M, Radikov G, Galant C, et al: Identification of women at high risk of developing endometrial cancer on tamoxifen. Eur J Cancer 2000;36(Suppl 4):S35-S36.

13. Davidson KG, Dubinsky TJ: Ultrasonographic evaluation of the endometrium in post-menopausal vaginal bleeding. Radiol Clin N Am 2003;41:769-780.

14. Okaro E, Bourne T: Sporadic abnormal vaginal bleeding (intermenstrual, postcoital and postmenopausal bleeding). Curr Obstet Gynecol 2002;12:334-340.

15. Goldstein SR, Nachtigall M, Snyder JR, Nachtigall L: Endometrial assessment by vaginal ultrasonography before endometrial sampling in patients with postmenopausal bleeding. Am J Obstet Gynecol 1990;163:119-123.

16. Gull B, Karlsson B, Milsom I, Granberg S: Can ultrasound replace dilation and curettage? A longitudinal evaluation of postmenopausal bleeding and transvaginal sonographic measurement of the endometrium as predictors of endometrial cancer. Am J Obstet Gynecol 2003;188:401-408.

17. Epstein E, Ramirez A, Skoog L, et al: Transvaginal sonography, saline contrast sonohysterography and hysteroscopy for the investigation of women with postmenopausal bleeding and endometrium greater than5 mm. Ultrasound Obstet Gynecol 2001;18:157-162.

18. Twu NF, Chen SS: Five-year follow-up of patients with recurrent postmenopausal bleeding. Zhonghua Yi Xue ZaZhi (Taipei) 2000;63:628-633.

19. Jaaback KS, Hirschowitz L: Primary fallopian tube carcinoma— the experience of a UK cancer centre and a review of the literature. J Obstet Gynaecol 2005;25(7):694-702.

20. Epstein E, Ramirez A Skoog L, et al: Dilation and curettage fails to detect most focal lesions in the uterine cavity in women with postmenopausal bleeding. Acta Obstet Gynecol Scand 2001;80:1131-1136.

21. Moodley M, Roberts C: Clinical pathway for the evaluation of postmenopausal bleeding with an emphasis on endometrial cancer detection. J Obstet Gynaecol. 2004;24(7):736-741.

22. Clark TJ, Barton PM, Coomarasamy A, et al: Investigating postmenopausal bleeding for endometrial cancer: Cost-effectiveness of initial diagnostic strategies. BJOG 2006;113:502-510.

23. Shushan A, Revel A, Rojansky N: How often are endometrial polyps malignant? Gynecol Obstet Invest 2004;58:212-215.

24. Savelli L, De Iaco P, Santini D, et al: Histopathologic features and risk factors for benignity, hyperplasia, and cancer in endometrial polyps. Am J Obstet Gynecol 2003;188:927-931.

25. Smith-Bindman R, Kerlikowske K, Feldstein VA, et al: Endovaginal ultrasound to exclude endometrial cancer and other endometrial abnormalities. JAMA 1998;280:1510-1517.

26. Tsuda H, Kawabata M, Yamamotot K, et al: Prospective study to compare endometrial cytology and transvaginal ultrasonography for identification of endometrial malignancies. Gynecol Oncol 1997;65:383-386.

27. Fleischer A, Wheeler JE, Lindsay I, et al: An assessment of the value of ultrasonographic screening for endometrial disease in

postmenopausal women without symptoms. Am J Obstet Gynecol 2001:184:740-744.

28. Gull B, Carlsson SA, Karlsson B et al: Transvaginal ultrasonography of the endometrium in women with postmenopausal bleeding: Is it always necessary to perform an endometrial biopsy? Am J Obstet Gynecol 2000;182:509-515.

29. Epstein E, Valentin L: Rebleeding and endometrial growth in women with postmenopausal bleeding and endometrial thickness <5 mm managed by dilatation and curettage or ultrasound follow-up: A randomized controlled study. Ultrasound Obstet Gynecol 2001;18:499-504.

30. De Jong P, Doel F, Falconer A: Outpatient diagnostic hysteroscopy. BJOG 1990;97;299-303.

31. Vilos GA, Edris F, Al-Mubarak A, et al: Hysteroscopic surgery does not adversely affect the long-term prognosis of women with endometrial adenocarcinoma. J Minim Invasive Gynecol 2007;14:205-210.

32. Takeshima N, Nishida H, Tabata T, et al: Positive peritoneal cytology in endometrial cancer: Enhancement of other prognostic indicators. Gynecol Oncol 2001;82:470-473.

33. Widrich T, Bradley LD, Mitchinson A, Collins R: Comparison of saline infusion sonography with office hysteroscopy for the evaluation of the endometrium. Am J Obstet Gynecol 1996;174:1327-1334.

34. Shushan A, Protopapas A, Hart R: Diagnostic and therapeutic advantages of hysteroscopic surgery in management of intrauterine lesions in postmenopausal women. J Am Assoc Gynecol Laparosc 2001:8:87-91.

35. Marchetti M, Litta P, Lanza P, et al: The role of hysteroscopy in early diagnosis of endometrial cancer. Eur J Gynaecol Oncol 2002;23(2):151-153.

36. Fay TN, Khanem N, Hosking D: Out-patient hysteroscopy in asymptomatic postmenopausal women. Climacteric 1999;2(4):263-267.

37. Kurman RJ, Zaino RJ, Norris HJ: Endometrial carcinoma. In Kurman RJ (ed): Blaustein's Pathology of the Female Genital Tract, 4th ed. New York: Springer-Verlag, 1994, pp 439-486.

38. Trimble CL, Kauderer J, Zaino R, et al: Concurrent endometrial carcinoma women with a biopsy diagnosis of atypical endometrial hyperplasia: A Gynecologic Oncology Group study. Cancer 2006;106:812-819.

39. Garuti G, Sambruni I, Colonnelli M, Luerti M: Accuracy of hysteroscopy in predicting histopathology of endometrium in 1500 women. J Am Assoc Gynecol Laparosc 2001;8:207-213.

40. Sugimoto O: Hysteroscopic diagnosis of endometrial carcinoma. A report of fifty-three cases examined at the women's clinic of Hyoto University Hospital. Am J Obstet Gynecol 1975;121:105-113.

41. Guruti G, Mirra M, Luerti M: Hysteroscopic view in atypical endometrial hyperplasias : A correlation with pathologic findings on hysterectomy specimens. J Minim Invasive Gynecol 2005;12:247-253.

42. Loffer FD: Hysteroscopy with selective endometrial sampling compared with D&C for abnormal uterine bleeding: The value of a negative hysteroscopic view. Obstet Gynecol 1989;73:16-20.

43. Lo KWK, Cheung TH, Yim SF: Preoperative hysteroscopic assessment of cervical invasion by endometrial carcinoma: A retrospective study. Gynecol Oncol 2001:82,279-282.

44. Baldauf JJ, Dreyfus M, Ritter J, et al: Risk of cervical stenosis after large loop excision or laser conization. Obstet Gynecol 1996;88:933-938.

45. Thomas JA, Leyland N, Durand N, et al: The use of oral misoprostol as a cervical ripening agent in operative hysteroscopy: A double-blind, placebo-controlled trial. Am J Obstet Gynecol 2002;186:876-879.

46. Weiderpass E, Adami HO, Baron JA, et al: Risk of endometrial cancer following estrogen replacement with and without progestins. J Natl Cancer Inst 1999;1131-1137.

47. Newman C, Finan M: Hysterectomy in women with cervical stenosis. J Repro Med 2003;48:672-676.

48. Ettinger B, Li DK, Klein R: Unexpected vaginal bleeding and associated gynecologic care in postmenopausal women using hormone replacement therapy: Comparison of cyclic versus continuous combined schedules. Fertil Steril 1998;69:865-869.

49. Writing Group for the Women's Health Initiative Investigators: Risks and benefits of estrogen plus progestin in healthy postmenopausal women: Principal results from the Women's Health Initiative randomized controlled trial. JAMA 2002;288:321-333.

50. Abdel-Fattah M, Barrington JW, Youssef M, Mac Dermott JP: Prevalence of bladder tumors in women referred with postmenopausal bleeding. Gynecol Oncology 2004;94(1):167-169.

12

子宫肌瘤栓塞术的患者评估

Linda D. Bradley

发热要禁食，感冒宜多吃。不记得了吗？没有关系。这只是民间风俗，而非科学。但是，现在就是有一种新式手术——使子宫肌瘤"禁食"（而非"喂食"）的疗法——真的起作用了。这种方法被称为子宫肌瘤栓塞术，将来有一天它可能可以使您免于子宫切除术。

CCF Toronto Bulletin，2006

子宫平滑肌瘤是一种使妇科医师因其就诊量、会诊量和外科手术量非常大而忙碌的疾病，也是一种使患者陷于众多减轻相关症状的药物疗法或手术方法包围的疾病。直到最近，肌瘤治疗仍局限于药物疗法、子宫肌瘤切除术或子宫切除术。患者自然希望有可以保留器官、创伤最小和住院时间短的更好的治疗方法。在过去十年中，通过妇科医师和介入放射科医师的通力合作，以及为获得最佳结果而设立的前瞻性临床登记制度，如子宫肌瘤治疗结果数据登记（Fibroid Registry for Outcomes Data，FIBROID）制度，在治疗子宫肌瘤方面开辟了新的前景 [1]。

作为一组特定患者的另一种治疗方法，子宫肌瘤栓塞术（uterine fibroid embolization，UFE）已越来越受欢迎。UFE 是一种放射疗法，它能在保留子宫的同时治疗肌瘤及其相关症状，且术中不需要进行全身麻醉。这种手术需要多学科专业人员参与，包括介入放射科医师、疼痛治疗医师和妇科医师。随着越来越多的医师了解了这种方法，以及报道的临床效果很好，UFE 的应用将有所增加（框 12-1）[2]。

UFE 成功的关键在于妇科医师和放射科医师在治疗患者方面的全方位协作。如果介入放射科医师具有优秀技能、掌握先进临床技能、可提供专家会诊意见、能够处理术后异常情况，最重要的是有权收患者住院，则能得到大量的转诊患者。理想的合作模式是：介入放射科医师有收患者住院的特权，并向妇科医师反馈有关手术技术方面的情况。在这种理想模式

下，妇科医师不需要进行术后即刻医院内治疗，而是在术后几个月内随访患者。同样，需要妇科医师处理的 UFE 并发症很少。常规做法是妇科医师在 UFE 术后随访患者 4~6 周。

本章主要阐述 UFE 的常见适应证、优点、风险和潜在的并发症。一项对近期文献所做的深入回顾包括结果、并发症发生率以及提高成功率和改善效果的临床精粹和小贴士。介绍一个有关选择患者、术前评估和术后随访的建议方案。阐述了宫腔镜检查在评估UFE 白带、不规则出血或无月经方面的应用。

介入放射科医师：是朋友还是敌人？

在今天的医疗环境中，妇科医师是大多数女性健康的主要医疗服务提供者。在这种职责下，我们经常要面对评估有症状的骨盆肿物、月经过多和异常阴道出血。导致这些异常最常见的解剖学原因是子宫肌瘤 [3]。随着当前医疗体系和技术的发展，我们在所有医疗领域都有研究微创方法的压力，其中一个领域就是寻找和发现治疗有症状的子宫肌瘤的微创方法。权威的治疗方法依然是子宫切除术。然而，自 20 世纪90 年代起，UFE 已成为一些女性的治疗方法。随着更多医师对这种新的治疗方法的了解以及患者的意识提高，UFE 的应用还要增加。

历史回顾

UAE 既往是处理产科或妇科疾病中流血过多女性的最后方法或挽救生命的手术 [4, 5]。其最早应用是在1979 年的一次产科手术中——成功治疗了经标准双侧下腹部动脉结扎术失败的严重产后出血患者 [6]。UAE也是分娩后胎盘残留患者保守治疗的一部分 [7, 8]。其在妇科、产科急诊和其他腹腔内出血病例中的作用已

经确立（框 12-2）。对于产后或妇科大出血患者的紧急手术干预，子宫切除术或髂内动脉结扎术常常非常危险和复杂，因为患者血流动力学不稳定或并存其他疾病，并且可并发输尿管损伤、感染、肠梗阻、大量输血和延长住院时间。另外，当手术失败而患者血流动力学仍然不稳定时，子宫动脉栓塞术治疗妇科和产科出血经常是有效和挽救生命的[9, 10]。

自 1995 年 Ravina 首次应用预防性 UFE 治疗子宫肌瘤以来[11]，作为一种治疗有症状的子宫肌瘤的方法，UFE 已被广泛接受。对于曾经只能选择子宫肌瘤切除术或子宫切除术的患者而言，UFE 是一种可以保留子宫、避免大手术和并发症发生率低的方法。Ravina 是第一个提倡进行预防性栓塞的人。Ravina 认为，UFE 能减少流向子宫动脉的血液，因而可以减少

失血和手术过程中输血，或从拟行的开腹子宫肌瘤切除术中转为子宫切除术。结果是出乎预料的。在 16 名患者中有 11 名症状消失，3 名症状部分消失，只有 2 名后来需要手术干预。在 20 个月的随访后，20%～60% 的患者子宫体积缩小了。一名患者后来妊娠了[13]。这个法国小组的引人注目的结果已促使其他人对这种新的治疗肌瘤的微创手术的优点进行评估。

动脉栓塞的成功率和低并发症发生率已使 UFE 作为一种非手术方法取代子宫切除术用于治疗肌瘤。随着好的结果不断报道，UFE 的应用逐渐增多并在患者和医师中成为受欢迎的方法。到目前为止，全世界已施行 150 000 多例 UFE。每年美国大约有 15 000 例。

UFE 的优点包括保留子宫功能（月经和生育）、避免外科手术、清醒的镇静麻醉、较短的住院天数、快速恢复活动和并发症风险低。如果结果不尽如人意，仍可以行子宫肌瘤切除术或子宫切除术。UFE 在治疗子宫肌瘤的非紧急应用方面的发展也已导致对这种常见疾病有了更缜密的治疗。

子宫切除术的替代疗法

在美国，自 20 世纪 80 年代子宫切除术率已下降。然而，这种手术影响 1/3 的已达 60 岁的女性，每年 600 000 例，并且常常被推荐用于治疗子宫肌瘤。大约 250 000 名的女性已行子宫切除术治疗肌瘤有关的症状。与全世界已行 150 000 多例 UFE 相比，目前美国每年行 15 000 例 UFE，与每年所行子宫切除术的例数相比，这一数字很低。幸运的是，90% 的子宫切除术是治疗良性肿瘤，而且常常是肌瘤。现在妇科医师已越来越多地将 UFE 作为一种治疗子宫肌瘤的方法。

平滑肌瘤是子宫最常见的良性肿瘤，在女性的发生率为 30%～50%。幸运的是，只有 25%～50% 的肌瘤患者会有症状。平滑肌肉瘤的发生率 < 1%。虽然这些肿瘤很常见，但其发病机制还没有完全搞清楚，何为最好治疗方法尚有争议，还没有标准方法。

常有关于子宫切除术替代方法的讨论，讨论范畴很宽泛，从"分娩完成时子宫已无用"，到切除不能适当发挥功能的部分而保留器官。许多患者要求只处理有病变的部分。对于一些女性，生育已不是她们关注的问题，但她们想要的仍然是保留器官的手术（保留子宫功能和月经）。因为子宫的心理性缺失会导致

焦虑、失落、性欲降低或女性特质丧失。当然，还需要进行更多的研究以理解她们要求保留子宫的决策过程与要求摘除治疗的人有何不同。然后，还需要评估目前治疗方式对每个子宫肌瘤患者的风险与益处、长期数据和治疗结果。虽然许多患者可以打消疑虑，做到定期随访，然而有些患者需要手术干预。

目前治疗子宫肌瘤的方法

目前外科治疗方法包括：手术宫腔镜切除子宫肌瘤、开腹和腹腔镜切除肌瘤、冷冻消融、腹腔镜肌瘤消融、肌瘤双极消融、暂时性经阴道子宫动脉闭塞、腹腔镜子宫动脉阻断和 MRI 聚焦超声。对于有轻微症状的患者，观察等待也是一种方法。

首要的是判断：肌瘤仅仅只是无症状的存在，还是出现症状的问题所在。目前替代子宫切除术的药物疗法包括非甾体抗炎药（NSAID）治疗和激素类药物治疗，如避孕药、促性腺激素释放激素（GnRH）激动剂。药物可以长期使用，也可以间歇使用。

对于一些女性来说，由于治疗中断后症状复发或难以承受药物不良反应，药物治疗是痛苦的。但是，进行试验性药物治疗是明智的。很难预测哪个患者会有长期益处。理论上讲，对于与月经关系密切的女性，采用药物治疗的益处可能最大，因为停止月经更容易达到。近来研究表明，RU486（一种抗黄体酮制剂）有非常好的临床效果[14]。与外科手术相比，药物治疗很可能更有发展，在不久的将来在治疗子宫肌瘤中会发挥更重要的作用。

2004 年，FDA 批准了 Exablate2000 治疗系统（InSightec，Tirat Carmel，Israel）——一种 MRI 指导下的超声，作为一种治疗子宫肌瘤的方法[15, 16]。两种新的放射摄影技术（腹腔镜超声引导下的切除术和经皮射频去除术）可能不久就会用于子宫肌瘤栓塞[17]。

与平滑肌瘤相关的症状

每年在美国施行的所有子宫切除术病例中，平滑肌瘤和异常子宫出血占 40% ~ 50%。1998—2002 年，有超过 1 百万例的子宫切除术和 15 万例的子宫肌瘤切除术[18]。与白种女性相比，加勒比黑人女性出现平滑肌瘤的年龄更小、肌瘤更大和更多（图 12-1 和

12-2）。

逐渐加重的症状包括与贫血和疲劳相关的月经过多和不规则出血。当月经过多不停止时，可能需要输血[19]。平滑肌瘤增大会导致尿频、尿急或骨盆压迫和坠胀感（常并称为与容积相关的症状）。也有其他症状的报道，包括痛经、性交困难、后背痛和慢性阴道分泌物或白带带下（通常由宫腔内肌瘤和紧邻子宫内膜的肌瘤所致）。大的平滑肌瘤可能会导致腹围增加、肾盂积水、深静脉血栓形成甚至肺梗塞（因静脉淤积导致），少数会见到神经综合征（图 12-3）。一些患者会反复流产或不孕。

子宫切除术总能解除症状，如出血和与体积相关的主诉，同时会导致不能生育，并且是个大手术。总体上子宫切除术有 20% ~ 40% 的并发症风险：包括输血、术后发热、术后阴道残端血肿、尿道感染、延迟肠梗阻、粘连、神经卡压症、过早停经、疝形成、肠

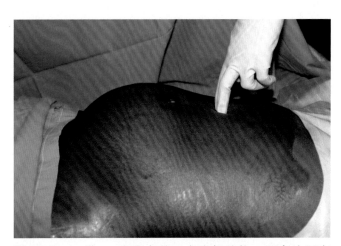

图 12-1　一位 37 岁患者的巨大腹部肿物。双合诊证实子宫 25 周大。

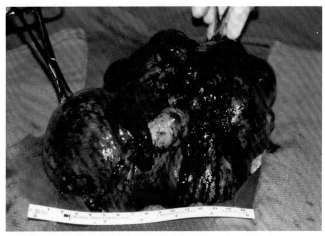

图 12-2　术中发现大的多叶状子宫，伴有卵巢粘连，行开腹子宫切除术和右卵巢切除术治疗。子宫称重 1.9 kg。

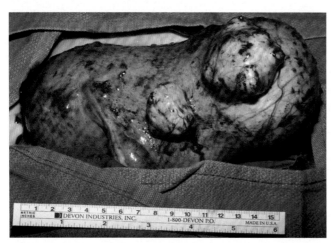

图 12-3　2.2Kg 重的子宫剖腹术。患者有压迫症状、肾盂积水和左肾萎缩，可能源于长期存在的压迫效应。

梗阻、深静脉血栓形成、残留卵巢综合征、肺梗塞、瘢痕以及伤及肠管、膀胱或尿道甚至死亡。

当然，已有许多可替代治疗方法；然而，一些患者发现它们不能令人满意。使用 GnRH 激动剂这种激素疗法只是暂时性治疗，治疗停止后 6 ～ 12 个月内大多数肌瘤会再生长到原来大小并出现症状。与年轻女性相比，对围绝经期患者进行药物治疗能症状大大减轻，因为她们已临近绝经，与肌瘤有关的复合症状自然减退。子宫肌瘤切除术，不论是腹腔镜下的还是开腹的，均需进行全身或局部麻醉，都会有手术风险。另外，子宫肌瘤切除术有 25% 的肌瘤复发率，10% ～ 15% 再次手术率。

与子宫切除术相比，UFE 有较少的并发症、较短的住院天数和较少的失血量[20]。UFE 可有效治疗所有肌瘤相关症状：压迫症状、出血和肿块。关于子宫大小的变化有不同的报道。其对主诉腹部增大、影响美观的患者治疗效果不及对有流血或压迫症状的患者。大多数研究都注意到，UFE 治疗后患者的生活质量评分和满意度都提高的，达到了令人满意的临床症状长期缓解。UFE 治疗的肌瘤在组织学上有玻璃样变或凝固性坏死[21]。

Goldberg 等比较了开腹子宫切除术（299 例）、开腹子宫肌瘤切除术（105 例）和 UFE（136 例）的医疗费用和补偿[22]。他们的研究应用了医院费用而不是医院收费，因为作者认为医院费用比医疗收费能更准确地反映资源的使用（包括手术室、护理、放射学、实验室检查和药物）。他们发现，与开腹子宫切除术和开腹子宫肌瘤切除术相比，UFE 的医院费用更低，而医院的净收入更高，并且与传统的妇科手术相比，

UFE 对医院来讲财政上更有利。对于 UFE、子宫切除术和子宫肌瘤切除术，医师的平均补偿分别为 1306、979 和 1078 美元。在他们的分析中，总的医院费用，UFE 为 2707 美元，大大低于子宫切除术（5707 美元）或子宫肌瘤切除术（5676 美元）。还有更多的研究（特别是腹腔镜手术的研究）正在进行中，以评估 UFE 与手术相比的成本效益。

子宫肌瘤栓塞术的实践

妇科医师非常适于遴选适于 UFE 的候选患者。实际上，妇科医师正是提出 UFE 候选患者会诊要求的人。术前会诊对于除外有类似肌瘤症状或需要手术干预的其他因素非常重要。患者应该是药物治疗无效或不希望进行其他治疗的患者。

对于合并有多种其他疾病患者，UFE 是最佳选择。对于有症状的宫腔内肌瘤患者，最好还是采用宫腔镜肌瘤切除术而不是 UFE，因为 UFE 有增加慢性阴道流液（水样或血样）、感染或宫腔内肌瘤脱垂（需要宫腔镜切除术）的风险。目前对于无症状的患者，UFE 还未应用。

绝经期女性没有症状时不需要治疗。同样，对于有肌瘤开始增大或出现症状的绝经期女性，也不应该进行 UFE 治疗。因为有这些症状的绝经期女性患平滑肌肉瘤的风险更大（图 12-4）。对于有生育要求的患者一般不推荐进行栓塞治疗，除非是有可能从子宫肌瘤切除术转为子宫切除术的患者，或术后可能有严重并发症的患者[23]。当优先考虑生育时，通常推荐子宫肌瘤切除术。然而，当手术中转为子宫切除术的风险高时，应考虑使用 UFE。虽然有 UFE 术后成功妊娠的病例报道，但没有足够的数据保证 UFE 不会影响生育和妊娠[24, 25]。

对于检查、随访或筛选标准，目前尚无公认的指导准则。UFE 的适应证和禁忌证如框 12-3 所示。Cleveland 临床参数后面会讨论到。

术前门诊患者会诊

术前会诊至关重要，理想的会诊应由主张行 UFE 的知识渊博的妇科医师和介入放射科医师进行。这些会诊通常单独进行。当介入放射科医师有收住院的特

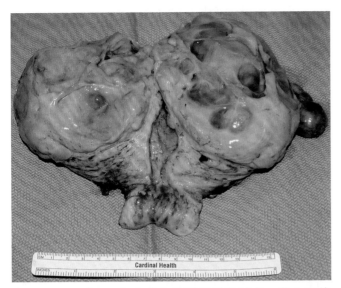

图 12-4　一位 51 岁患者出现严重月经过多、贫血和快速生长的平滑肌瘤。患者要求行 UFE；然而，术前 MRI 显示为病变中心坏死，不推荐行 UFE。在子宫切除术中，可见子宫有许多囊状改变的严重子宫肌层异常表现。冰冻切片证实是弥漫的平滑肌肉瘤。

框 12-3

UFE 的适应证和禁忌证

适应证
- 有症状的子宫肌瘤经双合诊检查发现并经超声检查或 MRI 证实
- 患者和医师更喜欢 UFE 而不是其他方式
- 希望减轻月经过多、压迫症状或盆腔疼痛症状

绝对禁忌证
- 妊娠
- 蒂 < 2cm 的外生性肌瘤
- 脱垂至阴道的肌瘤
- 相关病变需要盆腔手术（复杂的附件肿块、有症状的盆腔脱垂）
- 活动性盆腔炎症性疾病
- 高度怀疑平滑肌肉瘤
- 生殖器恶性肿瘤（子宫内膜癌、宫颈癌）

相对禁忌证
- 宫腔内平滑肌瘤
- 有生育要求
- 肾病变
- 对造影剂过敏
- 凝血功能障碍（手术前必须矫治）
- 目前使用 GnRH 激动剂
- 主要肌瘤 > 8～10cm
- 免疫力低下（必须密切监测感染风险）
- 宫腔内放置子宫内避孕器

GnRH，促性腺激素释放激素；MRI，核磁共振成像检查；UFE，子宫肌瘤栓塞术。

权时，会诊、日程安排、事前授权、手术操作以及入院和出院管理之间即可以紧密衔接。在推荐 UFE 前有七个突出问题必须提到：

- 患者有肌瘤吗？这些症状与子宫腺肌病或其他因素有关吗？
- 症状与肌瘤有关吗？
- 患者希望生育吗？
- 这些症状需要治疗吗？
- 有使治疗倾向于失败的解剖学因素或保证手术成功需要进行的附加评估吗？
- 有使 UFE 或外科手术倾向于有风险的妇科或非妇科疾病吗？
- 有患者不希望行外科手术的其他原因吗？

临床精粹

- 由一位知识渊博的妇科医师回顾患者的病史和妇科检查结果，重点在于肌瘤相关症状、生活质量、期望以及是否希望生育。
- 除非在特殊的情况下，对希望生育的患者不推荐 UFE。
- 确定是否是 UFE 的适应证或是否应首先试一试其他方法非常重要。必须明确 UFE 的风险和益处。应给予患者有关小册子和网络信息以了解更多信息。
- 医师应对患者进行全面的宣教，包括提供有关印刷品、技术解释和做过手术的其他患者的电话（如果需要）。
- 患者术后应避孕，如果有必要，给患者开避孕药。
- 术前至少 3 个星期停止所有非甾体抗炎药、维生素 E、阿司匹林和草药的使用，以降低穿刺部位的出血风险。
- 如果患者一直在使用 GnRH 激动剂，停止用药，并至少在一次月经周期后再安排手术。GnRH 治疗会导致血管痉挛，使导管很难插入窄径血管。单边插入导管在减轻症状方面失败风险最高。
- 如果存在宫内节育器（IUD），建议术前取出，UFE 术后 4～6 个月再置入另外一个 IUD。理论上，当子宫体积减小时，感染或 IUD 脱落的风险会增加。

如果这些回答以后患者仍是 UFE 的候选对象，则进行下面的实验室检查：

初步检查

实验室检查

- 包含血小板的全血细胞计数（complete blood count，CBC）
- 凝血酶原时间
- 部分活化凝血酶原激酶时间
- 血尿素氮（blood urea nitrogen，BUN）和肌酐
- 卵泡刺激素（FSH）和雌二醇水平
- 人绒毛膜促性腺激素（hCG）（手术当天尿妊娠试验）

其他检查

- 近期标准的巴氏涂片检查
- 淋病和衣原体属检查（如果临床有指征）。治疗任何阴道感染，包括手术前的细菌性阴道炎和滴虫性阴道炎
- 子宫内膜活检（如果临床有指征）
- 对于年龄 > 40 岁的女性，如果有子宫内膜增生或癌的高危因素，应进行子宫内膜取样。
- 对于有非周期性异常出血的女性，应进行子宫内膜活检。子宫内膜活检应在 UFE 前至少 1 ~ 2 周进行，以减少感染风险。
- 有子宫内膜增生的患者不应进行 UFE。

诊断性成像检查

应做骨盆 MRI（含或不含钆的）以确认肌瘤的存在并确定主要肌瘤的大小、数量和位置。在 MRI 申请单中应列出这些要求。此外，合并的附件肿块和子宫腺肌病也能诊断。与超声检查相比，MRI 在不同观察者间的差异较小，能作为非常好的随访检查方法。特别是当肌瘤在脐上方时，MRI 在测量上比超声检查可能更准确（图 12-5 和 12-6）。

如果不能做 MRI，则应做盆腔超声检查。如果超声检查不能明确是否存在宫腔内肌瘤，则要考虑门诊宫腔镜检查。

MRI 是检查子宫腺肌病的金标准。子宫腺肌病和肌瘤可能同时存在。同样，MRI 也能确定子宫腺肌病的程度（弥散或局部）。现在已对越来越多的子宫腺肌病患者采用 UFE 治疗并已取得非常好的效果（图 12-7）。

一旦回顾了这些记录并没有发现 UFE 治疗的禁忌证，则可推荐患者由介入放射科医师做正式的会诊。由介入放射科医师获得知情同意和事前授权及安排手术。在育龄女性，手术应尽可能安排在月经周期的前 2 个星期内，手术当天的妊娠检测应为阴性，这样才能降低未被发现的早期或黄体期妊娠风险。

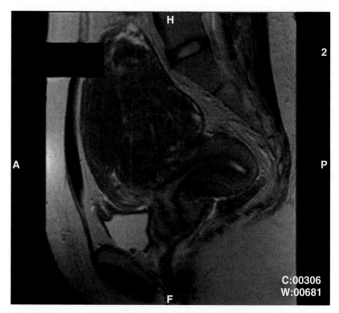

图 12-5 一个脐上 13cm×15cm 的平滑肌瘤。因为这个前壁的主要平滑肌瘤过大，不推荐患者施行 UFE。

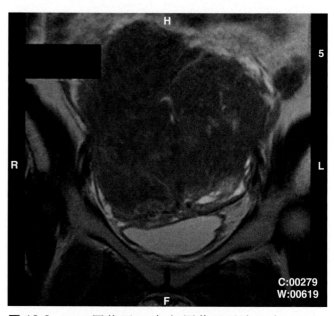

图 12-6 MRI 冠状面 T2 加权图像显示为一个 13cm×15cm 的非均质的平滑肌瘤。压迫症状是其主要主诉。对患者施行了子宫切除术治疗。已确认为良性子宫肌瘤。

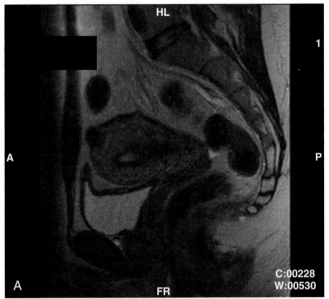

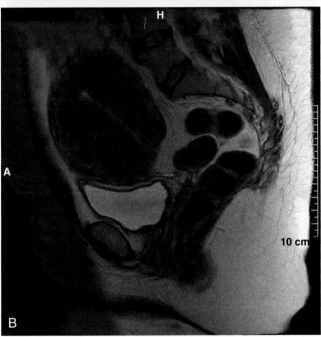

图 12-7 A，MRI 提示为正常子宫。患者主诉月经过多和痛经。给患者施行了子宫内膜去除术而不是 UFE。B，MRI 提示为弥漫性子宫腺肌病，可见增厚的、边界欠清的连接带。这些是子宫腺肌病的典型特征。

其他建议

在计划行 UFE 前至少 6 ~ 8 周应停止 GnRH 激动剂治疗。对于目前使用 GnRH 的患者，因为血管缩窄，施行导管插入术会更困难。另外，在 GnRH 治疗期间，不能精确评估临床上患者对 UFE 的反应。然而，对于有严重贫血和持续性月经过多的患者，术后可应用 GnRH 以减轻症状，直到 UFE 有临床反应。

入院后管理

已有许多方法用来提高患者的舒适度、减少住院天数和再入院。导管插入术的初始阶段疼痛最小；然而一旦注入栓塞物，就会出现脉管痉挛，如果没有服用足够的止痛药物，盆腔就会出现"心脏病发作"样疼痛。前列腺素水平会升高，导致疼痛、痉挛和反胃与呕吐。先用高剂量的 NSAID 和麻醉药减少手术后疼痛。预防性使用药物如框 12-4 所示，可以减轻疼痛、减少住院天数和再入院。

应给予患者出院回家后应遵循的医嘱，包括注意观察什么以及什么时候需要打电话（框 12-5）。如果有疼痛、反胃和呕吐没有得到很好的控制，患者不能出院。如果患者在 Foley 导管移除后不能排尿，也不能出院。UFE 术后会出现短期异常，包括血性或浆液性分泌物、潮热、疲劳和嗜睡以及下腹部痉挛痛和低热。

手术和技术考虑

栓塞

在荧光镜指导下，经验丰富的介入放射科医师可从一个常见的股总动脉穿刺处（通常在右侧）施行 UFE。当股动脉不能进入时，可以考虑另一侧动脉入路。手术采用清醒镇痛方法。

操作者将导管穿插过主髂动脉分叉处，进入对侧（左）髂内动脉，对脉管进行选择性动脉造影术。这样可以确认主要的非目标支，并明确子宫动脉起始位置结构。在血管造影术中很容易识别迂曲的、向中间延伸的子宫动脉（图 12-8）。在子宫肌瘤病例，子宫动脉通常显著肥大，且其增大的末端进入肌瘤肿块内（图 12-9）。将导管前端深深插入子宫动脉内。当安全的位置被确认时，进行栓塞（图 12-10）。

大多数医师目前使用的栓塞物是聚乙烯醇（polyvinyl alcohol，PVA）珠或微球，或者是涂有凝胶的 trisacryl 聚合物微球，它们有大小不等的多种尺寸可用。通常使用直径为 355 ~ 500μm 和 500 ~ 700μm 的微球。较小的颗粒有导致组织快速坏死的倾向，还有可能导致较严重的栓塞术后症状。对于 UFE，trisacryl 明胶微球（500 ~ 900μm）（Emblospheres，BioSphere Medical，Rockland，Mass.）越来越流行。

宫腔镜技术：宫腔病变的门诊诊断和治疗

框 12-4

用于 UFE 的药物治疗

预防性抗生素疗法
- 手术前 1 小时静脉滴入 1g 头孢唑啉

手术进行中的疼痛控制（非常重要）
- 酮咯酸（酮咯酸注射剂）
- 咪达唑仑（咪唑安定）
- PCA 泵（吗啡或芬太尼）

术后疼痛控制
- 手术当夜在短期住院病房行疼痛治疗
- 酮咯酸 30mg，IV，q6h
- 吗啡或芬太尼泵

止吐药（关键）
- 恩丹司琼（枢复宁）8mg，IV，手术前即刻给予
- 恩丹司琼 8mg，IV，手术后 q8h，然后需要时给予

便秘预防
- 多库酯钠 100mg，bid
- 增加纤维素：日常饮食添加梅干、葡萄干、西梅汁
- 如果需要，服轻泻药

出院后用药：联合用药
- 多库酯 100mg，PO，bid
- NSAID
- 酮咯酸 10 mg，PO，q6h，服用 5 天，然后
- 布洛芬 600～800mg，PO，q6～8h
- 麻醉药品
  - 对乙酰氨基酚羟考酮（盐酸羟考酮和对乙酰氨基酚片剂）5mg/325mg，1～2 片，PO，q4～6h 或
  - 丙氧芬 100mg 和对乙酰氨基酚 650mg（Darvocet N-100），1～2 片，PO，q4～6h 必要时或
  - 氢可酮 5～10mg 和对乙酰氨基酚 500～750mg（Vicodin），1～2 片，PO，q4～6h 必要时

NSAID，非甾体类抗炎药；PCA，患者自控镇痛（patient-controlled anesthetic）。

框 12-5

术后出院医嘱

4～5 天内每 6～8 小时测量和记录一次体温
监测腹股沟穿刺位置是否有血肿形成（如果有疼痛性肿块出现，预约腹股沟超声检查以除外假动脉瘤）
如果体温持续高时（＞ 100.1 °F，即＞ 37.8 ℃），则打电话
如果有疼痛、反胃或呕吐加重，则打电话
如果有恶臭排泄物或组织，则打电话
如果腿痛或呼吸短促，则打电话
在术后 4 周、6 个月和 12 个月时预约妇科医师进行随访

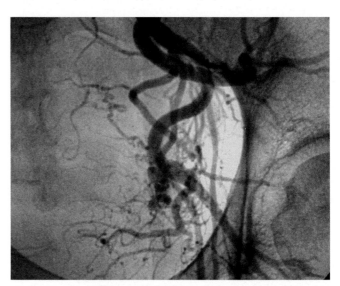

图 12-8 左下腹部动脉 X 光片。臀上动脉是大血管，在患者的左侧水平行走；在臀肌下方是大的 S 形的垂直支，子宫动脉是小的垂直支，其些许冗长的分支横向行走至臀下。这些冗长的分支是关键的识别标志，也是肌瘤基底的丰富血管网。在此注射部位可见骨质。

其优点包括颗粒大小均匀、无粒间凝集块以及可以更多渗入供应肌瘤的动脉网。

在荧光下观察注入栓塞颗粒物，它们会逐渐占据肌瘤的动脉床。然后将导管抽回到左侧髂内动脉，再行栓塞后血管造影术以确认动脉栓塞的结果。然后将导管再插入右侧子宫动脉，行完全一样的栓塞过程。如果双侧子宫动脉均成功插入导管并注入栓塞物，则可得到最好的效果。然后移出导管和血管保护鞘。手术一般需要 60～90 分钟。

在 2% 的病例无法行双侧 UFE。四种可能失败的原因包括：解剖变异或动脉痉挛，对硝酸甘油或其他血管扩张剂无反应；不能将导管插入一侧或双侧子宫动脉；肌瘤接受间接的来自非子宫动脉的血液供应（卵巢旁支供血血管）；栓塞物质结块且不足以导致局部缺血或形成栓塞假象[26]。不能施行双侧栓塞手术被认为是技术上的失败。目前介入放射医师协会（Society of Interventional Radiologists，SCIVR）的指南的目标是技术失败率＜ 2%。

恢复期

在介入放射科医师有收患者住院特权的医疗机构，患者术后完全由介入放射科医师管理。否则由妇科医师管理术后阶段。手术后 23 小时内，＞ 95% 的

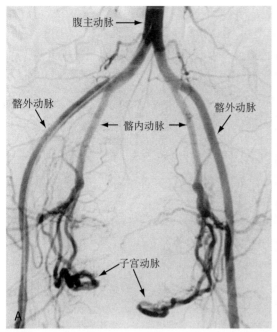

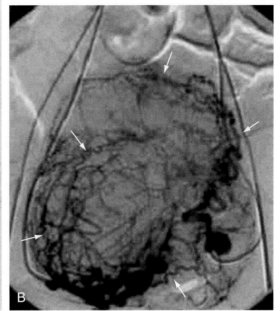

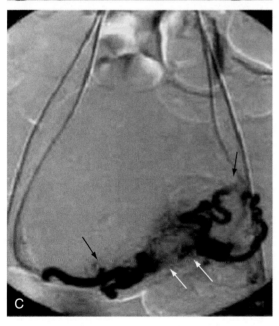

图 12-9　Λ，UFE 前动脉造影图像。Art，动脉；Ext，外部的；Int，内部的；Ut，子宫。B，大的平滑肌瘤（箭头所示）周围缠绕的血管网的动脉造影图像。C，栓塞物注入后动脉造影图像，显示平滑肌瘤的血流充盈（箭头所示）和减少。

患者会出院。较短的住院时间（6～8 小时）也在评估。通常妇科医师在术后 4～6 周复查患者。为确保患者临床症状改善和子宫体积减小，1 年内每 6 个月要安排一次随访。

　　UFE 术后急性动脉坏死和肌瘤梗死很快就会出现，大多数患者需要给予积极的疼痛管理（见框12-4）。通常手术当夜是把患者留在短期住院病房进行疼痛治疗。患者可以使用患者自控镇痛（PCA）吗啡泵和常规剂量的酮咯酸。所得的最大经验是提供一种相容的混合药剂，包括 NSAID、止吐药、麻醉药和大便软化剂，来治疗疼痛和反胃，并预防便秘。这三个

症状会阻碍早出院或导致早期再入院或返回急诊部。当未充分控制疼痛时，UFE 患者看起来比手术患者更不舒服。

　　术后患者要卧床 4～6 小时。可食用能耐受的饮食。虽然大多数患者在术后 23 小时内出院，但少数患者需要留住院 2～4 天进行疼痛管理。当患者能忍受正常饮食及能够通过口服药物控制不适时，就可出院。

　　出院后，患者最常见的主述是盆腔痉挛痛和几日的低热。然而，少数患者会有众多其他症状，包括长期疲劳和嗜睡、腹胀、抽筋、阴道流血和阴道分泌

宫腔镜技术：宫腔病变的门诊诊断和治疗

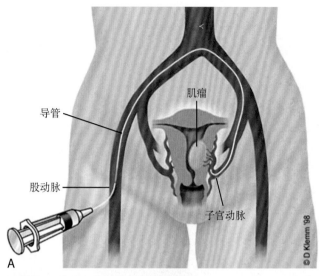

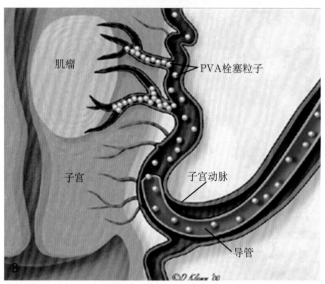

图 12-10 UFE 示意图。UFE 的目的是使子宫肌瘤梗死和缩小。 A，由介入放射科医师施行单侧或双侧股动脉穿刺。B，注入栓塞物粒子：粒子大小的选择由放射科医师决定。肌瘤和正常组织之间血管分布的差别使多种闭塞介质成为可能 [多乙酸乙烯酯、可吸收的海绵胶（明胶海绵）、物化球、微球体、栓塞珠子、微弹簧圈]，从最接近的子宫动脉导管选择性地梗塞平滑肌瘤。保留子宫肌层血管。

物。这些症状大多数会在 2 ~ 4 周消失；但有些患者会持续到术后 8 ~ 12 周才消失。阴道排泄物可能很多，可能是浆液血性的或黄白色的，也可能含有肌瘤残余物。

大多数患者的症状可在 7 ~ 10 天内显著改善。大多数可在 7 ~ 14 天恢复正常活动。但也有些患者需要 2 ~ 4 周才能完全恢复。Pron 等研究了 555 名施行了 UFE 的患者，发现活动受限的天数平均为 6 天 [50]。异常出血可能很快停止或几周后才停止。肌瘤在大约 6

个月后会明显萎缩，通过一系列 MRI 检查或测量宫底高度发现，肌瘤体积减小了 30% ~ 50%。

在栓塞术后早期，介入放射医师会以电话方式告诉患者如何控制预期的症状（低热和痉挛痛）。然而，如果服用退烧药后仍出现高热、寒战或流汗，则提示坏死的肌瘤组织出现感染。低热可服用广谱抗生素。导致患者败血症的培养出来的最常见的微生物是大肠杆菌。不能迅速退烧者应去门诊做盆腔和腹部检查、白细胞计数，并应尽可能进行 MRI 或 CT 评估。可能需要给予静脉内抗生素。如果发热对抗生素无反应，或如果有感染物质排出，可能要考虑子宫切除术。幸运的是这种情况不常见。如果患者因败血症需要手术干预，则特别主张行子宫切除术。败血症时不应尝试肌瘤切除术。

要警惕术后胸痛、呼吸短促或呼吸急促。对于无并发症发生的患者，术后几天或几周内可观察到肺部栓塞。对于有呼吸短促的患者，应迅速检查肺栓塞，并除外深静脉血栓。

当患者临床症状改善后又出现严重的痉挛、白带、出血或阴道肿物时，应怀疑肌瘤脱垂。当出现这些症状时，应行体格检查以除外坏死的平滑肌瘤或宫腔积脓经阴道排出（图 12-11 至 12-14）。坏死严重和质脆的脱垂肌瘤可在门诊切除；较大的宫腔内病变可能需要行宫腔镜子宫肌瘤切除术。当怀疑有坏死肌瘤脱垂时，应首选麻醉下宫腔镜检查和坏死平滑肌瘤切除。另外，麻醉下宫腔镜检查可以更好地直视宫腔以检查残存病变或坏死子宫内膜。

切除脱垂的肌瘤后建议行宫腔镜检查，以确保没有需要行宫腔镜肌瘤切除术的残留肌瘤存在（图 12-15）。肌瘤脱垂发生在 UFE 术后 7 ~ 18 个月。CT 或 MRI 可能可以检出宫腔积脓。

术后随访

患者持续出血、疼痛和发热需立即评估（图 12-15A）。

患者 2 周内必须避免性交或直到阴道排出物干净时才可以性交。当发现白带持续增多或有浆血性分泌物时，门诊宫腔镜检查有助于识别子宫内膜不连续或坏死脱垂的肌瘤（图 12-15C）。

妇科医师要对术后 1 个月内无不适主诉的患者进行检查。后续的门诊检查在第一年内安排为每 6 个月一次。一年后，除非出现新的症状，否则可每年进行

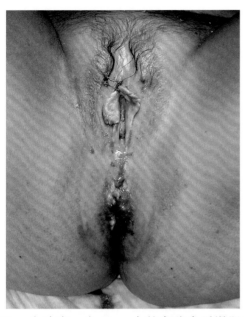

图 12-11 为治疗一个 18cm 大的宫腔内平滑肌瘤施行 UFE 术后大约 3 周：患者自述白带恶臭。卫生巾浸满了大量的恶臭的排出物。会阴表皮脱落是由于不断进行会阴清洁所致。

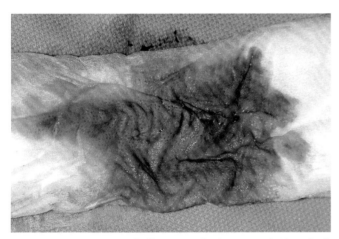

图 12-12 一旦出现白带，卫生巾需要用 1 个月。由脱垂肌瘤引起的含血排出物浸透了卫生巾。患者需要连续使用卫生巾 1 个月，直到新的转诊或会诊。

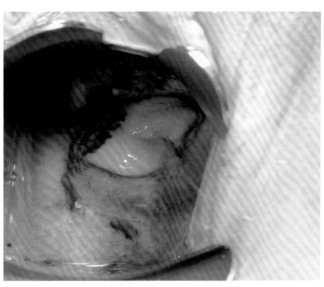

图 12-13 宫颈检查证实阴道中有坏死肿块和脓性排出物。

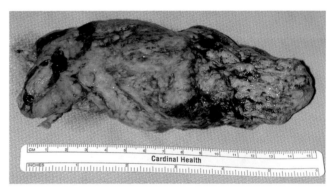

图 12-14 使用环形钳取出了一个 15 ~ 16cm 的坏死平滑肌瘤。术中宫腔镜检查证实没有残存的平滑肌瘤。白带立即缓解，没有任何后遗症。

一次复查。每次检查时应进行盆腔检查，包括测量宫底高度。询问患者症状是否消失以及她们对手术的满意度。

大多数与肌瘤有关的症状在术后 4 ~ 6 个月会得到改善。最大限度的肌瘤缩小出现在 4 ~ 6 个月。有 10% 的患者术后 12 个月内剩余的肌瘤还会出现缩小。如果子宫肌瘤继续生长，或如果出现异常疼痛，需重复进行盆腔 MRI。对 UFE 失败病例建议行子宫切除术（图 12-15B）。

子宫腺肌病

在拟行 UFE 的患者，MRI 诊断出的子宫腺肌病越来越多。子宫腺肌病即异位的内膜和腺体侵入肌层，在绝经前女性可产生许多肌瘤样症状。子宫腺肌病在绝经前女性中的发生率为 8% ~ 31%。有子宫腺肌病的女性可能会出现难以忍受的痛经、压迫症状、月经过多和盆腔肿块。

为什么有子宫腺肌病的女性会会有这些症状呢？因有几种病因：子宫内膜表面积增加了，总毛细管表面积增加到了对照组的 11.6 倍，以及肥厚的子宫肌层功能不良导致子宫肌层收缩功能降低[27]。子宫腺肌病可包含多量微小的或大的可见结节，称为腺肌瘤，与

宫腔镜技术：宫腔病变的门诊诊断和治疗

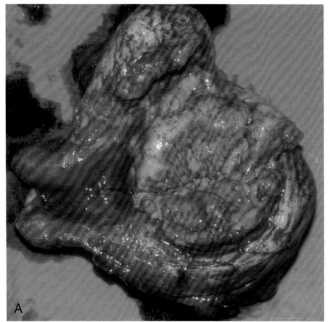

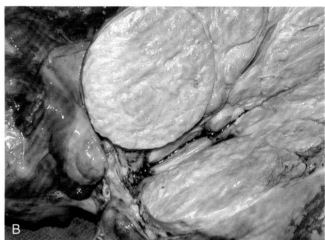

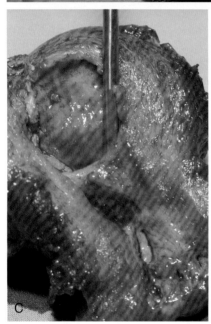

图 12-15　A，这位患者在 UFE 术后排出很多脓性分泌物，静脉抗生素治疗无效。一个坏死性的平滑肌瘤使子宫内膜腔彻底消失。因临床症状考虑行子宫切除术。B，这位患者在 UFE 术后有持续盆腔痛。抗生素治疗后仍有疼痛和发热。做了彻底的经腹子宫切除术和双侧输卵管卵巢切除术，发现有广泛的玻璃样变性。患者死于感染。患者既往患有结缔组织疾病，长期服用类固醇治疗，重症监护病房进行的治疗无效。C，这位患者因 UFE 术后 4 ~ 6 个月起有持续性的白带需要施行子宫切除术治疗。宫腔镜检查显示有腹部窦道和子宫内膜间断。做了腹腔镜辅助的经阴道子宫切除术；发现了一个 3 ~ 5cm 的子宫内膜间断区域，并且壁间平滑肌瘤表面无子宫内膜覆盖。子宫切除术后慢性排液问题得到缓解。

平滑肌瘤相似。

　　大多数机构都要求用 MRI 做术前评估，不论是否应用造影剂。许多子宫腺肌病病例是在检查平滑肌瘤时偶然发现的。在一项研究中，35% ~ 55% 的病例同时有子宫腺肌病和平滑肌瘤[28]。Siskin 等[29] 报道，在 13 例子宫腺肌病伴发肌瘤的患者中，有 12 例的子宫腺肌病临床症状有明显改善。特别是他们注意到，在 SF-36（short-form，36-question，SF-36）问卷中，统计学上有明显的改善：日常生活活动能力增强、户外社交能力增强、精力增强、性交疼痛减轻、盆腔痛减轻以及痉挛痛变轻。令人惊奇的是，在只有子宫腺肌病已施行 UFE 的患者，在 30 例中的 25 例患者中，临床症状也得到明显改善[30]。Pelage 等[31] 发表了迄今为止最大的应用 UFE 治疗子宫腺肌病的长期病例研究报告。他们的研究包括 18 例治疗和随访 2 年的患者。到第 2 年时，9 例中的 5 例（56%）月经过多完全解除。18 例中的 8 例（44%）需要另行治疗，包括 5 例（28%）做了子宫切除术。

　　施行 UFE 治疗子宫腺肌病后进行的 MRI 检查可证实，交界区域缩小。子宫体积缩小可能会使表面积减少而引起出血。子宫内膜缺血也会使出血增加。术后的 MRI 检查可证实，子宫腺肌病区域改变是连接带血管分布减少。

妇科医师必须认识到，施行 UFE 去除腺肌瘤的风险低。在一项病例报告中，因子宫腺肌病施行 UFE 术后 5 天，患者出现了痉挛痛、排尿困难和体温升高[32]。该患者除了有膀胱局灶坏死的证据外（膀胱镜检查发现），她还有大的宫腔内坏死性病变——局灶化脓性腺肌病——从阴道排出。最终，膀胱局灶坏死自行愈合，患者保留了子宫而没有其他后遗症。

结果

UFE 带来的临床症状改善非常显著，且在各中心是一致的。月经过多的改善是持续性的，月经量可减少 83% ~ 92%。78% ~ 90% 的患者的压迫症状可改善。Pron 等评估了 555 名施行 UFE 的患者，他们注意到，平均月经天数从 7.4 天减少至 5.4 天，月经量最多时每天使用的卫生护垫数从 9 片减少至 4 片[50]。手术前，30% 的患者月经天数 > 7 天，而 UFE 术后仅 9% 的患者 > 7 天。症状改善也反应在生活质量评分显著提高。

SCIVR 发起了一项全国性的登记制度（子宫肌瘤治疗结果数据登记，FIBROID），将临床结果列成表格。目前大多数报告来自各个地区医疗中心，回顾来看，他们报告的结果一贯很好。如严格遵循纳入和除外标准，则报告的临床结果极好。

世界范围内 UFE 的临床成功率为 85%。治疗范围包括有各种子宫大小和症状的患者。大多数中心不会仅基于子宫大小而除外患者。即使宫底高，达到 28 ~ 35 周，也治疗过。一个重要因素是确定患者是否有数不清的肌瘤或是否主要肌瘤 > 8 ~ 10cm。主要肌瘤 > 8 ~ 10cm 时则每增加 1cm，成功率下降 10%。如对 1 例最大肌瘤达 15cm 的患者，其症状改善的成功率 < 50%。子宫体积最大限度的减小发生在手术后 4 ~ 6 个月。

即使子宫大小没有改善，压迫症状和月经过多也会不断改善。对于不在意子宫肌瘤美观影响的患者，UFE 是一个极好的方法。所有类型的肌瘤症状（如月经过多、压迫症状和子宫增大）行 UFE 都有效。只有月经过多的患者症状改善最好。在术后 6 个月时子宫大小平均缩小 40% ~ 60%。长期随访资料有限，只有少数中心报告了 9 ~ 36 个月的随访资料（表 12-1）。

妊娠

已有几个报告施行子宫动脉栓塞治疗产后出血、胎盘问题（植入和穿透性胎盘）和剖宫产后出血术后成功妊娠和月经恢复的报告。对这些患者行栓塞治疗多是因为血流动力学不稳定和大量失血[33]。

有关 UFE 治疗子宫肌瘤术后妊娠的数据报告非常少。认为 UFE 术后可以妊娠者例证了子宫动脉栓塞治疗产后出血术后成功妊娠的肯定数据。术后的生育问题仍有待进行大量的研究。现有的假定认为 UFE 也许会通过缩小子宫或肌层的脉管系统而影响胎盘或胎儿生长。首先提出应用 UFE 治疗子宫肌瘤的法国妇科医师 Ravina 早期进行了一项病例研究，详细描述了 12

表12-1　结果比较			
结果	子宫切除术	经腹肌瘤切除术	UFE
12 个月时出血改善	100%	64%	86% ~ 94%
12 个月时压迫症状改善	80% ~ 94%	91%	80% ~ 92%
盆腔疼痛减轻	98%	54%	74% ~ 84%
平均住院天数	2.3 ~ 7.3 天	2.0 ~ 3.6 天	0 ~ 3.6 天
恢复正常活动	33 ~ 36 天	36 天	8 ~ 14 天
不需要进一步治疗	100%	90%	87% ~ 99%
UFE，子宫肌瘤栓塞术。			

宫腔镜技术：宫腔病变的门诊诊断和治疗

例 UFE 术后怀孕的患者[11]。所有怀孕病例都不是计划性怀孕，许多患者的年龄都 > 40 岁。

Pron 等在一项加拿大的多中心试验中评估了 555 名患者[50]。其中有 21 人 24 次妊娠（有 2 次妊娠）。有 18 人妊娠结局为活产。4 人选择终止妊娠。3 名患者出现妊娠并发症，包括胎盘植入和胎盘前置的异常胎盘形成。有几例患者出现产后出血，需要行剖腹子宫切除术。建议对妊娠患者的胎盘和第三产程进行严密的监测。另外，建议在三级医院分娩。

Kim 等为 94 例患者做了 UFE；这些患者术后有 8 人妊娠，包括 5 人自然分娩、2 人选择性剖宫产术、1 人选择性终止妊娠[34]。这组患者没有出现并发症。已行 UFE 的患者显示，UFE 发生卵巢早衰（过早绝经）、Asherman 综合征、子宫内膜血流灌注减少或子宫肌瘤排出的风险增高。

子宫内膜可能受 UFE 影响，可能导致生育能力降低或胎盘异常（图 12-16 和 12-17A）。事实上，一些研究注意到，产后出血、胎盘异常（包括胎盘植入）和分娩后出血的风险增高。目前建议 UFE 术后怀孕的女性在三级医院分娩。

并发症

最近的一项研究已将有关患者的护理标准、技术结果、患者选择以及识别和处理 UFE 导致的并发症的能力制成了表格[35]。总体而言，UFE 术后的并发症发生率比肌瘤切除术或子宫切除术的小。UFE 有关的并发症可分成两组：与手术有关的（框 12-6）和手术后并发症。

最常见的术后并发症包括：栓塞后综合征、肌瘤排出和阴道分泌物（框 12-7）。栓塞后综合征包括疼痛、发热和白细胞增多组成，在 UFE 术后几天内出现。栓塞后综合征可导致高达 15% 的患者再入院，它们通常是手术后最难处理的部分。有些情况下很难观察，因为患者可有明显的高烧（达 39° C）、显著的白细胞增多（15 000～30 000/L）和剧烈腹部疼痛与敏感。非脓性阴道分泌物、食欲下降、恶心和呕吐以及全身不适也会出现。虽然入院率低，但栓塞后综合征可发生在 40% 的患者，并且除非患者需要再入院、恢复时间延长或住院治疗时间延长，否则并不被认为是重大并发症[36]。体温和临床经过必须谨慎监测，因为 UFE 术后有发生败血症的低风险。大多数发热症状会

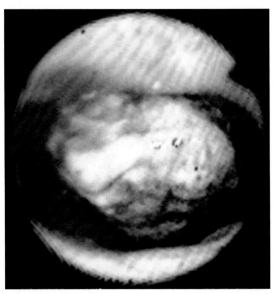

图 12-16　一个壁间肌瘤（坏死性的）在 UFE 术后从肌层内被挤出。在 UFE 前，没有宫腔内病变。

自动缓解或通过服用抗生素快速缓解。偶尔因为持续发热需要行子宫切除术。

虽然稀少，但也已观察到术后缺血性并发症。因缺血坏死导致的并发症与脓性分泌物时间延长、子宫内膜炎或脓性子宫内膜炎和经宫颈排出子宫肌瘤有关（图 12-17B 和 C）。一项大型多中心试验研究纳入了 3000 多名患者，发现出院后一个月内再入院率为 4.8%[37]。

UFE 术后死亡很罕见，但已有几例病例报告。1 例是一名围绝经期患者，施行 UFE 处理有症状的 20 周大的平滑肌瘤。手术后大约 1 周，患者发生发热、疼痛和弥散性血管内凝血，而后做了紧急子宫切除术。术中发现包括子宫恶臭和有一个坏死的黏膜下肌瘤。虽经艰难抢救，第 15 天时患者出现多器官衰竭而死亡。另一例死亡病例报告是一名 61 岁女性，术

框 12-6
手术并发症
腹股沟血肿
腹股沟感染
造影剂过敏
与造影剂有关的肾衰竭
动静脉畸形
假动脉瘤
腹部血管错误栓塞
接触辐射

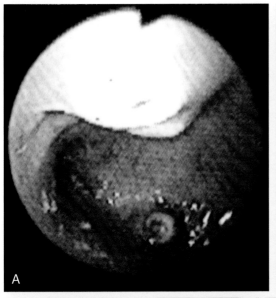

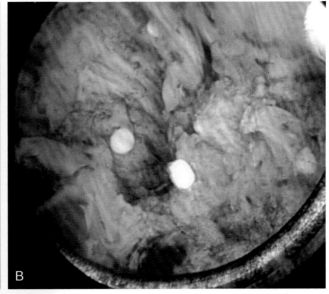

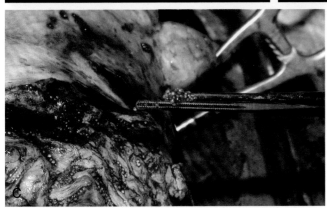

图 12-17　A，这位患者 UFE 术后出现持续分泌物 3 个月。门诊宫腔镜检查显示，苍白、萎缩的子宫内膜覆盖在紧邻着子宫内膜的壁间肌瘤上。子宫基底部可见脐状坏死的子宫内膜。UFE 术后经常可注意到子宫内膜有变化。B，这位患者 UFE 术后有持续出血和痉挛痛。手术宫腔镜发现是一个平滑肌瘤。小的白色微粒与 UFE 术中使用的栓塞微粒一致。C，因为症状持续存在，患者做了子宫切除术。少量凝胶状物质和 UFE 术中使用的栓塞微粒一致。

框 12-7

术后并发症

栓塞后综合征
缺血性坏死伴有长期的脓性分泌物
深静脉血栓形成
肺栓塞
非靶目标栓塞
肌瘤复发
子宫内膜炎或脓性子宫内膜炎
子宫肌瘤经宫颈排出
卵巢早衰
脓血症
性冷淡
死亡

后卧床休息期间因致命的肺栓塞而死亡。这个患者进行 UFE 治疗的原因并不清楚。对于绝经后患者，不论有无症状，施行 UFE 处理子宫肌瘤均是不适合的。

当在绝经后女性发现有症状性肌瘤时建议施行子宫切除术。

　　虽然罕见，但平滑肌肉瘤也有发现。大多数平滑肌肉瘤出现在绝经后女性，可能有体重减轻、PMB 或子宫增大症状。大多数报道的平滑肌肉瘤病例有一个直径 > 8cm 的主要肌瘤。有 1 例病例研究报告，有一名应用 UFE 治疗的女性后来又进行了手术，其间发现一个平滑肌肉瘤[38]。

　　栓塞术后还可出现如臀部皮肤坏死、跛行、短暂臀肌痛、无力、膀胱坏疽和步态不稳的非妇科并发症。

　　SCIVR 报告了一个包含 4165 例手术的匿名手术调查报告，确认了在 UFE 术后 30 天内发生了 25 个需要妇科手术的重大并发症。这表示大的并发症的发生率为每 167 例 1 例或 6 ∶ 1000[39]。

肌瘤的排出

UFE 术后坏死的肌瘤和肌瘤组织通常被子宫肌层吸收。然而，由于 UFE 术后子宫肌层收缩，壁内肌瘤可能突入到子宫内膜腔内，变成宫腔内平滑肌瘤。有报道几个月或几年后仍可从阴道排出[40]。肌瘤排出率为 0.5%～17.7%[41]。

在 UFE 前常规应用 MRI 可有效确定子宫肌瘤的位置，因此，肌瘤排出的理论似乎是似是而非的。一般而言，有宫腔内肌瘤的女性应该采用宫腔镜下子宫肌瘤切除术而不是 UFE。

=== 临床精粹 ===

- 当之前施行 UFE 治疗的患者主诉腹痛增加、有似分娩的痉挛痛或排出物增多（可能是黏液脓性或浆液血性的）时，考虑是肌瘤排出。
- 自然排出或手术切除坏死肌瘤后症状立即消失。
- 如果出现自然排出，施行门诊宫腔镜检查以确认肌瘤完全排出及没有残余肌瘤。
- 证实残余肌瘤自然排出后，建议观察等待。
- 大多数女性症状完全消失。
- 排出肌瘤的患者也可能有恶心、子宫收缩、发热、阴道出血和严重痛经。
- 当患者有这些主诉时，记住要进行盆腔检查。

阴道排出物

大约 30% 的患者主诉 UFE 术后有脓性阴道排出物，后者通常可以消失，不会有其他后遗症。然而，4%～7% 的女性出现肌瘤坏死、肌瘤腔内液体潴留以及子宫内膜和子宫肌层之间形成窦道[42]。

在 1～3 个月内，94% 的患者的慢性排液症状会消失。然而即使 UFE 术后多年症状也可能又会自发出现几个月。症状能自动缓解或通过门诊施行宫颈扩张术而缓解。

宫颈一过性扩张能使宫腔内或宫腔下段的粘连症状缓解。UFE 由于会导致子宫内膜血流灌注减少、宫腔少量积血或宫腔积脓而形成粘连。可能只需常规扩宫就能解决问题，使分泌物排出。扩宫前应给予患者广谱抗生素 7～10 天。可考虑行生理盐水灌注超声检查（SIS，或称子宫超声显像术，SHG），因为它能清楚地描述子宫内膜和子宫肌层的轮廓，有助于确认子宫肌瘤的大小和可切除性（图 12-18 和 12-19）。如果 SIS 结果不明确，那么建议行 MRI。

最好的处理方法包括宫腔镜切除坏死肌瘤和切除窦道和残余物[43]。只有在残余肌瘤很大且不能用宫腔镜切除时，才考虑子宫切除术[44]。

闭经的评估

已有一些报道患者施行 UFE 术后出现卵巢早衰的病例报告[45, 46]。卵巢早衰是一种重要的并发症，尤其

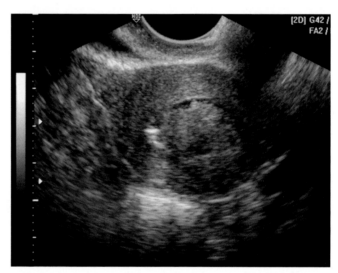

图 12-18　SIS 的冠状面图像：UFE 术后宫腔内存在一个大的平滑肌瘤。临床表现为有白带和褐色的阴道分泌物。

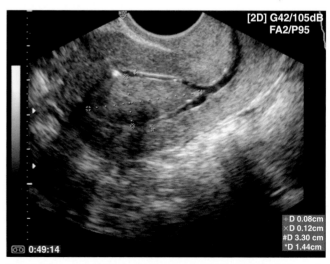

图 12-19　SIS 的纵向图像：UFE 术后宫腔内存在一个大的平滑肌瘤。行宫腔镜下肌瘤切除术解除了这些症状。

表12-2　并发症比较			
并发症	子宫切除术 (%)	肌瘤切除术 (%)	UFE (%)
出血	1 ~ 30	8 ~ 13	0
血栓栓塞	5	2	0.5
再入院治疗	5 ~ 12	3	1 ~ 5
局部感染	10 ~ 24	5 ~ 31	0 ~ 22
卵巢早衰	0 ~ 20	0	1 ~ 15
UFE，子宫肌瘤栓塞术。			

是因为患者最常是 30 ~ 40 岁。目前已明确的卵巢早衰的远期影响包括：骨质疏松、血管收缩症状、心血管疾病和性功能障碍。这些可能有严重的后遗症，如果经常出现，就不该施行 UFE。目前，这种报道还很少。迄今为止，大多数研究已证实卵巢早衰出现在＞45 岁的患者[47]。

UFE 术后无月经与年龄高度相关。在＜45 岁的妇女中，持久无月经的发生率为 0% ~ 3%。在＞45 岁的妇女中，持久闭经的发生率为 7% ~ 15%[48, 49, 50]。UFE 导致卵巢早衰的病因还不清楚。然而，这可能是由于荧光透视使用的放射物总剂量所致或由侧支循环缺失所致的卵巢局部缺血所致。据估计，放射物总剂量相当于一两次钡灌肠造影检查用量。提高放射技术，包括屏蔽或限制荧光透视时间，正在研究。采用带有脉冲荧光透视能力的新成像技术可能会降低这种风险。

严重的 Asherman 综合征很少发生，但它会使子宫内膜腔消失。这可能是由使用的栓塞颗粒对子宫内膜的作用引起的。如果患者 UFE 术后无月经＞3 个月，则要检查卵泡刺激激素（FSH）和雌二醇水平。如果这些正常，则考虑行门诊宫腔镜检查以确定是否存在子宫内膜萎缩或 Asherman 综合征。宫腔镜检查时 Asherman 综合征的典型表现包括：致密粘连；纤维性的、窄桶状子宫内膜；苍白、表现萎缩的子宫内膜覆盖在紧邻子宫内膜的壁间肌瘤上；以及子宫内膜组织的缺失。

结论

子宫切除术是治疗症状性子宫肌瘤的标准手术方法，在美国子宫切除术比子宫肌瘤切除术更常使用。虽然一些患者仍然是施行这些手术的候选人，但已证实应用子宫肌瘤栓塞术这种微创的手术方法来治疗肌瘤也非常有效。迄今为止，我们知道，子宫动脉栓塞可以使子宫血流减小、平滑肌瘤的尺寸和并发症发生率降低以及患者的满意度高。

子宫肌瘤栓塞术对于低危和高危的患者均是安全和适合的。它对于宗教禁止输血的患者和需要立即干预的严重贫血患者也是一种非常好的方法。UFE 是一种理想的跨学科治疗方法，对于这类危及生命的妇产科疾病，介入放射科医师不仅发挥会诊作用，而且可以施行 UFE 术对有症状的肌瘤进行彻底的治疗。

早期报告认为这种技术很有前途，患者的满意度高，并且有些患者寻求微创方法治疗子宫肌瘤。还需要收集与这一技术相关的安全性、有效性、复发率、并发症、妊娠、对生育影响和技术失败的严谨的长期数据。适合 UFE 的理想栓塞颗粒和尺寸仍需继续研究。需要进一步研究的领域包括：重复间隔、辅助手术的频率、成本分析和复发时的再处理。

影响结果的因素还不清楚。患者年龄、子宫大小、肌瘤数量或位置和组织病理学都可能影响结果。当 UFE 无效时，必须严格检查大体病理发现以获得肌瘤解剖学位置的信息。这样做，我们会了解到肌瘤位置、尺寸、数量以及子宫体积对结果的影响。

最后，我们没有把一切都留给介入放射科医师去做。相反，我们要为患者提供最全面的医疗服务。UFE 是一种安全、耐受性好的手术，可以很好地减轻肌瘤有关的症状：包括月经过多、压迫症状、痛经，并且可以提高生活质量。现有文献一致证实其并发症发生率低。只有＜3% 的患者在 UFE 术后需要妇科干预（表 12-2）。最常见的妇科干预是宫腔镜下肌瘤切除术，目的是切除导致持续排液的坏死性或液化的肌瘤。作为医师，我们的职责是确保所有 UFE 的潜在候选者都能得到这种手术。

（李云飞译　于　丹校）

参考文献

1. Myers ER, Goodwin S, Landow W, et al: Prospective data collection of a new procedure by a specialty society. The FIBROID registry. Obstet Gynecol 2005;106:44-51.
2. ACOG Committee Opinion: Uterine artery embolization. Obstet Gynecol 2004;103:404-407.
3. Goodwin SC, Spies JB, Worthington-Kirsch R, et al: Fibroid registry for outcomes data (FIBROID) registry steering committee and core site investigators. Obstet Gynecol 2008;111:22-33.
4. Salomon LJ, de Tayrac R, Castaigne-Meary V, et al: Fertility and pregnancy outcome following pelvic arterial embolization for severe postpartum haemorrhage. A cohort study. Hum Reprod 2003;18:849-852.
5. Verspyck E, Resch B, Sergent F, et al: Surgical uterine devascularization for placenta accreta: Immediate and long-term follow-up. Acta Obst Gynecol Scand 2005;84:444-447.
6. Heaston DK, Mineau DE, Brown BJ, Miller FJ: Transcatheter arterial embolization for control of persistent massive puerperal hemorrhage after bilateral surgical hypogastric artery ligation. AJR Am J Roentgenol 1979;133:152-154.
7. Tseng SH, Lin CH, Kwan JI: Experience with conservative strategy of uterine artery embolization in the treatment of placenta percreta in the first trimester of pregnancy. Obstet Gynecol 2006;45(2):150-154.
8. Weinstein A, Chandra P, Schiavello H: Conservative management of placenta previa percreta in a Jehovah's Witness. Obstet Gynecol 2005;105:1247-1250.
9. Oliver JA, Lance JS: Selective embolization to control massive hemorrhage following pelvic surgery. Am J Obstet Gynecol 1979;135:431-432.
10. Vedantham S, Goodwin SC, McLucas B, et al: Uterine artery embolization: An underused method of controlling pelvic hemorrhage. Am J Obstet Gynecol 1997;176:938-948.
11. Ravina JH, Herbreteau D, Ciraru-Vigneron N, et al: Arterial embolization to treat uterine myomata. Lancet 1995;346:671-672.
12. Spies JB, Spector A, Roth AR, et al: Complications of uterine artery embolization for leiomyomata. Obstet Gynecol 2002;100:873-880.
13. Ravina JH, Cirau-Vigneron N, Aymard A, et al: Uterine artery embolisation for fibroid disease: Results of a 6-year study. Minim Invasive Ther Allied Technol 1999;8:441-447.
14. Fiscella K, Eisinger SH, Meldrum O, et al: Effect of mifepristone for symptomatic leiomyomata on quality of life and uterine size: A randomized controlled trial. Obstet Gynecol 2006;108:1381-1387.
15. Hindley J, Gedroyc WM, Regan L, et al: MRI guidance of focused ultrasound therapy of uterine fibroids: Early results. AJR Am J Roentgenol 2004;183:1713-1719.
16. Stewart EA, Rabinovici J, Tempany CM, et al: Clinical outcomes of focused ultrasound surgery for the treatment of uterine fibroids. Fertil Steril 2006;85:22-29.
17. Pelage JP: Uterine fibroid ablation: The beginning of the end of uterine fibroid embolization? Cardiovasc Intervent Radiol 2006;29:499-501.
18. Becker ER, Spalding J, DuChane J, et al: Inpatient surgical treatment patterns for patients with uterine fibroids in the United States, 1998-2002. J Nat Med Assoc 2005;97:1336-1342.
19. Wegienka G, Baird DD, Hertz-Picciotto I, et al: Self-reported heavy bleeding associated with uterine leiomyomata. Obstet Gynecol 2003;101:431-437.
20. Pinto I, Chimeno P, Roma A, et al: Uterine fibroids: Uterine artery embolization versus abdominal hysterectomy for treatment. A prospective, randomized, and controlled clinical trial. Radiology 2003;226:425-431.
21. Dundr P, Mara M, Maskova J, et al: Pathological findings of uterine leiomyomas and adenomyosis following uterine artery embolization. Pathol Res Pract 2006;202:721-729.
22. Goldberg J, Bussard A, McNeil J, Diamond J: Cost and reimbursement for three fibroid treatments: Abdominal hysterectomy, abdominal myomectomy, and uterine fibroid embolization. Cardiovasc Intervent Radiol 2007;30:54-58.
23. Marshburn PB, Matthews ML, Hurst BS: Uterine artery embolization as a treatment option for uterine myomas. Obstet Gynecol Clin N Am 2006;33;125-144.
24. Ravina JH, Vigneron NC, Aymard A, et al: Pregnancy after embolization of uterine myoma: Report of 12 cases. Fertil Steril 2000;73:1241-1243.
25. Goldberg J, Pereira L, Berghella V, et al: Pregnancy outcomes after treatment for fibromyomata: Uutereine artery embolization versus laparoscopic myomectomy. Am J Obstet Gynecol 2004;191:18-21.
26. Spies JB: Uterine fibroid embolization for fibroids: Understanding the technical causes of failure. J Vasc Interv Radiol 2003;14:11-14.
27. Ota H: Morphometric evaluation of stromal vascularization in the endometrium in Adenomyosis. Hum Reprod 1998;13:715-719.
28. Ferenczy A: Pathophysiology of adenomyosis. Hum Reprod Update 1998;4:312-322.
29. Siskin GP, Tublin ME, Stainken BF, et al: Uterine artery embolization for the treatment of adenomyosis: Clinical response and evaluation with MR imaging. AJR Am J Roentgenol 2001;177:297-302.
30. Jha RC, Takahama J, Imaoka I, et al: Adenomyosis: MRI of the uterus treated with uterine artery embolization. AJR Am J Roentgenol 2003;181:851-856.
31. Pelage JP, Jacob D, Fazel A, et al: Embolization for symptomatic adenomyosis: Initial experience. Radiology 2005;234:948-953.
32. Huang LY, Cheng YF, Huang CC, et al: Incomplete vaginal expulsion of pyoadenomyoma with sepsis and focal bladder necrosis after uterine artery embolization for symptomatic adenomyosis: Case report. Hum Reprod 2003;18(1):167-171.
33. Stancato-Pasik A, Mitty HA, Richard HM, Eshkar N: Obstetric embolotherapy: Effect on menses and pregnancy. Radiology 1997;204:791-793.
34. Kim MD, Kim NK, Kim HJ, et al: A pregnancy following uterine artery embolization with polyvinyl alcohol particles for patients with uterine fibroid or adenomyosis. Cardiovasc Intervent Radiol 2005;28:611-615.
35. Hovsepian DM, Siskin GP, Bonn J, et al: Quality improvement guidelines for uterine artery embolization for symptomatic leiomyomata. Cardiovasc Intervent Radiol 2004;27:307-313.
36. Hovsepian D, Siskin GP, Bonn J, et al: Quality improvement guidelines for uterine fibroid embolization for symptomatic

leiomyomata. J Vasc Interv Radiol 2004;15:535-542.

37. Worthington-Kirsch R, Spies JB, Myers ER, et al: The Fibroid Registry for outcomes data (FIBROID) for uterine embolization: Short-term outcomes. Obstet Gynecol 2005;106:52-59.

38. Dover RW, Ferrier AJ, Torode HW: Sarcomas and the conservative management of uterine fibroids: A cause for concern? Aust N Z J Obstet Gynaecol 2000;40;308-312.

39. Society of Interventional Radiologists: UFE survey results: Over 4,000 procedures performed in US to date. SCIVR News 1999;12:7.

40. Marret H, Alonso AM, Cottier JP, et al: Late leiomyoma expulsion after uterine fibroid embolization. J Vasc Interv Radiol 2004;14:1395-1399.

41. Hehenkamp WF, Volers NA, Montauban Van Swijndregt AD, et al: Myoma expulsion after uterine fibroid embolization: Complication or cure? Am J Obstet Gynecol 2004;191:1713-1715.

42. Walker WJ, Pelage JP: Uterine artery embolisation for symptomatic fibroids: Clinical results in 400 women with imaging follow-up. BJOG 2002;109:1262.

43. Spies JB, Scialli AR, Jha RC, et al: Initial results from uterine fibroid embolization for symptomatic leiomyomata. J Vasc Interv Radiol 1999;10:1149-1157.

44. Walker WJ, Carpenter TT, Kent AS: Persistent vaginal discharge after uterine fibroid embolization for fibroid tumors: Cause of the condition, magnetic resonance imaging appearance, and surgical treatment. Am J Obstet Gynecol 2004;190:1230-1233.

45. Bradley E, Reidy J, Forman R, et al: Transcatheter uterine fibroid embolization to treat large uterine fibroids. BJOG 1998;105:235-240.

46. Amato P, Roberts AC: Transient ovarian failure: A complication of uterine fibroid embolization. Fertil Steril 2001;75:438-439.

47. Chrisman HB, Smith S, Nemcek AA: The impact of uterine fibroid embolization (UFE) on resumption of menses and ovarian function [abstract]. J. Vasc Interv Radiol 2000;11:172.

48. Stringer NH, Grant T, Park J, et al: Ovarian failure after uterine fibroid embolization for treatment of myomas. J Am Assoc Gynecol Laparosc 2000;7:395-400.

49. Vashisht A, Studd J, Carey A, Burn P: Fatal septicaemia after fibroid embolization. Lancet 1999;354:307-308.

50. Pron G, Bennett J, Common A, et al: The Ontario uterine fibroid embolization trial. Part 2. Uterine fibroid reduction and symptom relief after uterine fibroid embolization for fibroids. Fertil Steril 2003;79(1):120-127.

51. Fuller AJ, Carvalho B, Brummenl C, et al: Epidural anesthesia for elective cesarean delivery with intraoperative arterial occlusion balloon catheter placement. Anesth Analg 2006;102:585-587.

52. Greenberg JA, Miner JD, O'Horo SK: Uterine artery embolization and hysteroscopic resection to treat retained placenta accreta: A case report. J Minim Invasive Gynecol 2006;13:343-344.

Marjan Attaran、Jeffrey M. Goldberg 和 Tommaso Falcone

不孕的最常见原因是输卵管疾病、无排卵和男性因素。不孕的生活方式方面的原因是与年龄有关的生育能力的下降、异常肥胖、吸烟和饮酒。子宫异常是不孕的一种相对不常见的原因[1]。

不孕的常规检查在过去 30 年里没有多少变化：主要是评估精子、排卵情况和生殖道的结构异常。几十年来，子宫输卵管造影术（hysterosalpingography，HSG）一直是不孕常规检查的一部分，对大多数生殖内分泌医师来说，HSG 一直是除外宫腔解剖缺陷和证明输卵管不通的一线技术。大多数不孕专家将 HSG 作为不孕的筛选方法，因为这种方法具有发现输卵管疾病的能力。然而，宫腔镜在不孕的诊疗中也发挥着重要作用。

诊断程序

HSG 是一种简单的 X 光照相术，多方面的文献已确认了它的作用。通过 HSG 不仅可以得到无创性有关输卵管管腔通畅与否和形状的极好信息（图 13-1），还可以得到有关宫腔的信息。HSG 能够检查苗勒管异常、宫内粘连、己烯雌酚（diethylstilbestrol，DES）相关异常、黏膜下肌瘤和子宫内膜息肉。

一些研究调查了这种方法检查子宫的准确性[2, 3]。王等[2] 应用 HSG 和宫腔镜检查了 216 名正在检查不孕病因的女性。结果显示，HSG 对于揭示宫腔异常的敏感性为 80.3%，特异性为 70.1%。假阳性率为 15.6%，假阴性率为 35.4%[2]。一项只评估宫腔病理学的研究表明其敏感性为 98%。但因为鉴别息肉和肌瘤困难，特异性只有 35%[4]。因此，尽管发现的任何异常都可能需要进一步检查从而做出明确的诊断，但 HSG 能很好地完成宫腔异常筛查的要求[5]。

HSG 的高假阴性率可能是由于没有校正子宫屈曲或造影剂注入太多或太少造成的。增厚的子宫内膜也可能掩盖异常。虽然 HSG 是相对安全和便宜的检查，但患者会感觉高度不适，同时会暴露于射线和碘造影剂下。结合 HSG 的高假阴性率，一些不孕专家认为 HSG 可能不是评估宫腔的最好方法。

门诊宫腔镜检查在评估子宫异常出血方面的诊断准确性已经明确[6]，但是其在检查不孕方面的作用还不明确[7, 8]。Hinckley 等对 1000 例拟行体外受精（in vitro fertilization，IVF）的连续患者进行了门诊宫腔镜检查。其中 38% 的患者有子宫病变[9]。大多数异常是子宫内膜息肉（32%），其次是黏膜下肌瘤（3%）和宫腔粘连（3%）。虽然还不确定子宫内膜息肉是不孕的明确原因，但摘除息肉能明显提高妊娠率[10]。因此子宫内膜息肉有可能导致 IVF 失败，这取决于它们的位置。Nawroth 等回顾了 375 例接受不孕检查的患者，发现 10% 的患者有可能影响不孕治疗的子宫内病变[11]。

门诊宫腔镜检查的一个优势是具有进行即刻

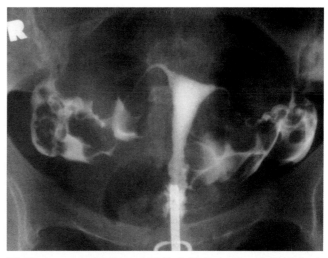

图 13-1 这幅图像显示了技术操作方法。窥器没有遮挡任何物体。宫颈上的抓钳将子宫拉直，使其与 X 光垂直。导管末端保持在宫颈内口下方。左 / 右标志标示方位。肠曲轮廓通过自由溢出的造影剂可以看出。

治疗的可能性。一些研究已证实，患者对门诊宫腔镜检查的耐受良好[12, 13]。Bettocchi[14] 在门诊应用 5-FVersapoint 双极系统、在没有麻醉的情况下为 501 名患者摘除了息肉和黏膜下肌瘤。在这些患者中，47% ~ 79% 的患者在手术中没有感到不适。宫腔镜检查中的不适可能与所用膨宫介质的类型有关。在一项研究中，使用生理盐水的患者子宫痉挛痛和肩痛的程度比使用 CO_2 的患者轻得多[15]。

　　生理盐水灌注超声检查（SIS，或称子宫超声显像术，SHG）是另一种检查不孕患者时用于评估宫腔的方法[16-18]。Ragni 等比较了 SIS 和门诊宫腔镜检查的诊断准确性[19]。98 名不孕患者首先做了经阴道超声检查（TVUS），然后做了 SIS，最后做了门诊宫腔镜检查。与门诊宫腔镜检查相比，TVUS 的敏感性为 91%，特异性为 83%，但 SIS 的结果更好，其敏感性和特异性分别为 98% 和 94%。当仅检查子宫内息肉样病变时，SIS 的敏感性和特异性甚至更高（表 13-1）[18]。因此通过 SIS 可以得到宫腔的非常准确的信息。

　　与宫腔镜检查相比，SIS 的优势是：它还能发现子宫肌层和附件的各种伴行的病变。虽然门诊宫腔镜检查能发现并同时处理小的子宫内膜息肉，但大的息肉和黏膜下肌瘤通常需要重新安排手术室手术治疗。另外，通过 SIS 可以得到有助于决定采用何种手术方式处理子宫肌瘤的信息。如图 13-2 显示的肌瘤是透壁的且扩展到了浆膜。很显然这个肌瘤不能用宫腔镜手术切除。SIS 检查中患者几乎不存在不适。在一项有 65 例行 SIS 检查的不孕患者的研究中，21% 的患者没有感觉疼痛，55% 感觉轻微疼痛，7% 的患者感觉严

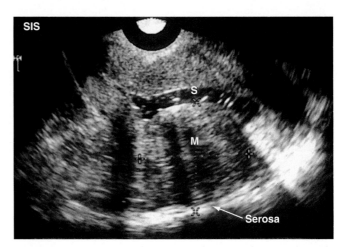

图 13-2　SIS 显示了宫腔内盐水（S）中的一个肌瘤（M）。

重疼痛[18]。

　　一些人建议，所有不孕患者都应做诊断性宫腔镜检查，因为其可以发现 HSG 不能看到的子宫异常。然而，两项总共包含 1000 多例不孕患者和 100 例反复妊娠流产患者的研究发现，如果 HSG 结果是正常的，再施行诊断性宫腔镜检查不会有额外的益处[20, 21]。

　　因此，SIS 似乎应该是 HSG 检查后评估子宫病变的一种方法。当不需要评估输卵管时，如在反复妊娠流产或不孕的情况下，此时输卵管的情况在之前的腹腔镜检查中已证实是没有问题的，也应该用 SIS 而不是用 HSG。然后，行门诊诊断性宫腔镜检查以证实 SIS 检查结果，并在术前直视评估宫腔病变。对于胚胎移植导管无法通过宫颈管的患者，宫腔镜检查也有助于评估宫颈管状况。

外科手术

　　虽然大多数手术仍然在手术室进行，但也有一些医师开始在门诊施行这些手术。

息肉切除术

　　子宫内膜息肉在不孕患者中所占比例估计为 3% ~ 5%[1]。然而，一项研究表明，该诊断在 224 名不孕患者中占 15%，而在 31 名输卵管结扎复通术前行宫腔镜检查的患者，该诊断仅占 3%[22]。息肉可降低生育能力的假设是：提供异常的着床部位、导致异常出血或产生人蜕膜相关蛋白（human decidua associated

表13-1　子宫内息肉样病变诊断的精确性				
方法	敏感性 (%)	特异性 (%)	PPV (%)	NPV (%)
SIS	100	100	100	100
TVUS	75	96.5	75	96.5
HSG	50	82.5	28.6	92.2

HSG，子宫输卵管造影术；NPV，阴性预测值；PPV，阳性预测值；SIS，生理盐水灌注超声检查；TVUS，经阴道超声检查。
Abstracted from Soares SR, Barbosa dos Reis MM, Camargos AF: Diagnostic accuracy of sonohysterography, transvaginal sonography, and hysterosalpingography in patients with uterine cavity diseases. Fertil Steril 2000;73(2):406-411.

protein，hDP 200）[23]和妊娠相关子宫内膜蛋白（glycodelin）[24]而影响着床。

关于息肉和息肉切除术对生育影响的数据非常少。两项小的回顾性的研究报道，尽管没有除外其他不孕因素和治疗[25, 26]，宫腔镜息肉切除术后妊娠率几乎为80%。术后妊娠率在息肉＜1cm或＞1cm之间没有差异[25]。

唯一的一项前瞻性随机研究比较了行宫内受精治疗之前、做和未做息肉切除术的两组不孕患者的妊娠率。结果表明，息肉切除术组患者的妊娠率为63.4%，对照组患者为28.2%（P＜0.001）。两组患者在年龄和其他不孕诊断方面没有差异。息肉的大小从＜5mm到＞2cm，对结果没有影响[27]。相反，对于息肉＞2cm的患者，IVF的结果在在两组患者没有差异[28]。另一项IVF研究认为，息肉＜2cm的患者在妊娠率上没有差别，但流产率高（27.3%对10.7%，P＝0.08）。如果在胚胎移植前已做了息肉切除术，流产率就正常了[29]。虽然息肉＞1cm时切除息肉是常规做法，但这样做是否是有益还需要进一步研究以确认[30]。

肌瘤切除术

在生殖年龄女性中，肌瘤的发生率为20%～50%，但只有1%～2.4%被认为是不孕的唯一原因[31]。有关肌瘤和肌瘤切除术对生育的影响缺少可靠数据。肌瘤可降低生育能力的假设是：通过导致近端输卵管闭塞或功能障碍性子宫收缩（这会破坏精子或卵子的输送和着床）。着床失败也可能源于血管病变、血管活性物质的分泌、子宫内膜炎，或者肌瘤表面或对侧面子宫内膜萎缩或静脉扩张[31, 32]。此外，胎盘位置异常、子宫依从性下降、血液流量减少、子宫刺激性增强以及大肌瘤导致宫腔或宫颈变形易于导致孕期并发症，如早产、胎位不正性难产、阻塞性难产和产后出血[32]。妊娠期间因肌瘤红色变性导致的疼痛也很常见[33]。

目前还没有比较有肌瘤或没有肌瘤而试图受孕、有助于确定肌瘤对生殖率和受孕时间的影响的前瞻性研究。只有一项前瞻性研究比较了有肌瘤和没有肌瘤的不明原因的不孕，报告的受孕率分别为11%和25%，统计学上有明显差异。另外，腹腔镜肌瘤切除术使妊娠率提高到42%[34]。

Donnez等回顾了46项报告了不孕患者肌瘤切除术后妊娠率的研究。大多数研究很小，是回顾性的，没有考虑女性的年龄、不孕持续时间、其他不孕因素

的存在或肌瘤的大小、数量和位置。没有一项研究有未做处理的对照组。在这些研究中，16项研究报告，在总共376例宫腔镜肌瘤切除术中，平均妊娠率为45%。这与一项包含1255例行剖腹手术或腹腔镜手术切除肌瘤的研究的患者受孕率为49%是相似的[31]。

另一篇回顾文章分析了肌瘤切除术对不孕患者的影响，结论是只有肌瘤使子宫内膜腔扭曲时才导致较低的妊娠率（相对风险为0.3；95%置信区间0.13～0.7）和着床率（相对风险为0.28；95%置信区间0.10～0.72）。肌瘤切除术后妊娠率提高（相对风险为1.72；95%置信区间1.13～2.58）。没有证据表明，壁内或浆膜下肌瘤导致不孕或肌瘤切除术在没有宫腔扭曲的情况下改善生育[35]。另外，一项包含7项IVF研究的回顾得出同样的观点：导致宫腔扭曲的肌瘤可降低妊娠率，但对于不影响宫腔的壁间肌瘤则结论不一致[31]。

因此，对于黏膜下肌瘤患者，应施行宫腔镜肌瘤切除术。正如所提到的，HSG是极好的检查宫腔内病变的筛查方法，但是不能区分肌瘤和息肉。宫腔镜检查能做出明确诊断，但它们和常规的超声检查都不能区分腔内和壁内成分的相对位置。肌瘤位置需要行SIS或MRI来确定，如果至少50%的病变是腔内的，才考虑宫腔镜肌瘤切除术。与MRI相比，SIS是成本效果更好的。

虽然一些研究表明，不论是用剪刀、激光还是电切环[36]来完成宫腔镜肌瘤切除手术，患者的总体妊娠率没有差异，但我们更喜欢用持续灌流环形电极进行，用60～70W的切割电流将肌瘤切除到正常子宫内膜的水平。通常作法是将壁内成分挤入宫腔，使更多的病变能被切除掉。

根据肌瘤切除后子宫内膜缺损的大小和数量，可在宫腔内放置一个儿科用Foley导管球囊作为粘连屏障，保留1周。为减少术后粘连形成，也给予患者3周雌激素，伴随黄体酮撤退，以加快子宫内膜再生。有关这两种方法的有效性的数据仍然欠缺。多发黏膜下肌瘤可增加粘连和复发的风险[37]。如果肌瘤在对侧肌壁上，一些医师建议做二期宫腔镜肌瘤切除术[21]。

因为大多数研究不能找出不孕与未导致输卵管闭塞或宫腔变形的肌瘤之间的关系，所以将不孕作为肌瘤切除术的一个主要适应证并不合适[32]。然而，一些人认为应考虑将肌瘤切除术作为减少与肌瘤有关的产科并发症的方法。Qidwai等发现，与没有肌瘤的女性相比，有肌瘤的女性统计学上先露异常、早产、前

置胎盘、严重产后出血和剖宫产的风险增加[38]。然而，Vergani 等发现，在有肌瘤的女性，早产、胎膜早破、宫腔内发育迟缓、胎盘早剥、产后出血或胎盘滞留上没有明显增加，但剖宫产增加了近一倍（23% 对 12%；P < 0.001）[39]。

除了有同腹腔镜手术或开腹手术一样的手术感染和器官损伤风险，宫腔镜肌瘤切除术还有过度失血而导致输血以及术后粘连形成的更高风险。孕期子宫破裂是另一个关注的问题，因此很可能推荐剖宫产[35]。

长期服用使肌瘤缩小和症状减轻的最有希望的药物似乎是选择性黄体酮受体调节剂（selective progesterone receptor modulator，SPRM）。然而，这些药物都会导致不排卵而抑制生育，停药后也没有证据表明能增强生育能力。如果需要干预不孕，外科手术是唯一的方法。

建议治疗肌瘤的药物包括：促性腺激素释放激素（GnRH）激动剂、达那唑、雷洛西酚、米非司酮和芳香化酶抑制剂，停药后都不能增强生育能力[40]。对于想生育的女性，治疗肌瘤的新的微创方法是不推荐的，如肌瘤消融、冷冻疗法和子宫肌瘤栓塞术（UFE），因为有关手术后生育和妊娠结局的数据非常有限。一项总结子宫动脉栓塞术（UAE）后 53 例妊娠和腹腔镜肌瘤切除术后 139 例妊娠的数据发现，UAE 组在先露异常和早产上有统计学显著增长。UAE 也与较高的自然流产率和产后出血相关，尽管这些差异没有统计学上的显著性[41]。

粘连松解术

宫腔粘连（intrauterine adhesions，IUA）或 Asherman 综合征通常发生在为选择性终止妊娠和流产失败或不全流产而施行诊断性刮宫（dilation and curettage，D&C）的患者术后。最严重的粘连是源于产后刮宫，因为此时趋于进行更积极的刮宫才能止血，并且分娩后低雌激素状态使子宫内膜再生延缓。另外，残留胚物可诱导成纤维细胞活性和胶原蛋白形成。对未受孕子宫施行常规诊刮也会导致 IUA，所以诊断性腹腔镜检查时是不允许施行诊刮的[1]。最后，宫腔镜或开腹肌瘤切除术处理黏膜下肌瘤或感染（如结核性子宫内膜炎或感染性流产）时也会导致 IUA。

患者在子宫创伤后出现月经减少或无月经时通常伴有经前期紧张，此时建议的诊断是宫腔粘连。基础体温图呈双向性、血清黄体酮 > 3ng/ml 和雌孕激素序

贯试验失败支持该诊断。超声检查能发现内膜损伤，并能测量子宫内膜厚度。HSG 是诊断 IUA 的最常用方法，与宫腔镜检查结果有非常好的相关性[21]。月经类型与 IUA 的程度有很好的相关性；大多数没有月经的患者 IUA 非常严重，而大多数月经正常的患者 IUA 程度很轻[21]。

据推测，患者 IUA 程度越严重，不孕的发生率越高。轻度粘连是否影响生育还不清楚[23]。相反，没有粘连但有宫腔硬化萎缩的患者的预后最差[7]。不幸的是，目前还没有得到普遍认可的临床上有效的分类系统，所以很难比较研究结果[1]。

不孕发生率增加、宫内发育迟缓和胎死宫内有可能是由宫腔缩小、子宫内膜缺损、肌性纤维化和子宫血流量降低所致。宫腔镜粘连松解术后基底层丧失可使新的子宫内膜再生并使滋养层侵入子宫肌层的能力，可导致胎盘植入和穿透性胎盘的风险增加[21]。

手术宫腔镜粘连松解术已取代盲目的诊刮（诊刮不再是治疗 IUA 可接受的方法）。轻微的粘连很容易分离，但严重的粘连分离是最危险的宫腔镜手术，这是因为缺少解剖学上的标志物导致非常高的子宫穿孔风险。正因为此，手术最好在腹腔镜或经腹部超声监护（帮助保持方位和避免穿孔）下进行[1, 21, 37]。只有在宫角有残余子宫内膜时才能找到显露输卵管开口[37]。虽然没有足够的数据支持术后应用子宫内屏障物，如避孕器或有导管球囊或高剂量雌激素，但这些常常都已被大多数的不孕专家所使用[1, 21]。应告知患者可能需要不止一次手术。

大约 70% ~ 90% 的有月经量少或无月经的患者宫腔镜粘连松解术后月经会恢复正常[1, 21]。妊娠率在 40% ~ 90%，活产率在 25% ~ 75%[1, 21, 32]。一般而言，疾病程度越轻，成功率越高。然而，即使在严重的瘢痕子宫也有成功妊娠的报道[42]。

子宫中隔成形术

先天性子宫异常的真正发生率还不清楚，基于几项研究的数据，估计在 3% ~ 4%（在生育人群和不生育人群之间没有差异），在有复发性流产的患者为 13%[43]。在所有先天性子宫畸形中，子宫中隔最常见且其生育的结局是最差的[44]。它在所有先天性子宫畸形中占 35%[43]。然而，因为分类系统和诊断方法不同，不同文献的估计数有很大不同。HSG 和单独的宫腔镜检查不能区分子宫中隔和双角子宫。虽然腹腔镜

检查术在观察宫底外部轮廓时是金标准，但三维超声检查和 MRI 显示有近 100% 的敏感性和特异性，而传统的二维 TVUS 的敏感性为 100%，特异性为 80%[44]。

子宫中隔好像不影响生育，因为有或无中隔的患者的不孕率是一样的[44, 45]。在有完全中隔的患者，妊娠后的自然流产率为 90%，而在不完全中隔的患者为 70%[46]。因为血流供应不好、雌激素和黄体酮受体不足以及子宫内膜不够成熟，子宫中隔会造成高的早期妊娠失败率[44]。

历史上，子宫中隔成形术是通过开腹术由 Jones 或 Tompkins 手术完成，包括切除含有中隔的子宫基底的一部分或分别打开宫底和切掉中隔。这些手术是过时的，因为宫腔镜子宫中隔成形术的妊娠结局是一样的[47]。宫腔镜子宫中隔成形术的优点如框 13-1 所示。

用剪刀、激光和环形电极行宫腔镜手术的结果是相似的[32, 44, 48]。用剪刀没有热损伤风险，可使用生理盐水，但是不能控制出血，一般手术时间较长。用激光止血好，也能用生理盐水，但费用较高，使用困难。电切环价廉，容易得到，视野好，止血好，并且操作时间短。电切环的不足是需要较大的镜鞘，并且由于应用非电解质溶液做膨宫介质，有低钠血症的风险。然而，手术时间短和中隔无血管可将风险降到最低[44]。使用双极电切镜可消除低钠血症的风险，短期效果好[48]。

当宫腔镜能在宫角间移动、没有中隔阻挡时，手术即可结束。同时，出血表示正常的子宫肌层已经达到。不应将完全中隔的宫颈部分切开，否则会增加宫

框 13-1

宫腔镜子宫中隔成形术的优点

不需开腹
不需肌层切割
门诊手术
不需要剖宫产术
不会使宫腔缩小
术后发病率较少
恢复时间较短
不会造成手术导致的盆腔粘连

From Goldberg JM, Falcone T: Müllerian anomalies: Reproduction, diagnosis, and treatment. In Gidwani G, Falcone T (eds): Congenital Malformations of the Female Genital Tract: Diagnosis and Managment. Philadelphia: Lippencott Williams & Wilkins, 1999, pp 177-204.

颈功能不全的风险，这种想法尚未被证实。宫颈部分保留完整会使手术更难，并且会阻碍阴道分娩[44]。

腹腔镜或超声监护只有在最困难的情况下使用。没有证据表明术前给予激素治疗、预防性应用抗生素或保留一个宫腔屏障物（如 IUD 或球囊导管）有好处[44]。一项随机性研究表明，术后给予雌激素治疗也没有必要[49]。

一项对 16 项回顾性研究进行的总结报告，宫腔镜子宫中隔成形术前在 1062 例妊娠患者中有 88% 自然流产，相比之下，宫腔镜子宫中隔成形术后在 491 例妊娠患者中自然流产率为 14%。早产由术前的 9% 降低到术后的 6%。足月分娩从 3% 提高到 80%[44]。一致的建议是对于有两次或更多次自然流产的患者，应施行宫腔镜子宫中隔成形术。然而，因为宫腔镜子宫成形术是一个快速、侵入性最小的手术，风险可以忽略，对于只有一次自然流产、长时期不明原因不孕或年龄 > 35 岁患者，在开展辅助生育技术（assisted reproductive technology，ART）或诊断性腹腔镜检查术前，先采用外科手术校正是合理的[44, 50]。

二乙基己烯雌酚

从 20 世纪 40 年代到 1971 年，二乙基己烯雌酚（diethylstilbestrol，DES）一直被用作预防自然流产的药物，直到发现其可增加发生阴道透明细胞癌的风险才停止使用。DES 也会导致子宫畸形，包括宫腔发育不全、T 型宫腔、收缩带、宽的低中隔和不规则的轮廓。Kaufman 等报道，在 267 名应用 DES 的孕妇所生的女儿中，69%HSG 显示有子宫异常[51]。最常见的异常是发育不全的 T 型宫腔，占 31%。子宫颈阴道变化在有 HSG 异常者增加 5 倍。

虽然生育没有受到影响，但在使用 DES 者所生的女儿，异位妊娠、自然流产和早产都增加了[52]。尽管特定的子宫异常与特定的妊娠结果并不一定相关，但如果 HSG 不正常，不良妊娠结局发生率增加[53]。足月分娩患者所生的女儿没有将来的生育风险[54]。

有两项研究对 23 例有子宫 DES 暴露史的女性施行了宫腔镜子宫成形术，以使宫腔达到外观比较正常的形态[55, 56]。由于样本量很小，还不能确定对有 DES 暴露史的患者进行子宫成形术是否会有任何临床价值。另外，当评估任何治疗是否成功时，必须牢记，即使没有干预，每一次成功妊娠时间都有增加的趋势。目前不推荐手术校正解剖异常[57, 58]。

输卵管疾病

HSG 检查最常见的发现是近端输卵管堵塞。虽然双侧近端输卵管堵塞（proximal tubal occlusion，PTO）通常提示解剖学病变，但单侧 PTO 经常是暂时的，是由于子宫输卵管口痉挛，黏液栓、内膜碎片或气泡堵塞所致。在 10%～24% 的输卵管会发现单侧 PTO，但在重复 HSG 或腹腔镜检查行输卵管通液时发现，16%～80% 的输卵管是通畅的[59]。增加推注压力可使高比例的患者的输卵管通畅，在一项大规模研究中为 72%。在一项研究中，旋转患者以使近端阻塞的输卵管下垂，可使 63% 的输卵管通畅[59]。

如果至少一个月后重复 HSG 显示 PTO 仍存在，可以试试选择性输卵管造影术。在静脉清醒镇静情况下，使用球囊导管施行重复的 HSG，在荧光镜指导下，将 5-F 的导管向前推，通过宫腔挤入宫角。然后，注入造影剂，在输卵管 1/3 处证明通畅。在选择性输卵管造影术中，在 2/3 处仍堵塞的输卵管可试行输卵管插管术。

宫腔镜输卵管插管术在治疗 PTO 方面也非常成功。这种手术通常使用 Novy 子宫角套管装置（Cook，Spencer，Ind）。将一个导管插入手术宫腔镜的工作通道中。首先是 5-F 导管，然后是 3-F 导管。内导管在 1-cm 处有标记（图 13-3）。导管内插入金属丝作为引导。5-F 导管被引入 5-mm 宫腔镜的一个操作通道，向前直到输卵管开口。然后，将内导管通过 5-F 导管。内导管有个特别的调节器用于保护金属丝。金属丝安装在内导管的顶部，调节器是拉紧的。首先在输卵管内插入金属丝，然后将内导管引到金属丝上。然后，移出金属丝，注入靛蓝胭脂红染剂。

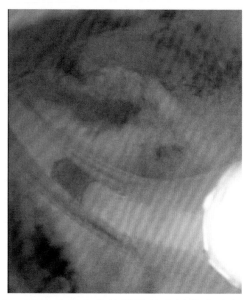

图 13-3　可见透明弯曲的外导管尖端指向右侧输卵管口。可见内导管带有标记。

（李云飞 译 于 丹 校）

参考文献

1. Horowitz GM: Female Infertility. In Falcone T, Hurd WH (eds): Clinical Reproductive Medicine and Surgery. St Louis: Mosby, 2007, pp 507-524.

2. Wang CW, Lee CL, Lai YM, et al: Comparison of hysterosalpingography and hysteroscopy in female infertility. J Am Assoc Gynecol Laparosc 1996;3(4):581-584.

3. Golan A, Eilat E, Ron-El R, et al: Hysteroscopy is superior to hysterosalpingography in infertility investigation. Acta Obstet Gynecol Scand 1996;75(7):654-656.

4. Preutthipan S, Linasmita V: A prospective comparative study between hysterosalpingography and hysteroscopy in the detection of intrauterine pathology in patients with infertility. J Obstet Gynaecol Res 2003;29:33-37.

5. Goldberg JM: Hysterosalpingography. In Falcone T, Hurd W (eds): Clinical Reproductive Medicine and Surgery. Philadelpia: Mosby, 2006, pp 429-439.

6. Ceci O, Bettocchi S, Pellegrino A, et al: Comparison of hysteroscopic and hysterectomy findings for assessing the diagnostic accuracy of office hysteroscopy. Fertil Steril 2002;78(3):628-631.

7. Shushan A, Rojansky N: Should hysteroscopy be a part of the basic infertility workup?[see comment]. Hum Reprod 1999;14(8):1923-1924.

8. Nawroth F, Foth D, Schmidt T: Hysteroscopy only after recurrent IVF failure?[comment]. Reprod Biomed Online. 2004;8(6):726.

9. Hinckley MD, Milki AA: 1000 office-based hysteroscopies prior to in vitro fertilization: Feasibility and findings. J Soc Laparoendosc Surg 2004;8(2):103-107.

10. Perez-Medina T, Bajo-Arenas J, Salazar F, et al: Endometrial polyps and their implication in the pregnancy rates of patients undergoing intrauterine insemination: A prospective, randomized study. Hum Reprod. 2005;20(6):1632-1635.

11. Nawroth F, Foth D, Schmidt T: Minihysteroscopy as routine diagnostic procedure in women with primary infertility. J Am Assoc Gynecol Laparosc 2003;10(3):396-398.

12. Guida M, Pellicano M, Zullo F, et al: Outpatient operative hysteroscopy with bipolar electrode: A prospective multicentre randomized study between local anaesthesia and conscious sedation. Hum Reprod 2003;18(4):840-843.

13. Lindheim SR, Kavic S, Shulman SV, Sauer MV: Operative hysteroscopy in the office setting. J Am Assoc Gynecol Laparosc 2000;7(1):65-69.

14. Bettocchi S, Ceci O, Di Venere R, et al: Advanced operative office hysteroscopy without anaesthesia: Analysis of 501 cases treated with a 5 Fr. bipolar electrode. Hum Reprod 2002;17(9):2435-2438.

15. Pellicano M, Guida M, Zullo F, et al: Carbon dioxide versus normal saline as a uterine distension medium for diagnostic vaginoscopic hysteroscopy in infertile patients: A prospective, randomized, multicenter study. Fertil Steril 2003;79(2):418-421.

16. Goldberg JM, Falcone T, Attaran M: Sonohysterographic evaluation of uterine abnormalities noted on hysterosalpingography. Hum Reprod 1997;12(10):2151-2153.

17. Hauge K, Flo K, Riedhart M, Granberg S: Can ultrasound-based investigations replace laparoscopy and hysteroscopy in infertility? Eur J Obstet Gynecol Reprod Biol 2000;92(1):167-70.

18. Soares SR, Barbosa dos Reis MM, Camargos AF: Diagnostic accuracy of sonohysterography, transvaginal sonography, and hysterosalpingography in patients with uterine cavity diseases. Fertil Steril 2000;73(2):406-411.

19. Ragni G, Diaferia D, Vegetti W, et al: Effectiveness of sonohysterography in infertile patient work-up: A comparison with transvaginal ultra-sonography and hysteroscopy. Gynecol Obstet Invest 2005;59(4):184-198.

20. Fayez JA, Mutie G, Schneider PJ: The diagnostic value of hysterosalpingography and hysteroscopy in infertility investigation. Am J Obstet Gynecol 1987;156:558-560.

21. March CM: Hysteroscopy and the uterine factor in infertility. In Lobo RA, Mishell DR, Paulson RJ, Shoupe D (eds): Mishell's Textbook of Infertility, Contraception, and Reproductive Endocrinology, 4th ed. Malden, Mass: Blackwell Science, 1997, pp 580-604.

22. Shokeir TA, Shalan HM, El-Shafei MM: Significance of endometrial polyps detected hysteroscopically in eumenorrheic infertile women. J Obstet Gynaecol Res 2004;30:84-89.

23. Golan A, Halperin R, Herman A, et al: Human decidua-associated protein 200 levels in uterine fluid at hysteroscopy. Gynecol Obstet Invest 1994;38:217-219.

24. Richlin SS, Ramachandran S, Shanti A, et al: Glycodelin levels in uterine flushings and in plasma of patients with leiomyomas and polyps: Implications for implantation. Hum Reprod 2002;17:2742-2747.

25. Spiewankiewicz B, Stelmachow J, Sawicki W, et al: The effectiveness of hysteroscopic polypectomy in cases of female infertility. Clin Exp Obstet Gynecol 2003;30:23-25.

26. Varasteh NN, Neuwirth RS, Levin B, Keltz MD: Pregnancy rates after hysteroscopic polypectomy and myomectomy in infertile women. Obstet Gynecol 1999;94:168-171.

27. Perez-Medina T, Bajo-Arenas J, Salazar F, et al: Endometrial polyps and their implication in the pregnancy rates of patients undergoing intrauterine insemination: A prospective, randomized study. Hum Reprod 2005;20:1632-1635.

28. Mastrominas M, Pistofidis GA, Dimitropoulos K: Fertility outcome after outpatient hysteroscopic removal of endometrial polyps and submucous fibroids. J Am Assoc Gynecol Laparosc 1996;3:S29.

29. Lass A, Williams G, Abusheikha N, Brinsden P: The effect of endometrial polyps on outcomes of in vitro fertilization (IVF) cycles. J Assist Reprod Genet 1999;16:410-415.

30. Chang AS, Goldstein J, Moley KH, et al: Radiologic and surgical demonstration of uterine polyposis. Fertil Steril 2005;84:1742-1743.

31. Donnez J, Jadoul P: What are the implications of myomas on fertility? A need for a debate? Hum Reprod 2002;17:1424-1430.

32. Winkel CA: Diagnosis and treatment of uterine pathology. In Carr BR, Blackwell RE (eds): Textbook of Reproductive Medicine, 2nd ed. Stamford, Conn: Appleton & Lange, 1998, pp 583-606.

33. Cooper NP, Okolo S: Fibroids in pregnancy—common but poorly understood. Obstet Gynecol Surv 2005;60:132-138.

34. Bulletti C, Ziegler D, Polli V, Flamigni C: The role of leiomyomas in infertility. J Am Assoc Gynecol Laparosc 1999;6:441-445.

35. Pritts E: Fibroids and infertility: A systematic review of the evidence. Obstet Gynecol Surv 2001;56:483-491.

36. Goldenberg M, Sivan E, Sharabi Z, et al: Reproductive outcome following hysteroscopic management of intrauterine septum and adhesions. Hum Reprod 1995;10:2663-2665.

37. Hucke J, De Bruyne F, Balan P: Hysteroscopy in infertility—diagnosis and treatment including falloposcopy. Contrib Gynecol Obstet 2000;20:13-20.

38. Qidwai GI, Caughey AB, Jacoby AF: Obstetric outcomes in women with sonographically identified uterine leiomyomata. Obstet Gynecol 2006;107:376-382.

39. Vergani P, Ghidini A, Strobelt N, et al: Do uterine leiomyomas influence pregnancy outcome? Am J Perinatol 1994;11:356-358.

40. Olive DL, Lindheim SR, Pritts EA: Non-surgical management of leiomyoma: Impact on fertility. Curr Opin Obstet Gynecol 2004;16:239-243.

41. Goldberg J, Pereira L, Berghella V, et al: Pregnancy outcomes after treatment for fibromyomata: Uterine artery embolization versus laparoscopic myomectomy. Am J Obstet Gynecol 2004;191:18-21.

42. Carp HJ, Ben-Shlomo I, Mashiach S: What is the minimal uterine cavity needed for a normal pregnancy? An extreme case of Asherman syndrome. Fertil Steril 1992;58:419-421.

43. Grimbizis GF, Camus M, Tarlatzis BC, et al: Clinical implications of uterine malformations and hysteroscopic treatment results. Hum Reprod Update 2001;7:161-174.

44. Homer HA, Li TC, Cooke ID: The septate uterus: A review of management and reproductive outcome. Fertil Steril 2000;73:1-14.

45. Jones HW: Reproductive impairment and the malformed uterus. Fertil Steril 1981;36:137.

46. Heinonen PK: Primary infertility and uterine anomalies. Fertil Steril 1983;40:311.

47. Heinonen PK: Reproductive performance of women with uterine anomalies after abdominal or hysteroscopic metroplasty or no surgical treatment. J Am Assoc Gynecol Laparosc 1997;4:311-317.

48. Zikopoulos KA, Kolibianakis EM, Tournaye H, et al: Hysteroscopic septum resection using the Versapoint system in subfertile women. Reprod Biomed Online 2003;7:365-367.

49. Dabirashrafi H, Mohammad K, Moghadami-Tabrizi N, et al: Is estrogen necessary after hysteroscopic incision of the uterine septum? J Am Assoc Gynecol Laparosc 1996;3:623-625.

50. Colacurci N, De Franciscis P, Fornaro F, et al: The significance of hysteroscopic treatment of congenital uterine malformations. Reprod Biomed Online 2002;4 Suppl 3:52-54.

51. Kaufman RH, Adam E, Binder GL, Gerthoffer E: Upper genital

tract changes and pregnancy outcome in offspring exposed in utero to diethylstilbestrol. Am J Obstet Gynecol 1980;137:299-308.

52. Goldberg J, Falcone T: Effect of DES on reproductive function. Fertil Steril 1999;72:1-7.

53. Kaufman RH, Noller K, Adam E, et al: Upper genital tract abnormalities and pregnancy outcome in diethylstilbestrol-exposed progeny. Am J Obstet Gynecol 1984;148:973-984.

54. Veridiano NP, Delke I, Rogers J, Tancer ML: Reproductive performance of DES-exposed female progeny. Obstet Gynecol 1981;58:58-61.

55. Nagel TC, Malo JW: Hysteroscopic metroplasty in the diethylstilbestrol-exposed uterus and similar nonfusion anomalies: effects on subsequent reproductive performance; a preliminary report. Fertil Steril1993;59:502-506.

56. Garbin O, Ohl J, Bettahar-Lebugle K, Dellenbach P: Hysteroscopic metroplasty in diethylstilboestrol-exposed and hypoplastic uterus: A report on 24 cases. Hum Reprod 1998;13:2751-2755.

57. Mottla GL, Stillman RJ: Considering the role of assisted reproduction in infertile patients exposed in utero to diethylstilbestrol. Assist Reprod Rev 1992;2:173-183.

58. Goldberg JM, Falcone T: Müllerian anomalies: Reproduction, diagnosis, and treatment. In Gidwani G, Falcone T (eds): Congenital Malformations of the Female Genital Tract: Diagnosis and Managment. Philadelphia: Lippincott Williams & Wilkins, 1999, pp 177-204.

59. Hurd WW, Wyckoff ET, Reynolds DB, et al: Patient rotation and resolution of unilateral cornual obstruction during hysterosalpingography. Obstet Gynecol 2003;101:1275-1278.

宫腔镜在评估和治疗复发性流产中的应用

Steven F. Palter

复发性流产（recurrent pregnancy loss，RPL）传统上是指连续 3 次或以上在胎儿有生存能力前（妊娠 < 20 周或胎儿 < 500g）发生的自然流产[1, 2]。在试图怀孕的育龄期妇女中，有 2% ~ 5% 发生过 RPL。许多医师将流产分为早期流产（妊娠第一个 3 个月中，妊娠周数 < 12 周）和晚期流产（妊娠周数 > 12 周，妊娠第二个和第三个 3 个月），因为他们认为这些流产有不同的病因。一些医师将不连续发生的流产也纳入 RPL，并且在第二次或之后发生流产后开始对患者进行检查，特别是对中晚期流产患者。不幸的是，有关 RPL 的研究方法经常存在缺陷，如对照组的选择不合适或对照组缺失，或诊断性试验不完善，以及试验控制不力[1, 2]。导致 RPL 的原因可分为几个主要病因组（框 14-1）。本章对子宫结构异常导致的 RPL 进行综述，重点是有关诊断和处理的外科方法。

复发性流产的原因

流产的最常见原因是染色体的非整倍性。大部分这类染色体异常是由于卵母细胞的遗传损失导致染色体的不分离错误所致。这些异常的几率随着母亲的年龄增长而增加。除了这种从一开始就有的基因异常的卵母细胞——在 RPL 中大约占 5%，当父母一方携带平衡易位基因——可使携带者处于产生不平衡易位配子的风险中[3]。这种情况下大多数病例要么是不种植，要么是早期流产。产生不平衡配子的平衡易位和 RPL 的确切发生几率取决于特定的染色体易位。

在染色体核型正常的父母中，大约 40% 的流产是因为最初胚胎的非整倍性[4]。其中性染色体和常染色体的单倍性或三倍性是最常见的。植入前遗传筛查（preimplantation genetic screening，PGS）这一最新技术有望用于降低此风险。这一新技术是在胚胎发育的第 3 天对发育中的胚胎的单个卵裂球进行活检——

对这个细胞通过荧光原位杂交试验（fluorescent in situ hybridization，FISH）进行快速筛检，以检测最常受损染色体的增加或减少（通常检测第 9 号染色体或第

框 14-1
复发性流产的原因

遗传学
- 三倍性
- 单倍性
- 染色体倍数异常
- 不平衡易位

激素水平
- 黄体期缺乏
- 甲状腺功能异常
- 其他

免疫学
- 抗心脂抗体
- 狼疮抗凝物
- 其他抗磷脂抗体

血栓形成倾向
- 蛋白 S 和蛋白 C 缺乏
- 凝血酶原因子 II 异常
- 莱顿 V 因子异常
- 叶酸还原酶基因突变和高同种半胱氨酸血症

代谢性疾病
- 糖尿病

结构性异常
- 苗勒管异常
- 双角子宫
- 单角子宫
- 子宫中隔

子宫内粘连
- Asherman 综合征

子宫肌瘤
- 黏膜下肌瘤
- 壁间肌瘤

宫腔镜技术：宫腔病变的门诊诊断和治疗

12 号染色体）。其结果是使发育第 5 天的胚泡期胚胎的迁移更倾向于遗传基因正常。然而，由于在一些病例中发现在胚泡发育期有镶嵌现象，人们最初对 PGS 的热情已经有所冲淡。在这种情况下，选出的细胞有可能是异常的或不能存活的，而保留下来细胞能正常分裂，可以有正常的遗传后代 [5-7]。

Ternamian 描述了一项令人着迷的新技术，可对不明原因的 RPL 患者行宫腔镜直视下全面检查 [8]。他使用一个 26-F 电切镜和甘氨酸持续灌流膨宫系统进行宫腔镜检查。其步骤是首先扩张宫颈；然后，在远离胎盘和胎儿的部位，用一个单极电切环建立了一小块羊膜窗；然后，用甘氨酸灌流并进行羊膜腔内宫腔镜检查。他报道，在 8 例患者中有 7 例有染色体异常或感染的可视病灶。在病理检查没有发现或细胞遗传检测失败的病例中，这种技术已被证实是非常有用的。已有研究正在对这种技术与经典的核型分析结合起来的全面作用进行分析。他报道的两种异常是：多指畸形和伴脐膨出的脐扭转，如图 14-1 和 14-2 所示。

建议进行父母双方的核型分析。导致 RPL 的其他原因包括特定类型的血栓形成、抗心磷脂抗体和内分泌紊乱。黄体期缺失也是 RPL 的一个原因，但如何检测还不清楚。子宫异常也是 RPL 的一个公认原因。宫腔成像检查是非常重要的诊断方法，如宫腔镜检查、子宫超声显像术 [sonohysterogram，SHG，也称生理盐水灌注超声检查（saline infusion Sonography，SIS）] 或子宫输卵管造影术（hysterosalpingogram，HSG）。

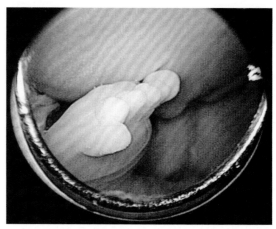

图 14-1　有多指畸形的死亡胎儿的宫腔镜图像。
(Courtesy of Dr. Artin Termanian, Toronto, Ontario.)

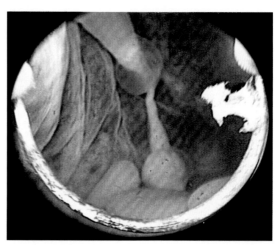

图 14-2　有脐膨出扭转的死亡胎儿的宫腔镜图像。
(Courtesy of Dr. Artin Termanian, Toronto, Ontario.)

Asherman 综合征

Asherman 综合征（子宫内粘连）是 1894 年由 Heinrich Fritsch 第一次描述的，1948 年 Asherman 进一步描述了其特征 [9]。Asherman 在其经典论文中描述了有粘连的宫腔的 HSG 影像学表现。尽管 Asherman 综合征通常被认为是一种罕见疾病，但其可能比最初设想的要更为常见 [10]。在一项研究中，40% 的曾有胎盘碎片滞留超过 24 小时的分娩或流产并发症妇女有宫腔镜检查可见的粘连证据。研究提示，Asherman 综合征可能是以轻度形式存在于无症状的月经正常的不孕妇女中 [11]。

Asherman 综合征的临床特征描述得很少。其通常有继发性闭经症状，特别是在流产后的刮宫术后容易发生。许多作者提出了 Asherman 综合征的感染潜在病因假说 [12]。不幸的是，没有普遍认可的理想治疗方案，报道的治疗结果也非常少 [13-19]。

我们进行了一项有 297 例 Asherman 综合征妇女的国际性登记研究，以确定其临床特征和治疗结果 [20]。在这项研究中，患者的生殖结局极差，流产非常常见。治疗前，仅有 61% 的患者可以获得活产。患者妊娠第一个 3 个月流产非常常见：在所有妊娠中占 49%，在所有患者中占 42%。更不幸的是，患者妊娠第二个和第三个 3 个月的流产比预计的要高 4 倍（占所有妊娠的 8.5%）。大部分患者表现为月经过少或无月经，但不孕和流产也常见。

我们也设计了一个诊断和治疗 Asherman 综合征的复杂流程图 [21]，并对有月经过少或闭经、盆腔疼痛或不孕（任何形式的）主诉的子宫内粘连患者进行了回顾。数据从手术记录、相片和术后评估中提取。患者平均年龄为 33.8 岁，平均孕产次分别为 2 次和 0 次。超过 1/3 的患者以前曾尝试过外科修补手术。我们询问了患者的生育史，可能引起 Asherman 综合征形成的事件，以及月经出血模式。子宫内瘢痕形成的原因如表 14-1 所示。对所有可疑为 Asherman 综合征的患者术前进行了 SIS 诊断或通过宫腔镜进行了手术矫形。对有月经的患者至少在月经期做一次超声检查以评估宫腔积血，后者在任何患者均无临床证据。后来一项在灵长类 Asherman 综合征动物模型进行的研究提示，子宫下段阻塞月经血排出可能会导致整个子宫内膜的二级反射下调[11]。

术前门诊评估

准确和全面的术前评估是确保最佳手术效果的关键。为确定子宫内粘连状况，我们进行全面的术前二维和三维冠状面 SIS 两种检查，如图 14-3 所示。在这一步骤中，我们将一个 5-F 的 SIS 导管置入宫颈外口并使其膨胀至刚刚足以堵住出口。

我们首先进行一个全面的盆腔扫描，特别应注意是否有卵巢子宫内膜异位症的征象。然后评估子宫，检查是否有任何子宫积血的征象，并从宫底至宫颈内口测量子宫内膜带的厚度，特别应注意是否有不规则的或不连续的内膜线。然后，将生理盐水慢慢注入宫腔，检查并记录宫腔充盈缺损区域以指导手术。在此过程中，我们也应观察是否存在子宫中隔以及宫底区的子宫内膜（一般在阻塞部位之上）。

另一些人应用门诊宫腔镜检查来评估宫内状况。尽管宫腔镜检查可以提供有关宫腔至阻塞部位的很好信息，但根据我们的经验，完全阻塞非常常见，以至于我们更喜欢应用 SIS，因为我们可以接着评估阻塞

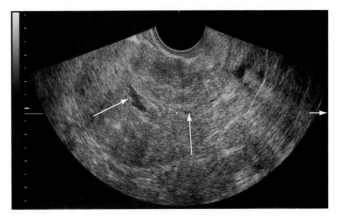

图 14-3　宫腔内粘连的子宫超声显像术定位图像。箭头所示为低段位置的粘连和宫腔上部的小的开放性粘连。

以上的宫腔状况。

手术治疗技术

所有大的宫腔内粘连松解术我们是在手术室、在全身麻醉下施行的。简单局限的、薄的无血管的粘连可以通过门诊宫腔镜手术成功松解。我们在施行此类手术时进行经腹部超声监测，以确保粘连完全松解[22]。方法是将子宫 Foley 球囊夹紧，膀胱逆行注入生理盐水以提供一个回声窗，如图 14-4 所示。在分离过程中，我们持续扫描子宫的横切面和纵切面。这与术前进行的 SIS 粘连分布评估相关。这种方法可以精确地引导分离手术在中线进行并避免形成假通道。

可以将分离过程引导到完整的内膜岛和侧方的瘢痕。粘连松解术应用的是半弯曲的微型剪刀而不是宫

表14-1　Asherman综合征的病因		
病因	数量	百分比
流产或终止妊娠	21	54
胚物残留	10	26
外科手术	4	11
剖宫产	3	7
儿童结核	1	< 1

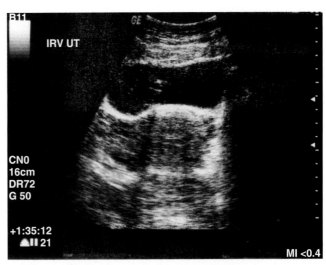

图 14-4　宫腔镜手术的术中经腹超声监护。

宫腔镜技术：宫腔病变的门诊诊断和治疗

腔内电切刀，以使粘连形成或血管损伤的风险降到最低。在一些病例中，进入宫颈或宫腔时会遇到一个完全梗阻性的粘连，如图 14-5 所示。如果没有术中超声监测，正常的轴线很可能就找不到而造成人为的假通道。同样，如果没有术中超声监测，侧壁粘连的分离可能是不可见的。

图 14-6 显示了一个病例，在最初将宫腔镜置入子宫时，除了有一个很小的通路，宫腔几乎是完全堵塞和无法修复的。通过术中超声监测确认了一个有良好内膜线回声通往宫底的通道。然而，分离了这个粘连后，又遇到了一个完全性堵塞（通过宫腔镜确认），如图 14-7 所示。也许这代表的是粘连累及的宫底。随后，超声又显示了一个偏向头侧的未闭腔隙。图 14-8 显示了这个有粘连带的瘢痕上的开放区域。图 14-9 显示了最终打开的宫腔。

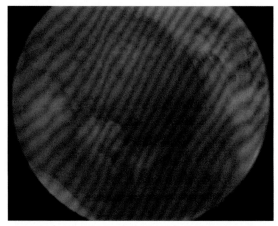

图 14-7　宫腔底部的完全闭塞的宫腔镜图像。

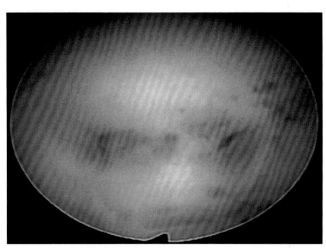

图 14-5　宫颈管的完全粘连。

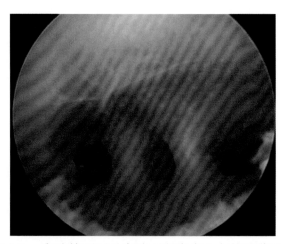

图 14-8　宫腔镜下可见宫腔下段瘢痕上方的开放区域，可见粘连带。

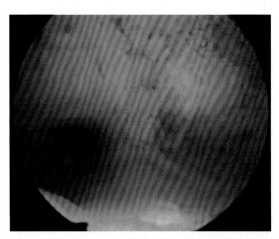

图 14-6　重度 Asherman 综合征的宫腔镜图像。宫腔似乎完全阻塞，但超声确认了一个开放的腔隙。

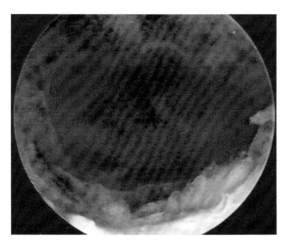

图 14-9　最后开放的宫腔的宫腔镜图像。

宫内屏障

已经有一些方法可用来降低术后粘连形成的发生率。最常用的方法是在宫腔内放置一个屏障装置。目前尚无美国食品与药品监督局（FDA）批准使用的这类专门防止粘连的装置。现在应用的未经批准的装置有：宫内节育器（the intrauterine device，IUD）、Foley 导管、Cook 气球子宫支架（为治疗出血设计的短期治疗装置）。Foley 导管和 IUD 的直接比较显示，Foley 导管更为有效[23]。一项研究对 110 例用任一方法治疗的病例进行了回顾性分析，结果表明，用 Foley 导管的患者 81.4% 恢复了正常月经，而应用 IUD 的患者 62.7% 恢复了正常月经。应用 Foley 导管组术后有持续闭经和月经过少的患者（18.6%）少于 IUD 组（37.3%）。Foley 导管组的受孕率为 33.9%，高于 IUD 组的受孕率[23]。

手术完成时，将一个 8 或 12 号 Foley 导管的末端剪断、与球囊平齐，并将其在超声引导下置入宫腔。这种乳胶球囊导管比有弹性的硅酮（硅化橡胶）导管更好，因为其末端有较大余量可以剪断，可以更贴合于宫底。对于仅有宫颈瘢痕粘连的患者，不必将球囊充气至完全充填宫腔。尽管一些医师主张将 Foley 导管的尾部剪掉后打结，但我们更倾向于将其用于留置引流，以便宫腔内的液体和血液更容易流出。球囊充气后可以充填宫腔，将相对裸露的子宫内膜创面分离。粘连松解手术完成时，在经腹超声引导下，将球囊充气并以尽可能小的压力充填宫腔。

将导管卷曲放置在阴道内，可留置 2 周。在此期间，应给予患者广谱抗生素和雌激素以刺激内膜再生[24]。应每日测量 2 次体温，留意任何感染征象，如腹部压痛。

球囊放置 2～4 天后应重新检查一次，1 周后应再检查一次，因为子宫松弛可能会使球囊从最佳位置滑脱。图 14-10 显示了一位患者术后 1 周时三维超声图像中球囊的正确位置。我们进行这项检查是消毒后进行 TVUS。

这种生物吸收屏障的潜在效用与腹腔镜应用的相似[25-27]。喷雾凝胶和交联透明质酸在一些试验研究中已显示是有效的，它们可降低新的粘连形成和再形成[25-27]。在推荐这种方法常规应用之前，还需要进一步的安全性和有效性研究。

治疗结果

我们治疗的大多数患者都有严重粘连（欧洲宫腔镜协会分级为 Ⅲ / Ⅳ 度）。我们已观察到三种形式的子宫阻塞：宫腔上段部分粘连，伴有部分阻塞或无流出道阻塞；宫腔下段至流出道完全阻塞；以及宫腔完

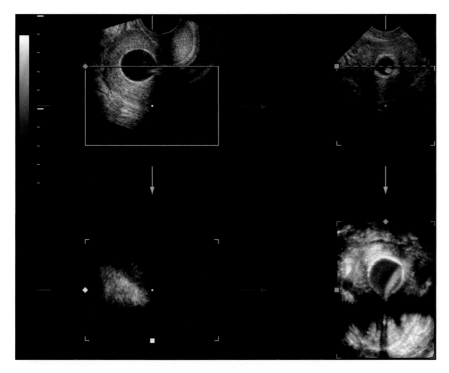

图 14-10　三维超声图像中位置正确的球囊。

宫腔镜技术：宫腔病变的门诊诊断和治疗

全闭锁。我们没有应用腹腔镜进行监护，但并无子宫穿孔发生。没有患者有术后感染或子宫内膜炎征兆。15%的患者术后 SIS 发现有需要行第二次粘连松解术的残存粘连，这些粘连都属于Ⅰ度或Ⅱ度粘连。手术完成后，所有患者的宫腔容积可达 97%。月经量显著增加，平均月经天数从术前的 1.8 天增加到术后的 4.7 天。并非所有患者都尝试怀孕，但在尝试怀孕的患者中有 12 名患者怀孕（占所有患者 35%）。

由此说明，这一系统化的方法可使诊断更为准确，包括准确的术前和术中瘢痕定位。由此就可以更好地制订手术计划。超声监护可以预防子宫穿孔，有助于更放手地施行粘连松解术。术中超声引导有助于在正确层面上进行粘连分离，避免假通道形成，以及确认粘连分离的界面。没有术后并发症和球囊相关感染发生。

分类系统

Asherman 综合征有多种分类系统，但这些分类系统都是经验的，与结果并不直接相关[12]。临床上两个最主要的分类系统是 ESH 系统和美国生殖医学学会（American Society for Reproductive Medicine，ASRM）评分系统。ESH 系统是根据粘连带的厚度、输卵管口通畅度以及宫腔阻塞程度进行分类的，如框 14-2 所示。因为 ESH 系统是基于生育能力的系统，所以其重点是输卵管口的通畅度。

ASRM 系统是根据宫腔阻塞程度、粘连的致密程度以及月经模式进行分类的，如表 14-2 和 14-3 所示。这些分类系统没有一个可以完全预见结果。我们发现最重要的预测因子是：最初宫腔阻塞的比率，术后开放宫腔的比率，松解的粘连下子宫肌层的血管分布，以及正常子宫内膜覆盖宫腔的比率。其他人也观察到，宫腔镜下正常子宫内膜可以预见结果。

尽管有在小的残存宫腔成功怀孕的病例报道，但其产生不利产科结局的风险是增加的[12, 13, 28-34]。图 14-11 显示了一个宫腔镜粘连松解术结束前的打开的宫腔，患者宫腔左面覆盖着较好的内膜，而宫腔右面的内膜比较贫瘠。图 14-12 显示了一个粘连松解术结束前打开的宫腔，无内膜覆盖。此种结果预后会非常差。输卵管开口的通畅度是自然妊娠的关键，但当输卵管阻塞时可行体外受精（in vitro fertilization，IVF）予以解决。我们发现，术前阻塞的输卵管口即使在手术时是打开的，术后持续通畅的比率也很低。

表14-2　1989年ASRM 宫腔内粘连分类				
特征	0 型	1 型	2 型	3 型
宫腔受累的范围		< 1/3	1/3 ~ 2/3	> 2/3
粘连的类型		薄	薄和致密	致密
月经模式	正常		月经过少	闭经

ASRM，美国生殖医学学会。

表14-3　1989年ASRM 宫腔内粘连的预后分类		
阶段	严重程度	评分
Ⅰ	轻度	1 ~ 4
Ⅱ	中度	5 ~ 8
Ⅲ	重度	9 ~ 12

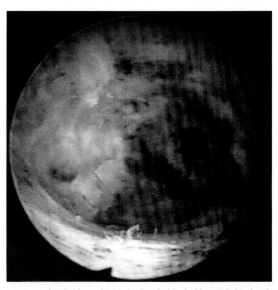

图 14-11　宫腔镜下粘连松解术结束前开放的宫腔。左边是好的内膜，右边的内膜贫瘠。

框 14-2
欧洲宫腔镜协会分级系统
Ⅰ . 宫底膜状或菲薄粘连，易于用宫腔镜镜头头端分离
Ⅱ . 单发致密粘连，宫腔镜镜鞘无法分离，双侧输卵管开口可见
Ⅲ . 多处致密粘连，或一侧输卵管开口阻塞
Ⅳ . 广泛致密粘连。子宫壁内聚。双侧输卵管开口不可见

苗勒管异常

苗勒管异常是女性生殖系统的结构发育异常。它们的分类是根据其子宫侧方或中线融合缺陷形成、部分形成的机制及其阻塞性和非阻塞性变异进行的[35]。ASRM 分期系统进一步将这些异常分类为发育不全、单角子宫、双子宫、双角子宫、中隔子宫、弓形子宫以及己烯雌酚相关子宫[36]，如框 14-3 和图 14-13 所示。

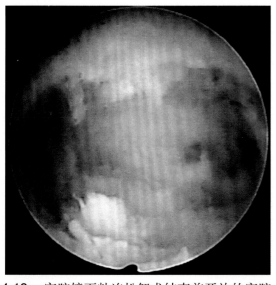

图 14-12　宫腔镜下粘连松解术结束前开放的宫腔。没有可见的内膜。

框 14-3
美国生殖医学学会苗勒管畸形分类系统
Ⅰ级　苗勒管发育不全
Ⅱ级　单角子宫
Ⅲ级　双子宫
Ⅳ级　双角子宫
Ⅴ级　中隔子宫
Ⅵ级　弓形子宫
Ⅶ级　己烯雌酚暴露子宫
Adapted from American Fertility Society: The American Fertility Society classifications of adnexal adhesions, distal tubal occlusion, tubal occlusion secondary to tubal ligation, tubal pregnancies, müllerian anomalies and intrauterine adhesions. Fertil Steril 1988;49:944-955

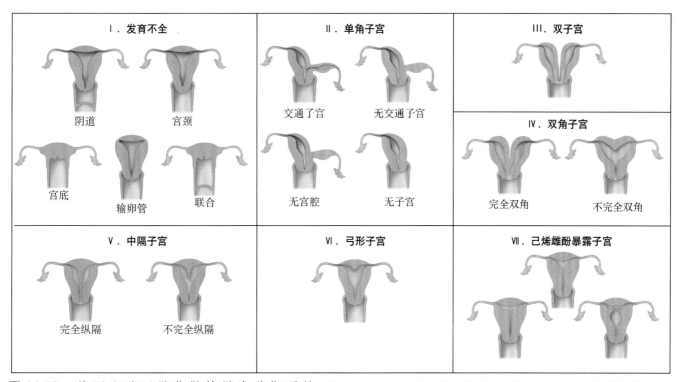

图 14-13　美国生殖医学苗勒管异常分期系统。(From American Fertility Society: The American Fertility Society classifications of adnexal adhesions, distal tubal occlusion, tubal occlusion secondary to tubal ligation, tubal pregnancies, müllerian anomalies and intrauterine adhesions. Fertil Steril 1988;49:944-955.)

宫腔镜技术：宫腔病变的门诊诊断和治疗

苗勒管的胚胎学

要理解这些异常首先要知道正常的发育过程。在妊娠第 7 周，苗勒管或副中肾管是一对成对的管子。它们延长后在中线与苗勒结节融合，并向头侧行进。两根苗勒管融合后其间的管壁消失。简言之，如果苗勒管融合失败，则导致无子宫，如果其间管壁不消失，则导致中隔子宫。在正常发育过程中，不融合的头端部分发育成输卵管，融合的下段发育成子宫和阴道上段。最近的报道认为，融合可能从中部开始，同时发生头侧和尾侧融合，导致近段和远段的复合异常 [37]。

有 1% ~ 2% 的妇女有苗勒管系统先天畸形 [38, 39]。然而，在 RPL 患者中，超声诊断的发生率要增高 3 倍 [40]。

中隔子宫

子宫中隔是最常见的苗勒管异常，其生育结局最差，但其宫腔镜手术纠正效果最好 [37, 39, 40]。子宫中隔是由于两根苗勒管融合时其间的管壁不完全吸收所致。据报道，有子宫中隔的患者在第一个 3 个月和第二个 3 个月的流产发生率很高，分别为 25% 和 6%。其他研究描述的流产发生率则 > 50%。最常见的分析原因是血管系统有问题，因为子宫中隔的纤维组织妨碍了胚胎发育 [37, 39, 40]。在妊娠晚期，中隔组织会直接妨碍胎儿的生长空间，导致流产、胎位异常或早产。

中隔手术的术前评估

在宫腔镜修补术之前作出是子宫中隔或双角子宫的准确诊断是至关重要的，有助于避免疏忽导致双角子宫中部宫底凹陷部位的子宫穿孔。子宫输卵管造影术和宫腔镜检查都不能区分这两种疾病，因为它们都不能检测子宫基底部的外形轮廓 [41]。MRI 过去一直是诊断的金标准，但现在正在被分辨率更高的超声检查所取代，特别是三维重建的冠状面图像，后者可提供与 MRI 相似的子宫影像 [38, 41-44]。

应用液体灌注宫腔的三维 SIS 可能会成为下一个诊断标准，因为它简单，费用低，对子宫外部和内部结构都能进行极好成像 [45]。图 14-14 显示了宫腔的二维横断面超声图像。很显然，SIS 液体灌注宫腔的成像效果更好，如图 14-15 所示。这项技术具有三维重建的冠状面图像，可精确测量中隔的宽度和长度，可

用于术前制订手术计划和指导手术，见图 14-16。三维重建的体积扫描法见图 14-17，可显示宫底外部中央小凹陷。

子宫中隔的手术方法

子宫中隔宫腔镜切除术已取代了传统的子宫成形术 [46-55]。如果子宫中隔术前影像学诊断不确认，那么建议进行腹腔镜监护。对于常规的病例，必要时，我们用腹腔镜监护代替经腹超声引导 [37, 56]。然而，与 Asherman 综合征不同，需要腹腔镜监护的中隔手术并不常见。已有多种不同方法被用来治疗子宫中隔，包括激光、剪刀和钢丝套圈或电极。我倾向于使用剪刀切割，并避免电外科手术，理论上这样可以减少切割缘的电热损伤。微型剪和硬鞘剪刀都可以使用。

通过这种方法，将中隔从顶点向上同时从一侧到另一侧切开。中隔的切除向头侧进行，一直到宫底平

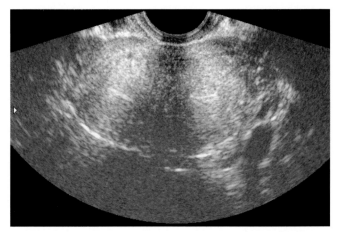

图 14-14　二维横断面超声显示的子宫内两个内膜腔。

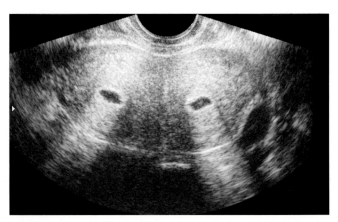

图 14-15　二维横断面子宫超声显像术显示的子宫内两个内膜腔。

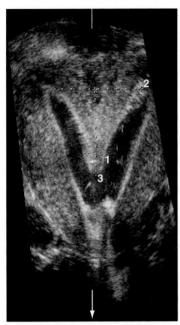

图 14-16 中隔子宫的 三维重建的子宫超声显像术冠状面解剖图像。1，顶端的厚度；2，最大的厚度；3，中隔的最大长度。

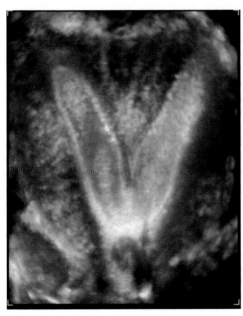

图 14-17 中隔子宫的三维重建的体积扫描法显示的小的宫底外中央凹陷。

坦部，此时宫腔镜检查从一侧输卵管开口到另一侧输卵管开口看不到残存的中隔组织。研究显示，＜1cm的小的残存中隔对妊娠结局并无大的影响[57]。中隔切除已被更精确地描述为切开而不是切除，因为事实上没有组织移除。当手术施行正常时，中隔是回缩变

平。大部分中隔组织是无血管的纤维组织。

图 14-18 显示了宫腔镜下宽基底的子宫中隔图像，图 14-19 显示了用剪刀切除子宫中隔后的宫腔。但是，有些作者的研究显示，大部分中隔的组织学或 MRI 诊断包含子宫肌层组织[44, 58]。这些病例中有持续出血和液体吸收增加的患者可能需要应用电外科止血。在所有病例里，建议应用自动化液体管理系统来记录液体的吸收量。

如果应用电外科手术，建议使用专门的电针或电刀。不建议使用弄直的弯曲环状电极，因为它可使局部区域受损。切割中隔时要十分小心，因为电极向前切割时，子宫穿孔的发生风险增加。对于任何应用带电的电极导致的穿孔，都需要探查盆腔以除外肠管的电热损伤。

当子宫中隔延伸至子宫颈管时，传统上是建议不要完全切除子宫颈管部分的中隔组织。当宫腔镜插入

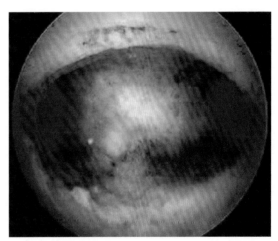

图 14-18 宽基底中隔的宫腔镜图像。

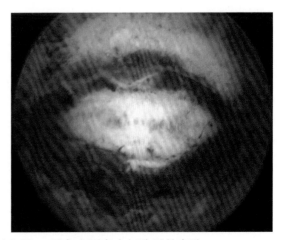

图 14-19 子宫中隔完全切除后的宫腔。

宫腔镜技术：宫腔病变的门诊诊断和治疗

中隔的一侧时，用电切刀或剪刀从最低端上方开始切开。建议使用此方法以减低以后发生宫颈功能不全并发症的风险；但是，这并没有直接证据证明，一些完全切除中隔组织（包括宫颈部分）的病例并没有并发症的发生。

弓形子宫

当子宫宫底轻度突出时即为弓形子宫。尽管有些人把其视为轻度增宽的子宫中隔，但对许多妇女来说其属于正常变异。通常，此组织是正常的子宫肌层，并不像子宫中隔是纤维组织。弓形子宫患者的生育结局正常和不良均有报道[38, 41, 42]。但大多数研究所用的诊断方法是老方法，有方法学上的局限性。当有手术指征时，对弓形子宫可以采用对子宫中隔相同的治疗方法。

子宫平滑肌瘤

子宫肌瘤是女性生殖系统的最常见的良性肿瘤，超声检查发现，50岁以下的妇女70%以上有子宫肌瘤[59]。经典的子宫肌瘤分类方法是依据子宫肌瘤在子宫的位置（黏膜下、肌壁间、浆膜下）进行分类的。黏膜下肌瘤根据肌瘤侵犯子宫腔的程度可进一步分类。ESH分类系统对黏膜下肌瘤的分类是依据壁间和腔内组织的相对量进行的[60, 61]。0型子宫肌瘤是整个位于子宫腔内的肌瘤，也是指腔内带蒂肌瘤。

Ⅰ型子宫肌瘤是壁间的肌瘤组织＜50%的肌瘤，可应用宫腔镜手术切除。Ⅱ型子宫肌瘤的壁间的肌瘤组织＞50%的肌瘤，通常更倾向于应用经腹切除的方法。应用宫腔镜手术切除Ⅱ型肌瘤通常切除不完全，症状会持续或产生妊娠不良结局，并且肌瘤会再生。宫腔镜检查是评估0型或Ⅰ型肌瘤腔内或壁间部分的最准确方法。通过超声或子宫超声显像术评估子宫肌瘤高度依赖于与子宫轴线符合的纵切面扫描。斜面扫描似乎是肌瘤壁间部分＜50%的Ⅰ型肌瘤（图14-20）者，当在冠状面扫描时实际上是Ⅱ型肌瘤（图14-21）。图14-22显示了这个肌瘤的宫腔镜下表现。

与复发性流产的关系

子宫肌瘤非常常见，但显然不是所有子宫肌瘤都

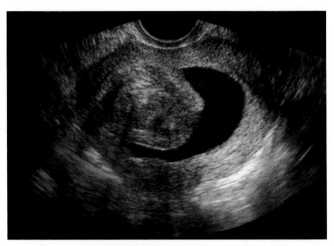

图14-20 子宫超声斜面扫描表现为典型壁内肌瘤组织＜50%的Ⅰ型子宫肌瘤。

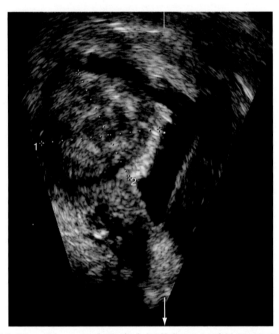

图14-21 图14-20中肌瘤在冠状切面上看是Ⅱ型子宫肌瘤。

是RPL的原因。一些大型回顾性研究显示，有流产病史的患者在切除子宫肌瘤后情况有所改善。一项包含1941名做了子宫肌瘤切除术患者的大型研究显示，患者的自然流产率显著下降，从术前41%降至术后19%[62]。

至于子宫肌瘤与RPL相关的机制已有一些假说来解释[63]。一种是：当肌瘤较大或侵入宫腔时，它们可能会通过单纯的机械机制干扰正常的胚胎种植[64]。另一种是：当宫腔变形时，内膜和胎盘的血供可能会改变。局部生长因子改变可能也是一种可能的机制。最

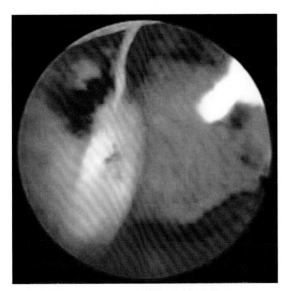

图 14-22　图 14-20 中肌瘤宫腔镜图像。

后，还有人认为，这些腔内子宫肌瘤的作用可能与 IUD 的作用一样，或可能可以导致轻度子宫内膜炎。邻近宫腔和胎盘附着部位的子宫肌瘤也与中晚期妊娠并发症相关，如出血、子宫破裂以及胎膜早破的风险增加 [65, 66]。

治疗方法

通常建议在怀孕之前将影响宫腔形态的子宫肌瘤切除。0 型子宫肌瘤（整个位于宫腔内）应用电切镜或横断其根蒂部最容易切除。因为 0 型肌瘤可能有血液供应，应用电外科手术可有效止血。通常，子宫肌瘤的切除主要都在手术室进行。因为液体的吸收可能迅速且不可预知，建议应用自动系统监护液体平衡，特别是应用非等渗液体膨宫时 [67]。一些作者已成功于门诊在生理盐水膨宫液中应用 5-F 双极电针进行肌瘤根蒂部横行切除。

Ⅰ 型子宫肌瘤部分生长于子宫壁内，切除相对更加困难。可使用单极或双极电外科电切镜进行切除。传统上，Ⅰ 型子宫肌瘤切除在手术室进行，再次建议应用自动液体监护系统 [67]。对于切除肌瘤的壁内部分，有各种技术。对于部分切除，则只切除扩展到肌层之外的宫腔内肌瘤部分。这种手术方法技术简单，但子宫肌瘤复发风险很高。

对于 RPL，如果干扰子宫内膜表面的正常血供是一个原因，则这种方法并没有恢复正常的解剖。另一

种手术技术是：一旦将子宫肌瘤从子宫壁中切除，则释放膨宫液。经过短时间等待后，子宫壁自动收缩。在一些患者，子宫壁间肌瘤部分经过子宫肌层的收缩突出于子宫腔，此时可以进行进一步的切除。

1 例病例报告提示，术中注射前列腺素 $F_{2\alpha}$ 可使壁间肌瘤部分更突出于宫腔 [68]。还有一项分离技术报道 [69]，自子宫肌瘤的内膜表面切开，然后，如同经腹子宫肌瘤切除术切除肌瘤。一些医师主张应用这种手术，应用电外科电极进行切除，而另一些医师主张进行 CO_2 膨宫，应用纯切割技术，或联合应用切割和钳夹的切除方法 [70]。

一种仿照关节镜刨削刀的宫腔镜切割装置已经被推准使用，可能也可以更好地切除 Ⅰ 型子宫肌瘤。这种装置是纯机械装置，没有电外科电流。它可以机械性地切碎肌瘤并同时将条状肌瘤取出。无论是在手术室还是在门诊，当遇到宫颈狭窄的患者，应给予患者口服或阴道放置米索前列醇而不用米非司酮 [71]。

传统上，大的壁间肌瘤被认为是 RPL 的危险因素。但是，还没有有关肌瘤的精确尺寸和流产风险之间关系的绝对数据，一般需要临床判断。一项最大的包含 106 项研究的荟萃分析研究的结论是，影响子宫形态的子宫肌瘤对妊娠有不利的影响 [72]。最近一些研究质疑了有关小的壁间肌瘤对流产或胚胎种植失败的影响 [73, 74]。一项有 400 多例患者的大型前瞻性研究发现，即使是不影响宫腔形态的小的壁间肌瘤，也对体外受精（IVF）的妊娠有不利影响（比值比 0.46）[73]。

至于对 IVF 的整体生育结局，一项回顾性研究发现，对于周期前进行肌瘤切除的患者，其 IVF 周期的结果在控制持续妊娠、胚胎种植和早期流产方面是相似的。壁间肌瘤无论通过宫腔镜还是腹腔镜切除，结果是相似的。子宫肌瘤和宫腔之间的正常肌层厚度可能是另一个有力的预见因素。

小结

RPL 与子宫病变密切相关，可以通过门诊宫腔镜检查进行诊断和评估。外科处理与 RPL 相关的子宫病变通常是靠宫腔镜。虽然目前只有小部分病例可在门诊完成，将来技术上改良后有可能将大部分手术转为门诊手术。

（肖　豫译　于　丹校）

参考文献

1. Christiansen OB: Evidence-based investigations and treatments of recurrent pregnancy loss. Curr Opin Obstet Gynecol 2006;18(3):304-312.

2. Christiansen OB, Nybo Andersen A-M, Bosch E, et al: Evidence-based investigations and treatments of recurrent pregnancy loss. Fertil Steril 2005;83(4):821-839.

3. De Braekeleer M, Dao T: Cytogenetic studies in couples experiencing repeated pregnancy losses. Hum Reprod 1990;5:519-528.

4. Stephenson M, Awartani K, Robinson W: Cytogenetic analysis of miscarriages from couples with recurrent miscarriage: A case-control study. Hum Reprod 2002;17:446-451.

5. Baart EB, Martini E, van den Berg I, et al: Preimplantation genetic screening reveals a high incidence of aneuploidy and mosaicism in embryos from young women undergoing IVF. Hum Reprod 2006;21(1):223-233.

6. Kuliev A, Verlinsky Y: Meiotic and mitotic nondisjunction: Lessons from preimplantation genetic diagnosis. Hum Reprod Update 2004;10(5):401-407.

7. Los FJ, Van Opstal D, van den Berg C: The development of cytogenetically normal, abnormal and mosaic embryos: A theoretical model. Hum Reprod Update 2004;10(1):79-94.

8. Ternamian A: Hysteroscopy to understand unexplained pregnancy loss. J Minim Invasive Gynecol 2005;12(5):29-33.

9. Asherman J: Amenorhea traumatica atretica. J Obstet Gynaecol Br Emp 1948;55:23-30.

10. Westendorp IC, Ankum WM, Mol BW, Vonk J: Prevalence of Asherman's syndrome after secondary removal of placental remnants or a repeat curettage for incomplete abortion. Hum Reprod 1998:3347-3350.

11. Palter S, Coad J, Slayden O: Global endometrial dysfunction secondary to scarring of the cervix and lower uterine segment only: A new form of uterine infertility?—Clinical and non-human primate model evidence. J Minim Invasive Gynecol 2006;13:S52.

12. Al-Inany H: Intrauterine adhesions. An update. Acta Obstet Gynecol Scand 2001;80(11):986-993.

13. Capella-Allouc S, Morsad F, Rongieres-Bertrand C, et al: Hysteroscopic treatment of severe Asherman's syndrome and subsequent fertility. Hum Reprod 1999;14(5):1230-1233.

14. Fernandez H, Al-Najjar F, Chauveaud-Lambling A, et al: Fertility after treatment of Asherman's syndrome stage 3 and 4. J Minim Invasive Gynecol 2006;13(5):398-402.

15. Ismajovich B, Lidor A, Confino E, David MP: Treatment of minimal and moderate intrauterine adhesions (Asherman's syndrome). J Reprod Med 1985;30(10):769-772.

16. Katz Z, Ben-Arie A, Lurie S, Manor M, Insler V: Reproductive outcome following hysteroscopic adhesiolysis in Asherman's syndrome. Int J Fertil Menopausal Stud 1996;41(5):462-465.

17. Klein SM, Garcia CR: Asherman's syndrome: A critique and current review. Fertil Steril 1973;24(9):722-735.

18. March CM, Israel R: Intrauterine adhesions secondary to elective abortion. Hysteroscopic diagnosis and management. Obstet Gynecol 1976;48(4):422-424.

19. March CM, Israel R, March AD: Hysteroscopic management of intrauterine adhesions. Am J Obstet Gynecol 1978;130(6):653-657.

20. Palter SF: Asherman's syndrome: Etiology, pregnancy loss, and treatment—An international registry. Am AssocGynecol Laparosc 2003;10(3):S6-S7.

21. Palter SF: Highly successful treatment algorithm for Asherman's syndrome. Fertil Steril 2005;84(Suppl 1):S470.

22. Kohlenberg CF, Pardey J, Ellwood DA: Transabdominal ultrasound as an aid to advanced hysteroscopic surgery. Aust N Z J Obstet Gynaecol 1994;34(4):462-464.

23. Orhue AA, Aziken ME, Igbefoh JO: A comparison of two adjunctive treatments for intrauterine adhesions following lysis. Int J Gynaecol Obstet 2003;82(1):49-56.

24. Palter SF: Development of a highly successful novel comprehensive diagnostic, intraoperative, and postoperative treatment for Asherman's syndrome. J Minim Invasive Gynecol 2005;12(5):37.

25. Abbott J, Thomson A, Vancaillie T: SprayGel following surgery for Asherman's syndrome may improve pregnancy outcome. J Obstet Gynaecol 2004;24(6):710-711.

26. Acunzo G, Guida M, Pellicano M, et al: Effectiveness of auto–cross-linked hyaluronic acid gel in the prevention of intrauterine adhesions after hysteroscopic adhesiolysis: A prospective, randomized, controlled study. Hum Reprod 2003;18(9):1918-1921.

27. Guida M, Acunzo G, Di Spiezio Sardo A, et al: Effectiveness of auto-crosslinked hyaluronic acid gel in the prevention of intrauterine adhesions after hysteroscopic surgery: A prospective, randomized, controlled study. Hum Reprod 2004;19(6):1461-1464.

28. Carp HJ, Ben-Shlomo I, Mashiach S: What is the minimal uterine cavity needed for a normal pregnancy? An extreme case of Asherman syndrome. Fertil Steril 1992;58(2):419-421.

29. Deaton JL, Maier D, Andreoli J: Spontaneous uterine rupture during pregnancy after treatment of Asherman's syndrome. Am J Obstet Gynecol 1989;160(5 Pt 1):1053-1054.

30. Dmowski WP, Greenblatt RB: Asherman's syndrome and risk of placenta accreta. Obstet Gynecol 1969;34(2):288-299.

31. Friedman A, DeFazio J, DeCherney A: Severe obstetric complications after aggressive treatment of Asherman syndrome. Obstet Gynecol 1986;67(6):864-867.

32. Georgakopoulos P: Placenta accreta following lysis of uterine synechiae (Asherman's Syndrome). J Obstet Gynaecol Br Commonw 1974;81(9):730-733.

33. Hulka JF: Uterine rupture after treatment of Asherman's syndrome. Am J Obstet Gynecol 1990;162(5):1352-1353.

34. Zikopoulos KA, Kolibianakis EM, Platteau P, et al: Live delivery rates in subfertile women with Asherman's syndrome after hysteroscopic adhesiolysis using the resectoscope or the Versapoint system. Reprod Biomed Online 2004;8(6):720-725.

35. Jones HW Jr: Müllerian anomalies. Hum Reprod 1998;13(4):789-791.

36. American Fertility Society: The American Fertility Society classifications of adnexal adhesions, distal tubal occlusion, tubal occlusion secondary to tubal ligation, tubal pregnancies, müllerian anomalies and intrauterine adhesions. Fertil Steril 1988;49:944-955.

37. Homer HA, Li TC, Cooke ID: The septate uterus: A review of management and reproductive outcome. Fertil Steril 2000;73(1):1-14.

38. Tulandi T, Arronet GH, McInnes RA: Arcuate and bicornuate uterine anomalies and infertility. Fertil Steril 1980;34(4):362-364.

39. Raga F, Bauset C, Remohi J, et al: Reproductive impact of congenital müllerian anomalies. Hum Reprod 1997;12(10):2277-2281.

40. Salim R, Regan L, Woelfer B, et al: A comparative study of the morphology of congenital uterine anomalies in women with and without a history of recurrent first trimester miscarriage. Hum Reprod 2003;18(1):162-166.

41. Reuter K, Daly D, Cohen S: Septate versus bicornuate uteri: Errors in imaging diagnosis. Radiology 1989;172:749-752.

42. Acien P: Reproductive performance of women with uterine malformations. Hum Reprod 1993;8:122-126.

43. Daya S: Classification of müllerian anomalies. Fertil Steril 1989;51(3):551-552.

44. Pellerito J, McCarthy S, Doyle M, et al: Diagnosis of uterine anomalies: Relative accuracy of MR imaging, endovaginal sonography, and hysterosalpingography. Radiology 1992;183:795-800.

45. Jurkovic D, Geipel A, Gruboeck K, et al: Three-dimensional ultrasound for the assessment of uterine anatomy and detection of congenital anomalies: A comparison with hysterosalpingography and two-dimensional sonography. Ultrasound Obstet Gynecol 1995;5:233-237.

46. DeCherney AH, Russell JB, Graebe RA, Polan ML: Resectoscopic management of müllerian fusion defects. Fertil Steril 1986;45(5):726-728.

47. Grimbizis G, Camus M, Clasen K, et al: Hysteroscopic septum resection in patients with recurrent abortions or infertility. Hum Reprod 1998;13(5):1188-1193.

48. Hollett-Caines J, Vilos GA, Abu-Rafea B, Ahmad R: Fertility and pregnancy outcomes following hysteroscopic septum division. J Obstet Gynaecol Can 2006;28(2):156-159.

49. March CM, Israel R: Hysteroscopic management of recurrent abortion caused by septate uterus.[see comment]. Am J Obstet Gynecol 1987;156(4):834-842.

50. McShane PM, Reilly RJ, Schiff I: Pregnancy outcomes following Tompkins metroplasty. Fertil Steril 1983;40(2):190-194.

51. Pace S, Cipriano L, Pace G, et al: Septate uterus: Reproductive outcome after hysteroscopic metroplasty. Clin Exp Obstet Gynecol 2006;33(2):110-112.

52. Porcu G, Cravello L, D'Ercole C, et al: Hysteroscopic metroplasty for septate uterus and repetitive abortions: Reproductive outcome. Eur J Obst Gynecol Reprod Biol 2000;88(1):81-84.

53. Valle RF, Sciarra JJ: Hysteroscopic treatment of the septate uterus. Obstet Gynecol 1986;67(2):253-257.

54. Valli E, Vaquero E, Lazzarin N, Caserta D, Marconi D, Zupi E: Hysteroscopic metroplasty improves gestational outcome in women with recurrent spontaneous abortion. J Am Assoc Gynecol Laparosc 2004;11(2):240-244.

55. Venturoli S, Colombo FM, Vianello F, et al: A study of hysteroscopic metroplasty in 141 women with a septate uterus. Arch Gynecol Obstet 2002;266(3):157-159.

56. Querleu D, Brasme T, Parmentier D: Ultrasound-guided transcervical metroplasty. Fertil Steril 1990;54:995-998.

57. Fedele L, Bianchi S, Marchini M, Mezzopane R, et al: Residual uterine septum of less than 1 cm after hysteroscopic metroplasty does not impair reproductive outcome. Hum Reprod 1996;11(4):727-729.

58. Zreik TG, Troiano R, Ghoussoub, et al: Detection of myometrial tissue in uterine septa. J AM Assoc Gynecol Laparosc 1998;5(2):155-160.

59. Day Baird D, Dunson DB, Hill MC, et al: High cumulative incidence of uterine leiomyoma in black and white women: Ultrasound evidence. Am J Obstet Gynecol 2003;188(1):100-107.

60. Wamsteker K, Emanuel MH, de Kruif JH: Transcervical hysteroscopic resection of submucous fibroids for abnormal uterine bleeding: Results regarding the degree of intramural extension. Obstet Gynecol 1993;82:736-740.

61. Wamsteker K, de Blok S: Resection of intrauterine fibroids. In Lewis BV, Magos AL (eds): Endometrial Ablation. Edinburgh: Churchill Livingstone, 1993, pp 64-78.

62. Buttram VC, Reiter RC: Uterine leiomyomata: Etiology, symptomatology, and management. Fertil Steril 1981;36(4):433-445.

63. Valli F, Zupi E, Marconi D, et al: Hysteroscopic findings in 344 women with recurrent spontaneous abortion. J Am Assoc Gynecol Laparosc 2001;8(3):398-401.

64. Farhi J, Ashkenazi J, Feldberg D, et al: Effect of uterine leiomyomata on the results of in-vitro fertilization treatment. Hum Reprod 1995;10(10):2576-2578.

65. Muram D, Gillieson M, Walters JH: Myomas of the uterus in pregnancy: Ultrasonographic follow-up. Am J Obstet Gynecol 1980;138(1):16-19.

66. Rice JP, Kay HH, Mahony BS: The clinical significance of uterine leiomyomas in pregnancy. Am J Obstet Gynecol 1989;160(5 Pt 1):1212-1216.

67. Loffer FD, Bradley LD, Brill AI, et al: Hysteroscopic fluid monitoring guidelines. The Ad Hoc Committee on Hysteroscopic Training Guidelines of the American Association of Gynecological Laparoscopists. J Am Assoc Gynecol Laparosc 2000;7(1):167-168.

68. Murakami T, Shimizu T, Katahira A, et al: Intraoperative injection of prostaglandin F2alpha in a patient undergoing hysteroscopic myomectomy. Fertil Steril 2003;79(6):1439-1441.

69. Litta P, Vasile C, Merlin F, et al: A new technique of hysteroscopic myomectomy with enucleation in toto. J Am Assoc Gynecol Laparosc 2003;10(2):263-270.

70. Lin B-L, Akiba Y, Iwata Y: One-step hysteroscopic removal of sinking submucous myoma in two infertile patients. Fertil Steril 2000;74(5):1035-1038.

71. Preutthipan S, Herabuty Y: A randomized comparison of vaginal misoprostol and dinoprostone for cervical priming in nulliparous women before operative hysteroscopy. Fertil Steril 2006;86(4):990-994.

72. Donnez J, Jadoul P: What are the implications of myomas on fertility? A need for a debate? Hum Reprod 2002;17(6):1424-1430.

73. Hart R, Khalaf Y, Yeong C-T, et al: A prospective controlled study of the effect of intramural uterine fibroids on the outcome of assisted conception. Hum Reprod 2001;16:2411-2417.

74. Nawroth F, Foth D: IVF outcome and intramural fibroids not compressing the uterine cavity. Hum Reprod 2002;17:2485-2486.

15 异常子宫出血的门诊治疗：左炔诺孕酮宫内缓释系统

Linda Bradley

越来越多的女性要求应用侵入性最小的方法治疗异常子宫出血。一些患者仅需要调整月经紊乱，另一些还有避孕需求。在子宫腔正常、无子宫畸形情况下，左炔诺孕酮宫内缓释系统（levonorgestrel intrauterine system，LNG IUS，曼月乐）正日渐成为最常用的药物治疗手段。曼月乐可有效减少月经量和缓解痛经，同时它还有避孕作用。

不幸的是，美国医师和患者对应用宫内节育器（intrauterine devices，IUD）仍持保守态度。坏消息会被一代人和一半医师记住，而好的消息要花10年时间才可以摧毁坏消息[1]。许多卫生服务提供者了解曼月乐的避孕功效，但了解其除了避孕外还有其他重要功效的人很少。本章综述曼月乐的功效、优点、不良反应、放置前的咨询、相关费用和禁忌证。

临床实践的意义

最初有关曼月乐的研究是在20世纪70年代进行的。曼月乐最早是在1990年9月、在芬兰被批准上市的，在美国是在2000年获食品和药品管理局（FDA）批准上市。大约12%的已婚、育龄妇女使用IUD，总共有1亿6百万以上的妇女使用某种IUD。中国的IUD使用率最高，而北美的使用率最低。现在，曼月乐在美国已有售，在120多个国家有超过4百万名女性在使用。曼月乐有很好的避孕功效。曼月乐可提供一种可逆的避孕方式，其5年累计失败率只有0～0.5%，或其比尔指数提示7年避孕失败率为0～0.2%。

一项多中心的研究发现，大多数曼月乐使用者对其效果非常满意。据报道，曼月乐的1年持续使用率为87%[2]。放置前的咨询十分重要。据报道，使用前进行过详细咨询的避孕患者持续使用率较高。怀孕率很低，包括异位妊娠率。曼月乐的避孕效果可长达5

年，也有些数据显示可达7年[3]。

IUD避孕是可逆的、有效的和安全的，不影响性生活。为什么北美妇女应用IUD的人很少呢？我们教科书或手册上所载的过时的数据、简短的报道仍在过分强调其不良反应，并夸大其缺点而忽略其优点[4]。其很多妇科功效也很有报道，但几乎没有什么讨论。得不到IUD也能阻碍其更广泛的使用。

曼月乐的最吸引人的和不曾预料的、非避孕作用与其对月经周期的作用有关。已报道的作用包括：改善经血过多（减少月经量，提高铁蛋白和血红蛋白水平），缓解痛经，降低盆腔炎症性疾病（pelvic inflammatory disease，PID）的发病率，改善子宫内膜异位症的盆腔疼痛，对直肠阴道的子宫内膜异位病灶有治疗作用，缓解子宫腺肌病症状，减少黏膜下肌瘤的出血，对原发性月经紊乱和月经过多有很好的治疗效果[5]。许多评估在绝经后应用激素替代疗法患者（不愿应用口服或阴道使用孕激素的患者）中应用曼月乐的研究正在进行中。

左炔诺孕酮宫内缓释系统

曼月乐是一个长32mm的T形塑料支架，在其垂直臂中有一储库。储库内含52mg的左炔诺孕酮并混有聚二甲基硅氧烷（图15-1）。上环后，曼月乐每天释放20mcg左炔诺孕酮（一种19-去甲睾酮衍生物孕酮），局部作用于子宫内膜[6]。虽然曼月乐有很小量的全身吸收，但其大部分作用局限在子宫内膜、输卵管和其周围的子宫肌层（图15-2）。曼月乐的全身吸收是在刚放置的几小时内快速发生的。在几个星期之内，大约4%～13%的孕酮向周围扩散，相当于口服150mcg左炔诺孕酮片剂的剂量。通常，排卵不受影响，在普通育龄期妇女，血清中雌激素水平可达100～200pg/ml。

宫腔镜技术：宫腔病变的门诊诊断和治疗

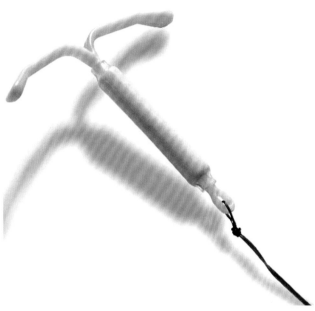

图 15-1 曼月乐宫内缓释系统。

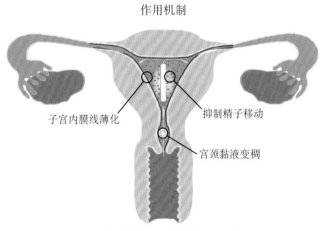

图 15-2 曼月乐宫内缓释系统作用机制。(Courtesy of Bayer laboratories, Inc.)

一些妇女会有一些激素方面的不良反应，包括轻微的情绪改变、经前期紧张、头痛、体重增加、乳房胀痛和疲倦。幸运的是，大部分不良反应会在 2～3 个月后减轻。通常，适当建议患者在持续使用曼月乐的过程中解决月经周期中存在的问题是必需的。曼月乐使用的禁忌证概述见框 15-1。

避孕作用

曼月乐的功效可以维持 5 年，其外表被覆聚二甲基硅氧烷膜，可以以一定的速率、持续稳定地释放左炔诺孕酮。其强有力的、对子宫内膜及其毗邻组织的局部作用证明了其妇科作用。Nilsson 等报道 [7]：子宫内膜中左炔诺孕酮的平均含量在放置曼月乐的患者组为 391ng，而在口服戊酸雌二醇 2mg 和 250mcg 左炔诺孕酮的对照组仅为 1.35ng。这种持续的大剂量对子宫内膜的局部作用可使精子转运减弱，内膜环境不适于胚泡着床。

妊娠相关蛋白 A 在排卵周期通常并不出现。然而，在放置曼月乐的患者中，妊娠相关蛋白 A 出现并阻止精卵结合 [8]。另外，局部高浓度的孕酮可诱使宫颈黏液黏稠，而黏稠的宫颈黏液会阻止精子的穿透作用。最后，这种 IUD 还可引起子宫内膜的排异反应。多项比较试验证实，曼月乐有持续 5 年的避孕功效和低妊娠率，即使在最易受孕的妇女中（< 25 岁）[9]。最常见的取出曼月乐的原因是月经过少。月经过少或闭经的患者会被误以为是怀孕而将其取出。

曼月乐的作用列于框 15-2。

框 15-1
曼月乐使用的禁忌证
可疑妊娠 产后子宫内膜炎 感染性流产 宫深< 6cm 或 > 10cm 影响宫腔形态的子宫肌瘤 可疑盆腔恶性肿瘤 未处理的宫颈炎或阴道炎 处于活跃期的肝病 肝肿瘤 左炔诺孕酮过敏

框 15-2
曼月乐的作用
可减少月经量的 70%～97% 缓解痛经 闭经 改善贫血 减少出血天数 降低盆腔炎症性疾病的发病风险 避孕 代替治疗功血的子宫内膜去除术 代替治疗功血的子宫切除术 治疗异常的更年期出血

图中标注：作用机制、子宫内膜线薄化、抑制精子移动、宫颈黏液变稠

曼月乐对子宫内膜的作用
显微和分子水平的发现

从组织学上讲，曼月乐对子宫内膜的最显著的作用是抑制子宫内膜增生。子宫内膜的整个功能层显著萎缩、间质蜕膜化、变薄、腺体萎缩、血管脆性增加、非典型子宫内膜血管生成和炎性反应增加是子宫内膜组织学的显著特征。虽然这些作用在长期应用曼月乐的患者中最明显，但在组织学上这些改变在放置曼月乐 1 个月后就可发现。在下丘脑 - 垂体轴的作用下，正常的子宫内膜产生许多活性物质（如前列腺素类、雌 - 孕激素诱导生长因子和其他生物活性肽）。分子理论可解释子宫内膜萎缩和脆性增加的原因[10]。

超声检查的发现

Zalel 等[11] 评估了 36 名女性的临床和影像学资料并报道了曼月乐显示孕激素作用的时间。他们研究了放置曼月乐 2 个月和 4 ~ 6 个月时子宫动脉的子宫颈支和螺旋支的多普勒血流和子宫内膜回声。结果表明，月经间期出血率在最初放置 2 个月时为 44%，而在放置 4 ~ 6 个月时仅为 8%。放置 2 个月时闭经率为 5%，而放置 4 ~ 6 个月时闭经率可达 66%。多普勒血流研究证实，子宫动脉的子宫颈支有改变，同时子宫动脉的螺旋分支血流明显减少。应用曼月乐 4 个月时子宫内膜回声也显著减低。

孕激素作用在应用 3 个月时可经影像学证实。这些信息可能有助于患者咨询，并有望对减少由于放置曼月乐导致的最初的月经紊乱症状而取出的比率有所贡献。

对月经的作用
异常出血的方式

放置曼月乐初始最令患者苦恼的问题是有不规则出血。患者必须被告之，放置曼月乐后出现不规则的、反复出血是常见现象，4 ~ 6 个月后情况会好转。此后，出血量和持续时间会显著下降。放置曼月乐后最初的突破性出血被认为是由于前列腺素脱氢酶（孕激素依赖酶）、雌激素受体和两种孕激素受体亚型的下调所致[12]。

Hidalgo 等[13] 绘制了一张包含 256 名妇女的 2 年多的月经记录表格。月经记录总结如下：放置曼月乐 6 个月时闭经率为 44%，放置 12 ~ 24 个月时闭经率达

50%。放置 6 个月时点滴出血率为 25%，放置 18 ~ 24 个月时降至 8%。在另一项多中心随机试验中，放置曼月乐 12 个月时的闭经率为 17%，放置 2 年时闭经率可达 30%[14]。

与月经相关的贫血

在所有的报道中，月经过多都是育龄期妇女缺铁性贫血的最常见原因。避孕研究是第一个阐述了在曼月乐使用者中血清铁蛋白和血红蛋白提高的研究。研究显示，使用曼月乐 1 年时，患者的血红蛋白增加了 1.8 ~ 1.9g/L，而在使用含铜节育器的患者，血红蛋白降低了 0.9 ~ 1.2g/L。另外，血清铁蛋白—— 一种间接的缺铁性贫血指标——在放置曼月乐的患者中也呈上升趋势[15]。

Faundes 等在多米尼加共和国进行了一项标志性的研究[15]。研究对象是收入低和有较高贫血发病率的妇女人群。在研究人群中，30% 的妇女有血细胞比容下降，43% 有铁蛋白下降。研究进行了 41 个月的随访。一组妇女使用曼月乐，另一组妇女作为对照组使用含铜节育器或利普斯节育器（Lippes loop）。41 个月时，26% 的使用利普斯节育器者、22% 的使用含铜节育器者和仅 2% 的使用曼月乐者仍然有贫血。此外，70% 的使用利普斯节育器者、55% 的使用含铜节育器者和仅 14% 的使用曼月乐者的血清铁蛋白含量仍然较低。研究者由此得出结论：应用曼月乐的患者较少发生缺铁性贫血。

在大多数妇女，血红蛋白提高可其使精力充沛，生活质量改善。患者治疗月经过多的一个重要目的就是纠正贫血；使用曼月乐可以简单有效地达到这个目的。

凝血异常

异常出血患者的数量比大多数妇科医师认识到的要多。对于没有怀疑有子宫异常出血的患者，我们没有必要打破患者的日常生活。不幸的是，这些患者经常被推荐使用不必要的药物。更糟糕的是，她们还常常被推荐或被施行不必要的外科疗法[16]。与凝血功能正常的对照组相比，有遗传性子宫异常出血的患者其月经期的生活质量评分一向较低，特别是用冲击疗法抑制出血的患者[17]。研究表明：1% ~ 13% 的见于普通妇科诊所的、没有盆腔疾病的妇女有遗传性血液疾病。在美国 4 家血友病中心进行的、包含 99 例 I 型血管性血友病患者的研究表明，78% 的患者在月经期有大量出血，71% 需要药物治疗，15% 最终需要切除

子宫[18]。

Kingman 等[19] 最先报道了遗传性出血性疾病患者应用曼月乐的疗效及其在先前药物疗法失败患者的耐受性。他报道，8.6% 的这类患者由于月经过多切除了子宫（平均年龄为 38 岁），并且许多患者发生了手术并发症，包括血肿形成或继发性出血。有遗传性出血性疾病的患者在进行大的外科手术之前要小心求证，术后必须施行支持性措施，谨防术后出血。

Kingman 等对由于出血性疾病导致月经过多、给予曼月乐放置治疗的患者进行的详细评估和随访发现，曼月乐有很大的优势。他们对其血友病中心数据库中的 16 名血友病患者进行了 9 个月的随访。另外，他们的中心有大量的犹太人，因此，有相当多的患有凝血因子 XI 缺乏症的妇女。这些妇女经阴道超声检查无盆腔疾病，并且药物治疗已经失败（口服避孕药，DDAVP 鼻黏膜给药，氨甲环酸）。Higham 通过绘制失血量评估图（PBAC）评估了所有有月经过多的患者[20]。分值高于 100 代表月经持续过多。入选患者的分值范围在 98 ~ 386，平均值是 213。所有患者在放置曼月乐之前每个月中至少有一天出血过多；37.5% 的患者每个月至少有 3 天月经过多、严重影响生活质量。曼月乐于月经来时放置，术后随访 9 个月。

Kingman 报道，所有放置曼月乐的妇女均出现了不规则的点滴出血。后者的持续时间为 30 ~ 90 天（平均 42 天）。在 16 名妇女中，有 9 名闭经，其余妇女的 PBAC 评分范围为 24 ~ 75（中位数为 47，P = 0.0001）。所有 16 名妇女均报告 3 ~ 9 个月后出血症状明显好转。所有人的血红蛋白均好转，均在 11g/dL 以上。9 个月后，所有妇女均没有再因出血严重影响日常生活，没有不良反应报告。因此，有遗传性出血疾病的妇女只要无禁忌证，放置曼月乐应是其一线选择。与子宫内膜去除相比，放置曼月乐更快速、成本效果更好且更有效。另外，它几乎能解决所有严重出血问题。

知情同意问题

大多数随机试验均报告，曼月乐有很好的疗效。就诊咨询是使患者考虑应用曼月乐治疗严重出血的关键。那么我们可以用什么策略来鼓励患者增加和坚持应用这一节育器呢？

首先，了解相关数据，制定实施策略。应用统计数据支持你的咨询指导。同你的患者保持联系。配备护士，应用患者手册和患者教育视频，提供复诊以讨论患者担心的问题。除非患者发生并发症（不仅仅指有害的并发症），否则鼓励你的患者在最初 4 ~ 6 个月中坚持应用曼月乐。通常，坚持过最初几个月后，并发症就变得不那么引人瞩目了。

大多数研究认为，大约 20% 的曼月乐使用者因为持续失血和异常出血要求取出曼月乐。在开始应用曼月乐的最初几个月中，大约 30% 的患者有出血期延长至 8 天以上，或有不规则出血或严重出血症状[21]。对于因为月经过多接受治疗、现在月经仍然频多的患者而言，开始出血天数延长和出血量增加是一个很大的困扰。可以询问患者，如果上环之前出现这些症状，她们会怎么办。询问她们，如果通过忍受最初的 4 ~ 6 个月的出血改变能换来 5 年的月经改善是否值得。

月经过多的治疗

数据显示什么

Tang 等[22] 在一项开放性的、非随机的小样本量研究中评估了 10 名放置曼月乐的中国妇女。6 个月时，95% 的妇女月经量减少了。重要的是，这项研究还显示了在放置曼月乐之前排除宫腔内疾病的重要性，因为有 2 名妇女发生了自然脱落。这 2 名妇女经检查发现有黏膜下肌瘤。

许多研究还比较了曼月乐和药物治疗的疗效。Irvine 等[23] 随机研究了 44 名放置曼月乐或在月经第 5 ~ 26 天口服孕激素（炔诺酮 5mg，每日 3 次）治疗的患者。每组 22 名妇女。仅有 36 名妇女完成了试验。大多数中止试验的妇女是口服避孕药组的，原因是治疗无效或有不良反应发生。尽管两组患者的月经出血量都有下降，但曼月乐组有更好的耐受性，更容易被患者接受，满意度更高。

另一项医学试验比较了曼月乐与前列腺素抑制剂（氟比洛芬）和氨甲环酸的疗效。尽管它们均可以减少月经期的出血，但曼月乐降低的出血量更为明显，每个周期降低的出血量可达 80ml。经过 4 个月经周期的治疗，氟比洛芬降低的出血量为 20.7% ± 9.9%，氨甲环酸为 44.4% ± 8.3%，曼月乐为 81.6% ± 4.5%[24]。

还有研究比较了侵袭性治疗手段（包括子宫内膜去除和子宫切除）和放置曼月乐治疗异常子宫出

血的疗效。Crosagnini 等[25]、Kittelsen 和 Istre[26] 以及 Romer[27] 比较了放置曼月乐和经宫颈子宫内膜去除术治疗月经过多的疗效。结果表明，两组均可降低出血量及提升血红蛋白和铁蛋白。生活质量评分的提高在两组之间相同。但只有放置曼月乐是可逆的，不影响远期的生育能力。

最近，Reid 等[28] 比较了曼月乐和甲芬那酸治疗自发性月经过多的有效性和耐受性。25 名患者随机接受曼月乐治疗，26 名患者接受甲芬那酸治疗。6 个周期后，接受曼月乐治疗组平均月经失血为 5ml，而接受甲芬那酸治疗组月经失血为 100ml（P < 0.001）。曼月乐组平均 PBAC 评分为 25（即 6 个月后平均失血减少 95%），而甲芬那酸组评分为 159 分。与甲芬那酸治疗组相比，放置曼月乐组的所有参数的降低更为明显。

在一项 Llahteenmaki 等进行的研究中[29]，他们的方案是，对等待进行子宫切除术治疗月经过多的患者先行放置曼月乐，等待手术时间为 1 ~ 2 年。当可以施行外科手术时，让患者自己选择是进行外科手术还是继续使用曼月乐。6 个月后，在放置曼月乐的患者组，64.3% 的患者取消了外科手术，而对照组是 14.3%。12 个月后，47% 的曼月乐使用者继续带环，53% 选择手术。

一项长约 4 ~ 5 年、随访了 50 例放置曼月乐的患者的研究提示，50% 继续使用曼月乐，67% 的患者在 54 个月的随访后免除了外科手术[30]。在自然脱环和取出曼月乐的妇女中，年纪大的患者更倾向于避免外科手术。所有的妇女都非常满意症状的减轻。

2004 年，Hurskainen 等[31] 报道了他们的一项 5 年的研究结果。在他们的研究中，236 例芬兰妇女被随机分为放置曼月乐组和子宫切除组。起初，两组的生活质量评分均低于对照人群。5 年后，两组报告的生活质量评分均提高。特别是，两组之间在生活质量、焦虑和抑郁评分上均无显著性差异。5 年后，42% 的放置曼月乐的患者进行了子宫切除术。曼月乐组的费用分析（直接或间接）表明，其花费显著低于子宫切除组。两组的满意度相同（94% 和 93%）。在持续使用曼月乐的患者，75% 报告无月经或月经稀发，19% 报告有不规则出血。取出曼月乐的原因包括：经间期出血、出血严重以及激素相关症状。

生活质量

Hurskainen 等[32] 报道了一项有关曼月乐与子宫切除术治疗月经过多的生活质量和成本效果的随机研究。其中妇女被随机分为曼月乐组（n = 119）和子宫切除组（n = 117），研究计算了月经失血量、生活质量调查表评分（SF 36）和整个花销；并统计了焦虑、抑郁和性欲相关等因素。12 个月后，68% 的妇女仍然使用曼月乐。平均失血量为 13ml，69% 的患者仅有点滴出血或无月经。20% 选择了子宫切除术。

在随机分入子宫切除术的患者中，91% 进行了手术，4% 取消了手术，5 例患者漏访。两组的生活质量评分和心理满意度均有了显著提高。两组之间仅有的不同之处是：子宫切除术患者的疼痛更小。子宫切除术组的总费用（$4222）是曼月乐组（$1530）的 3 倍。此研究表明，在治疗月经过多的第一年中，曼月乐是一种可以替代子宫切除术的成本效果好的方法，可以提高生活质量。

Bourdrez 等[33] 调查了 144 名有功能失调性子宫出血的患者，探讨了曼月乐、子宫内膜去除和子宫切除三种治疗月经过多方法的原理和选择偏好。统计分析显示，选择子宫切除的妇女希望对她们的问题有一个最终的解决方案。选择曼月乐或子宫内膜去除的妇女希望有一个可以通过短期住院或不住院就可以解决她们问题的干扰小的方法。后两组患者有 50% 的治疗失败、进行子宫切除的风险。在选择子宫切除的患者中，60% 的患者表示，如果非侵袭性治疗的成功率大于 80%，她们更愿意选择非侵袭性治疗。

考虑患者对治疗方法的偏好非常重要。Kennedy 等[34] 进行的一项随机对照试验通过结构化或非结构化偏好访谈，评估了有关治疗选择信息的有效性。对照组为没有接受信息的患者，另一组为接受了信息的患者，还有一组为接受了信息并接受结构化访谈的患者。仅给患者提供信息并不能改变子宫切除率。结构化访谈最重要的是：回答患者的问题，明确患者的价值观，了解患者的偏好。医患间的联系（结构化访谈和问答问题时间）是降低子宫切除率的关键因素。促进曼月乐使用的个性化信息与患者更愿意尝试使用曼月乐治疗其子宫出血并坚持使用相关。

费用

使用曼月乐的费用已与进行子宫切除和子宫内膜去除的费用进行了比较。最近，成本考虑和生活质量的评分也已制成表格。大约 60% 的患者不愿行子宫切除而选择继续治疗。

Bayer 的制造商最近已将曼月乐的成本制成表格，大约为 $450～$490。门诊放置曼月乐的费用平均为 $100～$200。许多保险公司支付曼月乐和放置的费用。对于保险公司不支付曼月乐费用的患者，Bayer 有使患者直接购买的方式，可以现金几个月分期付款。

由于一些保险公司不支付避孕的花费，有些患者人群不能覆盖。有些标题 X 的诊所可通过制造商得到打折的节育环。患者和卫生保健提供者还可以登录 http：//www.archfoundation.com 获得有关避孕保健资源（the Access and Resources in Contraceptive Health，ARCH）基金会的信息，后者有可能免费提供 IUD 或以很低的价格给低收入、无保险妇女提供。

小结

健康妇女和妇科患者的循证医疗正在快速发展。特别是总是使妇科医师面对挑战的异常子宫出血的子宫切除替代方法和治疗方法。在最近十年中，由于出现了许多新的、据说是微创性的治疗方法，进行了很多根本性的再评估，因此，患者和医师经常困惑：数据真正支持的是什么？

框 15-3

曼月乐的潜在疗效

减轻子宫腺肌病症状 [35]
治疗子宫内膜异位症相关症状 [36]
治疗子宫肌瘤相关的出血和痛经 [37]
绝经后孕激素的替代治疗 [38]
子宫内膜增生的治疗 [39]
对应用他莫昔芬患者的内膜有保护作用？ [40]

曼月乐通过循证方法昭示着一个治疗子宫异常出血的新方法。曼月乐是治疗月经过多的成本效果最好的药理学方法。在 20 世纪 80 年代，大约 60% 的严重子宫出血患者在 5 年内进行子宫切除术。现在，随着有效的宫腔镜检查和子宫内膜去除术的出现，仅有一半的这类患者在 2 年内选择了子宫切除术。曼月乐的广泛应用有望能改变这些统计数据。

这种子宫内局部的孕酮治疗有许多优点：空前的避孕效果，显著的月经血减少，痛经改善，以及对子宫内膜异位症和子宫腺肌病有效治疗作用。曼月乐的适应证还会继续扩展，并对治疗其他疾病产生影响（框 15-3）。

每一个聪明的妇科医师都应该认识到：应把曼月乐作为治疗异常子宫出血的医疗设备。这样，子宫内膜去除和子宫切除的数量就会下降。我们的患者应该有此选择。

（肖 豫译 于 丹校）

参考文献

1. Darney PD: Time to pardon the UD? N Engl J Med 2001;345:608-610.
2. Luukkainen T, Allonen H, Haukkamaa M, et al: Effective contraception with the levonorgestrel-releasing intrauterine device: 12-month report of a European multicenter study. Contraception 1987;36:169-179.
3. Dubuisson JB, Magnier E: The Mirena Study Group: Acceptability of the levonorgestrel-releasing intrauterine system after discontinuation of previous contraception: Results of a French clinical study of women aged 35-45 years. Contraception 2002;66:121-128.
4. Espey E, Ogburn T: Perpetuating negative attitudes about the

intrauterine device: textbooks lag behind the evidence. Contraception 2002;65:389-395.
5. Jensen JT, Speroff L: Contraceptive and therapeutic effects of the levonorgestrel intrauterine system: An overview. Obstet Gynecol Surv 2005;60(9):604-612.
6. Andersson JK, Rybo G: Levonorgestrel-releasing intrauterine device in the treatment of menorrhagia. BJOG 1990;97:690-694.
7. Nilsson CG, Haukkamaa, Vierola H, et al: Tissue concentrations of levonorgestrel in women using a levonorgestrel-releasing IUD. Clin Endocrinol (Oxf) 1982;16:529-536.
8. Mandelin E, Loistinen H, Koistinen R, et al: Levonorgestrel-

releasing intrauterine device-wearing women express contraceptive glycodelin A in endometrium during midcycle: Another contraceptive mechanism? Hum Reprod 1997;12:2671-2675.

9. Andersson K, Odlind V, Rybo G: Levonorgestrel-releasing and copper-releasing (NovaT) IUDs during five years of use: A randomized comparative trial. Contraception 1994;49:56-72.

10. Maruo T, Laoag-Fernandez JB, Pakarinen P, et al: Effects of the levonorgestrel-releasing intrauterine system on proliferation and apoptosis in the endometrium. Hum Reprod 2001;16:2103-2108.

11. Zalel Y, Gamzu R, Shulman R, et al: The progestative effect of the levonorgestrel-releasing intrauterine system—when does it manifest? Contraception 2003;67:473-476.

12. Critchley HO, Wang H, Kelly RW, et al: Progestin receptor iso-forms and prostaglandin dehydrogenase in the endometrium of women using a levonorgestrel-releasing intrauterine system. Hum Reprod 1998;13:1210-1217.

13. Hidalgo M, Bahamondes L, Perrotti M, et al: Bleeding patterns and clinical performance of the levonorgestrel-releasing intrauterine system (Mirena) up to two years. Contraception 2002;65:129-132.

14. Sivin I, Stern J: Health during prolonged use of levonorgestrel 20 μg/d and the copper T Cu 380AG intrauterine contraceptive devices: A multicenter study. International Committee for Contraception Research (ICCR). Fertil Steril 1994;61:70-77.

15. Faundes A, Alvarez F, Brache V, et al: Trel IUD in the prevention and treatment of iron deficiency anemia during fertility regulation. Int J Gynecol Obstet 1988;26:429-433.

16. Kouides PA: Obstetric and gynaecological aspects of von Willebrand disease. Balliere's Best Pract Clin Haematol 2001;14(2):381-399.

17. Kadir RA, Sabin CA, Pollard D, et al: Quality of life during menstruation in patients with inherited bleeding disorders. Haemophilia 1998;4(6):836-841.

18. Kouides PA: Females with von Willebrand disease: 72 years as the silent majority. Haemophilia 1998;4(4):63-65.

19. Kingman CEC, Kadir RA, Lee CA, et al: The use of levonorgestrel-releasing intrauterine system for treatment of menorrhagia in women with inherited bleeding disorders. BJOG 2004;111:1425-1428.

20. Higham JM, O'Brien PMS, Shaw RW: Assessment of menstrual blood loss using a pictorial chart. Br J Obstet Gynaecol 1990;97:734–739.

21. Luukkainen T, Toivonen J: Levonorgestrel-releasing IUD as a method of contraception with therapeutic properties. Contraception 1995;52:269-276.

22. Tang GW, Loa SS: Levonorgestrel intrauterine device in the treatment of menorrhagia in Chinese women: Efficacy versus acceptability. Contraception 1995;51:231-235.

23. Irvine GA, Campbell Brown MB, Lumsden MA, et al: Randomized comparative trial of the levonorgestrel intrauterine system and norethisterone for treatment of idiopathic menorrhagia. BJOG 1998;105:592-598.

24. Milsom I, Andersson K, Andersch B: A comparison of flurbiprofen, tranexamic acid and a levonorgestrel-releasing intrauterine contraceptive device in the treatment of idiopathic menorrhagia. Am J Obstet Gynecol 1991;164:879-883.

25. Crosignani PG, Vercellini P, Mosconi P, et al: Levonorgestrel-releasing intrauterine device versus hysteroscopic endometrial resection in the treatment of dysfunctional uterine bleeding. Obstet Gynecol 1997;90:257-263.

26. Kittelsen N, Istre OA: A randomized study comparing levonorgestrel intrauterine system (LNG IUS) and transcervical resection of the endometrium (TCRE) in the treatment of menorrhagia: Preliminary results. Gynaecol Endoscopy 1998;7:61-65.

27. Romer T: Prospective comparison study of levonorgestrel IUD versus roller-ball endometrial ablation in the management of refractory recurrent hypermenorrhea. Eur J Obstet Gynecol Reprod Biol 2000;90:27-29.

28. Reid PC, Virtanen-Kari S, Randomised comparative trial of the levonorgestrel intrauterine system and mefenamic acid for the treatment of idiopathic menorrhagia: A multiple analysis using total menstrual fluid loss, menstrual blood loss and pictorial blood loss assessment charts. BJOG 2005;112:1121-1125.

29. Llahteenmaki P, Haukkamaa M, Puolakka J, et al: Open randomized study of use of levonorgestrel-releasing system as alternative to hysterectomy. BMJ 1998;105:595-598.

30. Nagrani R, Bowen-Simpkins P, Barrington JW. Can the levonorgestrel intrauterine system replace surgical treatment for the management of menorrhagia? BJOG 2002;109:345-347.

31. Hurskainen R, Teperi J, Rissanen P, et al: Clinical outcomes and costs with the levonorgestrel-releasing intrauterine system or hysterectomy for treatment of menorrhagia: Randomized trial 5-year follow-up. JAMA 2004;291:1456-1463.

32. Hurskainen R, Teperi J, Rissanen P, et al: Quality of life and cost-effectiveness of levonorgestrel-releasing intrauterine system versus hysterectomy for treatment of menorrhagia: A randomized trial. Lancet 2001;367:273-277.

33. Bourdrez P, Bongers MY, Mol BWJ: Treatment of dysfunctional uterine bleeding: Patient preferences for endometrial ablation, a levonorgestrel-releasing intrauterine device, or hysterectomy. Fert Steril 2004;82(1): 160-166.

34. Kennedy ADM, Sculpher MJ, Coulter A: Effects of decision aids for menorrhagia on treatment choices, health outcomes, and costs. A randomized controlled trial. JAMA 2002;288:2701-2708.

35. Fedele L, Portuese A, Bianchi S, et al: Treatment of adenomyosis-associated menorrhagia with a levonorgestrel-releasing intrauterine device. Fert Steril 1997;68:426-429.

36. Vercellini P, Frontino G, De Giorgi O, et al: Comparison of a levonorgestrel-releasing intrauterine device versus expectant management after conservative surgery for symptomatic endometriosis: a pilot study. Fert Steril 2003;80:305-309.

37. Grigorieva V, Chen-Mok, Tarasova M, et al: Use of a levonorgestrel-releasing intrauterine system to treat bleeding related to uterine leiomyomas. Fert Steril 2003;79:1194-1198.

38. Varila E, Wahlstrom T, Rauramo I: A 5-year follow-up study on the use of a levonorgestrel intrauterine system in women receiving hormone replacement therapy. Fert Steril 2001;76:969-973.

39. Vereide AB, Arnes M, Straume B, et al: Nuclear morophometric changes and therapy monitoring in patients with endometrial hyperplasia: A study comparing effects of intrauterine levonorgestrel and systemic medroxyprogesterone. Gynecol Oncol 2003;91:526-533.

40. Gardner FJE, Konje JC, Abrams KR, et al: Endometrial protection from tamoxifen-stimulated changes by a levonorgestrel-releasing intrauterine system: A randomized controlled study. Lancet 2000;356:1711-1717.

16 门诊宫腔镜检查和宫腔镜手术的镇痛和麻醉

Teresa E. Dews

门诊手术的镇痛和麻醉在麻醉专业里是一个相对较新的领域。随着越来越多的医师在门诊或流动手术中心（ambulatory surgery center，ASC）施行侵入性操作，对麻醉服务的需求有所增加。一些医师对单独应用镇静药物或与局部浸润麻醉、神经阻滞麻醉联合应用感到满意。这些也是希望增强患者的安全性、舒适性和满意度这几方面的考虑。本章是有关医师进行门诊宫腔镜操作的镇痛和麻醉的概述。

影响麻醉计划的外科因素

宫腔镜检查

宫腔镜检查可以在局部、区域或全身麻醉下完成。对麻醉的选择取决于几个因素，包括操作类型、设施、外科医师的经验和偏好、宫腔镜设备、麻醉提供者的可及性以及患者因素（如体格检查状况、患者的偏好）。此外，最佳麻醉技术的选择还取决于手术持续时间和预计恢复时间以及出院计划。

设施

目前宫腔镜检查是在各种设施中施行的。诊断性宫腔镜检查可以在门诊用直径很小的纤维宫腔镜完成，这样可以避免扩张宫颈的需要。一般来说，患者在没有麻醉的情况下能够很好地耐受这种操作，这种宫腔镜适当进入宫腔并获得清晰视野的比率很高[1]。表面浸润和局部注射麻醉并不提高手术成功率、患者的舒适度以及满意度[1-4]。

宫腔镜手术会给很多患者带来不适感。在应用直径较大的硬镜和设备操作时，患者的不适感更加明显。因此，这种操作往往是在医院外科手术室、流动手术中心或专门的门诊操作室施行的。这种基础设施

的多样性使得监测、镇痛和麻醉的选择范围更广。

手术医师的偏好

基于手术计划和施行宫腔镜的技术经验，外科医师可能对给予患者什么类型的麻醉有自己的偏好。重要的是，要把手术的特殊情况告知麻醉医师。双方可以进行以患者为中心的关于最佳监护计划的对话。同样重要的是，要听取麻醉会诊医师的建议，因为后者在检查患者的气道后以及基于患者的疾病会提出一些特殊问题。

手术操作

操作技术方面和可能出现的并发症都会影响麻醉方法的选择。操作引起疼痛和不适的原因包括：患者焦虑、操作位置、宫颈扩张以及宫腔镜及其外鞘的直径。子宫内膜活检可诱发中度疼痛和痉挛。膨宫介质或二氧化碳注入可引起子宫收缩而导致肩部疼痛和腹部绞痛。

此外，术前就应该警惕可能出现的并发症。宫腔镜检查的总体并发症发生率虽低，但可包括膨宫介质导致的液体超负荷、出血、子宫穿孔、气体栓塞和宫颈裂伤[5]。部分患者会因宫颈扩张而产生迷走神经反应。

患者因素

患者因素包括患者的就诊史、患者以往的麻醉体验和患者偏好（如拒绝局部麻醉）。需要这种操作的诊断和任何合并症均可以直接影响麻醉和监护计划。例如，一名有缺血性心脏病史、正在进行月经过多评估的患者，可能会有血氧输送能力不足的慢性贫血。另一个例子是，一个正在因慢性疼痛接受药物治疗或

有较高焦虑状态的患者，标准的麻醉程度对她来说可能是不够的 [6]。她可能需要更高程度的麻醉 [7]，可能会导致过度用药、过度镇静、呼吸抑制的风险增加，以及需要气道支持或复苏。

麻醉的一般注意事项

麻醉是因为医疗原因通过药物诱导而使患者丧失对疼痛的敏感性。药物可以影响全身，如全身麻醉，也可以影响身体的一部分，如局麻或区域麻醉。完成麻醉目标有几种方法。通过静脉或肺部给药途径全身给药可产生一定范围的抗焦虑、镇静和全身麻醉作用。

药物，通常是局部麻醉剂，可用于局麻、局部浸润、或对附近的神经、神经束或神经丛用药（神经传导阻滞）。脊髓和硬膜外麻醉是麻醉师常用的阻滞盆腔和下肢的麻醉技术。

麻醉应涵盖整个手术期间。为了简便起见，可以把麻醉管理分为几个重叠的部分，如术前评估和准备、术中管理以及术后护理和随访（框 16-1 和 16-2）。

术前评估

除了手术方面外，评估每位患者的医疗状况非常重要。

麻醉历史

重要的是要评估患者的既往病史和现病史，以便制订手术过程中进行监护的适当计划以及选择麻醉方式和适合的药物。

病史按常规要在术前采集。然而，既往有关以往的麻醉经验、麻醉剂过敏或个人或家族病史中麻醉的困难这类重要信息有可能被忽略。过去曾经进行过麻醉的患者可能报告没有问题或困难。然而，对于那些既往曾提示过敏的患者，在推荐麻醉剂量的基础上需要减少用量。

另外，对于对麻醉药物有耐药史的患者，应在适当的安全范围内对患者进行麻醉药物滴定。有些患者有药物代谢或长期药物治疗后药物相互作用（细胞色素 P450 诱导剂或竞争性抑制剂）改变的遗传倾向。

框 16-1

宫腔镜检查麻醉计划

何时需要麻醉会诊
- 有麻醉困难病史
- 怀疑或已知有困难气道
- 门诊宫腔镜检查失败
- 患者的选择

术前准备
- 适当的应急药品和设备，包括逆转剂（纳洛酮和氟马西尼），正压通气袋和面罩，吸引器
- 基本生命支持或高级心脏生命支持的培训和认证
- 有关气道的既往史和重点检查评估
- 向患者说明麻醉情况
- 禁食指南（见框 16-2）和执行状况
- 有关麻醉方法的信息
  - 讨论麻醉的风险、益处以及麻醉和镇静方法的选择
  - 支持性手册
- 适当的监护设备
- 无创血压仪、脉搏血氧仪、心电图机、氧气鼻导管与二氧化碳检测仪
- 有训练有素的人员监护并记录患者的生命体征和药物管理

术中管理
- 专职人员负责于患者监护和药物管理
- 监测气道阻塞、给氧和通气
- 评估充分的麻醉和镇痛
- 关注患者的体位和防护
- 镇静程度的密切监护

术后管理
- 恢复情况
- 监护
- 镇痛
- 术后恶心和呕吐的止吐治疗

出院标准
- 精神状态正常
- 饮食无恶心呕吐
- 饮水无恶心呕吐
- 安全行走
- 能大小便
- 能驾驶

出院后的管理
- 服用镇静剂 24 小时后观察患者的认知障碍
- 患者医嘱书面说明（药物、饮食、活动）以及紧急联络电话号码
- 随访评估
- 电话调查

ACLS, advanced cardiac life support; BLS, basic life support; BP, blood pressure; ECG, electrocardiogram; PONV, postoperative nausea and vomiting.

框 16-2

美国麻醉医师协会的术前禁食指南概要

手术前禁食不少于 2 小时
- 纯质液体：水，无果肉果汁，碳酸饮料，清茶，黑咖啡

手术前禁食不少于 4 小时
- 母乳

手术前禁食不少于 6 小时
- 婴儿配方
- 非人奶 *
- 易消化的食物（烤面包和纯质液体）†

注：这些建议适用于各个年龄段的、拟行择期手术的健康人群。不适用于临产的女性。以上的指南并不能保证胃完全排空。

* 非人奶的胃排空时间类似于固体，因此，当确定一个适当的禁食期时必须考虑摄入量。
† 包括油炸食物、肉或脂肪的饮食可以延长胃排空时间。当确定一个适当的禁食期时，摄入食物的数量和类型都必须考虑。

Adapted from American Society of Anesthesiologists Task Force on Sedation and Analgesia by Non-anesthesiologists: Practice guidelines for sedation and analgesia by non-anesthesiologists. Anesthesiology 2002;96:1004-1017.

框 16-3

可能与困难气道管理相关的因素

病史
- 既往在麻醉或镇静方面存在问题
- 喘鸣、打鼾或睡眠呼吸暂停
- 进展的风湿性关节炎
- 染色体异常（如 21 三体）

体格检查
- 体型
  - 明显肥胖（特别是累及颈部和面部结构）
- 头颈
  - 短颈
  - 颈伸展受限
  - 舌骨 - 颏的距离缩短（成人 < 3cm）
  - 颈部肿块
  - 颈椎病或外伤
  - 气管偏斜
  - 五官畸形（如小颌舌下垂综合征）
- 口
  - 开口受限（成人 < 3cm）
  - 没有牙齿
  - 门牙凸出
  - 牙齿松动或镶嵌过
  - 带牙齿矫形器
  - 高突、拱形腭
  - 巨舌症
  - 扁桃体肥大
  - 悬雍垂不可见
- 颌
  - 小颌畸形
  - 颌后缩
  - 牙关紧闭症
  - 明显的咬合不正

ACLS, advanced cardiac life support; BLS, basic life support; BP, blood pressure; ECG, electrocardiogram; PONV, postoperrative nausea and vomiting.

其他药物耐药的原因包括：长期应用与麻醉剂相似的罂粟碱或地西泮类药物治疗。对于报告区域麻醉（如硬膜外技术失败）的患者，应多加监护，因为他们可能有导致该技术不可靠的解剖学变异。

困难气道

通过任何途径给予任何药物均可以导致意识不清（深度镇静）、不良反应或并发症（过度镇静或全脊髓麻醉）。因此，医师必须正确管理患者的气道。气道管理意味着给患者吸氧并使其适当通气。对于一位没有自主呼吸、意识不清的患者，不能进行有效的气道管理是导致患者麻醉致病和死亡的主要原因 [8, 9]。

困难气道被定义为：对无意识的患者不能使其安全有效地通气。在一些病例这是可以预见的，在麻醉文献中有很多关注识别患者潜在困难气道的文章 [10, 12]。

出现了没有预知的困难气道的患者仍然是麻醉死亡的一个原因 [13, 14]。因此，应该直接询问每位患者的困难气道史。如果患者有这样的病史或体检有与潜在的困难气道相符的特征，那么在考虑施行麻醉与镇静前需要请麻醉科专家进行会诊 [15]（框 16-3）。

麻醉的变态反应

在麻醉过程中，患者可发生变态反应，这可能与特定的麻醉剂（如肌肉松弛剂）或手术过程中患者接触到的其他药物（如抗生素）和物质（如乳胶）有关。如果可能，获得有关给药、反应和处理的细节十分重要。

患者报告的局麻药引起变态反应，经常会被发现是由不慎将局麻药或肾上腺素混合物注入血管内引起的急性中毒 [16]。这种情况应该与过敏反应和类过敏反应区分开来。变应性检测，如放射变应原吸附试验和皮肤反应检测，可以用于确定是否发生了过敏反应并与类过敏反应区分开 [17]。即使没有吸入麻醉剂发生过

敏反应的报告，仍有发生免疫介导的肝毒性的可能[18]。

病史

一般情况下，可以择期手术的患者应该有稳定的病史，并且最好能对其进行所有慢性疾病筛查。常见的影响麻醉计划的慢性疾病包括：糖尿病、心血管疾病、肺部疾病、食管裂孔疝或胃食管反流病以及肝和肾功能损害。此外，抗血小板治疗或抗凝治疗也会影响麻醉操作。明确地说，患者必须有正常的凝血和血小板功能以接受脊柱和硬膜外麻醉注射。凝血紊乱对于大多数其他神经阻滞或注射是一个相对禁忌证。

糖尿病

有糖尿病病史的患者需要对其整体血糖控制水平进行评估。与糖尿病有关的合并症，如心血管、脑血管和肾系统血管病变，均应进行评估。

监测患者当前血糖控制用药方案，并应有明确的饮食控制方法（见框 16-2）、胰岛素用药时间以及手术操作时间，这样才能降低手术期间发生高血糖或低血糖的可能性。糖尿病常合并多系统异常，包括自主神经功能紊乱[19]，与非糖尿病患者相比，可导致麻醉期间更严重的血流动力学不稳定。

患者的血糖控制应在宫腔镜检查前完善。如果能控制血糖，则可以每 2 小时检测 1 次血糖，并且胰岛素用量可根据需要按比例计算调整。

心血管疾病

心血管疾病在当今工业化社会普遍存在。药物治疗应该在术前进行。某些麻醉剂或操作可导致症状性低血压，因此，可能减少心肌灌注。适当的监护以及为一些病例配备专门的监护人员是必要的。

慢性阻塞性肺疾病和烟草

有肺部疾病的患者在接受全身麻醉时由于发生低氧血症和患者的黏液纤毛清除降低，手术期间发生并发症的风险增高。不幸的是，短暂的戒烟不能减少并发症[20]。如果适合，对于有严重慢性阻塞性肺疾病的患者，建议进行局部或区域麻醉。

体格检查

对处于麻醉中的患者进行的体格检查是问题导向的，并且依靠患者的病史。患者的气道会被更加关注。要检查患者的面部特征和牙列。任何解剖学异常，如病态肥胖、面部严重外伤史或张口受限，都是人们关注的问题。通常要测量从下颌到环状软骨的距离，以预测喉镜检查时可能出现的困难。

实验室检查仅基于患者的身体状况。对于有症状的、施行微创手术的患者，常规实验室检查还没有显示能预测患者的预后[21]。

术中管理

麻醉方法的选择

宫腔镜检查可以在静脉镇静、局部麻醉、区域麻醉或全身麻醉下施行（框 16-4）。小直径纤维宫腔镜不需要扩张宫颈，患者在手术前没有额外用药或口服抗焦虑药的情况下能够很好地耐受宫腔镜检查，这极大地促进了向门诊宫腔镜检查的过渡。然而，有些患者需要更多的镇静剂来耐受这个操作。

静脉镇静

静脉镇静可单独使用，也可与局麻或区域麻醉联合应用。有关宫腔镜检查的静脉镇静资料很有限；但中度和深度镇静在其他门诊外科手术中是有效的[22]。

已有相关指南可以帮助那些选择施行中度镇静的非专业麻醉师[15]。这些指南强调了手术期间护理以及镇静药和止痛药安全管理的重要性。镇静是一个逐渐由清醒和警觉状态到完全反应迟钝（全身麻醉）的连续过程（表 16-1）。有关指南没有专门针对用于轻度镇静抗焦虑的小剂量药物做专门讨论，因为它们的死亡率很低。

理想的静脉镇静药物是立即起效、耐受性很好并可预测滴定水平的药物。这种药物对呼吸或心血管指标没有干扰，并且没有毒性。觉醒和复苏快速，而且没有术后的宿醉效应或术后恶心和呕吐。不幸的是，这种理想药物尚不存在。然而，一些药物如果明智地应用，可以在术中和手术期间给患者提供很好的体验。

咪达唑仑是一种常用于抗焦虑的苯二氮卓类药物。它具有良好的失忆作用，还有减少其他麻醉剂的总体需求的作用。其最常用的给药途径是静脉给药，有很好的耐受性。典型的成人剂量是开始的 1 ~ 5 分钟给予 1 ~ 2mg 静脉注射（老年人给予 0.5 ~ 1mg），

框 16-4

心血管功能

轻度镇静（抗焦虑药）是药物诱导的一种状态，此时患者对言语刺激的反应是正常的。虽然此时患者的认知功能和协调功能可能受到影响，但患者的呼吸和心血管功能没有受到影响。

中度镇静/镇痛（有意识的镇静）是药物诱导的一种意识抑制，此时患者对言语刺激的反应是有意识的，无论是对单独的言语刺激还是对伴随光触觉刺激的言语刺激 *。此时不需要保持气道开放的干预，自主呼吸就足够了。心血管功能通常可维持正常。

深镇静/镇痛是药物诱导的一种意识抑制，此时患者不能被轻易唤醒，但对反复的或疼痛性刺激的反应是有意识的 *。此时患者自主维持通气的功能可能被削弱。患者可能需要辅助设备以保持气道开放，自主呼吸功能可能是不充足的。心血管功能通常保持正常。

全身麻醉是一种药物引导的意识丧失，此时患者不能被唤醒，即使受到疼痛刺激。此时患者不能自主维持通气功能。患者常常需要辅助设备以保持气道开放，并且可能需要正压通气，因为患者的自主通气功能受到了抑制或神经肌肉功能受到药物性抑制。患者的心血管功能可能受到损害。因为镇静是连续的，不一定能预测个体如何反应。因此，打算施行既定镇静水平的开业医师应能够使患者复苏，这些患者镇静的程度比预期的要深。

施行有意识的镇静的医师应该能够使一个进入深度镇静或镇痛状态的患者复苏。施行深度镇静和止痛的医师应该能够使一个进行全身麻醉的患者复苏。

---

* 对于疼痛刺激的退缩性反射没有被认为是有意识的反应。
Adapted from American Society of Anesthesiologists Task Force on Sedation and Analgesia by Non-anesthesiologists: Practice guidelines for sedation and analgesia by non-anesthesiologists. Anesthesiology 2002;96:1004-1017.

持续 30 ~ 60 分钟。

地西泮是一种有效的口服抗焦虑药，对于非常紧张的患者，在手术前晚或术前 60 ~ 90 分钟可以给予 5 ~ 10mg。与苯二氮卓类相关的过度镇静可用氟马西尼拮抗，后者是一种苯二氮卓类受体拮抗剂。氟马西尼 0.1 ~ 0.2mg 每 1 ~ 2 分钟给药一次，起效总量达 5mg。大剂量可导致戒断症状 [23]。

阿片类药物

芬太尼是一种强效阿片类合成药物，在宫腔镜检查中考虑用其解决疼痛问题或将其与咪达唑仑联合应用也许是适合的，虽然还没有正式在患者人群中对其进行评估。Hasen[22] 比较了在美容整形手术中咪唑安定和芬太尼的中度镇静到神经根浸润深度镇静的效果，并比较两组人群的满意度。神经根组的患者没有术中记忆，但有更多的术后恶心和呕吐。芬太尼通常是静脉给药，虽然也有其他给药途径（经口含化，舌下含服，鼻内）。

静脉注射芬太尼有起效快的优势和极好的镇痛效果。它可能有皮肤瘙痒以及术后恶心和呕吐。缓慢滴定至 1 ~ 2mcg/kg 可用于镇静和镇痛。呼吸抑制是一个问题，特别是当芬太尼与其他镇静药物联合应用时。呼吸抑制和过度镇静可以用竞争性拮抗剂盐酸纳洛酮解救 [24]。

异丙酚

异丙酚是一种烷基苯酚类催眠药物，具有起效快（90 ~ 100 秒）、作用时间短的特点。异丙酚是一种广

		表16-1　镇静的深度 *		
患者的反应	轻度镇静 （抗焦虑药）	中度镇静和止痛 （清醒镇静）	深度镇静/止痛	全身麻醉
反应能力	对言语刺激的反应正常	对言语或触觉刺激的反应是有意识的 †	对重复的或疼痛刺激的反应是有意识的 †	即使是疼痛刺激也不能唤醒
气道	未受影响	没有必要干预	可能需要干预	往往需要干预
自主通气	未受影响	充足	可能不充足	常常不足
心血管功能 （见框16-2）	未受影响	通常可维持	通常可维持	可能受损

* 由美国麻醉医师协会（the American Society of Anesthesiologists，ASA）制定；由 ASA 代表会议于 1999 年 10 月 13 日批准。
† 对疼痛的刺激反应退缩不被认为是有意识的反应。

泛应用的静脉麻醉剂，因为其可通过单次注射或持续的静脉输注给药，比较容易控制镇静的程度。一次给药后患者的平均起效时间是 5～10 分钟，并且患者会带着幸福感醒来。注射本身最初是疼痛的，但这个疼痛可以通过在溶液中添加普鲁卡因而减轻。

呼吸抑制和呼吸暂停也会发生，这与注射的剂量和速度有关。延长的呼吸暂停（＞30 秒）也可能发生，同时应用其他镇静剂时发生率会升高。异丙酚从中度镇静到全身麻醉的转变迅速，因此，只有在气道管理方面受过专门训练并有经验的人才可以应用它[23]。

神经阻滞

一些研究表明，对于纤维宫腔镜检查来说，各种不同的神经阻滞麻醉之间没有区别，有记录显示，这些技术（宫颈旁阻滞、宫颈管内局部浸润麻醉、局部涂抹）对患者来说是不舒服的，且不能改善患者在手术操作中的体验和满意度[1-4]。另外，它们在手术成功率方面也没有区别[1-4]。这并不奇怪，因为宫颈旁阻滞麻醉不能对进行治疗性流产的患者因宫颈扩张和把持器放置引起的疼痛提供持续的止痛疗效[25]。

区域麻醉

腰麻或硬膜外麻醉技术即在脑脊神经轴局部注入麻醉剂。硬膜外方法包含穿过黄韧带和硬脊膜之间的潜在腔隙。它在技术上比较困难，但如果在手术时间长时它可提供放置导管、能额外给药的优势。由于需要穿透硬脊膜，脊髓麻醉可提供更连续的终点（脑脊液的抽吸）。因此，脊髓麻醉需要的麻醉剂剂量非常低，而且起效快。诸如阿片类和 α-肾上腺素受体激动剂这样的辅助药物也可用来增加止痛效果，它们也伴随着不确定的成功和不良反应[26, 27]。

对于不能耐受无麻醉的宫腔镜检查的患者或拟行宫腔镜手术的患者，脊髓、硬膜外或两者联合麻醉是合理的选择。Goldenberg 等在施行宫腔镜下子宫内膜去除术的患者中比较了硬膜外麻醉和全身麻醉的不同。发现唯一不同的是：在硬膜外麻醉组，甘氨酸膨宫液的吸收增加了[28]。Danelli 等发现，采用短效静脉麻醉剂的全麻组的患者其满意度比脊髓麻醉组更高[29]。

对于其他门诊手术，脊髓、硬膜外和全身麻醉可能同样有效和令患者满意[29]。脊髓麻醉由于可导致长时间的运动神经和感觉神经阻断，术后复苏时间可能

增加[29]。全身麻醉通常有良好的耐受性，但有增加术后恶心和呕吐发生率的不确定报道，这些可能会造成恢复延迟。当阿片类药物椎管内给药时，脊髓麻醉也常常伴有术后的恶心和呕吐[26, 30]。

全身麻醉与麻醉监护

美国麻醉医师协会制定的镇静实践指南对全身麻醉的定义为：

药物诱导的意识丧失，此间患者不能被唤醒，即使是疼痛性刺激也不能唤醒。患者自主维持通气功能的能力往往受损。患者往往需要辅助保持气道开放，并且因为患者的自主呼吸抑制或神经肌肉功能的药物抑制，需要正压通气。患者的心血管功能可能受损[15]。

由于当前的宫腔镜设备和技术已经改进，大多数操作中不需要进行全身麻醉。当选择进行全身麻醉时，超短效静脉注射剂、吸入剂和面罩或喉罩气道可使患者的满意度良好[29, 32]。

麻醉监护 是指在有或没有局部麻醉时，医师在患者手术操作时进行监测和给药。对麻醉技术的管理依据相同的监护标准。患者安全性和舒适性仍然是优先考虑的问题，当然还要考虑用更少的药物致更快速的恢复、降低药品费用及尽可能减少恢复时间。

小结

宫腔镜检查作为一种门诊操作的耐受性很好，而且由于设备改进，大多数患者无需麻醉。对于操作时要求或需要麻醉的患者，静脉给予作为抗焦虑药的咪唑安定和作为止痛药的芬太尼，可以提供非常好的效果，并且过度镇静、气道阻塞或心肺危害的风险很低。

对于有经验的医师，可以应用额外的麻醉剂提供中度镇静或全身麻醉作用，并且可以应用于更具挑战性的病例。局部阻滞麻醉和局部浸润麻醉与安慰剂相比似乎并不改善镇痛效果或提高患者的满意度。在某些病例和操作场所，区域麻醉相当于全身麻醉，但其恢复时间可能更长。

（宋冬梅译 于 丹校）

参考文献

1. Kremer C, Barik S, Duffy S, et al: Flexible outpatient hysteroscopy without anaesthesia: A safe, successful and well-tolerated procedure. BJOG 1998;105:672-676.

2. Vercellini P, Colombe A, Mauro F, et al: Paracervical anesthesia for outpatient hysteroscopy. Fertil Steril 1994;62:1083-1085.

3. Broadbent JAM, Hill NCW, Molnar BG, et al: Randomized, placebo-controlled trial to assess the role of intracervical lignocaine in outpatient hysteroscopy. BJOG 1992;99:777-780.

4. Wong AY, Wong K, Tang LC, et al: Stepwise pain score analysis of local lignocaine on outpatient hysteroscopy: A randomized, double blind, placebo-controlled trial. Fertil Steril 2000;73:1234-1237.

5. Batra N, Khunda A, O'Donovan, PJ: Hysteroscopic myomectomy. Obstet Gynecol Clin North Am 2004;31(3):669-685.

6. Gupta JK, Clark TJ, More S: Patient anxiety and experiences associated with an outpatient "one-stop" "see and treat" hysteroscopy clinic. Surg Endosc 2004;18(7):1099-1104.

7. Hong JY, Jee YS, Luthardt FW: Comparison of conscious sedation for oocyte retrieval between low-anxiety and high-anxiety patients. J Clin Anesth 2005;17(7):549-553.

8. Caplan RA, Posner KL, Ward RJ, et al: Adverse respiratory events in anesthesia: A closed claims analysis. Anesthesology 1990;72:828-833.

9. Peterson GN, Domino KB, Caplan RA: Management of the difficult airway: A closed claims analysis. Anesthesiology 2005;103(1):33-39.

10. Rose DK, Cohen MM: The airway: Problems and predictions in 18,500 patients. Can J Anaesth 1994;41:372-383.

11. El-Ganzouri AR, Mc Carthy RJ, Tuman KJ, et al: Preoperative airway assessment: Predictive value of a multivariate risk index. Anesth Analg 1996;82:1197-1204.

12. Williamson JA, Webb RK, Szekely S, et al: Difficult intubation: An analysis of 2000 incident reports. Anaesth Intens Care 1993;21:602-607.

13. Combes X, Le Roux B, Suen P, et al: Unanticipated difficult airway in anesthetized patients: Prospective validation of a management algorithm. Anesthesiology 2004;100(5):146-150.

14. Langeron O, Masso E, Huraux C, et al: Prediction of difficult mask ventilation. Anesthesiology 2000;92(5):1229-1236.

15. American Society of Anesthesiologists Task Force on Sedation and Analgesia by Non-anesthesiologists: Practice guidelines for sedation and analgesia by non-anesthesiologists. Anesthesiology 2002;96:1004-1017.

16. Fisher MM, Bowey CJ: Alleged allergy to local anaesthetics. Anaesth Intensive Care 1997;25:611-614.

17. Mertes PM, Laxenaire MC, Alla F: Anaphylactic and anaphylactoid reactions occurring during anesthesia in France in 1999-2000. Anesthesiology 2003;99(3):536-545.

18. Hepner DL, Castells MC: Anaphylaxis during the preoperative period. Anesth Analg 2003;97(5):1381-1395.

19. Bugess LG, Ebert TJ, Asiddao C: Increased intraoperative cardiovascular morbidity in diabetics with autonomic neuropathy. Anesthesiology 1989;70(40):591-597.

20. Arozullah AM, Conde MV, Lawrence VA: Preoperative evaluation for postoperative pulmonary complications. Med Clin North Am 2003;87(1):153-173.

21. Schein OD, Katz J, Bass EB, et al: The value of routine preoperative medical testing before cataract surgery. Study of medical testing for cataract surgery. N Engl J Med 2000;342(3):168-175.

22. Hasen KV, Samartzis D, Casas LA, et al: An outcome study comparing intravenous sedation with midazolam/fentanyl (conscious sedation) versus propofol infusion (deep sedation) for aesthetic surgery. Plast Reconstr Surg 2003;112(6):1683-1689.

23. Reves JG, Glass PSA, Lubarsky DA, McEvoy MD: Intravenous nonopioid anesthetics. In Miller RD: Miller's Anesthesia, 6th ed. Philadelphia: Churchill Livingstone, 2004, pp 317-378.

24. Fukuda, K: Intravenous nonopioid anesthetics. In Miller RD: Miller's Anesthesia, 6th ed. Philadelphia: Churchill Livingstone, 2004, pp 379-437.

25. Keder LM: Best practices in surgical abortion. Am J Obstet Gynecol 2003;189(2):418-422.

26. Nguyen H, Garber JE, Hassanbusch SJ: Spinal analgesics. Anesthesiol Clin North America 2003;21(4):805-816.

27. Borgeat A, Ekatodramis G, Schenker CA: Postoperative nausea and vomiting in regional anesthesia: A review. Anesthesiology 2003;98(2):530-547.

28. Goldenberg M, Cohen SB, Etchin A, et al: A randomized prospective comparative study of general versus epidural anesthesia for transcervical hysteroscopic endometrial resection. Am J Obstet Gynecol 2001;184(3):273-276.

29. Danelli G, Berti M, Casati A, et al: Spinal block or total intravenous anaesthesia with propofol and remifentanil for gynecological outpatient procedures. Eur J Anaesthesiol 2002;19(8):594-599.

30. Mulroy MF, Larkin KL, Hodgson PS, et al: A comparison of spinal, epidural, and general anesthesia for outpatient knee arthroscopy. Anesth Analg 2000;91(4):860-864.

31. Liu SS, Strodtbeck WM, Richman JM, et al: A comparison of regional versus general anesthesia for ambulatory anesthesia: A meta-analysis of randomized controlled trials. Anesth Analg 2005;101(6):1634-1642.

32. Fredman B, Zohar E, Philipov A: The induction, maintenance, and recovery characteristics of spinal versus general anesthesia in elderly patients. J Clin Anesth 1998;10(8):623-630.

17 宫腔镜绝育术

Linda D. Bradley

宫腔镜绝育术作为一种侵入性小的外科操作，很可能成为妇科医师的最新挑战。在过去 150 年中，宫腔镜绝育术已经过无数次尝试，包括机械的、热的、冷冻术和化学闭塞等各种方法。

2002 年，在经过数次临床试验并得到良好结果后[1]，一种植入式微型绝育器（Essure 避孕系统，Conceptus 公司，圣卡洛斯，加州）——可以给女性提供永久性避孕的宫腔镜绝育技术获得了美国食品和药品管理局（FDA）的批准。来自 Conceptus 公司的数据表明，在世界范围内已经完成了 5 万多人次的这种手术操作。5 年的资料显示，当严格遵守手术操作程序和手术后随访要求时，这种手术操作的有效性达到了 99.74%[2]。这种手术操作具有无切口、可以在门诊进行以及成本效果好、恢复快和妊娠率低的特点[3]。

绝育术的历史

绝育术的发展经历了一个曲折的过程。在 20 世纪初，绝育手术是通过开腹入路进行结扎或切除技术施行的。值得关注的方法包括：波默罗伊的经腹、后穹窿镜（阴道）或阴道切开进行的输卵管切除术[4]。当时人们对这些方法的偏好超过了对腹腔镜路径的偏好，因为腹腔镜在初期有技术上的困难和麻烦。直到 20 世纪 70 年代初应用腹腔镜电灼术这种状况才开始改变。最初腹腔镜技术是应用单极电流，导致了许多肠道灼伤、腹膜炎和死亡等严重并发症。当腹腔镜下输卵管双极电灼术应用后并发症减少了。

在 20 世纪 70 年代，先驱者们尝试了宫腔镜下对输卵管管口进行的电凝术，但由于有较高的输卵管复通率、输卵管瘘、高妊娠率以及包括输卵管穿孔、肠损伤和死亡在内的常见并发症，这种方法只得到了短暂应用。宫腔镜下输卵管管口的冷凝术也曾被尝试，但缺乏能证实其成功的长期随访。

20 世纪 80 年代以来，全世界有超过 1000 万人施行了绝育术。随着时间变化，手术操作也在改变。在 20 世纪 70 年代，不到 1% 的绝育术是通过腹腔镜完成的。到了 20 世纪 70 年代末，55% 的绝育术和 89% 的医院门诊输卵管绝育术是通过腹腔镜完成的[5]。

一般来说，腹腔镜绝育术是安全、有效且容易学习的。但是，它也并不是没有严重的并发症，包括非预计的大手术、输血、重要器官（肠、膀胱和大血管）损伤、术后发热以及危及生命的事件。每年每十万腹腔镜绝育术就会 4 人死亡。据报道，腹腔镜绝育术再住院率为 2%。腹腔镜绝育术后 10 年的累计妊娠率为 3‰ ~ 5‰。宫腔镜绝育术的预期并发症会有所减少（表 17-1）。

表17-1 宫腔镜绝育术与腹腔镜绝育术的比较

特点	宫腔镜	腹腔镜
麻醉	局麻、全麻、区域麻醉	全麻
切口	无	2 个切口，5 ~ 10mm
并发症	理论上很少	1% ~ 3.5%
一次操作的成功率	> 90%	理论上 100%
术后疼痛	极微	轻度到中度疼痛
需要术后证实的检验	3 月后 HSG	不需要
避孕失败率	< 1%	每 10 年 1.6% ~ 1.8%
费用	通常可能低于腹腔镜	可能高于宫腔镜

HSG，子宫输卵管造影检查。

宫腔镜技术：宫腔病变的门诊诊断和治疗

临床试验

在 2002 年获得 FDA 批准前，植入式微型绝育器进行了四个严格的临床试验阶段。在一项在拟行子宫切除术患者进行的研究中，ⅠA 期试验纳入了 99 位受试者。这是一项单组、前瞻性、非随机性、无对照的、多中心的国际性研究，目的是测试各种微型植入器的设计和迭代设计的放置可行性。将拟行子宫切除术的患者纳入研究中，是为了评估微型植入器放置的可行性，评估放置技术和输送系统，以及评估植入式微型绝育器放置后是否能立即准确地阻塞输卵管。在拟行子宫切除术患者进行的研究其结果是至关重要的，因为这种初步结果可以显示植入式微型绝育器的安全性和植入放置的方便性，以及这种装置是否能够锚定在输卵管并闭塞输卵管管腔。这类初步研究是在美国、欧洲和墨西哥进行的。

在接下来进行的ⅠB 期试验纳入了 63 位受试者 [6]。在这个临床试验阶段纳入的患者在拟行子宫切除术前的 1 天至 7 个月放置了此装置。该装置平均放置的时间为 10 ~ 12 周。在施行子宫切除术前 72 小时对患者进行子宫输卵管造影检查（hysterosalpingogram，HSG），以确定输卵管阻塞情况。继而进行子宫 X 线检查并评估微型绝育器的位置。子宫切除后，切开子宫，切除输卵管并进行组织学评估。还要记录患者应用此装置是否有不良反应。

这个试验的主要成果包括有关组织学发现的数据支持：用苯二甲酸乙二醇酯（polyethelene terephthalate，PET）纤维对输卵管进行的阻塞局限于微型植入器这个理论。这个试验还回顾在清醒患者放置的安全性和舒适性以及有关装置放置的有限的安全性和舒适性数据。没有发生不良的临床结局。这些研究是在美国和墨西哥进行的。

Conceptus 公司进行了两次临床试验（Ⅱ期和关键研究），目的是证明这种植入性装置在提供永久性避孕中的安全性和有效性。这两项研究的所有患者均在 21 ~ 45 岁之间。所有患者至少有一次活产，有正常月经周期，并愿意在放置植入性装置 3 个月后改为采取其他避孕措施。在这两项研究中，在放置植入性装置 3 个月时进行 HSG 表明输卵管阻塞后，患者均将植入性装置作为其避孕方法。

Ⅱ期研究提供了初步的安全性和有效性数据，这些都是 FDA 要求在进行关键性研究前得到的 [7]。Ⅱ期研究纳入了 227 名想要绝育的女性。安全性和有效性数据是应计的。Ⅱ期试验有四个目的，包括微型植入器阻止妊娠的有效性、放置操作的安全性、对操作的耐受性和复原和微型植入器的长期安全性和稳定性。3 个月后，进行输卵管造影检查证实输卵管是否阻塞，患者是否可应用这种植入装置的女性再妊娠。Ⅱ期研究小结见表 17-2。

FDA 要求的关键性研究纳入的是希望永久性绝育的女性。这是一项对寻求永久性避孕女性进行的前瞻性、多中心、单组、非随机性国际性研究。这项有关安全性和有效性的关键性研究始于 2000 年，研究对象的募集到 2001 年结束。这项关键性研究纳入了 518 位女性。至今对这些患者的随访已超过 7 年。这项关键性研究的主要终点是：妊娠（在 HSG 确认输卵管闭塞后）、装置放置的安全性和长期使用的安全性。次要终点包括：参与者对装置放置的满意度、参与者对装置磨损的满意度、双侧放置率以及适合放置此装置候选人群的临床资料。表 17-2 显示了关键性研究的结果。

最初关键性研究纳入了 518 名患者，但仅有 507 名（98.8%）最终参加了试验。另外 11 名患者出现了因子宫内膜息肉或内膜增厚看不到输卵管开口或输卵管开口不可视。双侧放置率在第一次操作后为 446 人（占 86%），第二次操作后为 464 人（占 90%）。新增的 18 名女性在随后进行了放置。

在 54 名没有成功双侧放置的女性中，11 人没有再尝试放置。2 人被发现为单角子宫。对双侧放置不成功的患者随后进行了 HSG，18 人中有 15 人（占

表17-2　微型植入器研究结果小结		
特点	二期研究	关键性研究
施行了装置放置的患者数	227	518
双侧放置率，第一次尝试	86%	86%
双侧放置率，第二次尝试	88%	90%
平均宫腔镜手术时间	18 分钟	13 分钟
平均手术时间	—	35 分钟
4 年随访的有效率	99.80%	99.9%
放置随访到 3 年是患者的满意度	非常满意 > 97%	92% 有点满意到非常满意

83%）被发现有近端输卵管阻塞。

　　总的来说，在 464 例施行了双侧放置的患者中，有 449 例（占 97%）患者能够依靠植入性装置避孕。不能依靠植入性装置避孕的原因有：植入器排出、穿孔或放置不满意或失去了随访（表 17-3）。

　　目前还没有正确放置的装置排出的情况发生。放置装置的平均手术时间为 35 分钟。在恢复室约需 44 分钟。从开始手术到出院仅需 80 分钟。大多数患者放置装置一天后恢复正常，且患者的满意度很高。在第一年的随访中，没有失败的病例。

　　在关键性试验中，有 4 例黄体期妊娠。这 4 例怀孕患者中没有 1 例是在安置装置后妊娠的。3 例自愿终止妊娠，1 例以自发流产告终。在流产后，每例患者均能依靠此植入性装置避孕，没有一位再怀孕。

微型植入式装置的组成

　　第三代 Essure（ESS305）植入体永久套件包含一个带有两个微植入装置的一次性部件，一个一次性植入物输送导管，以及一个一次性插管器。重要组成部分是微植入体。后者是柔软、有弹性和合体的（图 17-1）。它由一个带有一个弹性不锈钢内线圈的可伸展微型圈和一个由镍钛合金和聚酯纤维缠绕内线圈的外部线圈组成。在近端输卵管开口发生局部、闭塞和纤维化反应。这个被缠绕的微装置长 4cm，直径 0.8mm。经过张开和释放，外线圈可扩展到 1.5 ～ 2.0mm 并锚定在输卵管开口（图 17-2）。

　　一次性单次使用的符合人体结构的手柄包含传送线、释放导管和包含微植入体的导管（图 17-3）。植入体很容易被释放，由手柄上的按钮控制，可将植入体放置在输卵管。干流插管器的作用是：在放置前保护易碎的微装置和防止在放置过程中液体泄漏。一旦将植入体释放，宫腔镜下很容易在输卵管开口看到张开的线圈，在放射线下也可以看到。

　　对镍过敏（皮肤测试显示）的患者应避免使用微植入装置。由于堵塞的是近端输卵管开口，这个过程是绝对不可逆转的。聚酯纤维在外科界是众所周知的，自 20 世纪 90 年代起已在动脉瘤和动脉移植手术中使用。

微植入体的作用机制

　　微植入体输卵管阻塞是通过两种机制：机械性梗阻和组织长入。PET 纤维可引起强烈的成纤维化生长和异物巨细胞反应，从而使输卵管开口堵塞[2]。PET 纤维网和脚手架样的微植入体可以促进组织向其内生长，因此，可以进一步将其锚定在输卵管开口、黏住管腔，造成永久性绝育。这种良性的组织反应很快，在装置放置的第 2 ～ 4 周达高峰，在大部分患者在 3 个月内完成。这种装置通过一系列活跃的组织学反应，包括出现成纤维细胞、浆细胞、异物细胞和巨噬细胞，可以锚定在输卵管（图 17-4）。这一系列变化导致了纤维化闭合反应可使此装置局限与局部，导致装置固定从而防止怀孕。但植入性装置的输卵管远端

表17-3　微型植入器放置的 II 期和关键性研究的综合结果				
结果	II 期研究（N = 227）		关键性研究（N = 518）	
	人数	百分比	人数	百分比
一次操作后的双侧放置	196/227	86%	446/518*	86%
二次操作后的双侧放置	200/227	88%	464/518*	90%
双侧放置患者中的可信+	194/200	97%	449/464	97%

注：这里显示的放置率的数据是以临床试验数据为基础的。有关临床放置率的数据在一项批准后的研究中收集的。由于有关放置率最新数据要在产品标签中包含，他们也将张贴在 Conceptus 公司网站：http://www.essuremd.com/。

*54 名女性双侧放置没有成功，11 名因为输卵管开口不可见没有接受放置。2 名妇女被发现有单角子宫（2 人都接受了单侧放置）。没有成功双侧放置的女性，接受了后续 HSG，18 名中有 15 名（83%）被发现有近端输卵管阻塞。

+ 可信率是能够依靠微型植入装置进行生育控制（即 3 个月输卵管造影显示位置正确和双侧闭塞）的女性数目。在关键性研究的 449 位患者中，3 名决定依靠植入装置避孕的女性没有在 3 个月后进行 HSG。

宫腔镜技术：宫腔病变的门诊诊断和治疗

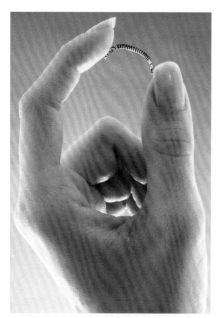

图 17-1 Essure 植入性避孕装置的可弯曲性。

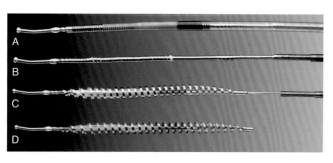

图 17-2 A，微型线圈在中间位置。B，微型线圈释放。C，外线圈释放。D，装置从导管分离。不断扩大的微型线圈是用一种有弹性的不锈钢内线圈制成的，外线圈是由镍钛合金和聚对苯二甲酸乙二醇酯（PET）围绕内部线圈缠绕制成的。

是正常的。

术前注意事项

对宫腔镜绝育手术的最重要的要求是：输卵管开口的可视性。在早期增生期进行操作或进行子宫内膜的药物预处理对于保持清晰的视野极为重要。一些医师会开连续的低剂量口服避孕药（OCP）（非安慰剂），或开在月经开始第 5 天开始应用的黄体酮（炔诺酮 5mg 或甲羟孕酮 10mg）并持续应用到可以安排手术。这两种方法都可阻止月经，诱发子宫内膜萎缩和变薄，避免不必要的子宫内膜蓬松，有利于手术的

进行。

虽然不提倡常规进行生理盐水灌注超声检查（SIS，又称 SHG）或宫腔镜检查，但对于拟行植入性绝育手术术前月经不正常的患者，应强烈考虑进行这些检查。大约 1/3 的有月经紊乱的妇女有宫腔内异常，包括子宫内膜息肉或黏膜下肌瘤。如果腔内病变阻碍输卵管开口的暴露，宫腔镜绝育可能在技术上难以施行。在放置装置之前要进行宫腔镜下子宫肌瘤或子宫内膜息肉切除术（图 17-5）。要避免在手术过程中发生意外。

操作前咨询和知情同意

虽然绝育术只需要几分钟，但对于没有充分知情同意或生活状态不佳的女性而言，太快做出决定并施行永久性绝育可能会带来终身遗憾[8]。

对于绝育术，确实有患者会改变主意。绝育后后悔（达到 20%）在年龄 < 30 岁、孩子少于 2 个以及与配偶的关系破裂的女性中发生的最多。在年龄超过 30 岁的女性，后悔率较低，接近 6%。后悔率最低的是年龄超过 40 岁的女性。腹腔镜绝育的显微复通手术的妊娠率较高，在年轻患者的成功率达到 80%[9]。

目前，微植入体绝育术后输卵管复通的成功率尚不清楚。然而，因为这种绝育术后宫角有显著纤维化，并且宫腔内放置的线圈可能会影响妊娠过程，术后进行微创输卵管复通术没有技术可行性。开业医师应为这种技术准备详细的、系统性的知情同意书，尤其要提到该技术的永久性和不可逆转性。

患者应被告知，最初的临床试验表明，在第一次手术操作尝试双侧放置装置的过程中，有 14% 的失败率。必须提醒患者使用其他避孕替代方法，直到 3 个月后 HSG 确定成功。

在腹腔镜或开腹手术中应避免靠近宫角和输卵管近端的进一步电外科手术。因为同应用切开方法避孕一样，宫外孕的风险会增加。对于可能需要在未来行子宫内膜去除术治疗的患者，只有在 3 个月时进行 HSG 后，行宫腔镜检查证实输卵管阻塞后，直到完成更多的临床研究，才能进行热球子宫内膜去除术（Thermachoice）治疗。

适合人群

任何渴望永久绝育的患者均应考虑宫腔镜绝育

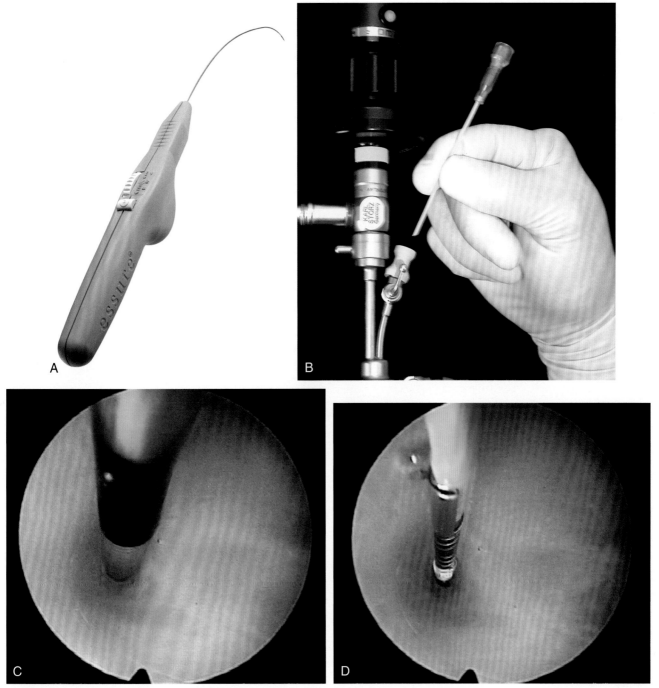

图 17-3　A，符合人体工程学的手柄包含导线、释放导管和植入式宫内避孕装置手柄上有突起标志的导管。每个套件包含两个输送系统。B，完全组装的干流阀系统。C，在输卵管开口显示增强的黑色标记。 D，应在输卵管开口显示的金色带。

宫腔镜技术：宫腔病变的门诊诊断和治疗

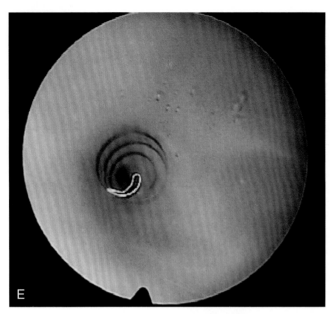

图 17-3　续　E，显示放置后展开的线圈。

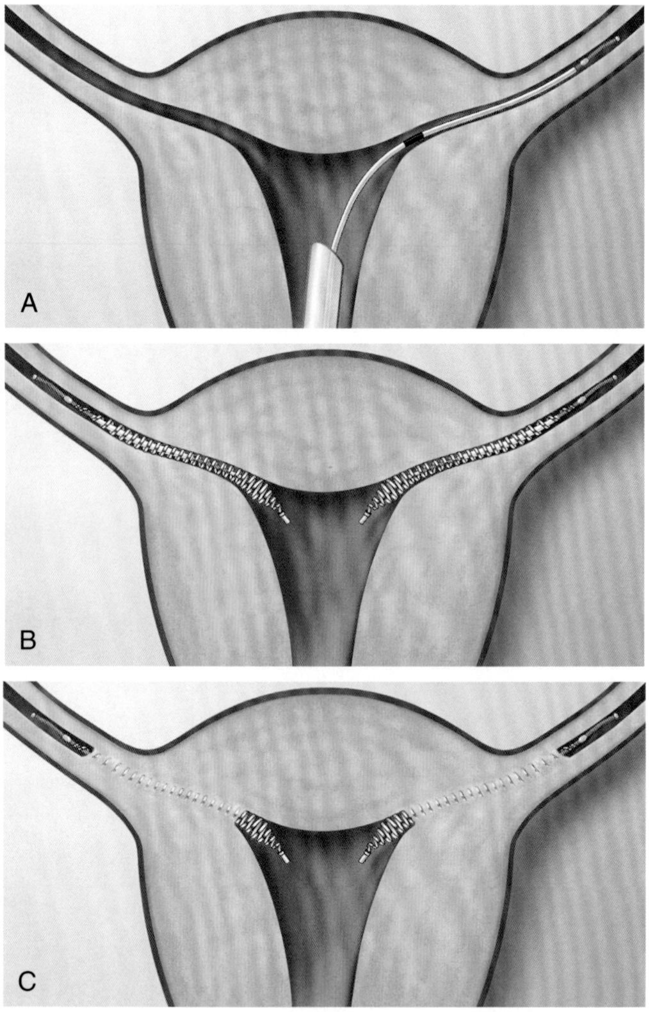

术，除非有绝对的禁忌证。宫腔镜绝育术的适应证和禁忌证如框 17-1 所示。罕见但具有破坏性的肠道和血管并发症与腹腔镜相关，宫腔镜操作通常是可以避免的（框 17-2）。平均而言，90% 的患者在第一次尝试双侧闭塞时成功。大多数患者可以在手术 3 个月后以宫腔镜绝育术作为一种避孕手段。

　　许多需要永久性绝育的高风险患者是很好的宫腔镜绝育术的人选。高危患者包括有心脏疾病、病态肥胖症、血栓形成倾向、既往广泛肠和腹部手术操作史、结肠造口术、严重限制性肺疾病、免疫抑制和肾移植的患者。所有这些情况都会对腹腔镜外科医师构成挑战，而宫腔镜绝育术却更易于安全施行，与腹腔镜操作相比，理论上风险会大大降低。

图 17-4　示意图显示的近端 Essure 避孕装置位置（A），展开的线圈（B）和成纤维细胞向输卵管内生长（C），从而导致的阻塞。

操作指南

　　放置微植入性装置需要一个带有 5mm 操作槽的手术宫腔镜。大多数医师喜欢用一个有 12 ~ 30 度角的镜头的宫腔镜行宫腔镜绝育术。这种视角可提供近端输卵管开口的清晰视野。宫腔镜（不是相机）可以旋转，可以根据我们的需要更方便地查看输卵管开口。膨宫是用 3 升温盐水通过压力泵灌注来维持的，压力维持在 80 ~ 100mmHg。月经后的第 4 ~ 9 天是安排施行此操作的最好时机。操作步骤如框 17-3 所示。

　　宫腔镜放置装置是在低位，通过释放金属线，使

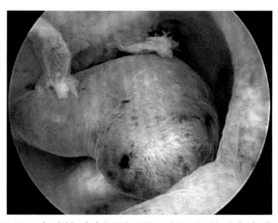

图 17-5　宫腔镜手术视野下的又长又细的子宫内膜息肉几乎掩盖了输卵管开口。

考下施行操作。有趣的是，大多数医师觉得在 4～6 次放置操作后会很轻松。

对于曾行宫腔镜手术的妇科医师而言，宫腔镜绝育术可迅速掌握。病例回顾表明有几个因素会影响结果[15]。当将病例分为卵泡期放置和黄体期放置时可见，卵泡期放置的平均时间为 9.3 分钟，黄体期放置的平均时间为 16.6 分钟。黄体期放置会有更多的问题：组织水肿妨碍视野，经常会遇到蓬松的子宫内膜，以及可能有假道形成。随着经验的增加，手术时间会缩短，在适合的时期放置可提高可视性，从而提高放置的成功率（框 17-4）[13]。

现在已有越来越多的微植入装置是在门诊诊室采取简单的麻醉下施行的。一些麻醉师的报道显示，患者易于接受只施行宫颈阻滞麻醉放置手术，并对其有很好的耐受性。不要认为全身麻醉就不可取了，患者可以选择他们想要的麻醉方法。介入放射科医师也在透视下进行微植入操作，成功率为 87.5%[14]。

框 17-1

宫腔镜绝育术的适应证和禁忌证

适应证
- 患者完全知情，适于行永久性、不可逆的避孕方法
- 与医师有效沟通的时间
- 在宫腔镜方面经验丰富的医师

禁忌证
- 疑似怀孕
- 将来有妊娠要求
- 不确定是否有妊娠需求
- 仅有一侧输卵管可以放置植入性装置（包括明显的对侧输卵管近端阻塞和怀疑单角子宫患者）
- 以前有输卵管手术史，包括输卵管结扎、输卵管妊娠、输卵管成形术
- 输卵管积水史
- 严重的宫腔粘连阻碍接近输卵管口
- 输卵管横置
- 有活动性或近期盆腔感染
- 皮肤测试对镍过敏者
- 分娩、流产或终止妊娠间隔时间未达 6 周
- 对子宫输卵管造影剂过敏者

框 17-2

宫腔镜绝育术的并发症

- 子宫穿孔
- 输卵管穿孔
- 装置断裂
- 环分离（在放置过程中外线圈的铂金环断裂时发生）
- 不正确的放置
- 装置被排出
- 灌流液吸收过多
- 血管迷走反应

框 17-3

施行微植入装置宫腔镜绝育手术的基本步骤

- 取得知情同意
- 确保患者没有镍过敏
- 时间安排在子宫内膜增生早期（月经周期的 4～9 天）
- 使用温热生理盐水膨胀子宫内膜
- 考虑压力袋与泵
- 双侧输卵管开口可见
- 先尝试放置相对困难的一侧
- 宫腔镜下将植入体放置到管腔近端
- 应用宫腔镜的光源指导植入体的放置方向
  - 指导光源转向操作的输卵管开口位置
  - 向相反方向转动光源以便其他输卵管开口更容易看到
- 一旦确认输卵管开口，将 Essure 指轮回转至终止
- 停止及检查定位，并寻找视野内输卵管开口外带有绿色导管的金色环（刻痕）
- 按下紫色手柄上的按钮
- 最后，强制停止滚动指轮
- 确认位置，退出外输送导管暴露装置；植入体扩展进入近端部分
- 在操作记录中标记位置和弹出的线圈数
- 安排放置 3 月后行 HSG，以确认输卵管阻塞（在未来，可以靠传统或三维 HSG，用或不用造影剂，以确认装置的位置正确）[10, 11]
- 提醒患者在 HSG 确认双侧输卵管阻塞前采取可靠的避孕方法

注：在门诊或在不麻醉的情况下放置微植入体装置时，一些医师已经应用宫腔镜而没有用阴道镜。

外线圈反向贴紧内线圈。一旦输卵管开口可见，装置便附在子宫输卵管开口交界处并堵塞输卵管内壁。单手控制机制可引导导丝释放，然后，外层线圈迅速展开扩展到输卵管管腔并锚定在此处[10]。实际的放置只需要几分钟，即看到输卵管开口和微植入装置放置，释放出亲水性外层套管。植入体是通过内导管回缩释放，这样外线圈扩大。在手术报告应记录尾部线圈的数量。

目前，Conceptus 公司建议在宫腔镜绝育术前签订严格的协议。在腹腔镜和宫腔镜方面有经验及在从二维到三维显像领域有经验的妇产科医师，能迅速掌握这一技术。操作资格证书的获得有在以下几方面要求：参加教学讲座、模拟训练、观察实际病例并在监

宫腔镜技术：宫腔病变的门诊诊断和治疗

输卵管阻塞的验证

在微植入体放置 3 个月后需要进行 HSG。HSG 的目的是确定微植入体放置的位置是否正确以及输卵管是否已阻塞。当证明输卵管已经阻塞时，患者即可依靠这一微植入避孕装置作为自己的永久避孕手段。

妇产科医师或放射科医师均可以进行 HSG。对于自己进行 HSG 的妇科医师而言，放射线片和 HSG 显示的位置与宫腔镜下所见有很大区别。一个正确放置的植入体在 HSG 显示的位置会比宫腔镜记录的位置更远（图 17-6 至 17-16）。

最重要的是判断输卵管是否阻塞。此外，微植入体放置的近端必须横跨子宫角的子宫输卵管交界处。HSG 及其解读准则包括：

- 良好的子宫轮廓和宫角填充验证
- 放射线检查以获得尽可能靠近子宫的前后位影像
- 良好的宫颈密封，防止造影剂泄露
- 在放射线透视前移走窥器，用宫颈钳向下牵拉保

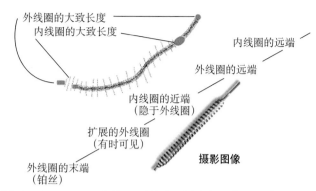

放射线图像

外线圈的大致长度
内线圈的大致长度
内线圈的远端
外线圈的远端
内线圈的近端（隐于外线圈）
扩展的外线圈（有时可见）
外线圈的末端（铂丝）
摄影图像

图 17-6 Essure 微植入系统的放射线图像（顶部）和摄影图像（底部）。

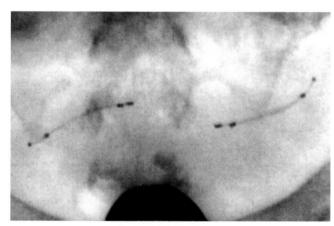

图 17-7 注射造影剂前的放射线图像显示的两个微植入装置。植入体的位置和曲率可见。

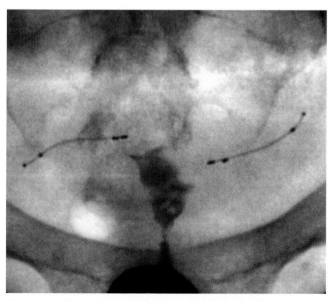

图 17-8 注入少量造影剂的子宫输卵管造影图像。此图像证实宫颈封闭充分。确认了子宫轮廓。如果子宫不能显示，需重新摆放患者位置或调整放射线角度。

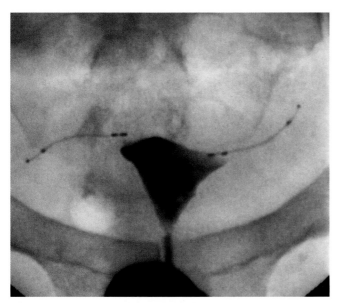

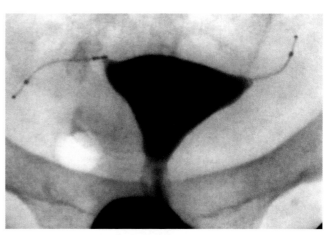

图 17-10　**子宫完全显影图像。**微植入装置近端组件可能被遮蔽。不要过度膨胀子宫腔。

图 17-9　**子宫几乎完全显影的图像。**微植入装置近端可能闭塞不完全。

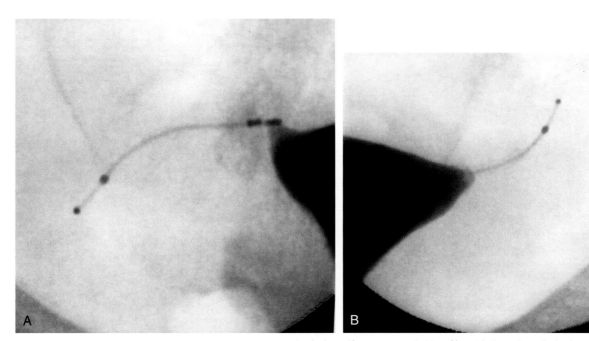

图 17-11　在最大膨胀时获得的放大的右（A）和左（B）宫角图像。这些证实植入体近端位置在子宫角内。

持宫颈位置以获得最佳图像
- 至少 6 张 X 线片，以评估植入体的位置和输卵管阻塞的情况

如果放置后 3 个月行 HSG 不能证实输卵管阻塞，则按照图 17-17 的程序进行。

妊娠数据

没有任何一种避孕方法是 100% 有效的，除非禁止性生活或行子宫切除术。在术前谈话中，取得知情同意提供术后指导时，向患者说明在术后 3 个月进行 HSG 确定输卵管阻塞前需继续应用其他避孕方法非常必要。

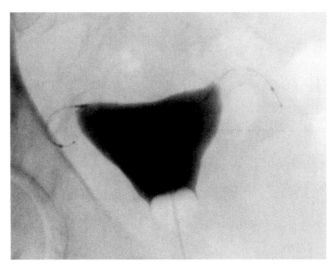

图 17-12　图像证实了双侧微装置放置很好，令人满意。

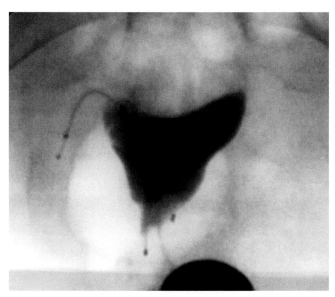

图 17-14　植入体被排出到患者的左侧宫腔。这位患者不能依靠 Essure 植入性装置避孕系统避孕。

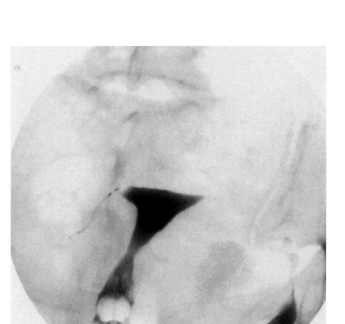

图 17-13　患者左侧输卵管没有显示微植入装置。这可能是左侧输卵管的植入管完全排出的结果。这位患者不能依靠 Essure 植入性装置避孕系统避孕。

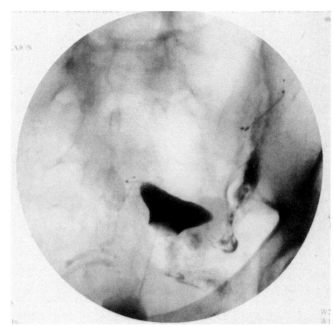

图 17-15　植入体被完全排出到腹腔。这名患者不能依靠这种避孕方法避孕。

在 II 期和 III 期临床试验中应用的装置是最终的设计装置，在受试患者中，在 7532 妇女 - 月的使用中没有妊娠报告。虽然这个结果不是正式发布的，Conceptus 公司注意到，在应用此项技术的 5 万多次手术中发生了 64 例妊娠。有关这些妊娠的分析发现了一个相像的地方：大多数妊娠是黄体期妊娠，并且在装置放置时没有被发现，或医师在术后 3 个月的 HSG 中没有证实输卵管阻塞。1 例可能的早期妊娠有可能是异位妊娠，并且期望甲氨蝶呤给予治疗。目前，统计的 5 年的成功率接近 99%，与其他方法相比很有优势。

费用

宫腔镜绝育的费用与腹腔镜绝育术相比有优势。

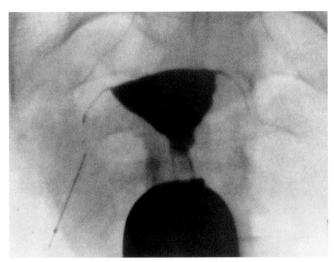

图 17-16　这位患者的右侧的植入体放置得太远了。造影剂充填宫角，有超过 30mm 的内层线圈在输卵管内。

手术时不需要进行全身麻醉，不需要手术室和设施使用费，与传统的绝育术相比费用低。对于忙碌的医师，能够在门诊诊室完成手术是非常有吸引力的。这种操作具有手术时间短、手术时间安排灵活、去外科中心或医院的时间减少、书写工作较少以及不必等候手术室轮转的特点。

严密的医疗保健系统已评估了所有内在因素和施行微植入操作的费用，包括 3 个月后 HSG、操作失败以及一次性设备，结论是，对医疗保健系统来说，宫腔镜绝育手术与腹腔镜绝育术相比可节约很多费用[15]。

门诊诊室手术方法

在临床试验中，92% 的手术在局麻下进行的，同时配合或不配合静脉镇静。患者的满意度较高，放置此装置 18 个月的长期满意度为 99%。

现在，在门诊诊室施行手术操作的势头很好，Ubeda 等[16] 报道，85 位施行此手术的妇女中有 81 位是在没有接受任何麻醉的情况下施行，96% 报告效果非常好。

随着宫腔镜绝育术从手术室转移到诊室，其费用会大大下降。Levie 等[17] 评估了腹腔镜绝育术和门诊诊室微植入体避孕绝育术的费用，他们发现，这种植入体装置的费用是 1374 美元，而腹腔镜输卵管结扎的费用是 2075 美元。

在美国，费用支付依据编码和保险规定。给医师支付的数额根据施行宫腔镜绝育术地点的不同是可变的。支付给医师的总的相关价值单位是新的 CPT 代码 58565（宫腔镜，外科的，双侧输卵管插管植入永久植入体诱导梗阻），在医院为 12.12，在诊室为 57.91。当操作在诊室进行时，诊室代码有助于医师得到相应费用的补偿。

患者对宫腔镜绝育术的接受性很好。无切口、操作迅速、可以在诊室完成以及仅需轻度麻醉都对患者有吸引力。在临床试验中，50% 以上的患者是在局部麻醉下完成操作的，而且没有进行静脉镇静。88% 的患者对操作有很高的满意度和耐受性，只有 4% 的患者感觉有严重的疼痛。在出院时，79% 的患者无痛苦并且不需要服用止痛药。

带有微植入装置的子宫内膜去除术

2006 年，FDA 要求微植入装置重新注册产品标签，并说明热球子宫内膜消融和微植入避孕系统宫腔

图 17-17　宫腔镜绝育术（Essure）后 3 个月 HSG 随访流程图。

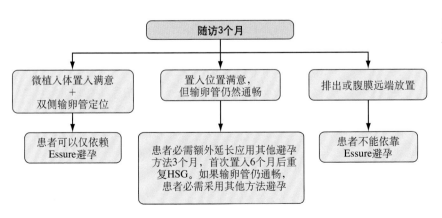

镜绝育术不应该在同一天进行。微植入体放置 3 个月后 HSG 结果及其解读导致了这些新的建议和注册产品标签。

最初，Valle 等[18]力证，子宫内膜消融和微植入装置在同一天进行是安全和有效的。为了评估同时操作的安全性，他们在放置植入装置后立即接受子宫切除手术之前的妇女进行了沿其输卵管和子宫壁放置热球的研究，结果发现，两者同时进行是安全的。没有发现热球对旁边的植入装置形成热损伤，也没有发生气球破裂。组织学检查并没有显示组织坏死或输卵管热损伤。因此，FDA 批准了微植入装置和热球子宫内膜去除术联合应用并要求进行后续随访研究。

FDA 批准后的研究显示，同时进行子宫内膜去除术和宫腔镜绝育术是存在问题的。因此，在回顾同时进行子宫内膜去除术和宫腔镜绝育术患者的 HSG 放射片后，FDA 在 2006 年要求产品重新进行注册。

FDA 在批准微植入装置置入同时可进行热球子宫内膜去除术后的研究数据表明，对 HSG 的解读有明显不足。在两种手术同时进行 3 个月后的 HSG 中发现，30 名妇女中有 10 名妇女发生了宫腔粘连。在这 10 名妇女中有 5 名的 HSG 因为粘连阻碍，医师不能判断输卵管的通畅度。这 5 名女性的术后 3 个月时的 HSG 不能满足 FDA 的要求得到满意的判定，因此，她们还要选择另一种避孕方法。

对输卵管阻塞和微植入装置放置成功的验证需要进行一个有效的低压 HSG，并且结果必须是可解读的。术后 3 个月 HSG 是证明输卵管阻塞的金标准。如果不能进行或不能解读，则患者不能被确定可以依靠宫腔镜绝育术避孕。

子宫内膜去除术和宫腔镜绝育术可以在不同的时间间隔进行，但目前只限于进行热球技术。然而，首先要进行的是宫腔镜绝育术的微植入装置的放置，3个月后，必须应用低压 HSG 确定输卵管阻塞。一旦确认闭塞，可以安排对有月经异常的患者施行热球内膜去除术。在放置植入体避孕装置后，宫腔内不应有带电操作。这意味着在线圈放置后不应应用滚球、微波和射频（Novasure）子宫内膜消融技术。此外，FDA 也没有批准冷冻子宫内膜去除术或热水子宫内膜去除术与微植入避孕装置放置同时进行。

虽然没有被 FDA 批准，两种其他消融技术已应用子宫内膜去除术和宫腔镜植入体避孕装置绝育术。诺舒（Novasure）（Cytec 公司，帕洛阿尔托，加州）和 HydroThermAblation（波士顿 Scientific，纳提克，

马萨诸塞州）已发表了与植入体避孕装置同时施行的可行性研究[19]。在一些病例，子宫内膜去除术先进行，然后进行输卵管阻塞。虽然这些操作技术上是可行的，但理论上有与 3 个月后 HSG 及其读片效果差相关的同样风险。

如果宫腔粘连阻止或干扰了放置植入装置 3 个月后的 HSG 有效显影和读片，那么依据 FDA 指南，患者不能依靠这种植入装置作为避孕手段。此外，目前尚无对于应用其他子宫内膜消融技术时，有关其对微植入体或热传导的损害或线圈的低温对周围盆腔脏器的影响的设计良好的安全性研究。如果宫腔镜绝育术和子宫内膜去除术同时进行，患者必须被告知此为未获批准的注册标签之外的联合技术。在此，不建议同时应用两种技术。

孕激素宫内避孕装置

如果患者需要同时避孕和治疗月经紊乱，强烈推荐患者使用左炔诺孕酮宫内系统（levonorgestrel intrauterine system，LNG IUS；曼月乐）（见第 15 章）。单独施行植入体避孕装置并不能治疗月经功能紊乱。大多数使用曼月乐的患者月经量明显减少，这是非常好的避孕方法，且并发症发生率低。

宫内避孕器最初是被批准用于避孕方面的。在 20 世纪 60 年代和 70 年代，早期的避孕装置会伴有包括盆腔炎症性疾病、输卵管卵巢脓肿和死亡的并发症。然而，与以往的节育器相比，曼月乐的并发症少。近期上市的曼月乐可提供 5 年避孕，还可治疗异常子宫出血。对于有严重月经异常，却希望避免子宫内膜去除术或麻醉，或希望进行微创治疗的妇女，曼月乐可以作为一个选择。

系统性回顾结果是诱人的，经量和失血量在应用 6 ~ 12 个月可显著减少 74% ~ 97%[20]。在最初的 2 ~ 4 个月，出血天数增加和点滴状出血有可能出现，并一直延续到出现闭经或月经过少。与目前治疗子宫异常出血的药物相比，此装置几乎没有孕激素的全身吸收。新西兰指南协会报道的平均失血量减少 94%[21]。

最近经常将子宫内膜去除术与曼月乐相比。与曼月乐相比，子宫内膜去除术导致的失血率减少最多。放置曼月乐的 3 年续用率很高[22]。

一项 5 年随访随机性试验[23]比较了子宫切除术和曼月乐的疗效，报告显示，58% 的持续使用曼月乐

的女性对其满意，其与健康有关的直接和间接费用大幅降低。

左炔诺孕酮宫内系统，嵌入 20mcg 的左炔诺孕酮，可导致假蜕膜样变化和月经过少或闭经。目前对于那些需要或不需要避孕、有月经过多、子宫大小正常和希望避免外科手术的患者而言，该系统是为一种侵入性小的外科操作 [24]。对于其异常子宫出血还没有得到充分评估的患者以及未结婚的女性，还需要有特殊的考虑。

小结

经宫颈的微植入体绝育术是最新的和最有效的宫腔镜避孕手术。机械性阻塞和组织向内生长提供了一个非常成功的永久性绝育方法。极好的宫腔镜技能、适当的微植入体放置培训和放置后 3 个月进行 HSG 证实阻塞对于患者得到极好结果和避孕是至关重要的。

宫腔镜绝育术的好处是显而易见的。它可以在局部麻醉下在诊室或门诊完成，它具有较高的操作耐受性和很高的患者满意度。通过宫腔镜放置微植入避孕装置是相对快速的过程，患者可以很快恢复工作和从事其他活动。它是成本效果很好，对于有绝对或相对腹腔镜手术禁忌的患者是为一种微创手术，可以节约潜在的成本。

（宋冬梅 译 于 丹 校）

参考文献

1. Kerin JF, Carignan CS, Cher D: The safety and effectiveness of a new hysteroscopic method for permanent birth control: Resultsof the first Essure PBC clinical study. Aust N Z J Obstet Gynaecol 2001;41:364-370.

2. Cooper JM, Carignan CS, Cher D: Microinsert nonincisional hysteroscopic sterilization. Obstet Gynecol 2003;102:5-64.

3. Ubeda A, Labastida R, Dexeus S: Essure: A new device for hysteroscopic tubal sterilization in an outpatient setting. Fert Steril 2004;2:196-189.

4. Wortman J: Tubal sterilization—review of methods. Popul Rep C 1976;(7):73-96.

5. Peterson HB, Greenspan JR, DeStefano F, et al: The impact of laparoscopy on tubal sterilization in United States hospitals, 1970 and 1975 to 1978. Am J Obstet Gynecol 1981;140.811-814.

6. Valle RF, Carignan M, Wright T: Tissue response to the STOP microcoil transcervical permanent contraceptive device: Results from a prehysterectomy study. Fert Steril 2001;76:974-980.

7. Kerin J, Cooper J, Price M, et al: Hysteroscopic sterilization using a microinsert device: Results of a multicenter phase II study. Hum Reprod 2003;18:1223-1230.

8. Hills SD, Marchbanks PA, Taylor LR, Peterson HB: Post-sterilization regret: Findings from the United States Collaborative Review of Sterilization. Obstet Gynecol 1999;93:889-895.

9. Hanafi MM: Factors affecting the pregnancy rate after microsurgical reversal of tubal ligation. Fert Steril 2003;80:434-440.

10. Abbott J: Transcervical sterilization. Best Pract Res Clin Obstet Gynaecol 2005;19(5):743-756.

11. Kerin JF, Levy BS: Ultrasound: An effective method for localization of the echogenic Essure sterilization microinsert: Correlation with radiologic evaluations. J Minim Invasive Gynecol 2005;12:50-54.

12. Thiel JA, Suchet IB, Lortie K: Confirmation of Essure microinsert tubal coil placement with conventional and volume-contrast imaging three-dimensional ultrasound. Fertil Steril 2005;84:504-508.

13. Rosen DMB: Learning curve for hysteroscopic sterilization: Lesson from the first 80 cases. Aust N Z J Obstet Gynaecol 2004;44:62-64.

14. McSwain H, Shaw C, Hall LD: Placement of the Essure permanent birth control device with fluoroscopic guidance: A novel method for tubal sterilization. J Vasc Interv Radiol 2005;16:1007-1012.

15. Levie MD, Chudnoff SG: Office hysteroscopic sterilization compared with laparoscopic sterilization: A critical cost analysis. J Min Invasive Gynecol 2005;12:318-322.

16. Ubeda A, Labastida R, Dexeus S: Essure: A new device for hysteroscopic tubal sterilization in an outpatient setting. Fert Steril 2004;82:196-199.

17. Levie MD, Chudnoff SG. Office hysteroscopic sterilization compared with laparoscopic sterilization: A critical cost analysis. J Minim Invas Gynecol 2005;12:318-322.

18. Valle RF, Valdez J, Wright TC: Concomitant Essure tubal sterilization and Thermachoice endometrial ablation: Feasibility and safety. Fert Steril 2006;86(1):152-158.

19. Sabbah R, Howell T: Clinical results on feasibility and compatability of the Essure sterilization immediately following Novasure endometrial ablation. J Minim Invasive Gynecol 2005;12: S27.

20. Stewart A, Cummins C, Gold L, et al: The effectiveness of the levonorgestretl-releasing intrauterine system in menorrhagia: A systematic review. BJOG 2001;108:74-86.

21. National Health Committee: Guidelines for the management of heavy menstrual bleeding. New Zealand Guidelines Group. Available at http://www.nzgg.org.nz/guidelines/dsp_guideline_popup.cfm?guidelineCatID=26&guidelineID=32 (accessed November 11, 1007).

22. Rauramo I, Elo I, Istre O: Long-term treatment of menorrhagia with levonorgestrel intrauterine system versus endometrial

resection. Obstet Gynecol 2004;104:1314-1321.

23. Hurskainen R, Teperi J, Rissanen P, et al: Clinical outcomes and costs with the levonorgestrel-releasing intrauterine system or hysterectomy for treatment of menorrhagia: Randomized trial 5-year follow up. JAMA 2004;291:1456-1463.

24. Hurskainen R, Teperi J, Rissanen P, et al: Quality of life and cost-effectiveness of levonorgestrel-releasing intrauterine system versus hysterectomy, for treatment of menorrhagia: A randomized trial. Lancet 2001;357:273-277.

18 子宫内膜去除术

Linda D. Bradley

在绝经前女性当中，受月经量过多病痛折磨的有1000多万人。月经过多主要发生在35～55岁年龄段的女性，其治疗需要对患者进行详尽彻底的病史问诊、身体检查、实验室检查和宫腔镜或超声检查。子宫异常出血（abnormal uterine bleeding，AUB）可影响社交活动、导致性功能障碍、耽误工作和降低生活质量。

在健康女性中，AUB的患病率为22%。**月经过多**的定义是：月经期间失血量超过80ml。事实上，失血量很难测量，所以女性对其出血量的个人感受成为评估和治疗的关键依据。对AUB进行评估时，医师必须除外怀孕、医源性因素、产道疾病和激素失衡等问题。大多数功能失调性子宫出血发生在极端年龄段。20%以上的患者年龄＜20岁，超过50%的患者年龄＞45岁。40～44岁年龄段患者的全子宫切除术率最高。

评估女性AUB时，应先尝试充分的药物治疗。如果药物治疗失败，且患者子宫大小正常，在确定她们不想怀孕并不希望使用黄体酮宫内节育器后，可考虑施行子宫内膜去除术。

通常，子宫内膜去除术可以非常有效地改善出血症状。13%～55%的患者术后闭经，65%～70%的患者出现月经过少，5%～19%治疗失败。患者的经前症状和痛经也会有所改善。大约6%～20%的接受子宫内膜去除术的患者术后5年内需再次施行手术。

子宫内膜去除术的一般概念

子宫内膜具有很强的再生和恢复能力。子宫内膜去除术是破坏子宫内膜基底层，以便减少或终止月经。对于正确选择的治疗对象，宫腔镜和非宫腔镜治疗方法都可以缓解患者的症状，给患者带来满意的治疗效果。

与全子宫切除术相比，子宫内膜去除术并发症较少。子宫内膜去除术的优势包括：手术相关损伤的风险降低，术后并发症风险降低，全身麻醉需求降低，保险公司的直接成本降低（因为住院护理需求降低）和间接成本降低（因为患者可以更早恢复工作或参与其他活动）。

第一代子宫内膜去除术包括Nd：YAG（钕：钇-铝-石榴石）激光去除术、滚球电极子宫内膜去除术、经宫颈子宫内膜去除术（transcervical resection of the endometrium，TCRE）或TCRE与滚球去除术相结合的手术（图18-1）。这些第一代技术是在宫腔镜引导下、对内膜基底层施行全层热灼伤。DeCherney和Polan利用泌尿科的环状电极施行了第一例TCRE手术[1]。滚球子宫内膜去除术最早是在1988年施行的，因为其并发症少、子宫穿孔风险低、灌流液过度吸收风险低和便于使用等优势，与TCRE相比已越来越受欢迎。目前滚球电极子宫内膜去除术仍是评判新的整体子宫内膜去除技术的金标准。

第一代子宫内膜去除设备是由宫腔镜控制的，需要精确监控灌流液吸收，并且其成功与否依赖与手术技能，这些都是相对薄弱的环节。这种形式的子宫内膜去除技术要求膨胀子宫，所以医师必须非常熟悉膨宫液的管理，并遵守膨宫液操作指南，以确保患者安全。外科医师的经验、手术例数和培训时间都是降低宫腔镜子宫内膜去除并发症的关键因素。

在英国，MISTLETOE（微创外科技术——激光、内热损伤或内切割技术）（Minimally Invasive Surgical Techniques—Laser，EndoThermal or Endoresection）研究系统回顾了80%的宫腔镜子宫内膜去除术的临床结果，发现一般外科医师的前100例手术的并发症发生率较高[2]。100例手术之后，并发症发生率大幅降低。MISTLETOE研究还证实，子宫内膜滚球去除术和TCRE两者获得的患者满意度评分以及出血改善效果类似。不过，与滚球技术相比，TCRE的并发症发

宫腔镜技术：宫腔病变的门诊诊断和治疗

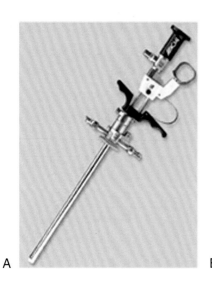
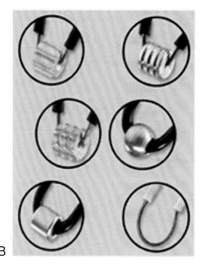

图 18-1 A，宫腔镜手术镜可用于施行经宫颈的子宫内膜去除术或滚球去除术。B，用于切除子宫内膜基底层的操作电极：滚杆（上左和下左）、滚筒（上右和中左）、滚球（中右）和套圈（下右）。

生率较高。

　　滚球子宫内膜去除术需要的培训时间较长，因此促使设备制造公司开发了速度更快和用户界面更友好的自动化系统。虽然新型整体子宫内膜去除术不断涌现，但更为重要的是，外科医师必须掌握宫腔镜操作技术。当整体设备发生故障、不能使用或宫腔太大不适于整体去除设备时，掌握宫腔镜去除技术的医师仍然可以顺利完成手术。

　　目前，大多数滚球或 TCRE 手术都在门诊手术中心进行的，在门诊通过最小剂量的麻醉和宫颈旁阻滞便可施行整体子宫内膜去除手术。整体子宫内膜去除手术既可以在传统的手术室施行，也可以在门诊手术中心施行。在门诊诊室或门诊手术中心进行的手术其费用要低于在传统手术室进行的费用，即使使用较为便宜的设备时。费用要经保险公司、医院和患者审查同意。应用滚球或 TCRE 的子宫内膜去除术的优势之一是，一次性电极的费用低于一次性整体去除术用品的费用。

整体子宫内膜去除术

　　从 1997 年 12 月开始，美国食品和药品管理局（FDA）批准了五种用于子宫内膜去除术的设备：ThermaChoice 热球子宫内膜去除术（uterine balloon therapy，UBT）、Her Option 子宫内膜冷冻消融、循环热盐水宫腔灌注（Hydro ThermAblator）、NovaSure 子宫内膜去除和 Microsulis 微波子宫内膜去除（microwave endometrial ablation，MEA）设备（图18-2）。这些设备都是自动化或半自动化的。文献中最

Thermachoice（热球）

HTA系统（热水灌注）

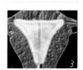
HTA系统（热水灌注）

Her Option（冷冻消融）

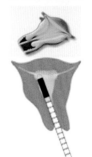
MEA（微波）

未获得FDA批准的：Diode激光，光疗

图 18-2 整体子宫内膜去除装置。

具可比性的研究是 FDA 审批过程中要求施行的研究，它们为这些设备对比提供了最佳依据。FDA 审批时，与设备有关的定义、目的、并发症和结果都采用标准格式。并发症由一个外部安全性和数据委员会进行裁定。大多数发表的研究都是设备制造商资金支持下进行的研究，所以其结果不可避免地存在偏差。

　　所有五中整体内膜去除设备的审批都要求制造商应用月经前失血量评估图（premenstrual blood loss

activity chart，PBLAC）提供有关月经量过多的资料。月经过多的定义是月经失血量超过 80ml。PBLAC 的分值考虑了月经垫和月经棉条使用数量和饱和量因素。如果 PBLAC 分值＞100，说明失血量＞80ml。在临床试验中，基本标准通常要求 PBLAC 分值为 150～185。患者接受治疗后，如果 PBLAC 分值≤75，则视为治疗成功，表示出血量恢复到正常水平或更低。临床试验的另外一个指标是闭经比例。根据定义，症状改善的临床定义是，出血降低到正常或更低水平。FDA 试验是以 2：1 的比例随机比较整体术和滚球子宫内膜去除技术的结果。数据和安全监督委员会负责密切监视不良反应和并发症。患者选择的其他参数如表 18-1 所示。

患者选择

适合子宫内膜去除术的理想患者是，已经完成了生育计划、子宫腔大小正常、没有宫腔病变、肌壁

内肌瘤较小（＜3cm）、已经放弃药物治疗（或药物治疗存在禁忌）以及同意接受月经过少或月经正常为最终结果的患者。月经过多的原因必须是良性的，而且必须没有腔内病变。这些最好通过宫腔镜检查或生理盐水灌注超声检查（saline infusion sonography，SIS）（也称为子宫超声显像术，sonohysterography，SHG）来确定（图 18-3 和 18-4）。经 SIS 或宫腔镜检查，宫腔结构必须正常（图 18-5）。当心子宫肌层厚度＜10mm、剖宫产伤口无子宫肌层覆盖或子宫瘢痕明显较薄的情况（图 18-6）。

子宫内膜去除术不能与微型避孕植入装置（Essure）放置同时施行。所有准备接受子宫内膜去除术的患者必须使用安全的避孕方法。一旦绝经随之发生、希望采用激素替代疗法（hormone replacement therapy，HRT）的患者必须同时使用黄体酮和雌激素。严格来说，计划接受子宫内膜去除术的患者应该有相应病历记录，表明她们在施行子宫内膜去除术之前，医师向她们推荐过药物治疗方案或左炔诺孕酮

表18-1 应用整体子宫内膜去除装置的患者入选标准					
整体子宫内膜去除装置	ThermaChoice (*n*=137)	Her Option (*n*=193)	HTA (*n*=187)	NovaSure (*n*=175)	MEA (*n*=215)
不同治疗方案和排除标准					
最大宫腔长度（cm）	10	10	10.5	10	14
合并息肉	无	无	无	有（＜2cm）	有
合并子宫黏膜下肌瘤	无	无	无	有（＜2cm）	有（＜3cm）
宫腔形态改变	无	无	无	无	有
先天子宫畸形	无	无	无	无	有
子宫内膜术前处理	D&C	亮丙瑞林 3.75 mg	亮丙瑞林 7.5 mg	无	亮丙瑞林 3.75 mg
妇科病史					
年龄（岁）	40.4（±4.8）	41.2（±5.1）	40.7（±5.2）	39.7（±5.5）	40.5（±4.6）
BMI	29.1（±7.8）	29.3（±8.4）	29.0（±7.4）	27.6（±6.3）	27.94（±7.1）
孕次	ND	2.5（±1.2）	ND	2.7（±1.3）	ND
产次	ND	2.4（±1.2）	ND	2.2（±1.1）	ND
评分基点	552.5（±712.2）	570（±441）	596.55（±787.6）	562（±381）	451.8（±356.6）
宫腔长度（cm）	8.5（±1.3）	8.0（±1.1）	8.3（±1.3）	8.8（±0.8）	8.09（±1.0）
BMI，体重指数；D&C，诊断性刮宫；HTA，循环热盐水宫腔灌注；MEA，微波子宫内膜去除术；ND，无数据。					

宫腔镜技术：宫腔病变的门诊诊断和治疗

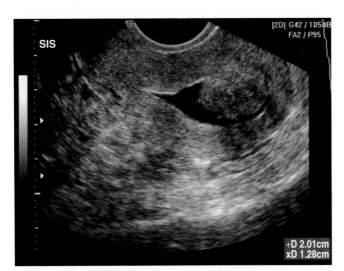

图 18-3　生理盐水灌注超声检查（SIS）显示子宫后倾，宫底有一个 2.0cm×1.2cm 的肌瘤。

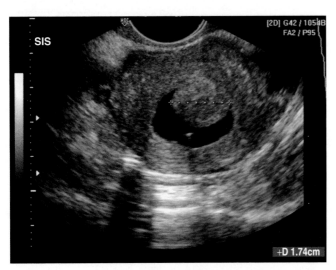

图 18-4　一个直径为 2cm 的子宫肌瘤的冠状面图像。这位患者因为有宫腔内病变，不适于施行整体子宫内膜去除术。子宫内膜去除术前应先切除宫腔内病变。SIS，生理盐水灌注超声。

宫内节育器（levonorgestrel intrauterine system，LNG IUS；曼月乐），她们自己拒绝了，或经过尝试没有成功（框 18-1）[3]。

子宫内膜去除手术准备工作

使用宫腔镜技术时，薄而萎缩的子宫内膜可以提高宫腔检查结果的正确性。增生晚期和排卵后子宫内膜增厚、结构柔软，接触膨宫液后会迅速肿胀。在这种环境下施行宫腔镜手术，难度会增大，而且耗费时间。滚球或环形电极如被内膜碎片覆盖，需要多次取出清理，然后再插入。如果电凝的只是增生晚期子宫

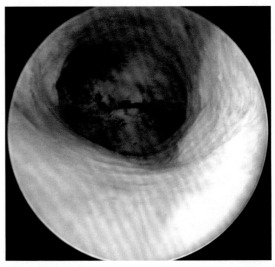

图 18-5　正常宫腔镜下的子宫内膜和宫颈。这是 1 例理想的适于施行整体子宫内膜去除术的病例。理想情况下，选择子宫内膜去除术的患者应该无生育计划，并且已经尝试所有保守治疗、结果失败或拒绝保守治疗。

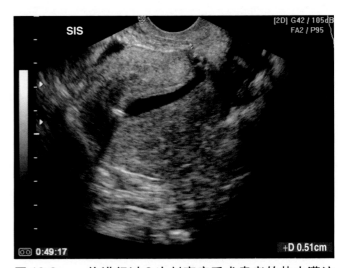

图 18-6　一位进行过 3 次剖宫产手术患者的盐水灌注超声（SIS）。可见子宫下段变薄的衰减信号。变薄处仅 5mm 厚度。当对子宫下段薄弱的患者考虑子宫内膜去除术时必须当心。

内膜或分泌期子宫内膜，而不是子宫内膜基底层，则手术失败的可能性较高。

除了 NovaSure 子宫内膜去除术，目前所有批准的整体子宫内膜去除设备其 FDA 临床试验均要求使用药物促使内膜变薄，通常可采用 GnRH 激动剂或吸宫术和刮宫术（D&C）（机械性预处理）。ThermaChoice 热球子宫内膜去除术术前需要进行 3 分钟的清宫准备。微波子宫内膜去除术和循环热盐水宫腔灌注手术（hysteroscopic thermal ablation，HTA）要求在手术前一个月用 3.75mg 亮丙瑞林（Depo Lupron）进行预处

框 18-1

子宫内膜去除术适应证判断

一般标准
- 没有生育愿望。必须告诉患者，子宫内膜去除术并不是一种避孕方法，必须注意避免怀孕或考虑绝育
- 记录由良性病因导致但无宫腔病变的月经过多诊断情况。最好通过宫腔镜或 SIS 予以确认（参见图 18-3 和 18-4）
- 月经过多影响生活质量：影响社交、导致贫血或妨碍正常生活方式
- 患者对治疗结果的期望

手术确认考虑因素
- 良性疾病引起的月经过多的病历记录
- 失败或拒绝利用药物治疗月经过多，或存在药物治疗禁忌
- 已完成生育计划
- 通过 SIS 或宫腔镜检查确认子宫腔结构正常（见图 18-5）
- 宫腔长度 6 ~ 12cm
- 过去 12 个月宫颈检查正常

手术排除考虑因素
- 将来有怀孕计划
- 生殖道有癌前病变
- 放置了宫内避孕装置
- 先天子宫畸形（子宫中隔或双角子宫）
- 手术时存在活跃期生殖道感染或尿道感染
- 期望或要求闭经
- 子宫肌层解剖薄弱（过去曾行古典式剖宫产切口或透壁性肌瘤去除术）
- 活跃期盆腔炎症性疾病或活跃期或前驱期疱疹感染

其他考虑因素
- 对于妇女来说，生活质量比发生闭经可能更重要
- 在 > 40 岁妇女或 < 40 岁、存在子宫内膜增生危险因素的妇女（长期不排卵月经，单纯雌激素治疗）行子宫内膜活检

- 考虑子宫内膜活检，排除慢性子宫内膜炎导致出血的可能性
- 排除病历明确但缺乏诊断数据的出血体质（血管性血友病）
- 考虑甲状腺作用的激素水平
- 做性传播性疾病相关的培养，特别要询问患者是否有疱疹病史
- 更年期妇女子宫内膜去除术是禁忌
- 注意存在功能紊乱性痛经的妇女（她们可能患有子宫内膜异位症，后者可能会增加手术失败或术后持续疼痛的风险）
- 子宫大小应 < 12 孕周，宫腔长度为 10 ~ 14cm（以使用设备为准）

导致并发症发生率增高的异常因素
- 判断患者是否
  - 做过子宫外科手术
  - 透壁肌瘤切除术
  - 古典剖宫产切口
  - 最近发生的子宫穿孔
  - 存在一个以上子宫下部剖宫产切口，迫使子宫下部尺寸变小
- 当心子宫肌层厚度 < 10mm、子宫肌层不足以覆盖剖宫产切口或子宫切口导致子宫壁明显变薄情况（图 18-6）

手术当日注意事项
- 怀孕测试阴性记录
- 提醒患者需要安全避孕
- 提醒患者对手术期望要现实
- 患者必须同意接受子宫内膜去除术后出现的月经正常或月经过少结果

Pap，巴氏涂片；SIS，生理盐水灌注超声检查。

理。Her Option（Cryogen）冷冻消融治疗要求在术前一个月使用 7.5mg 亮丙瑞林肌肉注射。NovaSure 子宫内膜去除术可以在月经周期的任何时间施行，无需采用机械方式、GnRH 类药物或其他药物准备促使子宫变薄。

随着越来越多医师获得了子宫内膜去除术经验，已制定了子宫内膜薄化规范。三种子宫内膜预处理方法得到了推广。费用最低的是月经结束后马上安排手术，此时子宫内膜厚度最薄。如果子宫内膜去除术在月经结束 4 ~ 7 天后进行，超声检查显示，此时子宫内膜厚度平均 < 10mm。

术中施行清宫术，去除表层子宫内膜，有助于去除手术时尽可能靠近子宫内膜基底层。所有整体去除方案都可以考虑使用 D&C，但不包括使用微波子宫内膜去除设备，因为其说明书要求明确，手术当日不得进行任何机械刮除操作。

旨在促进子宫内膜萎缩的激素预处理治疗包括：GnRH 激动剂、达那唑、孕激素和口服避孕药（OCP）。术前子宫内膜薄化治疗有助于手术获得满意效果及避免贫血[4]。

目前，FDA 唯一正式批准的在子宫内膜消融或去除手术前用于薄化子宫内膜的 GnRH 激动剂是戈舍瑞林（Zoladex）。戈舍瑞林的说明书建议：在术前使用 4 ~ 8 周以达到子宫内膜薄化的效果。事实上，亮丙瑞林经常在子宫内膜去除术前使用，以薄化内膜，这是该药的非常规用法。最好在来月经时第一次注射 GnRH 激动剂。对于患贫血或择期手术时间灵活的患者，可能需要第二次注射。

子宫内膜薄化效果最好的治疗方式包括，手术前15～30天每天注射400～800mg达那唑，或手术前30～60天注射一次GnRH激动剂，以引导负向调节、闭经和持续性子宫内膜萎缩。与达那唑相比，持续使用孕激素对子宫内膜的影响很小或没有影响[5]。

来自临床随机性试验评估OCP、甲羟孕酮醋酸酯（medroxyprogesterone acetate，MPA）或炔诺酮醋酸酯作为子宫内膜去除术前薄化子宫内膜手段的有效性资料很少。有趣的是，一些医师发现，与周期性使用黄体酮以产生月经相比，持续使用可能会导致更为明显的子宫内膜水肿的症状。利用膨宫液膨宫手段施行宫腔镜子宫内膜去除术时，使用GnRH激动剂可降低膨宫液吸收。GnRH是子宫内膜去除术前施行的唯一能够有效提高闭经可能性的药物治疗方案[6]。

虽然FDA临床试验通常在去除子宫内膜前施行子宫内膜薄化，但很多妇科医师都放弃了药物治疗，以便在子宫内膜增生早期安排手术。这种时间安排的优势是成本低，药物不良反应少，而且受患者欢迎。几项研究已经证实，术前薄化治疗对子宫内膜去除术具有不同程度的影响[7, 8]。目前还不清楚，辅药抑制治疗是否会导致长期持续的闭经。与达那唑等药物治疗方案相比，GnRH方案的附加成本最高。

子宫内膜去除技术

任何子宫内膜去除术的成功施行都取决于整个子宫腔和双侧宫角的完全治疗，并且避免宫颈内膜的损伤。子宫内膜去除技术分为两组：宫腔镜手术和非宫腔镜手术。宫腔镜手术应用激光[9]、射频（radiofrequency，RF）[10]或电能[11]进行。新方法是从整体上摧毁子宫内膜，并且不要求掌握宫腔镜专业技能（HTA除外）。理论上，子宫内膜整体去除技术要求的操作技能和培训水平较低，其结果却与宫腔镜子宫内膜去除术类似。此外，发生子宫穿孔的风险较小，灌流液吸收较低，手术用时少，并大多可在门诊进行。

5项随机行临床试验比较了全子宫切除术与经宫颈子宫内膜去除术和其他子宫内膜去除术的疗效[12-16]。结果表明，23%～60%的妇女出现了绝经，出血量降低了87%～97%，1～5年内再次施行手术控制月经量的比例是6%～20%。全子宫切除术妇女和子宫内膜去除术妇女之间[17]，生活质量分值相差无几，但随机接受全子宫切除术的患者对手术结果满意度比接受子宫内膜去除术的患者要高得多[18]。

与接受全子宫切除术的妇女相比，接受子宫内膜去除术的妇女的手术并发症发生率较低，后者包括败血症、失血、尿潴留、出血、输血、穿隆血肿和伤口血肿。接受子宫内膜去除术的妇女术后发生麻醉相关并发症的发生率比接受全子宫切除术的妇女要低。接受子宫内膜去除术的妇女发生溶液过度负荷和子宫穿孔率较高。

与年轻妇女相比，40岁年龄段后期的妇女对子宫内膜去除术的满意度较高，而且重新手术或子宫切除的概率较低[19, 20]。Lethaby研究还发现[17]，在子宫内膜去除术后4年内，与接受全子宫切除手术的妇女相比，接受子宫内膜去除术的妇女因严重出血再次手术的概率较高（比值比为9.84；95%的置信区间为4.92～19.67）。

如果考虑子宫切除术和子宫内膜去除术的成本，则后者较低；然而，随着时间的推移，由于子宫内膜去除术需要持续治疗，二者之间的费用差距会逐步缩小。虽然还没有针对患者年龄和后期成本的研究，但从经验上来说，与30岁年龄段的妇女相比，40多岁的（尤其接近50岁的）妇女未来由于月经失调需要治疗的可能性较小。绝经对月经有着积极影响。

宫腔镜方法（滚球消融或子宫内膜去除）具有较高的风险性，所以较少在门诊进行。这些风险包括子宫穿孔、溶液超负荷和需要自动膨宫泵系统（图18-7至18-9）。发生宫内粘连的可能性也使手术较难在门诊进行（图18-10）。在门诊环境中进行宫腔镜手术时，医师必须注意宫颈旁阻滞、子宫颈扩张、热能应用和溶液超负荷的相关风险。

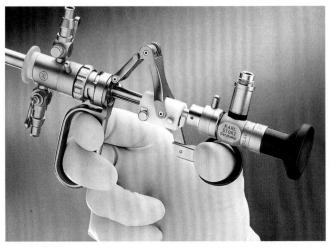

图18-7 Karl Storz手术宫腔镜近端手柄。

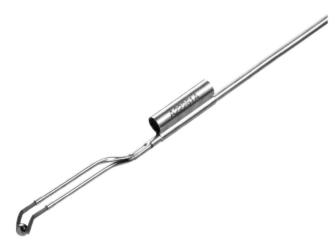

图 18-8　Olympus 滚球电极附件。

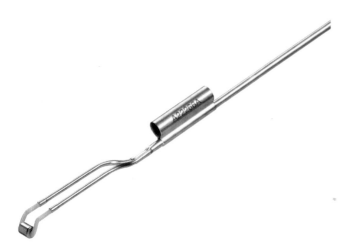

图 18-9　用于进行子宫内膜去除术的 Olympus 滚筒。

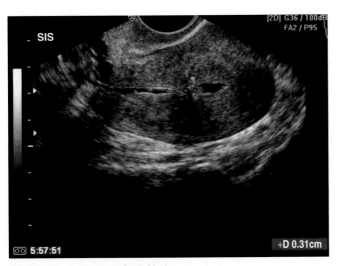

图 18-10　SIS 显示宫腔粘连。

门诊宫腔镜子宫内膜去除术

基本原理

为了争取更多患者、提高收入水平、缩短手术时间、获得满意效果以及出现更精巧的子宫内膜去除设备的出现，这些都是促使妇科医师在门诊施行整体子宫内膜去除术的理由。当前的操作术语（current procedural terminology，CPT）专用码也可以支付很多费用。

在门诊施行子宫内膜去除术使医师可以提高时间利用效率。在门诊施行手术可使手术室时间延误、旅行费用和手术室申请等不利影响降低到最低。在熟悉的环境中接受手术，患者也会感到更加舒适。其他需要考虑的因素包括，手术数小时后能够回家、需要镇定治疗、手术后能够提供休息恢复的地方。

所有设备制造商的 FDA 临床试验都报告，它们的设备可在清醒镇静、局部麻醉、宫颈旁阻滞和全身麻醉状态下使用。非甾体抗炎药（NSAID）和颠茄与鸦片（belladonna and opium，B&O）栓剂也可以提高患者的舒适感。资料表明，不使用全身麻醉时，施行、完成和终止手术有不同的结果。Clark 等指出 [21]，94% 的 ThermaChoice 手术可以在局部麻醉下完成。27% 的患者需要术后镇静止痛，4% 的患者需要过夜观察。

Marsh 等在不采用静脉注射镇静剂或局部麻醉的条件下，尝试了对 27 名患者施行 ThermaChoice 去除手术并进行了评估 [22]。他们发现，在 27 名妇女中有 24 名妇女（89%）在没有静脉注射镇静剂和局部麻醉的条件下完成了手术。大多数患者在术后 3 小时便回家了。

使用 NSAID 药物、宫颈旁阻滞和有一位注册认证麻醉护士（certified registered nurse anesthetist，CRNA），都有助于门诊子宫内膜去除术的顺利施行。选择合适的门诊子宫内膜去除术患者，要求医师具有相当高的临床水平。通过双合诊、内膜活检、SIS 和宫腔镜检查，观察患者反应，判断她是否可以在门诊施行的子宫内膜去除术给予配合。

一般概念

大多数情况下，子宫内膜去除术是非住院手术，越来越多在门诊施行。失败案例病理学分析发现，很多此类患者患有子宫内膜异位症、子宫息肉或肌瘤等宫腔病变，或肌壁间肌瘤大（＞4cm）。良好的术前准备可以确保手术的成功。必须如实向患者解释子宫内膜去除术的效果，让她们的期望更加现实。不能告诉患者闭经是手术目标。应该告诉她们，子宫内膜去除术的目的是为了将出血量降低到正常水平以下。闭经应看成是额外收获，不能向患者保证一定可以实现。患者选择标准如框18-2所示。

门诊子宫内膜去除术的成功，要求医疗团队的有力配合。应有另外一位受过良好训练的同事在门诊协助观察患者的临床症状、脉搏血氧仪和血压情况，并向患者提供精神支持。如果使用了咪达唑仑和芬太尼，应准备好逆转剂。如果出现血管迷走神经反应，阿托品的帮助作用极佳。有关麻醉复苏的医师培训、设备和基本供应如框18-3所示。

框 18-2

门诊子宫内膜去除术的患者选择

社会心理学因素
- 患者以前在门诊接受其他手术时的经历如何？
- 她对手术的了解？
- 她有什么期望？
- 她忍受疼痛的程度？

医疗因素
- 高度紧张
- 哮喘
- 糖尿病
- 病态肥胖
- 心脏病
- 不太配合
- 其他手术时血管迷走神经反应病史

宫颈旁神经阻滞

经过严格筛选的患者可在门诊接受子宫内膜去除术。由于宫颈扩张轻微、手术时间短、器械操作非常简便，通常手术都会成功。门诊手术评估时，医师应该考虑到子宫内膜去除术的疼痛可能源自三个因素：宫颈扩张、子宫膨胀和组织损伤。米索前列醇（Cytotec）显示可以使宫颈张开更多，有助于宫颈扩张。米索前列醇可口服或经阴道给药，剂量为200～400mcg，给药时间在手术前8～12小时可促进宫颈扩张，降低宫颈损伤的风险。

每一个希望在门诊施行子宫内膜去除术的妇科医

框 18-3

麻醉复苏医师培训、设备和基本供应

急诊推车应用知识
- 推车摆放位置？
- 里边有什么？
- 当日所需物品？

氧气瓶
- 是否正常工作？
- 输氧鼻导管
- 备用箱准备

吸引器的准备。吸力必须达到手术室标准
含氧至少为90%的充气式手持呼吸袋，为患者提供正压呼吸
足够手术所需的麻醉，足够麻醉持续时间所需的物品和设备供应
足够的监控设备，包括脉搏血氧仪
阿托品
向患者充分解释，麻醉和监控设备完备
提供足够空间容纳额外人员、设备和呼吸装置，以进行呼吸抢救
装有心脏除颤器和心肺复苏抢救药品的急救车
所有位置都必须满足适用的空间和安全规范
建议定期进行急救训练

师都必须掌握麻醉剂用法和宫颈旁神经阻断技术，以便使患者手术舒适感提供。为确保患者安全，施行麻醉或给予抗焦虑药时，必须有人陪护患者并在手术后能立刻开车将其送回家。

===== **临床精粹** =====

- 子宫内膜去除术术前12～24小时服用NSAID药物。此类药物可以降低前列腺素水平，改善痉挛、恶心和呕吐症状
- 手术前1～2小时注射一次镇静剂。典型药物包括：氢可酮和对乙酰氨基酚复方镇痛药（Vicodin）、曲马多、酮咯酸（Toradol，痛力克）以及羟考酮和对乙酰氨基酚（Percocet）
- 手术前30～60分钟注射抗焦虑剂可减轻患者紧张情绪
- 术前应用止吐剂和在家服用止吐剂，以减轻患者呕吐症状[昂丹司琼（Zofran）、甲哌氯丙嗪、非那根]
- 选择正确的注射剂、剂量和次数施行局部麻醉神经阻断。通常，表层神经阻断辅以深层神经阻断可以非常有效地缓解疼痛症状。等候5～10分钟

以后，再继续手术（根据具体剂量决定）

- 在条件较好的门诊并有合适人员的支持下，可静脉注射镇静剂
- 手术后马上施行止痛可最大限度地降低疼痛、恶心和痉挛的重新出现。指导患者术后24～36小时在家服用止痛药，最大限度地缓解疼痛。用药目的主要是为了预防疼痛复发（而非消除）
- 护理人员应视具体情况通过给予口服或局部用药提供良好支持。可考虑听音乐、引导想象、耳机、芳香疗法和下腹部热敷等安慰手段。对于一些患者，亲近的朋友或配偶可起到一定的辅助作用
- 手术24小时后电话询问患者，了解对方对手术的满意度和疼痛水平，并回答问题

子宫内膜球去除术

ThermaChoice热球子宫内膜去除系统是第二代子宫内膜去除术技术的先驱（图18-11）。它是第一个整体子宫内膜去除技术，于1997年获得了FDA的批准。ThermaChoice拥有时间最长、内容最丰富的第二代技术疗效资料[23]。已有56万多名妇女接受过热球子宫内膜去除术。该技术无需宫腔镜操作经验或宫腔膨胀技能。

ThermaChoice Ⅲ设备是单独包装，配有子宫球囊系统。后者包括一个长16cm、直径4.5mm的导管，导管的末端是一个硅质球囊导管，内含一个螺旋叶片热力装置。后者可驱动溶液循环，确保球囊内温度分布均匀。该系统有一个独立控制器监控温度、宫腔压力、持续时间并包含一个报警装置。

通常，宫腔压力可在8分钟时间内维持在160～180mmHg。预热周期不尽相同（取决于注入溶液的体积），但通常溶液温度在30秒到4分钟之间便可升至87℃。达到87℃以后，治疗8分钟，然后进入自动冷却阶段，最后移出设备。5%的葡萄糖溶液用来灌注球囊，最大灌注量为35ml。所需溶液体积取决于子宫腔容积、宫腔长度和子宫柔韧性。

设备启动后，如果压力达到210mmHg或低于145mmHg，则设备内置的安全装置便会终止手术过程。如果球囊内部温度超过95℃（203°F）持续2秒钟，或低于75℃（167°F）持续15秒钟，或在4分钟预热时间内无法达到87℃（188°F），则控制器会自动终止手术过程。

手术完成后，球囊被排空、取出并扔掉。医师可以持续监测设备温度、治疗时间和宫腔压力。在FDA的临床试验中，在利用球囊去除设备去除内膜前，先进行3分钟的清宫操作。

ThermaChoice Ⅰ于1997年上市，是最早的型号，现在临床已经不再使用。最初，这种设备的球囊由乳胶制成，里面没有螺旋叶片。这种设备诞生后经历了两次改进。目前使用的型号为ThermaChoice Ⅲ，于2004年上市。其改进包括：球囊由乳胶变成了硅胶、热损伤作用更深以及更彻底的处理子宫下段和宫角的能力。加入的内螺旋叶片在手术期间可以使溶液均匀分布。所有改进都是在FDA临床试验后实现的。

ThermaChoice Ⅲ与ThermaChoice Ⅰ之间的差别非常大，临床治疗效果之间的差别也很明显。ThermaChoice Ⅲ的治疗效果表明，患者的闭经率提高（32.6%对14%）、经前综合征减弱、痛经发生率降低、月经期间的服药需求减少[24]。不同的病历研究均表明，与最初的设备相比，ThermaChoice Ⅲ技术可导致更高的闭经率。其导管直径为4.5mm，是目前所有设备中尺寸最小的，最大限度地降低了宫颈扩张需求，从理论上说可以最大限度地降低宫颈裂伤和子宫穿孔的风险。

FDA的临床随机试验有严格的临床准入指导原则，包括宫腔对称且无宫腔内病变（息肉、黏膜下肌瘤）和先天畸形。如果宫腔深度超过10cm，则不予考虑此种治疗。FDA有关球囊去除系统的临床试验的准入选择和排除标准参见框18-4[25]。

子宫内膜首先应用机械性刮除或药物抑制方法进行前期治疗。明确宫腔长度很重要，可以确定是否适合球囊子宫内膜去除术。在安排手术前，大多数患者需要在门诊进行内膜活检。门诊评估时，记录子宫内膜活检器测得的宫腔长度。在为患者安排手术时间时，可以使用这一数据。如果宫腔探查长度超

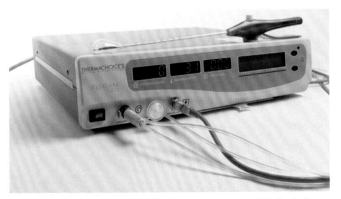

图 18-11　ThermaChoice 控制器和 5.5mm 可扩张球囊。

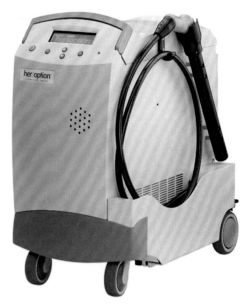

图 18-12 Her Option 操作台，包含专属混合气体压缩装置，可以将子宫内膜冷冻至 -100℃ ±20℃。

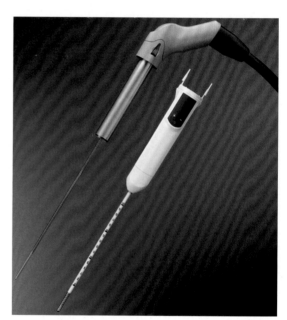

图 18-13 冷冻杆（左）外径为 4.5mm，在控制装置外有一个一次性鞘（右）。

过 10cm，可能不适合使用子宫内膜球囊去除术。可调控加热器可在 4 分钟内将 35ml 的 5% 葡萄糖溶液加热。如果宫腔需要超过 35ml 的溶液才能达到 160 ~ 180mmHg 的压力，则该设备可能无法正常工作，因为加热至 87℃ 的启动时间可能超过 4 分钟。FDA 批准的 ThermaChoice Ⅲ 在去除内膜时使用的 5% 葡萄糖溶液的最大容量为 35ml。

这种技术可使用各种麻醉方式，包括全身麻醉、静脉注射局部宫颈旁阻滞和区域麻醉。

冷冻去除术（Her Option）

2001 年 4 月 FDA 批准了第二个整体子宫内膜消融技术，即 Her Option 子宫内膜冷冻去除术（美国 Medical System 公司，明尼苏达市，明尼苏达州）[26]。这种技术是应用一个冷冻探针和一种混合压缩气体将子宫内膜冷冻至 -100℃ ~ -120℃（图 18-12 和 18-13）。探针周围会形成一个冰球，后者可通过冷冻作用导致子宫内膜细胞死亡。冷冻过程中，一个冰球可形成一个椭圆形冷冻区，在子宫内膜腔内这个操作要重复数

次。与其他第二代设备相比，这种设备可以造成子宫内膜最大深度的坏死（9 ~ 12mm）。这个设备单元包含一个控制性冷冻探针，其外直径为 4.5mm，控制单元外装有一个可更换的护套。FDA 的指南要求施行持续的腹部超声引导，监测手术期间冰球的工作过程（图 18-14 至 18-17）。

这种设备对宫颈扩张的要求非常小，仅需要 5 ~ 6mm 便可插入探针。一旦探针放入宫腔，持续通过腹部超声影像确认装置在宫腔的位置。开始启动冷冻消

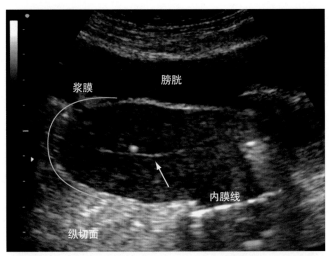

图 18-14　超声显示的放置 Her Option 前的子宫图像。放置 Her Option 需要膀胱充盈的腹部超声监护。此超声图像显示了膀胱、子宫浆膜层和子宫轮廓。黄色曲线表示子宫浆膜层。

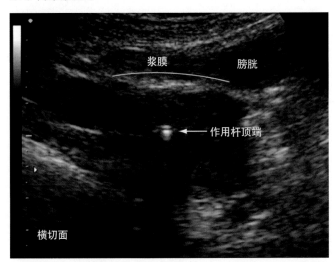

图 18-15　作用杆的顶端在宫腔中央（横切面）。黄色曲线表示子宫浆膜层。

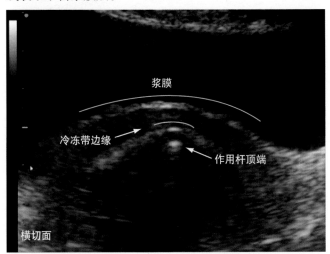

图 18-16　冷冻电极已启动。温度遽然下降至 -100℃。可以看到冷冻的边缘（黄色短曲线），黄色长曲线表示子宫浆膜层。

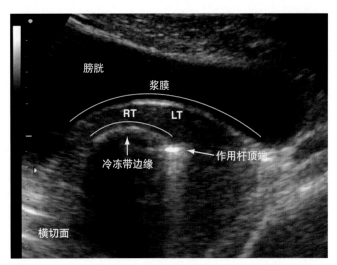

图 18-17　在横切面，可以看到更大的冷冻范围（黄色短曲线）。整个手术过程中都需要持续监控冷冻范围。黄色长曲线显示子宫浆膜层。LT，左侧；RT，右侧。

消融装置，进入一个 3 ~ 5 分钟的预冷冻周期，后者可将组织加热到 37℃。然后用盐水清洗装置，排出空气，并开始进行消融手术。冰球一旦接触子宫浆膜，操作便会停止。

在 FDA 要求的临床试验中，首先对患者注射一次醋酸亮丙瑞林（3.75mg，肌肉注射）。FDA 要求的临床试验总共进行两次冷冻消融。第一次在宫角冷冻消融，持续 4 分钟；然后是一个短暂的加热周期，以便探针与附着的子宫内膜脱离，接下来在相反宫角进行 6 分钟冷冻消融。

在临床实践中，冷冻周期总数可能还包括在宫腔下部的一次冷冻操作。超声监视冰球移动，并为整个操作过程提供临床引导。每进行 10 分钟操作后，装置便会自动停止工作。总治疗时间通常为 15 ~ 20 分钟。FDA 的有关 Her Option 设备的临床试验的准入和排除标准参见框 18-5。

宫腔镜子宫内膜热力去除术

2001 年 4 月另一个被批准的技术是循环热盐水宫腔灌注（HydroThermAblator，HTA）（波士顿科技公司，Natick 市，马萨诸塞州）。它是一个由软件控制的宫腔镜热力子宫内膜去除系统，由一个操作单元、一个热容器、一个安装在静脉输液杆上的生理盐水袋和一个消毒操作部件组成（图 18-18 至 18-20）。

该装置有一个一次性使用的 7.8mm 的聚碳酸酯外套，配一个 3mm 的硬性宫腔镜，可将加热的循环

框 18-5

Her-Option 子宫内膜冷冻消融治疗系统临床试验选择标准

准入标准
- 绝经前妇女，年龄在 30 ~ 50 岁，一般健康状况良好
- 过量出血病史 ≥ 3 个月
- 有治疗失败史，不能容忍或拒绝接受药物治疗或 D&C
- 月经日志记录的一个月月经周期的 PBAC 评分 > 150
- 过量子宫出血，PBAC 最小评分 ≥ 150
- 宫腔长度 < 10cm
- 宫腔容积测量 < 300ml
- 患者不想再次怀孕

排除标准
- 凝血功能障碍或出血性疾病
- 活跃期 PID
- 上一年宫颈巴氏涂片检测存在异常
- 过去 5 年有过妇科恶性肿瘤病史
- 肌壁内肌瘤，直径 > 2cm
- 宫内息肉或有蒂肌瘤
- 子宫中隔
- 有子宫内膜去除术或子宫手术病史，子宫肌肉组织薄化
- 妊娠
- 过去 6 个月有恶性病变或子宫内膜增生症

前期治疗
- 手术前 21 ~ 28 天应用 GnRH 激动剂促使子宫内膜薄化，或在手术前马上施行吸宫术或刮宫术。

D&C，扩宫与刮宫；GnRH，促性腺激素释放激素；PBAC，失血量评估图；PID，盆腔炎症性疾病。

From Bradley LD: Global endometrial ablation in the presence of fibroids. Cleveland Clinic continuing medical education, February 2004.

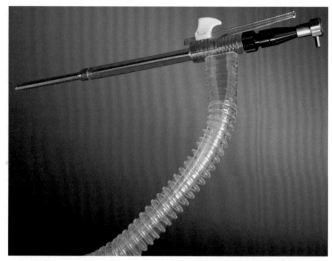

图 18-19　带有传导热盐水的带绝缘管的宫腔镜热水循环剥离杆。其外鞘直径为 7.8mm，由聚碳酸酯制成。

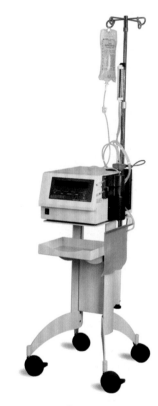

图 18-20　**完整的宫腔镜热水循环装置。**该装置携带一个 3-L 规格的生理盐水袋。静水压力将宫腔内压力维持在 50 ~ 55mmHg。

盐水送至子宫内膜，并可通过影像始终进行监测。一个容量为 3 升的生理盐水袋被提升至距离子宫 115cm 高的位置，以形成静水压力，使子宫内部压力维持在 50 ~ 55mmHg，这一压力低于打开输卵管的最低限值，是为一个安全措施，可阻止溶液从输卵管泄漏。用一个把持钳牢固地夹住宫颈，防止液体泄漏。

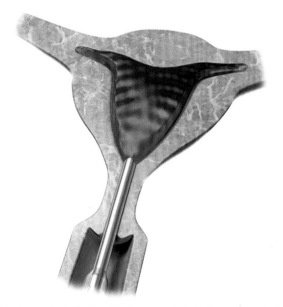

图 18-18　宫腔镜循环热盐水宫腔灌注装置进入宫腔下段的示意图。盐水循环加热至 90℃持续 10 分钟，完成宫腔内治疗。

215

第十八章　子宫内膜去除术

手术的第一阶段，室温生理盐水在设备内部和子宫中循环 2 分钟。在积极治疗阶段，加热装置启动。大约 3 分钟之后，溶液温度上升到 90℃。当盐水温度上升到 80℃时，开始进入 10 分钟治疗周期，随之温度继续上升至 90℃。治疗完成后，进入冷却阶段。1 分钟后，治疗后冲洗阶段完成，撤出设备。将溶液注入，然后经过一个闭合环路蠕动泵返回设备[27]。低压可最大限度地降低宫颈、外阴和阴道灼伤的风险。子宫内膜坏死深度为 3~4mm[28]。

与其他二代设备不同，HTA 的安全特性包括术前、术中和术后的宫腔镜持续监测。有时，循环生理盐水产生的湍流会干扰宫腔镜的图像效果。循环的溶液量受到持续监测，一旦溶液溢出超过 10ml，设备便会自动关闭并发生声音报警，手术就可终止。

在临床试验中，给予患者肌肉注射 3.75mg 的醋酸亮丙瑞林进行前期治疗。患者的子宫腔大小均正常（无息肉或宫腔肌瘤），宫腔长度 < 10.5cm。虽然几项回顾性研究描述了有宫腔内病变、子宫中隔或其他先天性畸形妇女的临床结果[29, 30]，但将来还需要进行进一步的试验，以确定宫腔病变条件下施行 HTA 的效果。FDA 临床试验发现，13% 的患者存在宫颈溃疡，她们在没有进一步治疗的情况下 1 个月后自愈[31]。框 18-6 给出了 FDA 要求的 HTA 系统临床试验准入和排除标准。

框 18-6

HydroThermAblator 系统临床试验选择标准

准入标准
- 过多的子宫出血，PBAC 评分 ≥ 150
- 宫腔长度 ≤ 10.5cm
- 年龄 ≥ 30 岁
- 有失败的治疗病史，不能容忍或拒绝接受药物治疗

排除标准
- 年龄 > 50 岁
- 活跃期 PID
- 凝血功能障碍、异常出血性疾病或抗凝血剂治疗
- 宫颈巴氏涂片结果异常合并子宫发育异常
- 恶性病变或子宫内膜单纯增生
- 过去 5 年患有妇科恶性肿瘤
- 黏膜下肌瘤或息肉
- 超声检测肌壁内肌瘤 > 4cm，导致月经过多
- 子宫结构异常
- 子宫内膜去除术或古典剖宫产切口病史

前期治疗
- 术前 3 周给予患者注射 7.5mg 的醋酸亮丙瑞林
- 其他子宫内膜去除手术注射剂量 < 3.75mg
- 注射后 19~27 天进行治疗

PBAC，失血量评估图；PID，盆腔炎症性疾病。
From Bradley LD: Global endometrial ablation in the presence of fibroids. Cleveland Clinic continuing medical education, February 2004.

NovaSure 射频去除术

2001 年 9 月，NovaSure 射频子宫内膜去除系统（NovaSure，Cytec 公司，马尔堡市，马萨诸塞州）获得了 FDA 的批准。射频子宫内膜去除系统包含可更换的射频装置，外层为包金网电极，适用于子宫内膜腔（图 18-21）。它包含一个控制器、CO_2 容器、干燥器、脚踏开关和电缆。

该设备通过射频能量治疗宫腔内表面。系统可持续监测组织对电流的阻抗作用（电阻），当阻抗达到 50 欧姆时，手术便会终止。

将这个可更换装置通过宫颈插入宫腔。宫腔长度（超声探查宫腔时测定）和宽度（由该装置测定）被输入射频控制器，以自动计算出治疗既定宫腔大小所需的功率水平。通过按下脚踏开关，宫腔完整性评估周期开始。当该周期完成时，重新按下脚踏开关，启动内膜去除周期。

在双极模式，发电机在 50 万赫兹产生的功率最

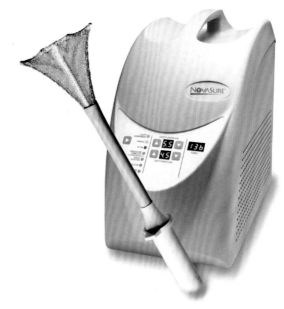

图 18-21　The NovaSure 控制器和一次性网片样电极。网片样电极顺应严密贴实宫腔。控制器包括 CO_2 罐、干燥剂和电源线。宫腔的长度和宽度是射频控制器进入宫腔作用的关键。

宫腔镜技术：宫腔病变的门诊诊断和治疗

高可达 180 瓦，可均匀地去除子宫内膜。实际射频平均治疗时间为 90 秒，范围在 40 ~ 120 秒之间，取决于子宫内膜厚度以及什么时候达到预定的中止操作目标阻抗定[32]。手术时，既不需要使用宫腔镜成像技术，也不需要进行内膜预处理。在简短的治疗周期中，抽吸装置清除残留物和水分，以使干燥深度在宫体达到 4 ~ 4.5mm，在宫角区达到 2.2 ~ 2.9mm。宫角和宫底很少发生电凝损伤，宫腔坏死深度较大。

宫腔完整性自动评估系统可确定是否存在损伤或子宫穿孔，装置所处位置反馈信息也能探查装置进入错误通道发生的不完全插入问题。与其他设备相比，射频设备的优势包括治疗时间最短。此外，与其他设备不同，FDA 要求的关键临床试验都是在月经周期内任意时间进行的，而且无需使用亮丙瑞林或 D&C 进行内膜前期治疗[33]。框 18-7 给出了 FDA 要求的射频系统临床试验准入和排除标准。

微波子宫内膜去除术

方法学

Microsulis 微波子宫内膜去除术（microwave endometrial ablation，MEA）是最近通过 FDA 审批（2003 年）的子宫内膜去除设备。其特性是产生微波热能并通过热能传播直接对组织进行加热，这些新的特性已使 MEA 技术成为子宫内膜去除术应用最广泛的方法之一。该设备由软件控制，以 9.2GHz 的固定频率通过微波能量去除子宫内膜（图 18-22）。

对于因子宫肌瘤导致宫腔变形和宫腔较大（最高 14cm）的患者，MEA 被认为是唯一有效的热能子宫内膜去除技术，所以应用面极广。经 FDA 要求的严格的临床试验验证，微波探针可用于子宫肌瘤最大尺寸为 3cm 的患者。与其他设备（子宫内膜腔长度不得 > 10cm）相比，应用其子宫内膜腔长度可较大（最高可达 14cm）。

不论宫腔正常与否，与类似设备相比，该技术导致的闭经和患者满意度都很好，而且持续时间长。与其他内膜去除方法相比，该设备的优势包括，治疗时间短（2 ~ 5 分钟），闭经水平最高。框 18-8 列举了 FDA 的 Microsulis 微波子宫内膜去除系统临床试验的准入和排除标准。

MEA 设备包含一个可更换的、通过宫颈操作的一次性操作器（FemWave，美国 Microsulis 公司，沃尔瑟姆市，马萨诸塞州，）。该操作器与一个专为扫描

框 18-7

NovaSure 系统临床试验选择标准

准入标准
- 无明确器质原因的顽固性月经过多
- 年龄在 25 ~ 50 岁
- 宫腔长度为 6.0 ~ 10.0cm
- 确定为治疗对象前，患者 3 个月的最低 PBAC 评分≥ 150，或至少前 3 个月存在药物治疗失败记录、拒绝药物治疗或存在药物治疗禁忌证，并且 1 个月的 PBAC 评分≥ 150

排除标准
- 菌血症、脓毒症或其他活跃期系统感染
- 活跃期或复发性 PID 或活跃期 STD
- 有凝血疾病记录
- 有症状的子宫内膜异位症
- 以前进行的子宫手术破坏了子宫壁完整性
- 使用了导致子宫肌层厚度变薄的药物
- 怀孕或希望保持生育能力或计划怀孕
- 使用了激素生育控制治疗，或在子宫内膜去除术后不愿使用非激素生育控制手段
- 宫腔镜检查、SIS 或 HSG 发现，有子宫畸形或宫腔内病变，主要包括子宫中隔或双角子宫、有蒂黏膜下肌瘤以及其他有可能导致月经过多的疾病，如息肉（> 2cm）
- 使用了 IUD
- 病历确认存在子宫内膜增生
- 过去 5 年怀疑或确认患有子宫恶性肿瘤
- 宫颈发育异常
- 卵巢衰竭导致 FSH 水平上升

前期治疗
- 无需前期治疗
- 月经周期内任何时间都可以进行

FSH，促卵泡成熟激素；HSG，子宫输卵管造影；IUD，宫内避孕器；PBAC，失血量评估图；PID，盆腔炎症性疾病；STD，性传播性疾病。
From Bradley LD: Global endometrial ablation in the presence of fibroids. Cleveland Clinic continuing medical education, February 2004.

技术设计的人体工学手柄连接（图 18-23 至 18-27）。当踏下脚踏板时，微波能量自控制系统输送至手柄装置。控制器有一个观察屏，可实时监控温度情况。

MEA 技术应用由医师控制的局部治疗装置。通过观察升温曲线可连续获取反馈信息，实时显示操作器顶端热电偶的温度。这样妇科医师就可以治疗宫腔的每个区域，直至达到治疗水平，或根据发现的解剖学问题分别治疗。根据 FDA 临床试验，这种技术在研究的所有患者人群和不同宫腔条件下都获得了最高闭经概率。

微波技术的一个独特之处是，当操作器与组织没有直接接触时，微波热能仍能穿透 < 3mm 些微的组

框 18-8

Microsulis 微波子宫内膜去除系统临床试验选择标准

准入标准

- 出血过多，记录的 PBAC 评分 ≥ 185
- 有失败治疗史，不能容忍或拒绝药物治疗（需要有 1 个月或 1 个月经周期记录的资料）
- 如果提供评估的资料没有医药治疗文件，患者需要记录 3 个月（3 个月经周期）的资料，且 PBAC 平均值 ≥ 185
- 年龄 ≥ 30 岁，未绝经，FSH 测量值 ≤ 30IU/ml
- 患者可接受全身或局部麻醉
- 没有怀孕，且没有在任何时间怀孕的计划
- 同意在临床试验期间不使用激素药物避孕或治疗出血
- 术前子宫内膜活检证实子宫内膜良性
- 宫腔长度 ≤ 14cm
- 子宫肌瘤 ≤ 3cm，不影响宫腔手术

排除标准

- FSH 水平 ≥ 30IU/ml 的绝经妇女
- 存在黏膜下肌瘤，阻碍对宫腔任何部位的治疗（通过宫腔镜判断）
- 宫腔长度 < 6cm
- 有子宫内膜切除史
- 有古典剖宫产切口
- 盆腔超声检查宫腔与浆膜距离时，纵横两个方向的子宫壁任意部位的厚度 < 8mm
- 有 IUD
- 怀孕或仍希望怀孕
- 术前子宫内膜活检发现子宫内膜非典型增生（腺瘤状）或子宫内膜癌
- 活跃期子宫内膜炎
- 过去 5 年有妇科恶性肿瘤病史
- 活跃期 PID
- 确诊凝血缺陷或异常出血性疾病
- 未治疗或未评估的宫颈发育异常

前期治疗

- 术前 4 ~ 5 周应用戈舍瑞林或达那唑促使子宫内膜薄化

FSH，促卵泡成熟激素；HSG，子宫输卵管造影；IUD，宫内避孕器；PBAC，失血量评估图；PID，盆腔炎症性疾病。
From Bradley LD: Global endometrial ablation in the presence of fibroids. Cleveland Clinic continuing medical education, February 2004.

织并产生直接传导热能效果。这就是我描述为喷漆的效应。这种现象适于处理输卵管管口，这个区域用其他技术很难达到。肌瘤所致宫腔变形可导致组织无法直接接触。然而，MEA 技术在治疗区周围通过喷漆效应可以克服这些局限性。

术前和术中治疗方案推荐

施行微波子宫内膜去除术前，需进行经阴道超声检查（TVUS），进行宫腔术前评估。TVUS 筛查对确定子宫肌层厚度非常重要，尤其对有剖宫产切口患者的子宫底部的厚度评估非常有用。微波去除厚度为 5 ~ 6mm。施行子宫内膜去除术时，子宫肌层厚度应 > 10mm。如果子宫肌层厚度 < 10mm，微波子宫内膜去除术是禁忌的。子宫内膜较薄（< 10mm）和萎缩的患者不能使用微波技术治疗。子宫肌层厚度应沿矢状面和冠状面从子宫内膜到浆膜进行测量（图 18-28）。

手术当日，宫颈扩张后，应用宫腔镜检查排除子宫穿孔或宫颈裂伤情况。应检查所有宫腔内标志，包括输卵管开口。术前，宫腔不得进行刮宫操作。如果操作器插入长度超过最初宫腔探查水平，或如果发现温度异常升高且与操作器可能放置于穿孔处相关或与操作器插入宫腔之前即开始治疗相关，则设备内置的安全机制可终止操作。这些术前和术中评估指南不同于其他整体内膜切除技术的指南。

宫颈口扩张后，将 8.5mm 的 Femwave 操作杆插入宫腔中上段。沿宫底平扫。从最初身体组织温度升到 70℃ ~ 80℃ 的治疗温度（治疗区）起持续监测温度。在温度升到这个水平过程中，组织消融持续进行；然而，70℃前消融基底层的深度达不到 5 ~ 6mm。当整个宫底在 70℃ 水平下完成治疗后，应将操作器伸向每一个宫角并持续最多 5 秒钟，以确保各个部位都得到了彻底治疗。然后，在继续平扫动作的状态下，将操作器慢慢移出宫腔，同时监测温度，确保处于正常治疗范围内。医师应设法使温度处于治疗范围内。

合并子宫肌瘤时的微波治疗效果

微波子宫内膜去除术是唯一适用于子宫 > 10cm 以及宫腔存在肌瘤（最大 3cm）但无宫腔变形的技术。闭经率在有子宫肌瘤的患者为 61.3%，而应用滚球电极方法为 38.5%。体重指数（body mass index，BMI）在 30 及以上的患者都可应用这种技术得到成功治疗。

与其他设备的治疗效果进行比较

总体来看，本章讨论的各种设备的治疗效果均来自各个公司支持并由 FDA 审核的临床试验。目前，还没有一项针对所有整体子宫内膜切除技术的前瞻性研究。通常，结果都是由单个研究中心或医师个人提供的效果报告。与不使用宫腔镜的治疗方法相比，整体内膜切除设备相对较为安全，在适于治疗的患者中可

宫腔镜技术：宫腔病变的门诊诊断和治疗

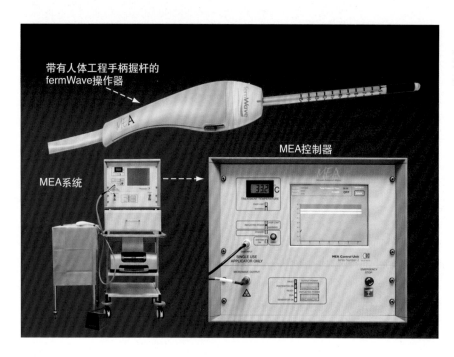

带有人体工程手柄握杆的
fermWave操作器

MEA系统

MEA控制器

图 18-22　完整的 Microsulis 微波子宫内膜去除系统（MEA）整体剥除设备。 这种装置可以处理子宫肌瘤导致宫腔增大变形的病例。

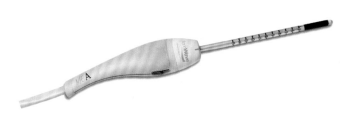

图 18-23　一次性经宫颈 Femwave 装置。

整体治疗指南

最佳操作程序：
· 充分的宫底治疗
· 每一侧宫角治疗
· 宫体部平扫治疗
· 子宫下段治疗

图 18-24　监视器引导下的一个治疗周期的流程图。 理想治疗温度在 70℃ ~ 80℃。流程图显示了微波子宫内膜去除术的必要动作。

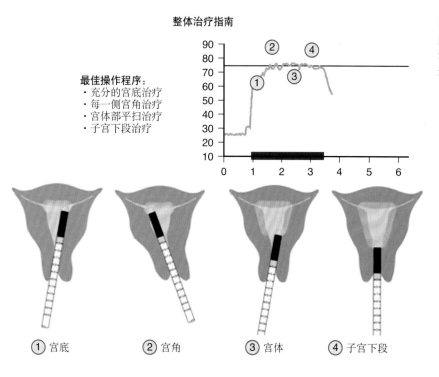

① 宫底　　② 宫角　　③ 宫体　　④ 子宫下段

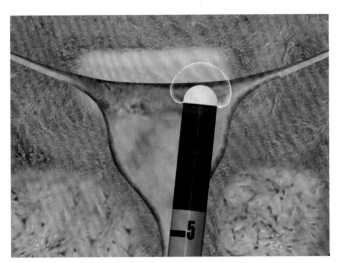

图 18-25　手术步骤的第一部分包括宫底的平扫动作。

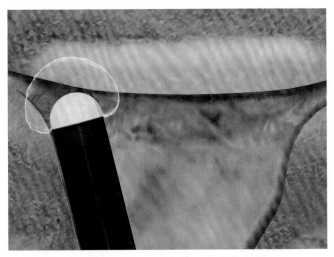

图 18-26　宫底平扫治疗后进行两次宫角的处理。

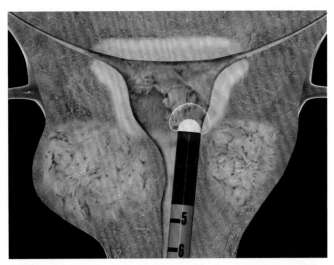

图 18-27　探头以来回往复的动作方式处理后壁和侧壁。微波作用方式是非接触性的作用方式，以确保宫腔的充分治疗。

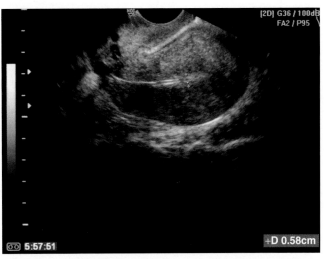

图 18-28　微波了宫内膜去除术的术前评估极为重要。必须进行经阴道超声的检查。无论在矢状面和冠状面测量，肌层的厚度都要＞10mm。这样可以降低膀胱和肠道的损伤风险。

获得良好治疗效果。在 FDA 临床试验中，只有微波技术研究了子宫肌瘤导致子宫内膜腔变形的情况。在接受治疗的患者群中，获得了持续的和高水平的闭经效果。表 18-2 显示了所有整体内膜切除技术的治疗时间。表 18-3 列举了整体切除技术与滚球技术治疗研究的成功率和闭经率。表 18-4 显示了所有五种治疗技术术后观察 12 个月的 FDA 规定项目的效果。图 18-29 显示了接受整体内膜切除手术患者的研究的成功率。

小结

　　整体子宫内膜去除技术可以有效治疗月经过多疾病。所有设备都取得了良好治疗效果、很高的患者满意度和很低的并发症发生率（表 18-5）。如果有合适的基础设施，优秀的辅助支持人员，良好的患者急救能力，整体子宫内膜去除手术可以在门诊进行。与第一代滚球电极子宫内膜去除技术相比，整体子宫内膜去除技术更容易掌握。

　　便于医师和护理人员掌握使用，损耗品成本，设备尺寸，总体治疗时间，安装和配置时间，子宫内膜预处理，宫腔大小，局部麻醉和镇静条件下的手术操作简便性，这些都是选择具体技术时应该考虑的因素。

宫腔镜技术：宫腔病变的门诊诊断和治疗

表18-2　　所有整体子宫内膜去除装置的治疗特点					
装置	ThermaChoice（n=137）	Her Option（n=193）	HTA（n=187）	NovaSure（n=175）	MEA（n=215）
平均治疗时间	8 分钟	ND	10 分钟	1.4 分钟	3.45 分钟
平均操作时间	27.4 分钟	ND	26.4 分钟	4.2 分钟	ND
局部麻醉 *	39%	54%	45%	73%	62%

*有或无静脉镇痛。
HTA，循环热盐水宫腔灌注；MEA，微波子宫内膜去除术；ND，无数据。
From Bradley LD: Global endometrial ablation in the presence of fibroids. Cleveland Clinic continuing medical education, February, 2004.

表18-3　　FDA批准的关键临床试验的主要指标*						
	治疗人数		手术成功率（PBLAC < 75）		术后闭经率（PBLAC < 0）	
技术	Thermal（%）	REA（%）	Thermal（%）	REA（%）	Thermal（%）	REA（%）
ThermaChoice[1][†]	134	126	75	77	14	25
Cryogen[2]	193	86	67	73	22	47
HTA[3]	187	89	68	76	35	47
NovaSure[4]	175	90	78	74	36	32
MEA[5]	215	107	87	83	55	46

PBLAC，经前失血量评估图；Thermal，热力去除术；REA，滚球电极去除术。
* 热球内膜去除术安全性和有效性数据总结，研究成功率和闭经率，多中心研究的 12 个月结果，FDA 定义的意向治疗结果。
† 调整意向治疗人群，为可评估人群。
[1] Gynecare ThermaChoice 热球子宫内膜去除治疗，安全性和有效性数据总结。PMA P970021, Dec. 12, 1997。 副主任，设备评估办公室，设备和放射保健中心，健康和人类服务部。
[2] Cryogen Her Option 子宫内膜冷冻消融治疗系统。安全性和有效性数据总结。PMA P000032, April 20, 2001。副主任，设备评估办公室，设备和放射保健中心，健康和人类服务部。
[3] BEI 循环热盐水宫腔灌注子宫内膜去除系统。安全性和有效性数据总结。PMA P000040, April 20, 2001。 副主任，设备评估办公室，设备和放射保健中心，健康和人类服务部。
[4] NovaSure 电阻控制子宫内膜去除系统。安全性和有效性数据总结。PMA P010013, September 28, 2001。副主任，设备评估办公室，设备和放射保健中心，健康和人类服务部。
[5] Microsulis 微波子宫内膜去除（MEA）系统。安全性和有效性数据总结。PMA P020031，修订归档，July 14, 2003。副主任，设备评估办公室，设备和放射保健中心，健康和人类服务部。
From Bradley LD: Global endometrial ablation in the presence of fibroids. Cleveland Clinic continuing medical education, February 2004.

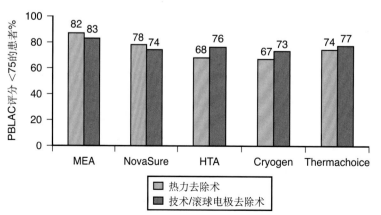

图 18-29　柱状图显示了临床试验研究中意向治疗人群的成功率。

表18-4　术后观察12个月FDA数据结果

整体子宫内膜去除装置	ThermaChoice (n=137)	Her Option (n=93)（%）	HTA (n=187)（%）	NovaSure (n=175)（%）	MEA (n=216)（%）
疼痛，绞痛					
第一个 24 小时	ND	23	32	3.4	72
24 小时至 2 周	91.8%*	7	23	0.6	5
2 周至 1 年	ND	18	15	2.9	8.8
恶心呕吐					
第一个 24 小时	ND	2	22	1.7	恶心，22.6；呕吐，13.4
24 小时至 2 周	23.9%*	1	18	0.6	1.4
2 周至 1 年 ND	1	0	0	1.4	
其他					
1 年闭经†	80	67	68	78	87
成功率†	80‡	67	68	78	87
患者满意度	96	86	ND	92	96

* 最初 24 小时和 24 小时至 2 周期间的数据。
† 意向治疗组。
‡ 为可评估的患者报告数据。
FDA，美国食品及药物管理局；HTA，循环热盐水宫腔灌注；MEA，微波子宫内膜去除术；ND，无数据。
From Bradley LD: Global endometrial ablation in the presence of fibroids. Cleveland Clinic continuing medical education, February 2004.

表18-5　非电切子宫内膜去除设备的比较

设备名称	能量或输送系统	设备外径 (mm)	预处理	最大宫深 (cm)	累及黏膜下肌瘤？	肌瘤大小	肌瘤类型*	主要治疗时间（分钟）	闭经率 (%)
ThermaChoice†	球囊	5.5	机械或药物	10	有‡	< 3cm	Ⅱ	8.0	14
Her Option	冷融	4.5	药物	10	无	N/A	N/A	10	22
HTA	热盐水（游离）	7.8	药物	11	有§	不知	不知	14	35
NovaSure	RF（双极）	7.2	无	10	有‡	< 2cm		1.5	36
MEA	微波	8.0	药物	14	有	< 3cm	Ⅱ，选择Ⅰ	2.5	55

HTA，循环热盐水宫腔灌注；MEA，微波子宫内膜去除术；RF，射频交流电。
* 0 型子宫肌瘤全部位于宫腔内，有蒂；Ⅰ型肌瘤无蒂但其最大周长 50% 及以上位于内膜腔内；Ⅱ型肌瘤最大周长少于 50% 位于宫腔内。
† ThermaChoice 手术用Ⅰ型 ThermaChoice 施行。目前无法在市场获得。ThermaChoice Ⅲ型现在的闭经率可达 30%。
‡ 允许纳入肌瘤直径 2cm 或更小者，但此时无可用临床结果数据。
§ 无充足数据决定 HTA 可治疗的肌瘤的类型和直径。

（彭雪冰译　于　丹校）

参考文献

1. DeCherney A, Polan M: Hysteroscopic management of intrauterine lesions and intractable uterine bleeding. Ostet Gnyecol 1983; 61:392-397.

2. Overton C, Hargreaves J, Maresh M: A national survey of the complications of endometrial destruction for menstrual disorders: The MISTLETOE study. Minimally Invasive Surgical Techniques—Laser, EndoThermal or Endoresection. BJOG 1997;104:1351-1359.

3. The Practice Committee of the American Society for Reproductive Medicine: Indications and options for endometrial ablation. Fert Steril 2006;86(Suppl 4):S6-S10.

4. Shawki O, Peters A, Abraham-Hebert S: Hysteroscopic endometrial destruction, optimum method for preoperative endometrial prepara-tion: A prospective, randomized, multicenter evaluation. JSLS 2002;6:23-27.

5. Rich AD, Manyonda IT, Patel R, et al: A comparison of the efficacy of danazol, norethisterone, cyproterone acetate and medroxy-progesterone acetate in endometrial thinning prior to ablation: A pilot study. Gynaecol Endosc 1995;4:59-61.

6. Sowter MC, Singla AA, Lethaby A: Pre-operative endometrial thinning agents before hysteroscopic surgery for heavy menstrual bleeding. Cochrane Database Syst Rev 2000;(3):CD001124.

7. Elgarib AEH, Nooh A: ThermaChoice endometrial balloon ablation: A possible alternative to hysterectomy. J Obstet Gynecol 2006;26(7):669-672.

8. Lissak A, Fruchter O, Mashiach S, et al: Immediate versus delayed treatment of peri-menopausal bleeding due to benign causes by balloon thermal ablation. J Am Assoc Gynecol Laparosc 1999;6:145-150.

9. Goldrath MH, Ruller TA, Segal S: Laser photovaporization of endometrium for the treatment of menorrhagia. Am J Obstet Gynecol 1981;140:14-19.

10. Phipps JH, Lewis BV, Roberts T: Experimental and clinical studies with radiofrequency-induced thermal endometrial ablation for fun-ctional menorrhagia. Obstet Gynecol 1990;76:876-881.

11. Vancaillie TG: Electrocoagulation of the endometrium with the ball-end resectoscope. Obstet Gynecol 1989;74:425-427.

12. Dwyer N, Hutton J, Stirrat GM: Randomised controlled trial comparing endometrial resection with abdominal hysterectomy for the surgical treatment of menorrhagia. BJOG 1993;100:237-243.

13. Gannon MJ, Holt EM, Fairbank J, et al: A randomized trial comparing endometrial resection and abdominal hysterectomy for the treatment of menorrhagia. BMJ 1991;303:1362-1364.

14. Crosignani PG, Vercellini P, Apolone G, et al: Endometrial resection versus vaginal hysterectomy for menorrhagia : Long-term clinical and quality-of-life outcomes. Am J Obstet Gynecol 1997;177:95-101.

15. O'Connor H, Broadbent JA, Magos AL, McPherson K: Medical Research Council randomized trial of endometrial resection versus hysterectomy in management of menorrhagia. Lancet 1997;349:897-901.

16. Pinion SB, Parkin DE, Abramovich DR, et al: Randomised trial of hysterectomy, endometrial laser ablation, and transcervical endometrial resection for dysfunctional uterine bleeding. BMJ 1994;309:979-983.

17. Lethaby A, Shepperd S, Cooke I, et al: Endometrial resection and ablation versus hysterectomy for heavy menstrual bleeding. Cochrane Database Syst Rev 1999;(2):CD000329.

18. Abbott JA, Garry R: The surgical management of menorrhagia. Hum Reprod 2002;8:68-78.

19. Pooley AS, Ewen SP, Sutton CJ: Does transcervical resection of the endometrium for menorrhagia really avoid hysterectomy? Life table analysis of a large series. J Am Assoc Gynecol Laparosc 1998;5:229-235.

20. Seidman DS, Bitman G, Mashiach S, et al: The effect of increasing age on the outcome of hysteroscopic endometrial resection for management of dysfunctional uterine bleeding. J Am Assoc Gynecol Laparosc 2000;7:115-119.

21. Clark TJ, Gupta JK: Outpatient thermal balloon ablation of the endometrium. Fertil Steril 2004;82:1395-1401.

22. Marsh F, Thewlis J, Duffy S: ThermaChoice endometrial ablation in the outpatient setting, without local anesthesia or intravenous sedation: A prospective cohort study. Fertil Steril 2005;83:715-720.

23. Loffer FD, Grainger D: Five-year follow-up of patients participating in a randomized trial of uterine balloon therapy versus rollerball ablation for treatment of menorrhagia. J Am Assoc Gynecol Laprosc 2002;9(4):429-435.

24. Leal JG, Pena A, Donovan A, et al: Clinical evaluation of Gynecare ThermaChoice III uterine balloon therapy system (ThermaChoice 3) for menorrhagia. Presented at 35th Annual Global Conference of the American Association of Gynecologic Laparoscopists, Las Vegas, Nevada. November 22, 2006.

25. Bradley LD: Global endometrial ablation in the presence of fibroids. Cleveland Clinic Foundation continuing medical education activity, February 2004.

26. Center for Devices and Radiologic Health: Summary of safety and effectiveness data: Her Option Uterine Cryoablation Therapy System, Cryogen, Inc. Available at http://www.fda.gov/cdrh/pdf/P000032b.pdf (accessed November 12, 2007).

27. Morgan H, Advincula AP: Global endometrial ablation: A modern day solution to an age-old problem. Int J Gynecol Obst 2006;94:156-166.

28. Richart RM, das Dores GB, Nicolau SM, et al: Histologic studies of the effects of circulating hot saline on the uterus before hysterectomy. J Am Assoc Gynecol Laparosc 1999;6:269-273.

29. Glasser MH, Zimmerman JD: The HydroThermAblator system for management of menorrhagia in women with submucous myomas: 12-20 month follow-up. J Am Assoc Gynecol Laparosc 2003;10:521-527.

30. Rosenbaum SP, Fried M, Munro MG: Endometrial hydrothermablation: A comparison of short-term clinical effectiveness in patients with normal endometrial cavities and those with intracavitary pathology. J Minim Invasive Gynecol 2005;12:144-149.

31. Corson SL: A multicenter evaluation of endometrial ablation by HydroThermAblator and rollerball for treatment of menorrhagiagia. J Am Assoc Gynecol Laparosc 2001;8:359-367.

32. Cooper JM, Erickson ML: Global endometrial ablation technologies. Obstet Gynecol Clin North Am 2000;27:385-396.

33. Center for Devices and Radiologic Health: Summary of safety and effectiveness data: NovaSure Impedance Controlled Endometrial Ablation System, Novacept, Inc. Available at http://www.fda.gov/cdrh/pdf/P010013b.pdf (accessed November 12, 2007).

19 宫腔镜子宫肌瘤切除术和子宫内膜息肉切除术

Linda D. Bradley

1860 年，潘德尼（Pantaleoni）在为一位绝经后妇女施行子宫息肉烧灼止血时，第一次使用了宫腔镜手术技术。一个世纪后，经过改良的泌尿外科电切镜技术为妇科医师提供了一种新型直视下进行手术的方法，可以用于切除子宫息肉和黏膜下肌瘤、治疗粘连以及获取定点活检标本等（图 19-1）。1976 年，莱维斯（Neuwirth）应用卵圆钳和电外科手段最早施行了宫腔镜子宫内膜息肉切除术和子宫肌瘤切除术[1]。现在，妇科医师已逐步开始应用宫腔镜技术治疗各种子宫内疾病。

持续灌流电切镜的发展已使应用液体膨胀宫腔及清除积血和残余物成为可能。20 世纪 90 年代以后，由于光学、影像录制和宫腔扩张技术的发展，以及对宫腔镜手术所需膨宫液的种类和数量的深入研究，宫腔镜手术的安全性得到了进一步提高。术前疼痛管理、使用宫颈扩张药、施行宫颈旁阻断麻醉、小尺寸的宫腔镜的发展，这些都使在门诊或在微镇静下施行宫腔镜手术的数量得以增加。医师对宫腔镜的优势和极好的治疗效果已有深入认识，这进一步增加了其实际应用。患者对微创手术的需求也是一个影响因素。单极器械、双极设备和用于清除宫腔残余物（纤维瘤碎片或息肉组织）的宫腔镜粉碎器也得到了运用。宫腔镜粉碎器是最新使用的妇科器械。这两项宫腔镜新技术提高了治疗和清除宫腔残余物的速度，改善了术中视野质量。

很多妇女希望能保留子宫并能在术后迅速恢复正常生活，这些都推动了子宫肌瘤微创治疗技术的发展。在宫腔镜干预适于治疗宫腔内病变的患者，宫腔镜手术技术可以可满足这些要求。

一般原则

宫腔镜子宫肌瘤切除术由六个基本步骤组成：

- 明确宫腔镜手术适应证和禁忌证
- 子宫肌瘤术前详细评估，包括详细了解肌瘤数量、大小、位置和肌层深度（图 19-2）
- 娴熟的手眼配合
- 详细了解灌流液管理和灌流液管理系统
- 具有高超的手术技能和术中判断能力
- 具有判断什么时候应该放弃宫腔镜手术的能力和知识

患者筛选和咨询

很多妇女希望能保留子宫并能迅速恢复正常生活，这种愿望促进了子宫肌瘤微创技术的发展。子宫肌瘤通常有子宫异常出血、肿块和不孕等症状。手术方法的选择需要考虑症状与最有可能消除这些症状的手术方法之间的联系。有大量症状和诸如腹部隆起等美容的问题患者无法通过宫腔镜手术解决问题。对于由于黏膜下平滑肌瘤或肌壁间肌瘤导致经血过多的患者，宫腔镜手术切除及完全清除有极好的手术成功率和患者满意度。然而，对于宫腔镜的治疗效果，患者

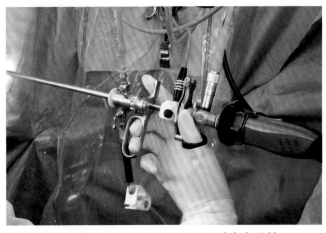

图 19-1 安装完成的 Karl Storz 31-F 手术宫腔镜。

宫腔镜技术：宫腔病变的门诊诊断和治疗

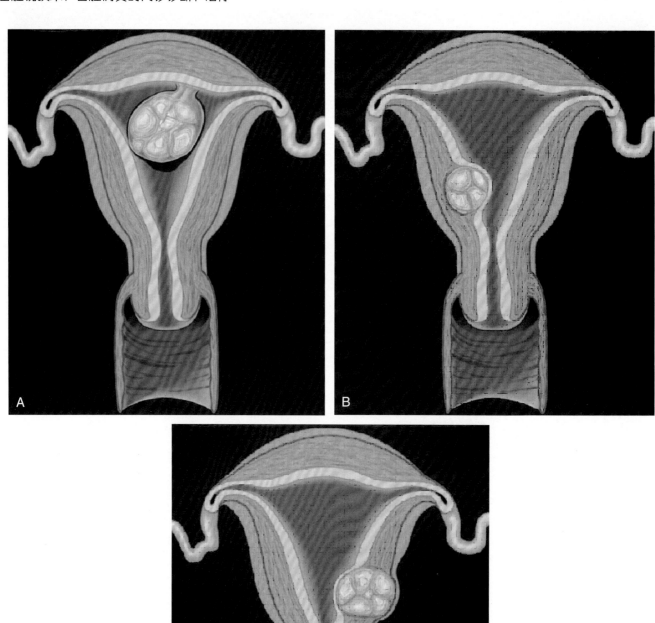

图 19-2　欧洲宫腔镜医师协会分类系统，其目的是客观确定肌瘤大小、部位以及肌层累及程度。

的期望必须现实。有些子宫肌瘤是无法通过宫腔镜手术治疗的（图 19-3）。宫腔镜手术切除子宫肌瘤的禁忌证如框 19-1 所示。

黏膜下平滑肌瘤的症状

在有症状的子宫肌瘤患者中，月经紊乱是导致她们去妇科看病的最常见原因。月经失常包括经血过多、子宫出血、月经紊乱、痛经和白带。虽然患者的来经时间可以预测，但出血量过多，包括血崩、喷涌、凝块、使用大量卫生用品、行经天数延长和痛经[2]。证据表明，随着子宫肌瘤尺寸的增加，出血状况恶化。

症状性子宫肌瘤可对患者的身体、医疗和财务状况产生消极影响。社交尴尬、无法正常工作、生活方式改变、不能进行性生活等最终会使很多患者不得不

寻求医疗帮助。缺铁性贫血、异食癖（尤其喜欢吃冰和淀粉）以及易疲劳是月经延长紊乱的常见症状。呼吸短促、眩晕、心动过速也与严重贫血有关。有时需要输血。有些患者偶尔有间歇性或慢性水状阴道分泌物和性交后出血，伴有月经不规律。

子宫异常出血机制尚不清楚。但有关黏膜下子宫肌瘤继发子宫异常出血的病因学理论已有很多（框 19-2 和图 19-4 和 19-5）[3, 4]。

适于施行宫腔镜切除术的子宫黏膜下肌瘤

治疗子宫肌瘤异常出血最保守的手术治疗方法就是宫腔镜切除术。如果对患者进行了适当选择且外科医师有熟练的宫腔镜操作技能，则手术成功率很高

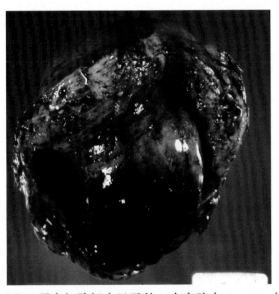

图 19-3　子宫切除标本显示的一个宫腔内 6 ~ 7cm 的带蒂肌瘤，患者表现为重度贫血、白带过多和痉挛痛。此病例不可行宫腔镜切除手术。

框 19-1
宫腔镜子宫肌瘤切除术的禁忌证
无术前评估 缺乏施行先进外科手术的技能 对灌流液管理系统缺乏了解 有急性盆腔炎症性疾病或疱疹感染前驱症状 单纯肌壁间子宫肌瘤 宫腔膨胀不良 术中视野不良

框 19-2
为什么黏膜下子宫肌瘤会出血
肌瘤表面溃疡 肌壁间肌瘤或黏膜下层肌瘤导致子宫腔表面积增加 局部静脉引流异常（静脉丛堵塞与扩张）导致静脉扩张 子宫血管分布增加 各种前列腺素衍生物 血小板功能障碍 子宫正常收缩受到抑制，排泄物减少 子宫内膜止血功能受损 子宫血管系统镜下或肉眼可见异常（扩张小静脉增多） 局部血管增长因子和调节血管功能的分子介质 肌瘤周围小动脉、静脉和细胞外基质缺陷

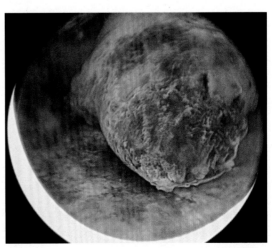

图 19-4　子宫黏膜下肌瘤尖部淤血的宫腔镜图像。

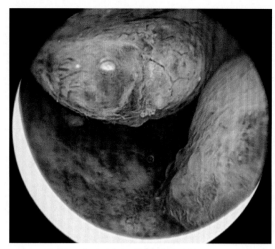

图 19-5　子宫肌瘤多样表现的宫腔镜图像。

（＞90%）。宫腔镜子宫肌瘤切除术的并发症发生率很低，在1%~5%。如果肌瘤尺寸较大（＞3cm），医师应告诉患者，手术可能需要分两阶段进行。随着子宫肌瘤直径的增加，切除组织的体积呈指数增加。较大的子宫肌瘤需要更多的手术时间和更多的膨宫介质，灌流液吸收过多的风险也就越大。因此，施行手术前，外科医师必须尽可能准确地估计需要切除的组织数量。

按计划分两阶段进行的手术并不意味着手术失败或灾难，但当灌流液达到最大值时，避免灌流液过多是至关重要的。当应用宫腔镜手术治疗＞3cm的子宫肌瘤时，手术时间就会增加。手术时间延长不仅源于子宫肌瘤的大小，更重要的是源于子宫肌瘤碎片的处理——需要移出宫腔镜以便清理这些碎片——这些因素会导致成像效果下降，液体吸收增加，从而影响手术的顺利完成，延长手术时间。

妇科医师施行宫腔镜切除手术时如何持续获得较高的成功率呢？首先，明确与子宫肌瘤复发有关的因素，包括子宫容积较大（＞10~12妊娠周）、有两个以上的黏膜下子宫肌瘤以及子宫肌层浸润深度。其次，促进术中操作技巧与策略，最大限度地确保肌瘤彻底切除。

子宫肌瘤宫腔镜分类

Wamsteker 等[5] 根据子宫肌层入侵水平最早提出了子宫肌瘤分类概念。这一分类是在一次共识会议上确定的，被称为欧洲宫腔镜医师协会（European

Society of Hysteroscopists，ESH）分类法。宫腔镜肌瘤位置定义如下（见图 19-2）：

- 0 型：无肌层扩展的、有蒂黏膜下肌瘤
- Ⅰ型：肌层扩展＜50% 的、无蒂黏膜下肌瘤
- Ⅱ型：肌层扩展＞50% 的、无蒂黏膜下肌瘤

这种分类方法有助于比较有关宫腔镜手术治疗结果研究之间的异同，但也有其局限性。最重要的决定因素是对观察视角进行的主观计算结果，后者决定着子宫内膜肌层扩展的程度。观察倾角由操作宫腔镜的医师决定。这个倾角受宫内膨宫介质的影响。子宫是一个可以扩张的器官。当使用液体或二氧化碳时，宫内压力随之增加，子宫内膜的细微损伤有可能变得扁平而消失。同样，增加宫腔内压力可能会将肌瘤压入子宫肌层。这样可能会出现一个阴性宫腔镜影像，或影响肌瘤的真实分类。这种情况被称作消失行为，它提醒我们，子宫腔需要进行最佳的膨胀。手术结束时，必须降低宫腔压力并重新检查宫腔，确定视角，以确保不错过腔内微小病变。

既然肌瘤肌层扩展深度的确定极为重要，那么用什么工具最好呢？图 19-6 列举了不同肌瘤肌层扩展深度实例。肌瘤肌层扩展深度必须术前确定，以制定正确的手术决策。如果确定为有蒂肌瘤，宫腔镜切除术的效果非常好（图 19-7）。然而，如果确定的只是肌瘤的冰山一角或只是表面圆形突出，则宫腔镜很难确定它在子宫肌层的浸润深度（图 19-8）。在这种情况下，应该考虑进行盐水灌注超声检查（SIS 或称SHG），这是宫腔镜技术的一个辅助手段，可以更加客观地确定子宫肌层浸润深度[6]。应用 SIS 可以充分确定浆膜边缘与肌瘤之间的距离（图 19-9 和 19-10）。磁共振成像（MRI）可以更加精确地确定子宫肌层穿透程度，但与 SIS 相比费用较高（图 19-11）。

术前考虑

与开腹子宫肌瘤切除术和腹腔镜子宫肌瘤切除术相比，宫腔镜子宫肌瘤切除术的复杂程度降低，但手术成功率更高[7]。尽管如此，术前必须充分告知患者，征得她们的同意。患者必须清楚发生并发症的低风险，包括液体超负荷、分两阶段的手术、出血和子宫穿孔。尽管发生并发症和转行创伤更大的手术的绝对

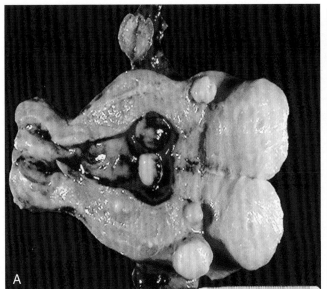

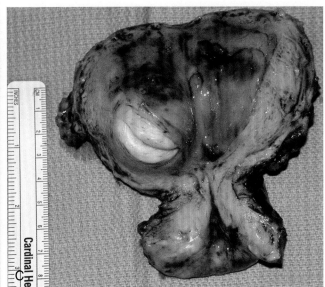

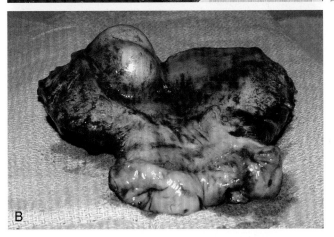

图 19-6　A，子宫切除标本显示的两个可行宫腔镜切除术的宫腔内肌瘤。B，子宫切除标本显示的一个 I 型肌瘤，肌层累及 < 50%。C，子宫切除标本显示的一个 II 型肌瘤，肌层累及 > 50%。

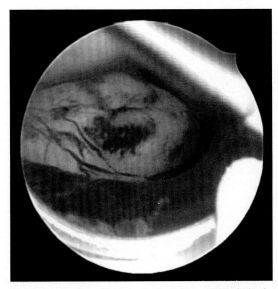

图 19-7　一个填充了子宫内膜腔的 0 型肌瘤的宫腔镜图像。

危险低，但必须征得患者对进行腹腔镜检查、剖腹手术和子宫切除术的知情同意并备案。

　　大多数宫腔镜手术是用 7 ~ 10F 器械进行。最常见的并发症是子宫穿孔或宫颈损伤。应用 Pratt 或 Hegar 扩张器施行宫颈扩张。通常，宫腔镜手术最难操作的环节之一便是宫颈扩张。虽然穿孔的发生率低，根据对 24 000 例宫腔镜手术案例的分析，穿孔率为 0.8% ~ 1.2%[8, 9]。但如果发生了穿孔，则预定的手术无法完成，必须重新安排手术时间。

　　强烈建议术前放置 Laminaria 杆、口服或阴道置入米索前列醇。这两种方法都可使宫颈有效扩张，降低宫颈撕裂风险，降低宫颈扩张用力不当的风险，从而降低子宫穿孔风险。现在宫颈扩张操作已经相当简便了。

　　在绝经前和绝经期妇女，与安慰剂对照组相比，术前 8 ~ 12 小时口服或阴道置入米索前列醇（200 ~

宫腔镜技术：宫腔病变的门诊诊断和治疗

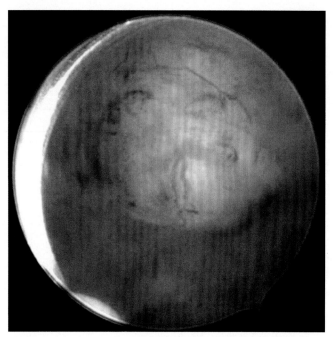

图 19-8　一个与宫腔毗连的 I 型肌瘤的宫腔镜图像。

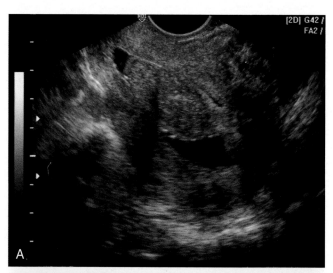

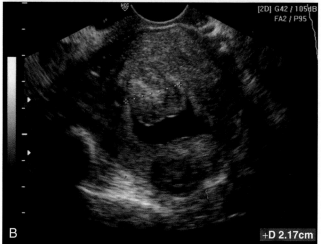

图 19-9　盐水灌注超声。 I 型肌瘤的矢状面图像（A）和冠状面图像（B）。肌瘤全部在宫腔内。

400mcg），可以软化并扩张宫颈，降低宫颈扩张所需力度，减少宫颈并发症，减少手术时间 [10, 11]。虽然米索前列醇能够引发一些讨厌的不良反应，如下腹疼痛、腹泻和轻微阴道出血，但这些不良反应一般不会阻止其使用。使用米索前列醇可能引发子宫痉挛。然而，米索前列醇使用后可以促使一些子宫腔内肌瘤进入宫颈或阴道，有利于手术进行。

　　服用米索前列醇对所有接受宫腔镜手术的患者都有好处，但应考虑服用米索前列醇可能使某些患者处于宫颈狭窄和子宫穿孔的最高风险之中：绝经期或未生育妇女，正在接受 GnRH 治疗的妇女，接受过锥切活检、LEEP 治疗或剖宫产的妇女。这些妇女应在术前 2 天以及术前 8 ～ 12 小时口服 200 ～ 400mcg 米索前列醇，可以明显改善宫颈扩张效果。

　　同样，术前 12 ～ 24 小时插入 Laminaria 杆也可以促进宫颈扩张，但需额外进行门诊检查，并且不能用于对贝类过敏的患者。对于宫颈口极小的妇女，不能使用 Laminaria 杆。移出 Laminaria 杆时，应检查其长度，确保没有碎片遗落。

　　一项比较米索前列醇和 Laminaria 杆的随机性研究表明，在宫腔镜手术前使用，两者同样有效 [12]。然而，米索前列醇的优势在于，患者可以在家中相对隐私的环境中口服或阴道给药，免去再次前往门诊的麻烦。

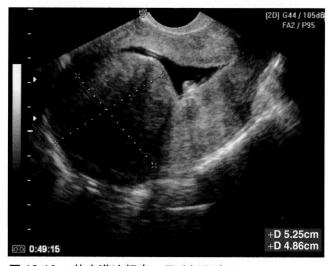

图 19-10　盐水灌注超声。Ⅲ壁间肌瘤。

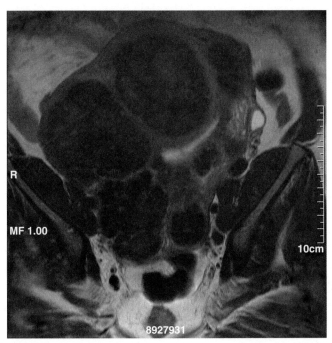

图 19-11　累及宫腔的透壁肌瘤的磁共振图像。此肌瘤不可行宫腔镜切除手术。

电外科手术原则

目前，已有四种妇科医师可以使用的宫腔镜系统。最早的一种是使用单极技术。几年后，才出现了双极系统。最新的宫腔镜手术系统是应用组织粉碎器取出宫腔病变组织的[13]。

应用单极系统施行宫腔镜切除操作时需要使用1.5% 的甘氨酸、3% 的山梨醇或 5% 的甘露醇溶液。双极技术使用等张和等渗的生理盐水或乳酸林格液作为膨宫介质。两种系统都可以很好地施行宫腔镜手术；但每种系统都有其自身固有的风险因素，必须引起注意。

了解电外科的简要原则可以最大限度地降低患者接受手术的风险。为清除组织，能量必须能够转移和传输。单极电力系统的基本原则是：电能在传输路径上遇到的阻力或阻抗最小。高频交流电可用于组织切割和凝结。电流可穿过组织并在其中扩散。热损伤作用可使细胞破坏。

电路需要两个电极。对于单极电能，与组织直接接触的作用电极可为环形、球形、针状或平片状（图19-12 和 19-13）。返回电极通常被称为患者返回电极，尺寸较大。事实上，电流从作用电极发出，穿过患者身体，然后回到返回电极。作用电极的电流密度高，返回电极的电流密度低。高压（＜9000V）可使深部

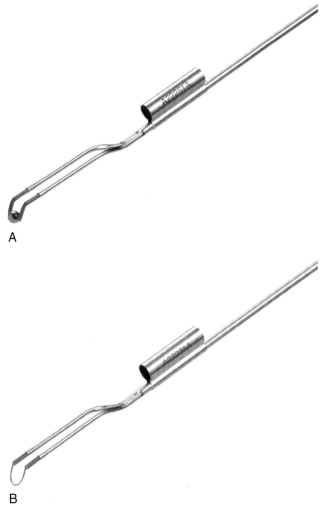

图 19-12　Olympus 单极电极。A，单极滚球电极。B，单极环形电极。

组织坏死，产生较深的热损伤范围。单极设备使用的灌流液（甘氨酸、山梨醇或甘露醇）为非电解质，可能会引发水中毒和低钠血症。未发现的低钠血症可引发严重后果，如脑水肿、癫痫、昏迷，甚至死亡。

同轴双电极设备（Versapoint，Gynecare 公司，萨默维尔市，新泽西州）于 1997 年上市，它以盐水作为膨宫介质，目的就是为了预防低钠血症和使用低渗溶液超负荷导致的并发症。该设备包含一个高频电外科发电机和众多同轴双电极，可以对组织进行切割、干燥和蒸发操作。三个电极头通过一个 5F、36cm 长的运转通道固定，包括用于切割的旋转头，一个用于电凝的球形电极（见图 19-13）。

目前还有一种 2.5mm 直径的环形电极，可与一个 27F 的连续冲洗电切镜配合使用。电切环内的两个电极可以实现精确的组织切割。当在汽化模式下使用

宫腔镜技术：宫腔病变的门诊诊断和治疗

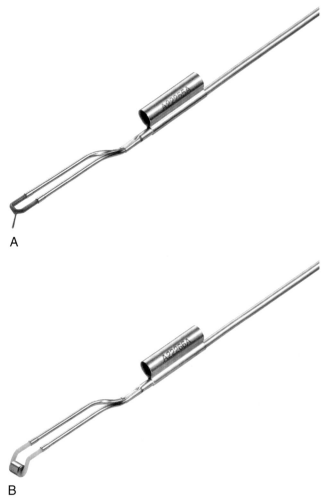

图 19-13 Olympus **单极电极**。A，针状电极。B，滚筒电极。

时，发电机可产生汽化泡，与组织接触后，便会马上蒸发细胞的水分，使组织有效脱水。当电切环与组织接触时，可见橘红色光晕，并可清晰描绘出被切割的组织轮廓。如果需要干燥的组织数量较大，可考虑采用 4mm 的汽化电极，以快速汽化组织水分。应用电切环操作可提供病理学组织样本。

双极电切系统不需要弥散返回电极，不会产生杂散电流，因此可使电流灼伤的风险降到最低。双极系统只能在盐溶液环境下工作。虽然从理论上说盐溶液较为安全，但并非毫无风险。宫腔镜手术期间生理盐水的最大吸收量为 2500ml。对于有肾衰竭、心脏病史和充血性心力衰竭的患者，应使用较低阈值。同样，如果出现溶液过载现象，应考虑使用呋塞米利尿药物（Lasix）。据报道，曾有一位患者因使用盐水死亡，所以在监护患者时溶液使用仍是一个十分重要的问题[14]。

宫腔镜电切技术

为了顺利进行手术，患者姿势必须摆正，将双腿放进 Allen 镫或 Candy-Cane 镫内。通常，如果手术时间超过 30 ~ 60 分钟，建议使用压力长袜（图 19-14）。宫腔镜必须正确安装，以顺利完成手术（图 19-15 和 19-16）。切除子宫肌瘤的方法有几种，包括宫腔镜剪刀、激光和切割电极。大多数情况下，由于功能多样和便于使用，环形电极只用于宫腔镜切除术。环形电极可用作切碎组织的装置，可剔除宽阔部分的肌瘤或在其底部切割蒂部。

宫腔镜应在清晰影像下推进，而且力量应该适度。在整个手术过程中清晰的影像都很重要。手术开始后，宫颈口区、子宫下部和输卵管开口都应该

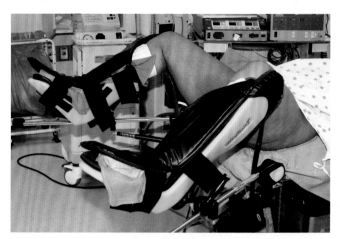

图 19-14 将双腿正确放置在 Allen 镫上。患者穿着充气压力袜。

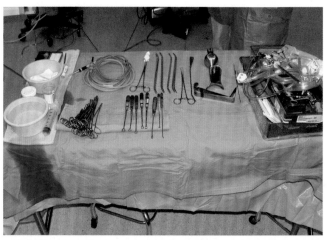

图 19-15 器械台包含扩宫必需器械、重力窥器、无菌液体以及扩张宫颈和置入手术宫腔镜通常需要的器械。

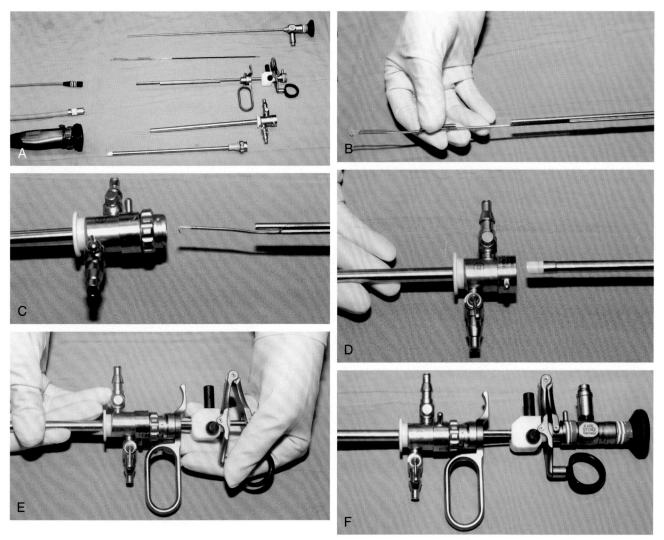

图 19-16 Karl Storz 手术宫腔镜的安装顺序。 A，安装前宫腔镜各部分。B，插入环形电极。C，将电切环置入手术鞘。D，与内鞘连接。E，宫腔镜部件的最后组装。F，安装后的宫腔镜。永远需要确认流入通道和流出通道与所用灌流液是否正确连接。如有连接错误，则无法膨胀宫腔。

清晰可见。这样，才能以三维影像方式呈现子宫肌瘤的位置。

一旦发现黏膜下肌瘤或宫内局灶病变，就将环形电极放在肌瘤最靠近头端部分的上部，然后在清晰影像辅助下向医师方向推进（图 19-17）。一旦将环形电极放在肌瘤后面，整个宫腔镜便可向医师方向移动。此外，可以使环形电极本身通过手柄上的弹簧结构做往返运动。这些运动方式可联合应用。单极电流使用的电源功率多采用 60～80 瓦切割电流，组织切割效果很好。纤维瘤或钙化瘤较难切除，切割电流功率需要在 80～100 瓦之间才能顺利切除平滑肌瘤。环形电极可轻松切割组织。调整电源功率设置，避免组织粘贴在电切环上。双极技术使用默认设置，便可获得良

好的切割和止血效果。

当将环形电极向医师方向移动时，可形成小型新月形肌瘤薄片或碎块。将宫腔镜前端放置在肌瘤近处可以获得清晰的、没有阻碍的影像，并最大限度地降低散落组织片段对术野的阻碍（图 19-18）。如果肌瘤碎片未影响影像效果，可以暂时不管；之后用息肉夹钳、吸刮装置、科森钳或环形电极本身将它们清除（图 19-19）。此外，宫腔镜内层护套可拆卸，可使肌瘤碎片从较大的通道通过。如果术野受到限制，应避免手术操作。虽然这个过程较为繁琐和费时，但最好不断清除肌瘤碎片，以免由于影像不清导致并发症。

切割平滑肌瘤时，中部肌瘤切除后，肌瘤边缘会回缩（图 19-20）。切削平滑肌瘤直至其与子宫内膜持

宫腔镜技术：宫腔病变的门诊诊断和治疗

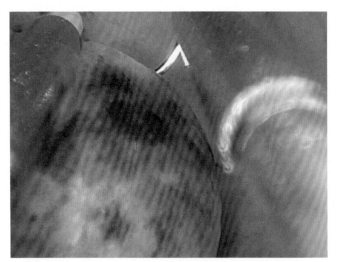

图 19-17 Gynecare 双极手术宫腔镜电切环的正确放置。应将肌瘤自肌瘤后方向前方切割。

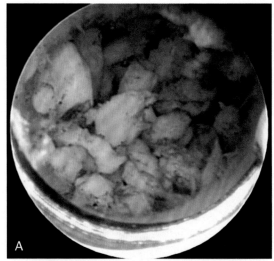

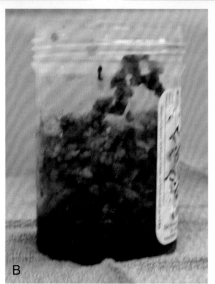

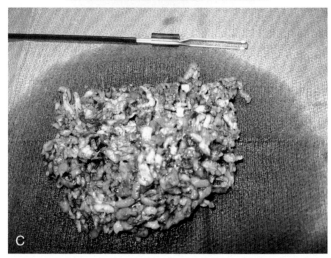

图 19-18 A-C，宫腔镜仔细切割组织后自由漂浮的肌瘤碎片。切除重量总计为 79g。

平（图 19-21）。平滑肌瘤的螺旋状纤维明显不同于子宫壁内柔软的束状子宫肌层。通过确定子宫肌层的位置，努力将肌瘤从假包膜上完全清除。如果将环状电极颇为策略地放置在肌瘤后面，则可以从包膜起完整地全面清除（图 19-22）。应用惰性电极和子宫腔的收缩以机械方式切除肌瘤，可以使肌瘤落入腔内进行切割，而不是在子宫肌层内进行切割[15]。

一旦抵达包膜，子宫肌层血窦便可被识别出来。子宫肌层被切开之后，可发现出血量增多。如有必要，对较小的出血点可进行电凝处理。当肌层血窦破裂后，肌瘤的血管内的吸收作用增强。对于子宫肌层内更深处的肌瘤来说，操作应迅速果断，并频繁监视血管内溶液吸收情况。

环形电极切割技术最常用于宫腔镜子宫肌瘤切除术。然而，如果肌瘤尺寸较大（＞3cm），也可以考虑额外的方法。这些肌瘤最初可用整体汽化电极（Vaportrode）或双极汽化电极切割，或将其切割为多个部分，然后用撕拉方式取出。

汽化电极为槽形或尖刺形外观，拥有一定数量的、起狭窄电极功能的边缘，每一个都可以对邻近的组织施行汽化操作。大量组织被快速干燥或汽化，可减少组织碎片的累及。为达到这样的结果，所用功率要增加几倍。如应用威力高频电刀（Valleylab Force FX），需要将功率设定在 120～220 瓦之间。这种技术应避免在宫角或子宫峡部应用，以降低发生穿孔、肠道烧灼和损伤的风险。设定功率较高时，应使用两个负极板，将患者接地，降低皮肤灼伤的风险[16]。

有些外科医师喜欢将大块圆形肌瘤分割成四部分

进行的切除方式。可以使用一个 90 度的环形电极，并改变它的形状使其保持直线状态。然后，用电极将肌瘤分成 4 ~ 6 块，以便用抓钳将它们取出。这种盲视技术必须小心操作，以将子宫穿孔的风险降到最低。

在安全盐水环境中可应用双极能量，双极技术可以帮助外科医师诊断和治疗各种良性宫腔病变，包括肌瘤和息肉。已有几种改进的电极设计，包括球形、螺旋状和弹簧状构造，通过 5F 器械通道输送双极能量进行汽化、切割和干燥组织。应用双极技术时的手术方案与应用单极技术时的相似。

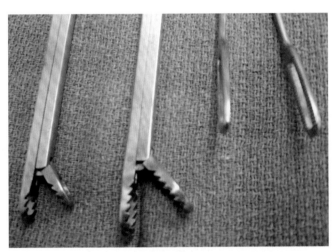

图 19-19 肌瘤碎片可用息肉钳或 Corson 钳钳夹取出。

新兴技术

宫腔镜

宫腔镜子宫肌瘤切除术最难处理的问题之一是产生的无数新月形碎片。最终，这些碎片会漂浮在子宫内膜中妨碍术野。传统上，这些碎片是通过息肉钳、科森（Corson）钳、吸引器或环形电极清除的。由于需要频繁取出和插入器械，手术时间和发生穿孔、宫颈撕裂和感染的风险会增加。

从理论上讲，有两种设备可以增强宫腔镜手术操作的视觉效果。一种是宫腔镜粉碎器系统（Smith&Nephew 公司，安杜佛市，马萨诸塞州）。其以普通生理盐水为膨宫介质，不用任何电能[17]。这个系统包含一个粉碎器、液体监控系统和宫腔镜（图 19-23）。这个系统与关节内镜手术刀片类似。其部件包括一个 9mm 的宫腔镜和一个 35cm 长的要插入宫腔镜工作通道的粉碎器。有一个由脚踏板控制的强力马达为其旋转提供动力，以机械方式抽吸并切割吸入内管的组织（图 19-24）。这个系统不产生电能。它的速度比传统切割设备快，可以有效地粉碎肌瘤和息肉并将它们清理出去，不会产生肌瘤碎片，所以宫腔镜视觉效果极佳。

另一种是 Chip E-Vac 手术宫腔镜（Richard Wolf 公司，韦尔农希尔斯市，伊利诺伊州）。其应用单极能源，以 1.5% 的甘氨酸或山梨醇为膨宫介质。近期即将上市的改进型将使其成为一个双极系统，以盐水

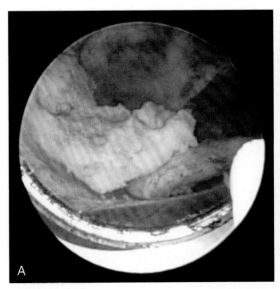

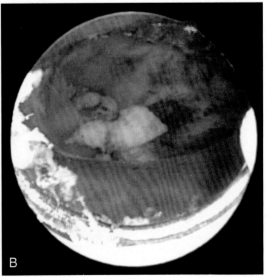

图 19-20 A，自宫腔切割的肌瘤。B，宫腔内漂浮的小片肌瘤。

宫腔镜技术：宫腔病变的门诊诊断和治疗

溶液作为膨胀介质（图 19-25）。Chip-E-Vac 系统与传统宫腔镜切除设备类似，但组织碎片是通过真空作用或抽吸方式进入宫腔镜通道，在大多数时间可将它们从视野中清除。利用 Chip E-Vac 系统，可以进行组织切割和干燥，这与 Smith & Nephew 不同。未来改进型将使用双极烧灼功能，以盐水为膨宫介质。

这两种宫腔镜手术技术的改进使宫腔镜手术更加方便，尤其对新手很有帮助。即使对经验丰富的宫腔镜操作者来说，这些新的系统也是不错的选择，面临难度大的病例时可以考虑使用。

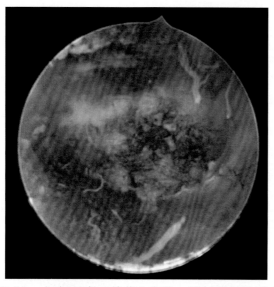

图 19-21　切割肌瘤至其落入宫腔。可行周期性子宫减压以利于全部切除。

溶液膨宫及其监控

子宫腔是一个潜在的空间，膨宫泵（建议选用）或重力膨宫系统可以使子宫腔膨胀并改善视野。膨宫泵系统可以将宫腔压力调节到 30 ～ 120mmHg。应用膨宫泵产生的较高的宫腔压力可以创造一个人为的或阴性宫腔镜视像，即病变组织被压入子宫内膜或子宫肌层，妨碍微小病变的发现。宫内压力应不时予以降低，以有助于子宫肌瘤的清除。有些膨宫系统具有脉动机制，可从肌瘤底部对肌瘤进行揉擦。此外，通过改变宫内压力或不时取出宫腔镜，也可以手动实现降压效果。通过降低宫腔压力，肌瘤突出到子宫内膜腔，有助于以碎片方式完全清除。

虽然没有诊断性宫腔镜检查膨宫液超负荷并发症的报告，其发生率为 0.2% ～ 11%[8]。膨宫液吸收风险增加的因素包括：手术时间、宫颈撕裂、肌层切割深度、宫内压力增加和组织血管分布情况。

配有可预置声音警报的膨宫液监控系统对确保患者安全十分重要[18]。如果没有自动膨宫泵，则每使用1000ml 溶液就要计算一次输入与输出情况，或每隔 5 ～ 10 分钟计算一次液体进出情况。自动膨宫系统是更好的治疗方法（图 19-26）。仔细覆盖患者也有助于精确测量溶液进出情况（图 19-27）。如果液体洒落在地板上，则几乎不可能得到准确的结果。

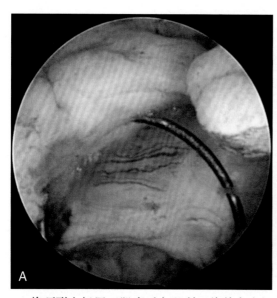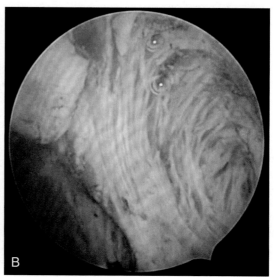

图 19-22　A，将环形电极置于肌瘤后方以利于将其完全切除。B，平滑肌束可与漩涡状子宫肌瘤明确区分。

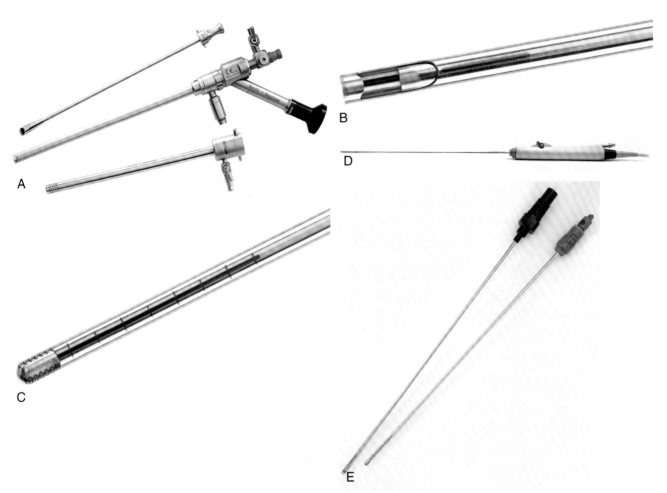

图 19-23 Smith & Nephew 宫腔镜粉碎器各组件。 该器械用生理盐水为膨宫液。A，该系统各组件。B，息肉粉碎器前端。C，肌瘤粉碎器前端。D，手件。E，内鞘。

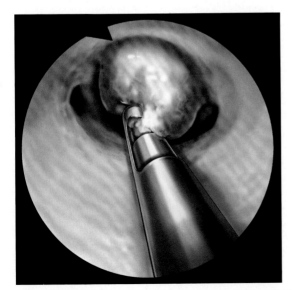

图 19-24 用 Smith & Nephew 宫腔镜粉碎器施行宫腔镜子宫肌瘤切除术示意图。

辅助疗法

卡前列素

　　尽管术前进行充分评估，有些肌瘤在技术上仍很难清除，或肌瘤周围的假包膜难以识别。深埋子宫壁内的肌瘤对手术提出了更大挑战。卡前列素（欣母沛，Hemabate，Upjohn 公司，卡拉马祖市，密歇根州）是前列腺素 $F_{2\alpha}$ 的甲基类似物。一项研究指出，卡前列素有助于肌瘤切除。FDA 已批准将其用于张力缺乏导致的难治性产后出血。

　　Indman 最近描述了将卡前列素在 10 名妇女中进行药品核准标示外使用以利宫腔镜子宫肌瘤切除术的情况[19]。结果表明，卡前列素可促使子宫肌层收缩，使不可切割的肌肉组织突入子宫内膜腔，有利于宫腔镜切除手术的顺利完成。不良反应包括短时发热、恶心、腹泻和呕吐。此外，由于子宫强烈收缩，视野受

宫腔镜技术：宫腔病变的门诊诊断和治疗

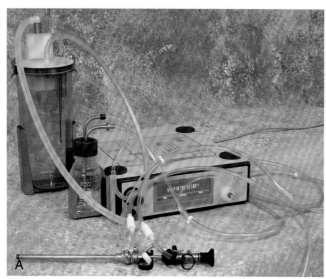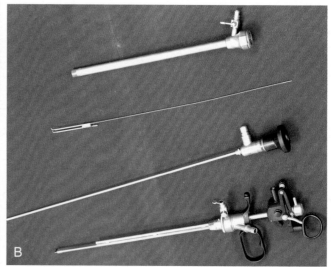

图 19-25　Richard Wolf 公司的 Chip-E-Vac 系统各组件。A，Chip E-Vac 系统图；B，手术系统各独立部件。这一系统使用电能施行宫腔镜切除术，每次切割后取出切割碎片，可使宫腔内的漂浮碎片减少。

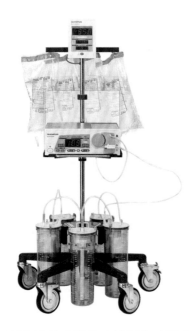

图 19-26　宫腔镜手术操作建议用自动膨宫泵。后者可提供即时图像和声音反馈，正确应用可使液体超负荷减少到最少。

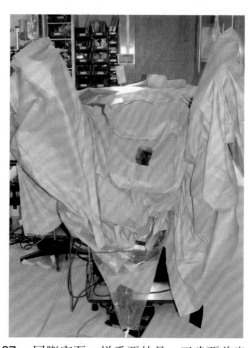

图 19-27　同膨宫泵一样重要的是：正确覆盖患者，收集所有灌流液。如果液体流至地面则不能计量，也就不能精确评估膨宫液的入量和出量。

到影响，有时需要增高宫腔压力以便操作电切镜。如果使用卡前列素，应当心避免粪便进入手术区发生污染。将来还需要进一步研究以确定宫腔镜子宫肌瘤切除手术使用卡前列素的利弊。

术中超声

　　Coccia 等[20] 描述了宫腔镜子宫肌瘤切除术和子宫中隔切除术中超声引导的积极作用。一项对 81 名患者的治疗结果进行的前瞻性评估包含一位经验丰富的超声医师，后者指出了这种治疗的局限性。与应用腹腔镜监控的相似治疗的历史对照进行了比较。患者满意的手术结果包括月经过多症状减轻、肌瘤完全切除（包括肌内肌瘤的完全切除）和子宫中隔成形术。

　　超声引导使宫腔镜治疗超过传统范围成为可能，应用超声引导治疗的患者不需要再次干预。在对照组，4 例需要行二次手术。研究者发现，应用超声引导可以获得更大范围的切除效果（自子宫外表面起 10 ~ 15mm）。将来还需要进一步的研究，以确定宫腔镜切除手术过程中超声引导的积极作用。

宫颈旁阻断和稀释的加压素

常规情况下，注射 0.25% 布比卡因施行宫颈旁阻断（在 12 点、3 点、6 点和 9 点位置分别注射 10ml），以管理术后痛经。将 5ml 稀释加压素溶液（20ml 加压素和 100ml 生理盐水混合）按等分分别在 12 点、3 点、6 点和 9 点位置注射于宫颈间质中，以确保宫腔镜肌瘤切除手术顺利施行。

通过血管收缩、减少出血和增强宫腔收缩作用，加压素具有降低宫腔甘氨酸（或其他溶液）吸收的益处。间质内注射还可软化宫颈[21]。根据需要，每隔 45 ~ 60 分钟还可重复注射稀释加压素溶液。注射稀释加压素溶液时，应密切观察血压、心率和心电图。这种加压素使用方法是药品核准标示外的，在签署手术同意书时，应明确告知患者。

结果

因为在绝经期年龄、肌瘤类型、随访时间、出血结局、再次手术数据、妊娠率和并发症的描述方面缺乏一致性，宫腔镜子宫肌瘤切除术之间的比较分析十分混乱。正如 Myers 等所指出的[22]："根据一项对子宫肌瘤的内科和手术治疗的系统性回顾，现有证据质量不佳，以致患者、临床医师和政策制定者没有做出循证决策的数据。"与这一背景相反，众多病例研究得出了以下结论。

Emanuel 等发现[23]，几乎所有欧洲宫腔镜医师协会（ESH）0 型肌瘤都可以通过一次手术完全清除。当子宫肌瘤，即使是 0 型肌瘤，重量 > 15g 时，完全清除需要行多次手术。肌层侵入程度确实可以影响完全切除肌瘤所需的手术次数；对于 ESH 0 型、Ⅰ 型和 Ⅱ 型黏膜下肌瘤，完全清除每位患者需要的手术次数分别为 1.04、1.42 和 1.72。

Emmanuel 等还发现[23]，子宫大小正常和有一个或没有黏膜下肌瘤的妇女术后 5 年可避免再次手术的比例为 90%。这个信息很有价值，在签署术前同意书时使患者了解再次手术的可能性很有帮助。对于接

受宫腔镜子宫肌瘤切除术的后围绝经期妇女来说，避免子宫切除术和再次手术特别有吸引力。因此，如果一位妇女子宫增大且主要症状为月经失常（无严重症状、压迫或美体问题），则可以放心建议她接受宫腔镜子宫肌瘤切除术。可以告诉这种患者，她的出血问题仅通过宫腔镜手术便有可能平息。后围绝经期妇女进入绝经期后，残余壁间肌瘤和黏膜下肌瘤很有可能萎缩，因而她们应该避免再次手术。肌瘤不可能在绝经期生长。

此外，Emmanuel 等还发现[23]，子宫尺寸 > 12 孕周且有三个以上黏膜下肌瘤的妇女在接受宫腔镜子宫肌瘤切除术后，64% 的人 5 年内可避免再次手术。这些数据令人警醒，不过当结合患者的年龄和临近更年期时，与一位 35 岁的患者相比，在同等临床条件下，这些患者面临的风险更小。Wamsteker 等发现，在肌瘤切除不彻底的妇女中，2 年内有 50% 的患者需要再次进行手术。子宫肌层侵入深度超过 50% 的肌瘤更多需要施行两阶段手术[5]。

Polena 等对 235 名接受宫腔镜子宫肌瘤切除术的患者进行了长期效果评估[24]。结果表明，ESH 0 型和 Ⅰ 型肌瘤可以彻底切除。根据 Polena 的研究，5.1% 的人（n=12）切除不彻底并再次接受了手术，其中 10 人为 Ⅱ 型肌瘤。另外 2 例切除不完全的患者为 Ⅰ 型肌瘤，不过尺寸很大（切除组织重量分别为 20g 和 26g）。有多个腔内肌瘤的妇女并发症的发生率较高。

Polena 等还对术后 1 ~ 2 个月的妇女进行了宫腔镜检查[24]。接受一次性宫腔镜子宫肌瘤切除术的患者没有发现宫内粘连。平均随访时间为 40 个月（范围为 18 ~ 66 个月），98% 的患者避免了子宫切除术。

理想上，整个肌瘤的完全切除是施行宫腔镜手术的目标。然而，有时候灌流液超负荷、出血、麻醉并发症、技术问题和不良视野均可妨碍安全切除，使手术被迫终止。切除不彻底会发生什么后果呢？Van Dongen 等[25] 研究了这一问题。他们发现，切除不彻底并不一定非要再次进行手术。在他们研究期间，有 528 名患者进行了手术，其中 17.2% 没有彻底切除。由于溶液超负荷，Ⅱ 类平滑肌瘤发生切除不彻底的概率较高。对准备怀孕或接受体外受精手术的妇女（n=37）立即进行了再次治疗，她们不再作为研究对象，所以接受观察的患者为 41 人（占总数的 7.8%）。残余肌瘤有可能自然退化或排出。避免重新手术的百分比在 1 年后为 70%，2 年后为 54%，3 年后为 44%。术后 8 个月内，有 19 名患者（50%）肌瘤复发再次进

行了手术（观察期为 2 ~ 77 个月）。平滑肌瘤的大小也是切除不彻底的一个影响因素。肌瘤直径增大则不完全切除的风险增长，危害比为 1.76/cm。

对于一些妇女，尤其是不关心怀孕与否的问题者，可以采取观望策略。自然退化、进入更年期和残余肌瘤脱落都可以避免再次手术。如果计划重新进行宫腔镜手术，强烈建议进行 SIS 评估。SIS 可以客观测量肌瘤残余程度、大小和位置。这些信息结合外科医师的技术水平，可以确定是否有必要再次施行宫腔镜子宫肌瘤切除术或子宫切除手术。

Vercellini 等 [26] 评估了 101 名接受宫腔镜子宫肌瘤切除术治疗月经过多的妇女。平均随访时间为 41 个月，27 人肌瘤复发，20 人重新出现症状性月经过多。Derman 等 [27] 在 10 年随访期间，发现，16% 的妇女需要重新接受手术治疗。

宫腔镜子宫肌瘤切除术不仅可以明显缓解经期出血状况，很多患者还发现其对减轻经期痉挛性腹痛很有帮助。痛经大多与月经过多同时发生。一旦大量出血得到改善，痉挛性疼痛也会好转。接受宫腔镜子宫肌瘤切除手术后，白带问题也会改善。

子宫内膜息肉

发病率

子宫内膜息肉是宫腔内出现的组织良性生长。息肉包含不同数量的间质、腺体和被覆上皮组织的血管。它们可以在宫腔、输卵管管口或宫颈管的任何部位突出生长（图 19-28 和 19-29）。通常，它们没有什么症状，可能几十年都不会被发现。在无症状的妇女当中，它们通常是因盆腔不相关的问题进行超声检查时碰巧发现的 [28]。

然而，在接受子宫异常出血检查的妇女当中，息肉的发生率为 10% ~ 33%（或更高）[29]。在存在异常出血的绝经前期妇女当中，有症状的妇女比无症状的妇女更常出现（32.5% 对 10%）、宫腔内肌瘤（12% 对 1%）和肌壁内肌瘤（58% 对 13%）[30]。息肉切除的临床效果很好。因为可能同时存在不排卵、腺肌病或肌壁间肌瘤，尤其是在育龄妇女中，息肉切除可能不会缓解月经异常症状 [31, 32]。接受宫腔镜息肉切除手术后仍有出血的妇女应进行超声检查（如果术前未进行），以排除肌壁间肌瘤和子宫腺肌病的可能性。这

些患者可通过放置左炔诺孕酮宫内节育系统（IUS；曼月乐）缓解症状。有些医师将子宫内膜切除作为一种改善已生育的育龄妇女宫腔镜息肉切除术效果的辅助手段。

症状

子宫内膜息肉最常见的症状有异常出血、性交后出血、慢性阴道分泌物、痛经和不孕。通常，息肉导致的出血的主要特征为血块增多、月经间期或月经前期点滴出血月经过多。使用他莫昔芬的妇女子宫内膜息肉的发生率较高。此外，患有宫颈息肉的妇女中有 1/4 患有子宫内膜息肉。

恶性肿瘤

幸运的是，通过宫腔镜手术切除的息肉 99% 都是良性的 [33]。在有症的状息肉患者中，施行宫腔镜切除手术时，对子宫内膜息肉进行组织学评估是至关重要的。子宫内膜息肉很少发生子宫内膜癌变和增生。事实上，只有 1% 的子宫内膜息肉伴有恶性癌变。子宫内膜息肉可与其他病变共存，包括子宫内膜增生和黏膜下肌瘤。大约有 15% ~ 20% 的宫腔平滑肌瘤与息肉共存。

尽管癌症很少出现在子宫内膜息肉当中，但对因异常出血施行的息肉切除必须同时治疗月经失调，并可靠地排除癌前病变和癌变病变。发现完全无症状性息肉时，没有多大必要进行手术干预。很多时候，常规经阴道超声检查怀疑存在息肉时，需要在 3 ~ 4 个月后重复超声检查，以确定息肉（子宫内膜回声）是否增长。通常，只需保守治疗。

宫腔镜息肉切除术

宫腔镜息肉切除术施行原则与宫腔镜肌瘤切除术类似。随时进行影像观察，适当调整位置，取出所有组织碎片，以及密切注意溶液吸收量，这些都可以改善手术效果和安全性。子宫内膜息肉是在子宫内膜基底层生长起来的，不会侵入子宫肌层。宫腔镜息肉切除受子宫内膜腔空间限制。在切除息肉时无需进入子宫肌层。

通过降低宫腔压力收缩宫腔是探查息肉的重要方式。息肉通常小于肌瘤，息肉表面与子宫内膜表面

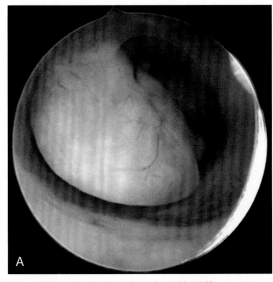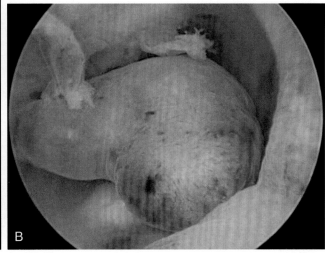

图 19-28　良性子宫内膜息肉的宫腔镜图像。

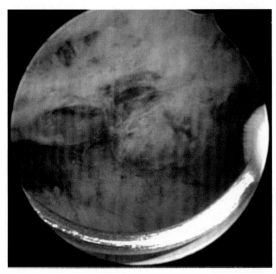

图 19-29　伴有内膜复杂增生的子宫内膜息肉的宫腔镜图像。

十分相似。因此，较高的宫腔压力可能会人为压平息肉，妨碍充分成像。认真检查宫颈管以避免遗漏病变。虽然息肉很少发生子宫内膜增生或癌变，但环形电极必须避免灼伤或烫伤相关组织。病理医师必须获得可以解读的样本。必须把所有小的切除碎片提交进行组织学评估。

息肉可以是无蒂的、宽蒂的或有细长蒂的。必须小心切除整个息肉，以缓解子宫内膜息肉导致的月经紊乱。

Gebauer 等 [34] 在 83 名有绝经后出血（n=40）或超声扫描发现子宫内膜增厚（n=37）或两者兼有（n=6）的绝经妇女中评估了宫腔镜在发现和切除子宫内膜息肉中的作用。最初，这位宫腔镜外科医师检查了内膜情况并独立记录检查结果。第二个手术团队施行了刮宫术并使用了 Randall 息肉钳。后来，第一组宫腔镜医师使用了宫腔镜检查设备，并且一旦发现腔内病变，即使用宫腔镜电切设备。在 81 名患者中，有 51 人发现了子宫内膜息肉。其中 22 例子宫内膜息肉是通过刮宫术发现的（敏感性为 43%）。在这些在患者中，在刮宫完成后立即使用 Randall 息肉钳时，又发现了 23 名患者有子宫内膜息肉。因此，在 51 名患者当中有 45 名患者（敏感性 88%）的子宫内膜息肉是通过刮宫术和 Randall 息肉钳发现的。

第二次使用宫腔镜发现，22 名患者有残存的细小息肉（息肉或蒂），8 名有完整息肉。仅通过刮宫，只有 4 名患者（8%）的息肉可以完全取出。使用 Randall 息肉钳可以使完全取出息肉的患者数量增加至 8 人（41%）。

当子宫内膜回声厚度 > 10mm 时，利用息肉钳或刮宫方式剔除息肉不够完整。在不使用宫腔镜设备时，子宫内膜回声厚度较薄则完整剔除息肉的水平较高。同时使用宫腔镜和环形电极切割设备时，完全切除息肉的比例最高。

Cravello 等报告了一项包含 65 名接受宫腔镜息肉切除术患者的病例研究。其中，只有 6.7% 的患者需要再次进行手术 [35]。Preutthipan 和 Herabutya（n=145）报告 [36]，使用宫腔镜息肉切除术的再次手术的成功率为 90%。

术后咨询

大多数宫腔镜手术都是不住院的日间手术。较小的息肉和肌瘤在门诊便可切除。使用宫颈旁阻断技术和非甾体抗炎药（NSAID），偶尔辅以轻度麻醉，接受宫腔镜手术后，大多数患者的疼痛感都非常小。通常，患者在 1～4 周内出现少量血性分泌物。可以服用 NSAID 消除轻微疼痛。如果疼痛和分泌物持续存在，必须检查患者是否有子宫内膜炎或子宫积血，因为持续和越来越严重的疼痛不是宫腔镜手术后的正常反应。大多数患者在术后 24～48 小时便可恢复工作或从事其他活动。分泌物消失后便可恢复性生活。如果切除不彻底，患者可能有较长时间的微量出血或阴道分泌物。

患者如果感到发热、无力、疼痛恶化或加大服用镇痛药，需要到门诊检查。不要试图通过打电话解决问题。评估患者是否存在肠道或膀胱等内脏损伤、子宫内膜炎、宫腔积脓或子宫积血。如果怀疑发生术后并发症，应考虑双合诊检查、阴道超声检查和全血细胞计数检查。如果怀疑肠道穿孔，应进行平板 X 线检查，评估腹部是否存在自由气体。有时，如果怀疑子宫积血、肠道或膀胱穿孔，应进行骨盆和腹部施行 CT 扫描。第 20 章将讨论宫腔镜并发症的处理。

小结

宫腔镜子宫肌瘤切除术和子宫内膜息肉切除术有很多优势。大多数情况下，其可以应用局部麻醉或镇静剂在一日完成。康复过程很短，症状缓解效果也很好。

宫腔镜肌瘤切除术和息肉切除术是治疗月经紊乱、改善妊娠结局、治疗绝经后出血的必要治疗手段。术前评估是降低并发症和提高手术成功率的关键。大多数情况下，这种侵害性极小的手术对患者非常有效，并且可以避免再次手术。

（彭雪冰 译 于 丹 校）

参考文献

1. Neuwirth RS, Amin HK: Excision of submucous fibroids with hysteroscopic control. Am J Obstet Gynecol 1976;126:95-99.

2. Wegienka G, Baird DD, Hertz-Picciotto I, et al: Self-reported heavy bleeding associated with uterine leiomyomata. Obstet Gynecol 2003;101(3):431-437.

3. Stewart EA, Nowak RA: Leiomyoma-related bleeding: A classic hypothesis updated for the molecular era. Hum Reprod Update 1996;2:295-306.

4. Hickey M, Fraser IS: Clinical implications of disturbances of uterine vascular morphology and function. Baillieres Best Pract Res Clin Obstet Gynaecol 2000;14:937-951.

5. Wamsteker K, Emanuel MH, Kruif JH: Transcervical hysteroscopic resection of submucous fibroid for abnormal uterine bleeding: Results regarding the degree of intramural extension. Obstet Gynecol 1993;82:736-740.

6. Dueholm M, Lundorf E, Olesen F: Imaging techniques for evaluation of the uterine cavity and endometrium in premenopausal patients before minimally invasive surgery. Obstet Gynecol Survey 2002;57(6):389-400.

7. Hart R, Molnar BG, Magos A: Long-term follow-up of hysteroscopic myomectomy assessed by survival analysis. BJOG 1999;106:700-705.

8. Jansen FW, Vredevoogd CB, van Ulzen K, et al: Complications of hysteroscopy: A prospective, multicenter study. Obstet Gynecol 2000;96:266-270.

9. Agostini A, Cravello L, Bretelle F: Risk of uterine perforation during hysteroscopic surgery. J Am Assoc Gynecol Laparosc 2002;9:264-267.

10. Preutthipan S, Herabutya Y: Vaginal misoprostol for cervical priming before operative hysteroscopy: A randomized controlled trial. Obstet Gynecol 2000;96:890-894.

11. Thomas JA, Leyland N, Durand N, Windrim RD: The use of oral misoprostol as a cervical ripening agent in operative hysteroscopy: A double-blind, placebo-controlled trial. Am J Obstet Gynecol 2002;186:876-879.

12. Darwish AM, Ahmad AM, Mohammad AM: Cervical priming prior to operative hysteroscopy: A randomized comparison of laminaria versus misoprostol. Hum Reprod 2004;19:2391-2394.

13. Vilos GA, Abu-Rafea B: New developments in ambulatory hysteroscopic surgery. Best Pract Res Clin Obstet Gynaecol 2005;19(5):727-742.

14. Vilos GA: Intrauterine surgery using a new coaxial bipolar electrode in normal saline solution (Versapoint): A pilot study. Fertil Steril 1999;72:740-743.

15. Falcone T, Gustilo-Ashby AM: Minimally invasive surgery for mass lesions. Clin Obstet Gynecol 2005;48(2):353-360.

16. Munro MG: Capacitive coupling: A comparison of measurements in four uterine resectoscopes. J Am Assoc Gynecol Laparosc 2004;11:379-387.

17. Emanuel M, Wamsteker K: The intrauterine morcellator: A new hysteroscopic technique to remove intrauterine polyps and myomas. J Minim Invasive Gynecol 2005;12:62-66.

18. Loffer FD, Bradley LD, Brill A, et al: Hysteroscopic fluid monitoring guidelines. J Am Assoc Gynecol Laparosc 2000;7:438-440.

19. Indman PD: Use of carbosprost to facilitate hysteroscopic resection of submucous myomas. J Am Assoc Gynecol Laparosc 2004;11(1):68-72.

20. Coccia ME, Becattini C, Bracco GL, et al: Intraoperative

ultrasound guidance for operative hysteroscopy. J Reprod Med 2000;45:413-418.

21. Phillips DR, Nathanson HG, Milim SJ, et al: The effect of dilute vasopressin solution on blood loss during operative hysteroscopy: A randomized controlled trial. Obstet Gynecol 1996;88:761-766.

22. Myers ER, Barber MD, Gustilo-Ashby T, et al: Management of uterine leiomyomata: What do we really know? Obstet Gynecol 2002;100:8-17.

23. Emanuel MH, Wamsteker K, Hart AA, et al: Long term results of hysteroscopic myomectomy for abnormal uterine bleeding. Obstet Gynecol 1999;93(5 Pt 1):743-748.

24. Polena V, Mergui JL, Perrot N, et al: Long-term results of hysteroscopic myomectomy in 235 patients. Eur J Obstet Gynecol 2007;130:232-237.

25. Van Dongen H, Emanuel M, Smees M, et al: Follow-up incomplete hysteroscopic removal of uterine fibroids. Acta Obstet Gynecol Scan 2006;85(12):1463-1467.

26. Vercellini P, Zaina B, Yaylayan L, et al: Hysteroscopic myomectomy: Long-term effects on menstrual pattern and fertility. Obstet Gynecol 1999;94:341-347.

27. Derman SG, Rehnstrom J, Neuwirth RS: The long-term effectiveness of hysteroscopic treatment of menorrhagia and leiomyomas. Obstet Gynecol 1991;77:591-594.

28. Ryan GL, Syrop CH, Voorhis BJ, et al: Role, epidemiology, and natural history of benign uterine mass lesions. Clin Obstet Gynecol 2005;48:312-324.

29. Anastasiadis PG, Koutlaki NG, Skaphida PG, et al: Endometrial polyps: Prevalence, detection, and malignant potential in women with abnormal uterine bleeding. Eur J Gynaecol Oncol. 2000;21:180-183.

30. Clevenger-Hoeft M, Syrop C, Stovall DW, van Voorhis BJ: Sonohysterography in premenopausal women with and without abnormal bleeding. Obstet Gynecol 1999;94:516-520.

31. Nagele F, Mane S, Chandrasekaran P, et al: How successful is hysteroscopic polypectomy? Gynaecol Endosc 1996;5:137-140.

32. Henriquez D, Van Dongen H, Wolterbeek R, et al: Polypectomy in premenopausal women with abnormal uterine bleeding: Effectiveness of hysteroscopic removal. J Minim Invasive Gynecol 2007;14:59-63.

33. Ben-Arie A, Goldchmit C, Laviv Y, et al: The malignant potential of endometrial polyps. Eur J Obstet Gynecol Reprod Biol 2004;115:206-210.

34. Gebauer G, Hafner A, Siebzehnrubl E, Lang N: Role of hysteroscopy in detection and extraction of endometrial polyps: Results of a prospective study. Am J Obstet Gynecol 2001;184:59-63.

35. Cravello L, D'Ercole C, Roge P, et al: Hysteroscopic treatment of endometrial polyps. Gynaecol Endosc 1995;4:201-205.

36. Preutthipan S, Herabutya Y: Hysteroscopic polypectomy in 240 premenopausal and postmenopausal women. Fert Steril 2005;83:705-709.

20 宫腔镜手术并发症

Jonathan Emery 和 Tommaso Falcone

近年来，随着技术的发展，普通妇科医师也开始施行先进的宫腔镜手术。更新的手术方式，如整体子宫内膜去除术，使越来越多的妇科医师选择应用宫腔镜手术来替代其他创伤较大的手术方式。然而，仍然有一些妇科医师会因为担心宫腔镜手术的并发症而不愿开展这一技术。的确，随着宫腔镜手术的开展，并发症发生的机会也在增加。因此，预防和认识这些并发症对妇科医师是至关重要的。本章总结了诊断性和手术性宫腔镜最常见的并发症及其适当处理，并对并发症的预防措施进行了讨论。

发生率

20 世纪 90 年代以来，宫腔镜已越来越多地用于评估和治疗功能失调性子宫出血、不孕和绝经后出血。尽管宫腔镜操作是微创操作，但仍存在风险。宫腔镜手术中和术后并发症发生率为 0.22% ~ 4.44%[1, 2]，这取决于手术方式。手术范围越大（如子宫内膜去除术、黏膜下肌瘤切除术或子宫中隔、宫腔粘连分离术），并发症发生率越高（表 20-1）。

宫腔镜手术并发症可分为术中并发症和术后并发症，术后并发症又分为术后早期并发症和术后晚期并发症。

术中并发症

术中并发症的类型包括体位损伤、直接损伤、机械损伤、出血、灌流介质相关并发症、空气栓塞以及电外科和激光能源引起的并发症。

患者体位

正确摆放体位可以预防大多数神经损伤。最常受累的神经为腓总神经和股神经。

腓总神经经过腓骨头周围走行，很容易受压，患者受伤后表现为足下垂、不能背屈。对此物理治疗通常有效。摆放体位时应注意下肢侧方不要受压，可预防腓总神经损伤。

股神经在腹股沟韧带下方跨越走行到下肢。如果患者的下肢过度屈曲或外展，股神经就可能受压。受压后表现为股四头肌肌无力、膝腱反射减弱或消失，也可出现大腿前内侧麻木。肌电图对判断损伤程度有一定帮助。多数患者需要进行物理治疗。

机械性损伤

宫腔镜手术以宫颈的机械扩张开始，其目的是提供宫腔镜进入宫腔的通道。宫颈扩张困难可导致宫颈裂伤、假道形成和子宫穿孔。具体的危险因素包括未产、既往因宫颈不典型增生曾行宫颈治疗（冷冻、锥切、激光或电刀切除术）、多次剖宫产以及绝经后或

表20-1　宫腔镜手术总体并发症					
研究	年份	国家	并发症率	数量	宫腔镜手术或诊断
Aydeniz[1]	1999	德国	0.22%	21 676	手术
Jansen[4]	1997	荷兰	0.28%	13 600	两者皆有
Propst[5]	2000	US	2.7%	925	手术
Hulka[3]	1995	US*	2.97%	14 707	手术
Overton[2]	1997	UK	4.44%	10 696	手术
Scottish[6]	1995	苏格兰	12%	978	手术

UK，英国；US，美国。
*From a survey conducted by the American Association of Gynecologic Laparoscopists.

雌激素缺乏状态。一位作者还提到，应用促性腺激素释放激素激动剂（GnRH-a）治疗的患者宫颈阻力增加。宫颈裂伤可引起宫腔镜术中出血、手术视野不清和灌流液吸收增加。假道形成可增加子宫穿孔的风险，如未及时发现，还可能引起膀胱、肠管和血管损伤。

如果在直视下将宫腔镜导入宫颈管，那么正确的影像取决于镜头的视角。0度镜导入时应显露宫颈管全景。30度镜导入时则应显露部分宫颈管，如果这时显露的是宫颈管全景，则说明镜体已进入错误方向，有可能穿透宫颈管。

子宫穿孔可发生在放置宫颈扩张棒或插入宫腔镜时。这种风险在绝经后妇女、既往有子宫手术史（剖宫产、子宫肌瘤切除术）、子宫过度前屈或后屈[8]、子宫内膜腺癌患者增高。子宫穿孔的总发生率为0.12%~1.4%[2, 3]。

宫腔镜手术通常需要将宫颈扩张到8~10号Hegar扩张棒[9]，这也增加子宫穿孔的风险。利用热源或电能源的宫腔镜手术也可会增加穿孔的风险，特别是当操作电极不在术者视野内进行操作时。穿孔的征象包括膨宫不良、灌流液吸收量增加或直接看到盆腔或腹腔脏器。

一旦发现或可疑子宫穿孔，应尽快处理。建议尽快完成宫腔镜诊断性操作，但宫腔镜手术应立即停止。单纯宫底部穿孔如出血少，可期待治疗，很少需要缝合。前壁、后壁或侧壁穿孔则需进行腹腔镜检查、剖腹探查术或膀胱镜检查进一步评估。另外，穿孔时若能源装置处于工作状态，也应进行腹腔和盆腔探查术，特别应注意探查大肠、小肠、输尿管和盆腔血管结构。

术前宫颈应用海藻棒或米索前列醇可减少宫颈和子宫的损伤。手术前一天宫颈管插入海藻棒，对贝类过敏或有明显宫颈管狭窄的妇女禁用。术前9~24小时内同时应用阴道用[10]和口服[11, 12]米索前列醇（200~400mcg），可不需要扩宫，或可减少扩宫时阻力；应用米索前列醇的不良反应很少，包括阴道点滴出血或出血、下腹部痉挛痛。

出血

术中和术后出血是宫腔镜手术的常见问题。调查显示，宫腔镜手术出血的发生率为2.2%~2.4%[2, 3]。最令人沮丧的是：当因术中出血被迫停止手术时手术尚未完成。出血的原因可能是宫颈裂伤，但更常发生

于宫腔镜子宫肌瘤切除术、子宫中隔切除术以及子宫内膜去除术[13]。

宫腔内膨宫压力通常能使较小的静脉出血减到最少，但较大的动脉血管，特别是当与黏膜下肌瘤相关时，可引起多量出血并引起视野模糊。Loffer[8]和Cooper[13]描述了应用40W凝固电流、通过环形电极或滚球电极电凝开放的血管基底来控制出血的方法。

宫腔镜手术或宫腔镜检查结束前，应降低宫腔压力，以检视整个宫腔，并检查出血。术后有少量出血和血性分泌物可以耐受，多量出血则需放置宫内Foley球囊压迫宫腔或给予垂体后叶素（20U溶于100ml生理盐水）在宫颈四个象限分别注射5ml。如果这些措施均失败了，可直肠放置米索前列醇或进行宫腔填塞止血。如果出血仍未能控制，可行子宫动脉栓塞术或子宫切除术[13]。

灌流介质并发症

低黏度溶液

在宫腔镜手术的并发症中，与灌流介质相关的并发症通常更严重，且有更高的死亡率。对于一个安全的宫腔镜手术来说，正确选择和使用灌流介质是至关重要的。灌流介质相关的并发症的发生率估计为0.2%~1.1%[4, 8]。这些并发症多数是由于灌流液吸收入血所致，主要见于子宫内膜去除术、肌层切割或子宫肌瘤切除术。

通常情况下，宫腔镜手术要横断子宫细血管，使手术野血管网受到破坏。由于手术时需维持一定宫腔压力，在进行分离、切割或组织消融时，灌流液可进入血管，最终导致其在体循环内蓄积。随着手术时间的延长，大量灌流液被吸收，液体入量和出量差值增加。如果不能察觉这种不平衡，可引起一系列症状，不同的灌流介质引起的症状不同。

一般来说，单极能源系统的灌流介质主要是低渗的、低黏度的，包括1.5%甘氨酸、2.7%山梨醇与0.54%甘露醇和5%甘露醇。双极电能源系统要求使用电解质溶液，如生理盐水或乳酸林格液，此外，由于这些溶液使用方便，容易获得，通常也用于宫腔镜诊断。由于右旋糖酐70黏度高，需要改进灌流系统，因而较少使用。

低渗的、非电解质溶液的大量吸收可引起严重的低钠血症，这种低钠血症可以是低渗性的（如1.5%甘氨酸或3.3%山梨醇），也可以是等渗性的（5%甘

露醇）[14]。低钠血症的症状主要表现为中枢神经系统症状，包括头痛、恶心、呕吐和易激动[13]，伴有肌肉痉挛、烦躁和嗜睡。宫腔镜手术过程中如果血清钠下降幅度较大或下降迅速，神经反射将明显减弱[14]。当血清钠水平 > 120 ~ 125mmol/L 时，一般不引起明显症状；如血钠水平进一步降低，可引起患者对伤害性刺激和通气不足的反应不良[15]。随低钠血症加重，症状继续加重。

随着血钠浓度下降，低渗溶质的量（特别是甘氨酸和山梨糖醇）增加，血浆渗透压下降（表20-2）。血浆渗透压降低，自由水就可以穿过血脑屏障进入脑组织，引起脑水肿，导致永久性脑损伤。在此可见渗透压降低可引起神经系统后遗症增加：心动过缓、高血压和癫痫发作，随后是呼吸抑制、昏迷、低血压和心血管衰竭。如发现延迟或未及时治疗，可发生脑疝和死亡。由于雌激素的影响，脑水肿不易消散，生育年龄妇女尤其处于发生严重神经系统症状的风险中[16]。

除了低钠血症的影响，甘氨酸在肝和肾代谢，产生氨和羟基乙酸，可引起短暂的高血氨症。后者也可加重神经系统症状，并可能导致氮质血症；此外，甘氨酸代谢后经肾排泄，可导致血管内水负荷增加[17]。甘氨酸特有的不良反应是短暂的失明。

由于甘露醇是等渗溶液，引起严重血浆低渗透压的风险较低，但这种介质也可引起低钠血症。另外，甘露醇作为渗透利尿剂，有人认为可以减少水中毒和低钠血症的风险[18]。

如使用等渗溶液，如生理盐水和乳酸林格液，也

可以引起明显的液体吸收入血，虽然其中的钠含量和渗透压可防止低钠血症和低渗透压的进展（见表20-2）。但大量的液体进入血管内可能导致体液超负荷，继而引起肺水肿和充血性心力衰竭[9, 19]。

宫腔镜灌流介质相关并发症的识别和治疗需要手术医师、麻醉团队和手术室工作人员的重视。灌流介质吸收量增加的危险因素包括：手术时间长、宫腔压力过高、高危宫腔镜手术类型（子宫内膜去除术、子宫肌瘤切除术、子宫中隔切除术或宫腔粘连分离术）。

当手术时间超过 60 ~ 90 分钟时，灌流液吸收量明显增加。如果术中发现黏膜下肌瘤肌壁间部分比术前预想的多，或出血过多导致视野模糊时，灌流液的吸收增加。另外，术中为了取出切割的肌瘤碎屑而不断停止手术也会造成手术时间延长。尽管没有明确的时间要求，但术前应告知患者：如手术困难和手术时间长，有不能一期完成手术的可能。对于困难的病例，与其进行一期手术，进行长时间抗争，增加灌流液的吸收和其他潜在并发症的风险，还不如进行二期手术。

宫腔内压力过高是增加液体吸收的一个可能原因。一般来说，宫腔最低压力要能保证视野清晰，通常灌注压力在 60 ~ 75mmHg 即可实现宫腔内压力较前者略低 10 ~ 15mmHg[3, 20]。若宫腔平均灌注压高于平均动脉压[21]，则液体吸收引起体液超负荷的风险增加。使用膨宫泵可获得合适的灌流。

当发现灌流液入量和出量不平衡后，血清钠水平很快就会下降。在宫腔镜手术中有术中液体测量系统是绝对必要的，因为这一系统可以快速评估液体出入量之间的差值，可对液体过量入血进行实时监控并及早预警[22]。如果没有预警设备，必须有一位手术室成员准确地测量液体入量、出量及其差值并随时向医师报告。医师、手术室人员和麻醉医师之间的沟通也是必不可少的。尽管低钠血症在宫腔镜检查时很少发生，手术室或门诊医师亦应注意监测灌流液的入量和出量。

当术中灌流液入量和出量之间的差值接近 750ml 时，建议尽快完成手术。一旦低渗性溶液差值达到 1500ml，应立即停止手术[13, 22, 23]。也有人建议，差值在 1000 ~ 2000ml 时停止手术[24, 25]。除了出入量差值，血清钠浓度也可用于指导手术。一旦血钠下降到 129mmol/L 或以下，应立即停止手术。遇此情况，应及时告知麻醉医师，迅速测定血清电解质水平，放置 Foley 尿管以测定术后尿量，可静脉给予呋塞米 20mg

表20-2 宫腔镜灌流介质：等渗盐溶液		
介质	渗透性 (mOsm/kgH₂O)	钠浓度 (mEq/L)
生理盐水（0.9%）	308	154
血清	290	135 ~ 145
5% 甘露醇	280	—
乳酸林格液	273	130
1.5% 氨基乙酸	200	—
3% 山梨糖醇 /0.5% 甘露醇	178	—

Adapted from Cooper JM, Brady RM: Intraoperative and early postoperative complications of operative hysteroscopy. Obstet Gynecol Clin North Am 2000;27:347-366.

宫腔镜技术：宫腔病变的门诊诊断和治疗

利尿。

对血清钠水平降低的患者术后应密切监测。Indman 建议，对血钠 < 120mmol/L 的患者应进行治疗并在重症监护室监护 [23]。虽然对有症状的低钠血症的最佳治疗没有一致的意见，但对低钠血症应予以支持治疗，重点是减轻体液超负荷和纠正血清钠 [14]。对血清钾和血清钙的水平也应进行评估。

为减轻脑水肿，给氧非常重要，可能需要气管插管和机械通气。除了给予呋塞米（速尿）以清除多余的自由水，可酌情给予高渗盐水。一般情况下，如果没有神经系统异常或心脏异常，不需要给予高渗盐水。我们的目标是将血清钠水平每小时提高 1mmol/L。过快纠正低钠可导致脑桥中央脱髓鞘 [18, 25]。当低钠血症是等渗性时（使用甘露醇灌注时常见），一般不需要高渗盐水，因为甘露醇本身也是利尿剂，有助于纠正血钠下降。

当使用等渗性灌流液时，由于低钠血症和低渗透压风险降低，可耐受的出入量差值高达 2500ml。但体液超负荷引起肺水肿、充血性心衰仍可发生，可通过限制液体入量、使用利尿剂以及给氧来治疗。

建议应用区域麻醉，如骶管内或硬膜外麻醉，用最少的镇静药，以便于早期发现体液超负荷及低钠血症引起的神经系统症状。对患有心血管疾病的妇女进行子宫内膜去除术或肌瘤切除术等较大手术时，建议行气管插管和中心静脉压监测 [25]。

高黏度灌流液

右旋糖酐 70 是 $D_{10}W$ 溶液（10% 葡萄糖液）中含 32% 右旋糖酐 70 的溶液，如今已很少使用。尽管这种溶液可以提供清晰的宫腔内图像，但其需要的灌注压力大，结晶后可能会损坏宫腔镜设备。使用右旋糖酐 70 的罕见但严重的并发症包括过敏反应、凝血功能障碍和体液超负荷。

过敏反应是罕见的，发生率为 1/10 000[26]，其原因据推测可能为对甜菜或与细菌（肺炎双球菌、链球菌或沙门菌）抗原交叉反应过敏 [18]。治疗可给予肾上腺素、苯海拉明和类固醇激素，并给予静脉补液和通气支持。

由于右旋糖酐具有抗血栓形成作用，也会引起凝血障碍。理论上其可使血小板黏附降低和纤维蛋白凝固改变，使其稳定性较差。其也可以减少几种凝血因子 [纤维蛋白原和因子 V、VII、IX 和 VIII（C 型血管性血友病因子）][18]。

右旋糖酐引起体液超负荷是最常见的并发症。发生体液超负荷时，灌流液吸收量少于低黏度介质。Leake 等报道了 2 例非心源性肺水肿的发生，其灌流液吸收量分别为 350ml 和 600ml[27]。

Lukascko 报道，100ml 右旋糖酐吸收入血，可扩容 860ml[28]。高分子量多糖可引起肾血管内腔渗透压升高，因而不经肾排泄；因此，应用利尿剂解除体液超负荷效果欠佳 [13]。右旋糖酐可增加血管内渗透压，由此产生血管内容量超负荷，这与甘氨酸引起的水中毒不同 [18]。

术中预防措施包括：减少液体入量、迅速完成手术及连续监测血氧饱和度。治疗右旋糖酐相关的体液超负荷的措施包括：保证充足的供氧和通气支持。利尿剂用处不大。

气体介质

CO_2 几乎仅用于宫腔镜诊断性操作时膨宫。CO_2 是透明的，易于使用，耐受性良好 [29]。由于 CO_2 可以迅速吸收入血，然后在呼吸过程中释放，因此与其他气体相比更安全。这种惰性气体用于膨宫时最大流量为 100ml/min，最大压力为 100mmHg。少量的 CO_2 栓塞并不危险 [8]，一项包含 3900 多例诊断性宫腔镜病例的研究证实，超过 50% 的宫腔镜操作有一定量的 CO_2 栓塞 [30]。亚临床 CO_2 栓塞事件的发生率为 0.51%[31]。

曾有应用钕：钇铝石榴石激光（Nd：YAG）进行宫腔镜手术发生 CO_2 栓塞、引起严重后果的报道 [8]。当应用 CO_2 作为激光光纤冷却剂时，其进入血管内的风险显著增加。CO_2 仅用于宫腔镜诊断操作、应用宫腔镜专用充气机并将流速和压力保持在建议的范围内时，栓塞的风险可以降低 [22]。医师和手术室人员必须尽一切努力排空充气管中的室内空气，以减少由于室内空气引起气体栓塞的风险。

空气栓塞

在宫腔镜手术中，空气栓塞是一种罕见但可能致命的并发症，需要掌握其病理生理学、识别、管理和预防。术中，聚集在宫腔内的房间中空气可以被压缩进入小静脉，后者通常在内膜处被阻挡，偶尔在子宫颈。宫腔内压力增加可使环境空气进入静脉通道，并最终进入腔静脉和右心。空气进入宫腔有以下几种途径：膨宫介质输入管中混杂的气体、扩张宫颈时、术中反复拆卸和更换宫腔镜时。

如果子宫位置高于心脏位置，如头低臀高位，则空气进入循环的机会增加。在这种情况下，心脏舒张期会出现静脉内负压，可促使气体进入静脉。因此，进行宫腔镜操作时，特别是宫腔镜手术时，应谨慎地避免头低臀高位。

病理生理学

一旦空气进入右心，会在心房和心室聚积，这将损害心脏的泵血功能，阻塞右室流出道，并大大减少肺血流量。生理学上，这会引起通气／血流比失调，导致肺泡无效腔增加并发生肺内右至左分流。通气／血流比失调可导致呼气末 CO_2 减少。其后，肺血流量减少、心输出量下降、血压和动脉血氧饱和度下降[32]。其结果是导致心动过速、心律失常和呼吸急促，患者的心电图由此可发生异常改变。此时心血管功能衰竭在即。

术中，麻醉人员会发现呼气末 CO_2 骤然降低，血氧饱和度下降。心脏杂音出现也提示空气进入心脏。一开始为收缩期杂音，如果有大量空气在右心积累，则出现典型的磨轮音。还可以出现中心静脉压升高。动脉血气分析显示通气／血流比失调。区域或局部麻醉时，患者可能会有胸部疼痛和呼吸困难，或有呼吸困难感和意识改变。这些患者也可因呼吸急促而发生呼吸性碱中毒。

掌握空气栓塞的发生机制以及气体在心脏聚积引起的症状和体征，有助于给予即时有效的治疗以避免心血管衰竭。

预防和治疗

一旦怀疑有空气栓塞，应立即给予 100% 氧气吸入，并且术中麻醉人员应立即提醒手术医师停止手术[25]。静脉内给以大量生理盐水，如果应用氧化亚氮麻醉，应停止使用。如果患者情况继续恶化，应将患者置于左侧卧位和陡的头低臀高位，以保持空气在右心，并防止其进入肺血管床。放置中心静脉导管，尝试去除右心的空气。按摩心脏和心前区重击可打破大气泡[33]。

应采取必要的措施减少空气栓塞的可能。有人建议，应用 GnRH-a 类药物对子宫进行预处理可减少宫腔静脉通道的容量[24]。术前排空灌流管中的空气、避免头低脚高位、缩短手术时间、使用标准的灌注压力以及避免宫腔镜反复进出子宫，均可减少空气栓塞的风险。麻醉医师连续监测呼气末 CO_2 容量。由于氧化亚氮可增加血液中气泡的大小，应选用其他麻醉药物。最重要的是，不要忽略呼气末 CO_2 下降。

能源相关并发症

应用电外科和激光能源系统进行的宫腔镜手术，已越来越多地用于治疗月经过多、切除子宫中隔和黏膜下肌瘤以及分离宫腔粘连。能源引起的手术并发症主要是热损伤，常见的是盆腔脏器热损伤。这些意外在手术当时可能无法发现，可能会出现迟发性腹膜炎、肠梗阻、瘘管形成、败血症，甚至死亡。

应用外科能源导致的子宫穿孔如未能发现，可引起最严重的损伤，但没有穿孔时并发症也能发生。单极电能的热效应可能引起未被发现的能量转移；单极电极的杂散电流可导致宫腔镜视野外的组织损伤[13]。虽然发生机制还不很清楚。宫壁菲薄时（宫角部或剖宫产瘢痕处）应用单极能源进行电切，或应用持续环形电极切除组织时，子宫腔以外的组织损伤的风险增加。正因为如此，很多手术医师认为使用滚球或滚筒比使用环形电极造成子宫穿孔引起损伤的风险小，尽管已有应用单极滚球电极进行子宫内膜去除导致子宫穿孔引起损伤的报道[2, 34]。

预防

预防高频电刀引起的并发症，应在术前、术中和术后进行合理的判断。手术前，对子宫位置的认识很重要：子宫过度前屈或后屈可导致环形电极或滚球电极操作困难，增加不经意间子宫穿孔的风险。有一次或多次剖宫产手术史的妇女，有子宫瘢痕附近肌层薄的风险，这在行经典剖宫产而非子宫下段剖宫产的妇女尤其如此。术前可应用超声或磁共振成像（MRI）检查来评估肌层厚度、子宫肌瘤位置和其他参数。

在手术过程中，最重要的技术是，能源器械（环形电极，线圈，滚球，激光）的顶端能量激活必须在直视下进行。Loffer 已明确，由于器械及其能量的穿透深度很难估计，穿孔和盆腔脏器损害的风险最常见于激活电极或激光向前推进时[8]。因此，应该在宫腔镜直视下撤回电极时激活能源。但在有些手术，如在治疗子宫中隔的手术，必然是向前推进电极时激活电极。

在一些情况下，术中超声或腹腔镜可协助医师增强对子宫和内脏的监护，防止并发症的发生，但尽管有监护措施，并发症仍有可能发生。

诊断和治疗

如术中怀疑有子宫穿孔或应用能源装置的术后短时间内怀疑穿孔，必须进行评估，以排除盆腔脏器

宫腔镜技术：宫腔病变的门诊诊断和治疗

电热损伤的可能性。一些作者建议行开腹手术对全部小肠进行探查，检查是否出现小肠浆膜面苍白、灰暗或明显的裂口或穿孔；因为这种探查手术是非常困难的，即使是最有经验的内镜医师也很难在腹腔镜下对肠管进行评估。

宫腔镜电切术术后，对出现持续性恶心、呕吐、发热或腹痛症状的任何患者，均应进行全面体检、实验室检查和影像学评估。因不能识别和治疗脏器损伤而造成的诊断和治疗延误，可导致败血症和死亡。

双极和激光手术

近来技术的进步已使双极能源系统宫腔镜手术成为可能。这些系统在器械（如球、弹簧、电极片）尖端或末端设置了小的激活电极，其返回电极位于宫腔镜鞘内，由惰性的陶瓷分隔。双极系统要求使用等渗电解质溶液做膨宫介质，双极电切环小，能量意外传导引起脏器损伤的风险小，但能源相关损伤仍然存在，特别是子宫穿孔发生的风险仍然存在。

由于 Nd ∶ YAG 激光使用不便（关节臂与光纤的使用困难）且价格昂贵，并且一些新技术更优越，目前已很少应用。而且激光手术时使用 CO_2 作为冷却剂会增加空气和气体栓塞的风险。当然，值得肯定的是，激光光纤尖端的移动降低了其穿透深层组织引起损伤的风险。

术后并发症

虽然迅速识别和处理术中并发症非常重要，但妇科医师不能就此认为她或他的工作离开手术室后就结束了。宫腔镜手术有一些晚期并发症发生在手术后几小时到几天，甚至术后几年。这些并发症的正确诊断和治疗需要注意患者的主诉。术后并发症可分为感染、宫腔积血、子宫内膜去除术后妊娠有关的并发症、输卵管绝育综合征和子宫内膜腺癌（框 20-1）。

感染

手术后感染可为子宫肌炎、膀胱炎和罕见的子宫周围组织炎。宫腔镜术后子宫感染通常发生在术后几天到几周内。宫腔镜术后子宫肌炎的发病率为 0.01% ~ 1.6%[35]，通常与宫腔镜手术时间长有关，特别是当

框 20-1

术后晚期并发症

感染
宫腔积血
妊娠有关的并发症
输卵管绝育后综合征
子宫内膜去除术后子宫内膜腺癌

手术器械反复进出子宫腔时。感染的其他危险因素包括：不注意无菌操作和子宫组织广泛破坏，如粘连松解术或子宫内膜去除术时。

McCausland 报道，既往有盆腔炎病史的患者若宫腔镜手术前未进行抗生素治疗，术后发生输卵管卵巢脓肿的风险增加[36]。已知有心脏瓣膜病或人工关节的患者宫腔镜术前应使用抗生素。在宫腔镜诊断和无合并症的宫腔镜手术中，围手术期使用抗生素的价值尚未确定。

适当的术前评估和围手术期的管理可避免术后感染。生殖道感染活动期是宫腔镜手术的禁忌证。虽然感染似乎以奈瑟淋球菌或沙眼衣原体感染为主，一个经常被遗忘的病原体是单纯疱疹病毒。曾有宫腔镜术后单纯疱疹感染引起暴发性肝衰竭和死亡的报道[37]。术前应对肝感染性疾病的进行筛查，并且对于有任何前驱或活动性疱疹病毒感染的患者，应在感染痊愈后再重新安排手术。

避免反复进出子宫颈、注意无菌操作有助于减少术后子宫肌炎的发生。引起子宫内膜或肌层组织的破坏、手术时间较长的宫腔镜手术，以及宫腔内残余组织碎屑或碎片未能随灌流液冲出，术后感染的风险增加。

如果患者术后主诉下腹部疼痛、发热或有白带恶臭，则应及时进行盆腔感染源的相关检查。进行腹部检查或妇科检查，在耻骨上或附件区触诊，当发现子宫和附件区有压痛时，特别是同时合并发热、白细胞增多、核左移时，临床医师应考虑子宫肌炎的诊断。进一步的检查包括子宫内膜活检。如果可确诊白细胞增加，则可确定诊断（浆细胞表示一种慢性感染）。Cooper 主张对术后有子宫内膜炎的妇女进行盆腔超声检查以排除脓肿，而且如果术中没有进行腹腔镜监护，应检查腹腔是否存在游离气体[13]。治疗可应用广谱抗生素。对证实或怀疑脓肿的患者应收住院治疗。

妊娠相关的并发症

宫腔镜手术后，特别是宫腔镜子宫内膜去除术或切除术后，妊娠相关的并发症并不常的。这些手术术后的妊娠是意外事件。子宫内膜去除术后妊娠的发生率估计为 0.7% ~ 1.6%[38, 39]，已有子宫内膜去除术后 12 年发生妊娠的报道[40]。对这种妊娠需要关注的是，子宫内膜已手术去除、形成瘢痕，胎盘组织不易附着。因此，子宫内膜去除术后妊娠通常伴有胎盘问题，类似于 Asherman 综合征妇女的妊娠。明显的早期并发症包括早期（< 12 周妊娠）和晚期（> 16 周妊娠）自然流产。

对于可继续为活胎的妊娠而言，一般的产科并发症包括：宫内发育迟缓，胎盘植入、附着或粘连，胎盘早剥，子宫破裂，以及产后出血[41]。一篇综述报道，内膜去除术后妊娠超过 24 孕周者 50% 发生早产[42]。内膜去除术后避孕是避免发生不良产科结果的有效方法。患者术前应被告知有术后妊娠的风险，建议行宫腔镜或腹腔镜下绝育术（如果可以，可同时进行），或者对男性伴侣行绝育手术。或者，提供暂时和可复通的避孕方法，然后对这些患者术后每年进行一次随访以避免再次妊娠。

除了子宫内膜去除术外，其他宫腔镜手术也可发生妊娠并发症，如子宫中隔或黏膜下肌瘤切除术、宫腔粘连分离术后妊娠。在这种情况下，妊娠不是意外事件，上述妊娠并发症均可发生，医师应提高警惕。宫腔镜手术中子宫穿孔已被证明是引起未来妊娠并发症的原因之一，但有作者指出，与电外科手术风险相比，子宫穿孔是次要因素[43]。子宫破裂可发生在分娩时或非分娩时。

与子宫破裂相关的最常见的宫腔镜手术是子宫成形术[43]。电外科技术的应用，特别是单极能源，在手术过程中可引起广泛的、医师的视野范围外的组织损伤，导致子宫肌层薄弱，从而容易引起妊娠期或分娩时子宫破裂。预防宫腔镜手术并发症，特别是子宫穿孔和能源相关的并发症，应遵循如前所述的预防措施，以防止这些问题。此外，对于已行宫腔镜切除或分离粘连术的妇女，产科医师的警惕是至关重要的，确认胎儿肺成熟后（如距预产期尚有一定时间），应考虑择期剖宫产。

慢性疼痛

宫腔积血

据估计，在所有行宫腔镜子宫内膜去除术的患者中，术后发生宫腔积血的发生率为 1% ~ 2%[44]。如果患者术后出现周期性下腹中部痉挛性疼痛，可能同时合并闭经，应考虑宫腔积血的可能。内膜去除术后，瘢痕内残余的包裹性子宫内膜腺体和间质的内膜岛，可引起血液在宫腔的聚积。通常由超声诊断，但检查也可能发现宫颈管狭窄。治疗可以是简单的宫颈扩张，但有时需要进行宫腔镜手术切除粘连。避免子宫下段和宫颈部子宫内膜的切除有助于预防这种不常见的并发症。

子宫内膜去除术后输卵管绝育综合征（Postablation Tubal Sterilization Syndrome）

1993 年，Townsend 等[45]首先描述了子宫内膜去除术后输卵管绝育综合征（postablation tubal sterilization syndrome，PTSS），其类似宫腔积血，但积血通常发生在内膜难以切除的宫角部。周期性的经血逆流积聚在封闭的输卵管，引起输卵管扩张、肿胀和疼痛[42]。PTSS 发病率难以评估，但估计高达 10%[46, 47]。行子宫内膜去除术的患者应被告知需持续避孕，因此，一些患者在术前或手术同时行输卵管绝育术。而术前进行任一种输卵管结扎术的妇女都有发生 PTSS 的风险。

其典型症状是：子宫内膜切除患者术后 2 ~ 12 个月出现周期性下腹部痉挛疼痛，单侧或双侧，有时严重。术后未闭经的患者通常伴有经量减少。影像学检查可发现宫腔内积液，偶尔可见输卵管积液。MRI 检查可发现宫角部积血，这是支持 PTSS 诊断的特异性标准[48]。诊断的金标准是腹腔镜下发现近端输卵管扩张。在 Townsend 的最初描述中，输卵管肿胀至正常的 2 倍，出现明显的输卵管积血[45]。应进行手术治疗：输卵管切除术。建议行双侧输卵管切除，在某些情况下同时行子宫切除。

也可经宫腔镜切除或去除任何可见的残余内膜。Mall 等证实[49]，既往输卵管结扎是内膜去除术后与 PTSS 相关的新发腹痛、进行子宫切除术的危险因素。对于临床或放射学诊断 PTSS 患者，保守治疗可给予非甾体抗炎药和激素（孕激素或口服避孕药），可作为一线治疗，保守治疗无效时进行手术治疗。

预防 PTSS 仍然很困难。在宫腔镜子宫内膜去除术中，应尽可能充分去除宫角部的内膜。由于宫角部易发生子宫穿孔，必须小心。应用 GnRH-a 类药物进行预处理可薄化子宫内膜，有利于子宫内膜剥除更完全[42]。在行子宫内膜去除术的同时行输卵管绝育术时，应尽量靠近宫角部结扎、夹闭。虽然输卵管内胚泡形成的风险很小，但子宫腹腔瘘和宫外孕的风险可能增加[50]，虽然这一风险理论上多于实际。

子宫内膜去除术或切除术后子宫内膜癌

宫腔镜子宫内膜去除术或切除术的另一个并发症是子宫内膜癌，可发生在术后几年。电切镜、滚球电极或激光手术切除或去除很少能破坏全部子宫内膜。因此，宫腔内持续存在的有功能的内膜腺体和间质有机会发展为子宫内膜癌，其中腺癌最常见。这与宫腔镜子宫内膜去除术手术过程中诊断的内膜癌是有区别的[52, 53]。

患者手术后如果出现明显的经量增多，应进行彻底和全面的评估。超声或 MRI 的影像学评估的价值往往是有限的，评估的主要目的是获得病理学评估组织，以排除恶性病变。可应用 Pipelle 活检、穿刺活检、刮宫或宫腔镜检查。Gimpelson 认为，患者应进行宫腔镜检查和直视下定位活检以免漏掉宫腔瘢痕和粘连部位[54]。术前可应用海藻棒或米索前列醇，特别是对绝经后妇女。如无法进入宫腔或无法获得组织进行病理评估，应及时行子宫切除术以明确诊断。

内膜去除术后恶性肿瘤的预防，主要在于病例的选择以及全面的术前评估。门诊通过子宫内膜活检、诊刮或宫腔镜下定位活检进行子宫内膜的评估，可以证实有无子宫内膜细胞学异型性、子宫内膜增生或子宫内膜癌。许多病例报告显示，子宫内膜去除术后病理学评估为子宫内膜增生[55, 56, 57, 58]。手术前的内膜增生可能已治疗。此外，这些作者还认为，许多患者存在合并症，如糖尿病、高血压和肥胖。往往由于这些原因，患者拒绝或被拒绝（因合并症）进行子宫切除术，而进行了子宫内膜去除术或切除术。术后发展为腺癌则必须行子宫切除术。

Gimpelson 提出，子宫内膜增生应作为子宫内膜去除术的禁忌证，直到进一步的研究可以评估子宫内膜去除术对这些患者的影响[54]。对于在子宫内膜去除术中、活检或诊断性刮宫时诊断为子宫内膜增生患者，需要密切的治疗和随访。对于无细胞学异型性的患者，可进行孕激素治疗以及组织取样随访，以确认这些细胞变化是否消退。影像学评估的价值有限，因为超声检查可能无法显示术后形成瘢痕的子宫内膜增厚，而盐水灌注超声可能因同样原因误诊。当患者出现异常出血时，特别是绝经后患者出现异常出血时，必须予以进一步检查。如果增生持续存在，或如果不能获得足够的子宫内膜样本，或患者不依从术后监护，应考虑直接行子宫切除术。

小结

随着宫腔镜应用的普及，与之相关的并发症将继续存在。然而，通过选择合适的病例，进行适当的术前评估、术中沟通，注重细节，进行术后检查和随访，很多并发症可以迅速得到处理，从而最大限度减轻对患者的伤害，甚至在有些病例可以避免发生并发症。

（黄晓武译 于 丹校）

参考文献

1. Aydeniz B, Gruber IV, Schauf B, et al: A multicenter survey of complications associated with 21676 operative hysteroscopies. Eur J Obstet Gynecol Reprod Biol 2004;104:160-164.

2. Overton C, Hargreaves J, Maresh M: A national survey of the complications of endometrial destruction for the menstrual disorders: The MISTLETOE study. Br J Obstet Gynaecol 1997;104:1351-1359.

3. Hulka JF, Peterson HA, Phillips JM, et al: Operative hysteroscopy: American Association of Gynecologic Laparoscopists' 1993 membership survey. J Am Assoc Gynecol Laparosc 1995;2:131-132.

4. Jansen FW, Vredevoogd CB, Van Ulzen K: Complications of hysteroscopy: A prospective, multicenter study. Obstet Gynecol 2000;96:266-270.

5. Propst AM, Liberman RF, Harlow BL, et al: Complications of hysteroscopic surgery: Predicting patients at risk. Obstet Gynecol 2000;96:517-520.

6. Scottish Hysteroscopy Audit Group: A Scottish audit of hysteroscopic surgery for menorrhagia: Complications and follow up. Br J Obstet Gynaecol 1995;102:249-254.

7. Cooper KG, Pinion SB, Bhattacharya S, et al: The effects of the gonadotropin releasing hormone analogue (goserelin) and

prostaglandin E1 (misoprostol) on cervical resistance prior to transcervical resection of the endometrium. Br J Obstet Gynaecol1996;103:375-378.

8. Loffer FD: Complications of hysteroscopy—their cause, prevention, and correction. J Am Assoc Gynecol Laparosc 1995;3:11-26.

9. Bradley LD: Complications in hysteroscopy: Prevention, treatment and legal risk. Curr Opin Obstet Gynecol 2002;14:409-415.

10. Preutthipan S, Herabutya Y: Vaginal misoprostol for cervical priming before operative hysteroscopy: A randomized controlled trial. Obstet Gynecol 2000;96:890-894.

11.Ngai WS, Chan YM, Liu KL, et al: Oral misoprostol for cervical priming in non-pregnant women. Hum Reprod 1997;12:2373-2375.

12. Thomas JA, Leyland N, Durand N, et al: The use of oral misoprostol as a cervical ripening agent in operative hysteroscopy: A double-blind, placebo-controlled trial. Am J Obstet Gynecol 2002;186:876-879.

13. Cooper JM, Brady RM: Intraoperative and early postoperative complications of operative hysteroscopy. Obstet Gynecol Clin North Am 2000;27:347-366.

14. Adrogue HJ, Madias NE: Hyponatremia. N Engl J Med 2000;3421581-1589.

15. Arieff AI: Management of hyponatraemia. BMJ 1993;307:305-308.

16. Ayus JC, Wheeler JM, Arieff AI: Postoperative hyponatremic encephalopathy in menstruant women. Ann Intern Med 1992; 117:891-897.

17. Gonzales R, Brensilver JM, Rovinsky JJ: Posthysteroscopic hyponatremia. Am J Kidney Dis 1994;23:735-738.

18. Witz CA, Silverberg KM, Burns WN, et al: Complications associated with the absorption of hysteroscopic fluid media. Fertil Steril 1993;60:745-756.

19. Huang HW, Lee SC, Ho WM, et al: Complications of fluid overloading with different distention media in hysteroscopy—a report of two cases. Acta Anaesthesiol Sin 2003;41:149-154.

20. Shirk GJ, Gimpelson RJ: Control of intrauterine fluid pressure during operative hysteroscopy. J Am Assoc Gynecol Laparosc 1994;1:229-233.

21. Garry R, Hasham F, Kokri MS, et al: The effect of pressure on fluid absorption during endometrial ablation. J Gynecol Surg 1992;8:1-10.

22. Loffer FD, Bradley LD, Brill AI, et al: Hysteroscopic fluid monitoring guidelines. J Am Assoc Gynecol Laparosc 2000:16-17.

23. Indman PD, Brooks PG, Cooper JM, et al: Complications of fluid overload from resectoscopic surgery. J Am Assoc Gunecol Laparosc 1998;5:63-67.

24. Isaacson KB: Complications of hysteroscopy. Obstet Gynecol Clin North Am 1999;26:39-51.

25. Murdoch JAC, Gan TJ: Anesthesia for hysteroscopy. Anesthsiol Clin North Am 2001;19:125-140.

26. Ahmed N, Falcone T, Tulandi T, et al: Anaphylactic reaction because of intrauterine 32% dextran-70 instillation. Fertil Steril 1991;55:1014-1016.

27. Leake JF, Murphy AA, Zacur HA: Noncardiogenic pulmonary edema: A complication of operative hysteroscopy. Fertil Steril 1987;48:497-499.

28. Lukascko P: Noncardiogenic pulmonary edema secondary to intrauterine instillation of 32% dextran 70 (letter). Fertil Steril

1985;44:560-561.

29. Bradley LD, Widrich T: Flexible hysteroscopy: A state-of-the-art procedure for gynecologic evaluation. J Am Assoc Gynecol Laparosc 1995;2:263-267.

30. Rythen-Alder E, Brundin J, Notini-Gundmarsson A, et al: Detection of carbon dioxide embolism during hysteroscopy. Gynaecol Endosc 1992;1:207-210.

31. Bradner P, Neis KJ, Ehmer C: The etiology, frequency, and prevention of gas embolism during CO2 hysteroscopy. J Am Assoc Gynecol Laparosc 1999;6:421-428.

32. Corson SL, Brooks PG, Soderstrom RM: Gynecologic endoscopic gas embolism. Fertil Steril 1996;65:529-533.

33. Behnia R, Holley HS, Milad M: Successful early intervention in air embolism during hysteroscopy. J Clin Anesth 1997;9:248-250.

34. Kivnick S, Kante MK: Bowel injury from rollerball ablation of the endometrium. Obstet Gynecol 1992;79:833-835.

35. MacDonald R, Phipps J, Singer A: Endometrial ablation: A safe procedure. Gynaecol Endosc 1992;1:7-9.

36. McCausland VM, Fields GA, McCausland AM, et al: Tubal ovarian abscesses after operative hysteroscopy. J Reprod Med 1993;38:198-200.

37. Price TM, Harris JB: Fulminant hepatic failure due to herpes simplex after hysteroscopy. Obstet Gynecol 2001;98:954-956.

38. Pugh CP, Crane JM, Hogan TG: Successful intrauterine pregnancy after endometrial ablation. J Am Assoc Gynecol Laparosc 2000;7:391-394.

39. McLucas B: Pregnancy after endometrial ablation: A case report. J Reprod Med 1995;40:237-239.

40. Pinette M, Katz W, Drouin M, et al: Successful planned pregnancy following endometrial ablation with the YAG laser. Am J Obstet Gynecol 2001;185:242-243.

41. Cooper JM, Brady RM: Late complications of operative hysteroscopy. Obstet Gynecol Clin North Am 2000;27:367-374.

42. Lo JSY, Pickersgill A: Pregnancy after endometrial ablation: English literature review and case report. J Minim Invasive Gynecol 2006;13:88-91.

43. Sentilhes L, Sergent F, Roman H, et al: Late complications of operative hysteroscopy: Predicting patients at risk of uterine rupture during subsequent pregnancy. Eur J Obstet Gynecol Reprod Biol 2004;120:134-138.

44. Hill D, Maher P, Wood C, et al: Complications of operative hysteroscopy. Gynaecol Endosc 1992;1:185-189.

45. Townsend DE, McClausland V, McClausland A, et al: Post-ablation tubal sterilization syndrome. Obstet Gynecol 1993;82:422-424.

46. McClausland AM, McClausland VM: Frequency of symptomatic corneal hematometra and postablation tubal sterilization syndrome after total rollerball endometrial ablation: A 10-year follow-up. Am J Obstet Gynecol 2002;186:1274-1283.

47. Bae IK, Pagedas AC, Perkins HE, et al: Post-tubal sterilization syndrome. J Am Assoc Gynecol Laparosc 1996;3:435-438.

48. Turnbull L, Browsley SJ, Horsman A: Magnetic resonance imaging of the uterus after endometrial resection. Br J Obstet Gynaecol 1997;104:934-938.

49. Mall A, Shirk G, Van Voorhis BJ: Previous tubal ligation is a risk factor for hysterectomy after rollerball endometrial ablation. Obstet Gynecol 2002;100:659-664.

50. McClausland AM: Endosalpingiosis (endosalpingioblastosis) following laparoscopic tubal coagulation as an etiologic factor

of ectopic pregnancy. Am J Obstet Gynecol 1982;143:12-24.

51. Dwyer NA: Early endometrial carcinoma: An incidental finding after endometrial resection (case report). Br J Obstet Gynaecol 1993;98:733-734.

52. Vilos GA, Harding PG, Sugimoto AG, et al: Hysteroscopic endomyometrial resection of three uterine sarcomas. J Am assoc Gynecol Laparosc 2001;8:545-551.

53. Hansen UD, Lund CO: Finding of an unsuspected endometrial stromal sarcoma by hysteroscopic endometrial resection. Gynaecol Endosc 1998;7:279-280.

54. Gimpelson RJ: Not so benign endometrial hyperplasia: Endometrial cancer after endometrial ablation. J Am Assoc Gynecol Laparosc 1997;4:507-511.

55. Baggish MS, Ringgenberg E, Sze EHM: Adenocarcinoma of the corpus uteri following endometrial ablation. J Gynecol Surg 1995;11:91-94.

56. Horowitz IR, Copas PR, Aaronoff M, et al: Endometrial adenocarcinoma following endometrial ablation for postmenopausal bleeding. Gynecol Oncol 1995;56:460-463.

57. Copperman AB, DeCherney AH, Olive DL: A case of endometrial cancer following endometrial ablation for dysfunctional uterine bleeding. Obstet Gynecol 1993;82:640-642.

58. Ramey JW, Koonings PP, Given FT, et al: The process of carcinogenesis for endometrial adenocarcinoma could be short: Development of a malignancy after endometrial ablation. Am J Obstet Gynecol 1994;170:1370-1371.

21 宫腔镜技能考核：一种切实可行的方法

Amy VanBlaricom

在医疗和外科技术日益发展的今天，我们不仅要考虑创新和进步，还有考虑与外科新技术相关的知识和技能培训、资格认证和考核。即我们如何向外科医师传授新的技术并使他们获得资格认证，同时保证患者的安全？外科前辈们是通过看一个、做一个和教一个的方法来学习技术的。这种类型的学习是手术室中进行的，即高年资医师带着低年资医师一起做手术，随着时间的推移，低年资医师逐步承担起更大的职责。

这种培训方式可以追溯到 Halsted（1889 年）的职责渐进的最初观念上 [1]。但与此种培训方式相关的一大堆问题自一开始就出现了。在医院里，培训年轻的外科医师并允许他们在患者身上犯错误的方式在道德上一直受到质疑；而患者的权利则要求促进患者安全的方式。对于一个特定的手术病例，手术本身的困难，包括患者的年龄、体重和其他增加技术难度的疾病等因素，或完成手术的迫切性等因素，都将影响年轻医师可以做多少。由于外科主治医师在技术上有不同的偏好，以及低年资医师对手术本身掌握水平不同，这种培训方式已显示会导致学员的技能参差不齐。

新技术

20 世纪 90 年代以来，外科技术的速度发展惊人。历史上许多需要开腹施行的手术已被微创手术取代，并且后者已经经历了几番革新。在某些病例，更先进的内镜技术正在取代开腹手术。在很多情况下，一些被认为是很好的外科医师由于对新技术缺乏足够的经验会感到不适应。在微创手术方法日新月异的时代，因为上级医师不敢让低年资医师放手操作，现在的低年资医师发现，自己真正施行手术关键步骤的机会越来越少。

基于以上种种原因，开发新的手术技能培训方法已经非常重要：培训中的住院医师需要学习基本知识，实践经验丰富的执业医师想学习新的方法来施行相同手术。对于刚完成住院医师培训项目的新的外科医师，或对于想要获取新证书的执业医师，也需要开发一种考核其手术技能的方法。

手术技能的获得

手术技能的获取分为几个阶段。20 世纪 60 年代，Fitts 和 Posner 描述了运动技能获取的三段论（表 21-1）[2]。第一个阶段是认知阶段，是学习一种技术的基本步骤，这个阶段需要提供直接示范和反馈。然后学员进入第二个阶段，即整合阶段。在这个阶段，学员可以更流畅地施行技术的各个步骤，并且仅需要较少的直接指导。通过练习，学员可逐步进入第三个阶段，即自主操作阶段。在这个阶段，学员不用再去考虑每一步该如何做就可以连续地、得心应手地去做，同时还能去思考此技术的其他方面。

大多数业务熟练的医师工作时是处在自主操作阶段，但他们是通过经验和实践才达到这一阶段的。一

阶段	目标	活动方式	施行方式
认知阶段	理解任务	演示说明	各步骤分离不流畅
整合阶段	充分理解和施行	研究训练反馈	更流畅
自主操作阶段	迅速、准确和有效率地施行任务	自主施行手术，几乎不需输入认知	持续、流畅、适应

表21-1　Fitts-Posner运动技能获取的三段论

Adapted from Fitts PM, Posner MI: Human Performance. Belmont, Calif: Brooks/Cole, 1967.

宫腔镜技术：宫腔病变的门诊诊断和治疗

定深度和广度的经验对于获取手术权限是必需的，这一点甚至正在被考虑成为国家机构考试的标准。重要的是，现在要采取创新的方式来培训和评定手术技能。文献中已记载过可以脱离患者、在手术室以外进行有组织的、深入的练习以及技术考核的方式。

手术技能的客观评价

与手术技能的传统的学徒式教学方法相伴而生的评价方法是存在缺陷的。在大多数情况下其对学员的评价是主观的，是由老师事后给予的。这类评价会受到回忆偏差的影响，不可能实现标准化。如果老师私底下喜欢某个学生，评价结果就有可能受到影响。不同的老师有不同的评分标准，对同一学生进行考核，一个老师可能会抬高分数，而另一个可能会公平地评分。累加的主观评价已证明其可靠性和有效性均较差[3]。因此，如果没有统一的标准，这种考核结果往往相互冲突。由于受各种因素的限制，如时间、患者因素和老师完成手术的紧迫感，学员并不总是有相同的机会在患者身上施行手术。对于允许无经验的外科医师在患者身上犯错，存在着伦理上的争论，即使这些错误可以立即纠正。基于所有这些原因，我们一直在寻求一种在手术室外进行的、更客观的评价手术技能的方法。

为客观评价手术技能开发的任何工具都必须证明其可靠性和有效性。有效性是指通过评价工具考核达到预期目的的程度。在手术技能培训中，我们经常用构想效度作为一个代替方法，这种评价工具能够划分经验等级。可靠性是指评价的一致性或在每次考核时考核结果在何种程度上可以被复制。良好的评价工具也有出色的评判间可信度，即考官在不了解考生经验水平的情况下也可以达到评价的一致性[4]。

为什么要考虑手术技能的客观评价？在住院医师的培训中，毕业后医学教育认证委员会（Accreditation Council for Graduate Medical Education，ACGME）在其毕业实习起就将侧重点转向基于能力的评定和医疗资格的证明，包括外科手术技术。在国家一级，患者的安全和医疗差错受到了越来越多的关注，并且当老师与无经验的外科医师一起工作时，教学环境要受到特别的审查。随着外科领域新的技术的不断开发，即使是经验丰富的外科医师也会感觉到他们自己对这些新技术的不适应和经验缺乏。基于以上种种原因，应用更富有创造性的、客观的和标准化的方法培训和考

核手术技能已经变得非常重要。

客观结构化评价

1993年，客观评价首次在普外文献中出现，并且其与住院医师的培训有关。自这篇第一次论述了客观结构化评价技术技能（objective structured assessment of technical skills，OSATS）的基本方法和重要性的"里程碑式"文章发表以来，这一概念已经渗透到妇产科文献中，我们所做的工作其有效性和适用性已得到认可[5-10]。数据证明，OSATS可改善以往评价技术所固有的易变性。已有越来越多的文献表明，学员经过虚拟现实模型训练后，手术时确实会有更好的表现[11, 12]。

要实施OSATS，学员是通过整体评价表格对其基本技术的掌握情况和特定任务的完成情况进行考核。整体评价着眼于基本技术，如组织的正确处理和与助手的协作。特定任务清单应包括学员所需施行技术的所有关键步骤。

OSATS的一个令人兴奋的方面是，它可以基于任何水平的学员进行开发，如一名医学生的小肌肉运动技能，一名住院医师施行宫腔镜息肉切除的能力，或一名有经验的医师自始至终完成一个复杂宫腔镜手术的能力。宫腔镜的一个特定任务清单已制定并已经得到验证，先前以验证的一个整体评价表格已再次被验证可用于宫腔镜OSATS（图21-1和21-2）[3, 10]。

客观结构化评价的多面性

一个OSATS到底是什么？在开发一个OSATS时，首先必须明确具体要执行的任务是什么，如安装宫腔操作镜，或施行一个宫腔镜切除任务。任务必须标准化，以便所有被评价者是执行相同的任务。执行任务（整体评价和特定任务清单）之前，必须将任务按规范标准客观划分等级。重要的是，在OSATS期间，学员必须可以独立全面操作，不能干扰、反馈或进行指导。OSATS的重要组成部分之一是：被考核的外科医师对有关任务做出所有决定的能力，其要制订计划、选择器械并处理并发症。通过这种方式，不仅考核外科医师的技术技能，而且还可以评价他或她的判断力以及处理并发症的能力。

虽然在OSATS期间应避免给予指导或反馈，这点非常重要，但OSATS在外科教育中的主要优势是

宫腔镜1：器械组装

日期：_____

住院医师姓名：_____

| | 1 | 2 | 3 | 4 R1 | R2 | R3 | R4 |

	1		2	3	4	5
关于组织	经常在非必要时用抓钳钳夹组织，或因器械应用不当导致损伤。		仔细处理组织，但偶尔疏忽造成损伤。		一贯正确处理组织，损伤最小。
手术时间和操作	有许多不必要的动作。		手术时间/操作有效率，但是有一些不必要的操作。		操作快捷，效率高。
器械的操作	器械操作犹豫不决或笨拙。		尽管偶尔表现僵硬或笨拙，但可胜任器械操作。		器械操作动作流畅而不笨拙。
器械相关知识	经常索要错误器械，或使用器械不当。		知晓多数器械名称，可应用正确器械完成任务。		十分熟悉所需器械及其名称。
与助手的协作	一直无法很好地与助手协作，或无法与助手协作。		多数时间能够与助手很好协作。		全程能够颇为策略地与助手协作。
手术经过及提前计划	常停止操作或需要讨论下一步操作。		证实有提前制订计划的能力，使手术操作平稳进行。		有良好的手术计划，可轻松从一个步骤转向下一个步骤。
了解具体的操作	缺乏了解。多数手术步骤需要特殊指导。		了解手术的所有重要方面。		证实熟悉手术的所有方面。

总体上，此次操作考生可以： 通过_____ 未通过_____

评论：

宫腔镜2：切除手术

日期：_____

住院医师姓名：_____

| | 1 | 2 | 3 | 4 R1 | R2 | R3 | R4 |

	1		2	3	4	5
关于组织	经常在非必要时用抓钳钳夹组织，或因器械应用不当导致损伤。		仔细处理组织，但偶尔疏忽造成损伤。		一贯正确处理组织，损伤最小。
手术时间和操作	有许多不必要的动作。		手术时间/操作有效率，但是有一些不必要的操作。		操作快捷，效率高。
器械的操作	器械操作犹豫不决或笨拙。		尽管偶尔表现僵硬或笨拙，但可胜任器械操作。		器械操作动作流畅而不笨拙。
器械相关知识	经常索要错误器械，或使用器械不当。		知晓多数器械名称，可应用正确器械完成任务。		十分熟悉所需器械及其名称。
与助手的协作	一直无法很好地与助手协作，或无法与助手协作。		多数时间能够与助手很好协作。		全程能够颇为策略地与助手协作。
手术经过及提前计划	常停止操作或需要讨论下一步操作。		证实有提前制订计划的能力，使手术操作平稳进行。		有良好的手术计划，可轻松从一个步骤转向下一个步骤。
了解具体的操作	缺乏了解。多数手术步骤需要特殊指导。		了解手术的所有重要方面。		证实熟悉手术的所有方面。

总体上，此次操作考生可以： 通过_____ 未通过_____

评论：

图 21-1 宫腔镜整体评定量表。

宫腔镜技术：宫腔病变的门诊诊断和治疗

宫腔镜考核

住院医师姓名 _____ 日期 _____

主考者 _____

1. 器械组装

    ○ 能够正确和有效率地组装   否   是（3）

    ○ 整体技能

差	1	2	3	4	5	非常好

时间 _____

评论 _____

_____

2. 切割任务

    ○ 首先安装闭孔器   否   是（3）

    ○ 切割过程中打开入水和出水开关   否   是（3）

    ○ 将电切环回拉，而不是前推   否   是（3）

    ○ 应用电切，而不是电凝   否   是（3）

    ○ 取出切割后标本或取出闭孔器   否   是（3）

    ○ 关闭入水开关后取出宫腔镜   否   是（3）

3. 整体技能

差	1	2	3	4	5	非常好

4. 切割时间 _____

评论 _____

_____

_____

图 21-2 应用特定任务清单进行宫腔镜能力考核。

其在考核后可以提供建设性的反馈意见使学员改进的能力。在这种方式下，对规定的任务，OSATS 可反复应用于许多实例，并从中学习，直到获得认证。以这样的方式可以开发用于外科医学生学习初级手术技术（如打结）的 OSATS，或用于想获得更多经验、熟练掌握新技术（如复杂的腹腔镜、宫腔镜手术）的经验丰富的外科医师的 OSATS。

诸如 OSATS 的评价工具可用于独立考核，如资格认证或建立基线知识（她应该成为第二年住院医师吗？）目的的考核。OSATS 也可以用作检验干预（如一种教育课程）效果的干预前后考核。一段时间后也可能重新进行考核，以确定学员的技能是否达到了他们应有的水平。

手术技能培训项目

任何成功的手术技能培训项目必须包含以下内容：

- 有对整体和特定任务进行评价的可靠的、有效的评价工具
- 有效、可行的培训课程
- 有模型、教员或模拟器来进行教学和评价

许多教育课程都开发了 OSATS，用作检验课程有效性的学员进修前后的考核。课程相关的重要概念包括有效性、可行性和费用。有效性由学生的表现展

示：培训后学员应表现得更好，如考核评分提高，手术时间缩短。如果课程适用于某种具体情况、方便、易于执行，并且如果对评价者易于培训以实施评价，则课程就是可行的。费用是一个重要因素，因为如果项目过于繁琐或昂贵，则不能完全实施，这样，即使它们可以应用，也永远不能发挥真正作用 [10, 13, 14]。

外科教育中的模拟培训

在非医疗领域，如在航空业，在以技术为基础的模拟培训方面已经投入了巨大资源，使之已能够在特定实践的各个方面进行全面的模拟训练，从而减少甚至消除了特定实践的风险。医学领域在这方面已经落伍了，但我们正在迎头赶上。尤其是在微创妇科模拟技术上，如宫腔镜模拟训练，已经开发出来并正在逐步完善中。

在手术室外进行手术教学和技能考核已被证明是有效的。然而，患者的出血和对手术差错的反应是在以一种逼真的、有适当压力的方式表现的，因此，在考核中能够模拟出逼真效果非常重要。也就是说，如果学员在施行模拟宫腔镜手术过程中发生子宫穿孔，模拟设备会有级联事件发生，可以让学员做出判断和干预，从而完成手术。为了在人体以外模拟这种体验式的学习，必须要有逼真的模型。

幸运的是，宫腔镜等内镜手术很适合模拟器和模型。此外，证据显示，在模型上学习和练习的技能可以转化到手术室，在这一点上，内镜甚至比开腹手术更具优势 [15, 16]。在这些研究中，在模拟训练箱上练习的技能可以转化成复杂的腹腔镜手术操作，如缝合。现在已经开发了大量模型和电脑模拟器，可用于宫腔镜技术的教学和考核（图 21-3 和 21-4）。

随着计算机模拟手术技能训练的发展，有关宫腔镜的培训有哪些？当发生意外时，如当发生子宫穿孔时，目前的计算机内镜模拟技术已经能够给出视觉提示。然而，触觉技术或模拟器官的触觉特性，还没能达到同等水平。学员在操作设备时应有的真实触觉反馈还没有完全开发出来，因此限制了宫腔镜计算机模拟器应该实现的技能和考核水平。计算机模拟的触觉反馈与专家在实时手术时的期望明显不同，因此这种技术的应用仅限于经验不足的外科医师 [17]。

需要指出的是，计算机宫腔镜模拟技术不能用于对经验丰富的宫腔镜医师进行资格认证目的的培训和考核。除非开发出更好的触觉技术，还不能应用模拟

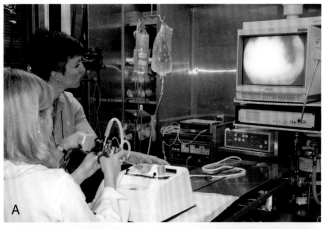

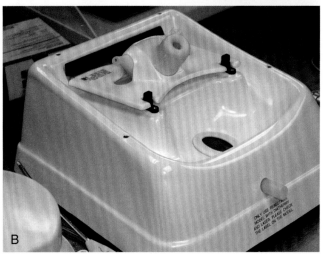

图 21-3　A，B，VanBlaricom 博士通过宫腔镜 OSATS 仿真模型上指导住院医师。Model from Simulation Inc, Bristol, UK.

器对并发症的反应进行培训和考核。此外，为了模拟实时宫腔镜手术，需要完善电脑界面，使其在操作时更像实际的人体组织，还要模拟手术过程中的动态效果。如模拟气泡、介质并发症、出血和漂浮的子宫内膜碎片。全方位的宫腔镜手术模拟器必须包括手术的患者选择、介质选择、液体管理和熟悉手术器械。

基于能力的学习和考核

对于住院医师层次的培训，现在倾向于基于能力的培训和考核，这使得通过模拟器和模型进行的手术技能考核主要被放在 ACGME 工具栏中。ACGME 工具栏的考核方法被认为是评价患者保健、医疗知识、基于实践的学习和提高以及专业能力的最好方法 [18]。这种工具栏包含一整节描述模拟器和模型训练新医师的实用性内容。目前，住院医师培训项目为每个特定

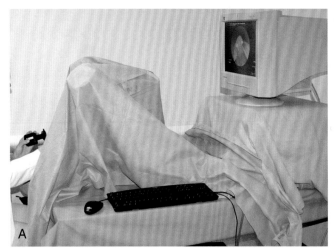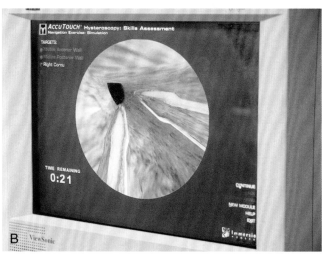

图 21-4　A，B，宫腔镜虚拟现实训练器（Immerson 医疗公司，圣何塞，加州）。

的手术制定了最低操作标准，以此作为毕业生在毕业时必须具备的能力。

　　为此，无论是作为一个独立的部分，还是作为贯穿培训的课程，针对外科和妇产科住院医师的手术技能培训课程如雨后春笋般兴起[19]。这种基于能力进行评价的概念已经应用到住院医师实习期的考核。外科学会，如美国妇科内镜医师协会（American Association of Gynecologic Laparoscopists，AAGL）已发布了内镜手术培训指南，有宫腔镜手术的内容[20]。在妇科实践中，AAGL 发布的液体管理指南已被美国妇产科医师协会（American College of Obstetricians and Gynecologists，ACOG）采纳[21]。这些指南被建议作为最低要求，作为外科医师必备的能力以及外科医师认证机构要求的外科医师必备的能力。

　　在确定最低能力标准这一点上还有许多工作要做，目的是使对每一个机构的每一位外科医师的要求能够标准化。转向基于能力的考核而不是病例清单或记录经验的文件，这一点已经很明确。因为这些传统方法仅能提供有关经验的证据，而不是有关能力的证据。许多医院正在开发他们自己的模拟训练中心，以便他们的医师们实践新技术，获得新技能，但这些仅限于在自己的机构中实施。

　　支持在手术室外进行手术培训和考核的重要性的证据是无可辩驳的。在北美，这是当前医学生和研究生最常用的医学培训方法。目前已有将这种类型的训练纳入执业医师资格认证和再认证的趋势，因此，OSATS 已被纳入师资培训项目。现在必须注意制定适用的技术标准，以便进一步完善以能力为基础的执业医师认证系统。宫腔镜技能需要制定最低操作标准。外科医师、医院和教育工作者需要共同参与，并应在现有的考核这种技术的技术框架内开发。

（黄晓武 译　于　丹 校）

参考文献

1. Carter BN: The fruition of Halsted's concept of surgical training. Surgery 1952;32:518-527.

2. Fitts PM, Posner MI: Human performance. Belmont, Calif: Brooks/Cole, 1967.

3. Reznick RK: Teaching and testing technical skills. Am J Surg 1993;165:358-361.

4. Reznick RK, MacRae H: Teaching surgical skills—changes in the wind. N Engl J Med 2006;355:2664-2669.

5. Goff BA, Lentz GM, Lee D, et al: Development of an objective structured assessment of technical skills for obstetrics and gynecology residents. Obstet Gynecol 2000;96:146-150.

6. Goff BA, Lentz GM, Lee D, Mandel LS: Formal teaching of surgical skills in an obstetric–gynecologic residency. Obstet Gynecol 1999;93:785-790.

7. Coleman RL, Muller CY: Effects of a laboratory based skills curriculum on laparoscopic proficiency: A randomized trial. Am J Obstet Gynecol 2002;186(4):836-842.

8. Cundiff GW: Analysis of the effectiveness of an endoscopy education program in improving residents' laparoscopic skills. Obstet Gynecol 1997;90(5):854-859.

9. Mandel LP, Lentz GM, Goff BA: Teaching and evaluating surgical skills. Obstet Gynecol 2000;95:783-785.

10. VanBlaricom AL, Goff BA, Chinn M, et al: A new curriculum for hysteroscopy training as demonstrated by an objective structured assessment of technical skills (OSATS). Am J Obstet Gynecol 2005;193:1856-1865.

11. Seymour NE, Gallagher AG, Roman SA, et al: Virtual reality training improves operating room performance: Results of a randomized, double blinded study. Ann Surg 2002;236:458-463.

12. Grantcharov TP, Kristiansen VB, Bendix J, et al: Randomized clinical trial of virtual reality simulation for laparoscopic skills training. Br J Surg 2004;91:146-150.

13. Ault G, Reznick R, Macrae H, Leadbetter W, et al: Exporting a technical skills evaluation technology to other sites. Am J Surg 2001;182:254-256.

14. Goff BA, Mandel L, Lentz G, et al: Assessment of resident surgical skills: Is testing feasible? Am J Obstet Gynecol 2005;192(4):1331-1338.

15. Fried GM, Feldman LS, Vassiliou MC, et al: Proving the value of simulation in laparoscopic surgery. Ann Surg 2004;240:518-528.

16. Scott DJ, Bergen PC, Rege RV, et al: Laparoscopic training on bench models: Better and more cost effective than operating room experience? J Am Coll Surg 2000;191:272-283.

17. Seymour NE, Rotnes JS: Challenges to the development of complex virtual reality surgical simulations. Surg Endosc 2006;20:1774-1777.

18. ACGME Outcomes Project: Toolbox of assessment methods, version 1.1. PDF available at http://www.acgme.org/outcome/assess/toolbox.pdf (accessed November 15, 2007).

19. Horvath KD, Mann GN, Pelligrini C: EVATS: A proactive solution to improve surgical education and maintain flexibility in the new training era. Curr Surg 2006;63(2):151-154.

20. Loffer FD, Bradley LD, Brill AI, et al: Hysteroscopic training guidelines from the ad hoc committee on hysteroscopic training guidelines of the American Association of Gynecologic Laparoscopists. J Am Assoc Gynecol Lap 2000;7(1):165-168.

21. American College of Obstetricians and Gynecologists: ACOG technology assessment in obstetrics and gynecology, number 4, August 2005: hysteroscopy. Obstet Gynecol 2005;106:439-442.

22 宫腔镜手术资格认证

Andrew I. Brill

内镜手术技术实际上已经融入妇科手术设备的各个方面，且其快速的、至今仍不减弱的势头在妇科手术史上是前所未有的。患者对微创手术的需求增长迅速，这与患者的自我主张、医疗消费者权益日益增长、视听媒介即时信息、企业对消费者的直接宣传、互联网信息传播以及手术范围越小、损伤越小的流行观点是分不开的。确实，这些级联效应已使一些妇科医师在未经适当培训的情况下就冒着成本和发病率上升的风险开展这种手术。从道义上和伦理上讲，无疑我们有义务避免患者承受这种由于医师缺乏手术培训和经验引起的后果。

背景和理论基础

资格认证和监督是医疗机构以外的管理机构（包括医疗事故保险公司、政府卫生机构、第三方支付者、医院董事会和医师协会）理所当然特别关心的问题[1-11]。毫无疑问，如果我们专业人员不愿意采取必要的措施来确保我们自己的培训和资格认证，外部管理机构也会迫不得已单方面制定和实施这种制度[12]。纽约州早年有一个由于没有进行适当资格认证而引发管理问题的例子，是有关腹腔镜胆囊切除术的。1990年8月至1992年6月，纽约州因腹腔镜胆囊切除术发生了185例严重损伤病例和至少7例死亡病例。纽约州卫生管理部门因此要求医院方详细说明手术、程序和考评情况以及资格认证过程。他们随后制定了指南，要求"外科医师必须在上级医师指导下至少完成15例腹腔镜手术"后，医院才能授予他们独立施行腹腔镜胆囊切除术的权限。此后不久，腹腔镜辅助的子宫切除术也被纳入这些指南。

按理说，内镜手术培训应该成为每一位妇产科住院医师培训计划的一部分。但对于大多数妇产科住院医师而言，获得宫腔镜诊断和手术能力所面临的挑战是巨大的，而且我们这个专业正处于外科教育中众所周知的困难时期。迄今为止，医学院校几乎没有正式的内镜手术课程[13-15]。对于设置这样的课程或发展自己的师资力量，医学院校本身也有待提高。因此，许多毕业生只获得了很少或没有获得宫腔镜手术培训。目前，住院医师手术培训计划也不是整合的，情况很复杂，主要原因是：工作时间限制[16]，课程向更初级的医疗保健转移，缺乏推动学术界采纳这些技术的随机对照试验，没有经验丰富的导师，购置适当设备的资金不足，住院医师的资格认证或委员会资格认证程序缺乏问责制，以及专业过度细分，所有这些导致的结果是形成了名副其实的兼职外科医师。

最近的一项评估宫腔镜培训结果的研究显示：只有1/6的第2年住院医师和1/2的第4年住院医师能够组装电切镜，其中只有1/12能够正确说出宫腔镜手术使用的灌流介质的类型。这一结果并不令人惊讶[15]，因为许多毕业生的宫腔镜手术技能是通过参加周末的研究生继续教育课程获得的，而这种课程的教学质量和实验室模型质量参差不齐。对于大多数在其住院医师培训阶段错过了内镜手术正规培训的执业妇科医师而言，这些课程是其获得这些新的手术技能的唯一选择。但由于这种类型的培训不能提供临床实习和指导，参加这样的课程之后反而更易发生并发症。

火上浇油的是，应用非宫腔镜设备施行子宫内膜去除术和含药宫内节育器（左炔诺孕酮宫内系统，曼月乐）这些技术的发展，已从根本上减少了此前认为是宫腔镜手术适应证的患者数量。尽管宫腔镜检查仍然是诊断宫腔内病变的金标准，但其地位已经由于应用经过验证的、可以替代宫腔镜检查且创伤更小子宫超声显像术（SHG 或称为盐水灌注超声，SIS）而下降了。此外，对于许多已经掌握宫腔镜手术技术的医师而言，由于认识到与创伤更大的传统手术相比，宫腔镜手术易受经济处罚，其应用也受到了限制。同样，由于第三方付费者强制实行不公平的、只报销非

261

宫腔镜技术：宫腔病变的门诊诊断和治疗

医院机构提供的服务的相对价值系统（relative value system），加速了宫腔镜手术由医院或外科中心提供转向由门诊提供。

尽管并发症是所有手术都可接受的风险，但外科医师如果有经过培训和掌握相关技术的证明文件，则其在医疗事故诉讼中的责任会降低到最低限度。面对有可能的医疗疏忽的指控，医疗机构如果能够意识到他们的外科医师没有经过适当的培训、资格认证和监督，则机构有关风险管理人员就会敲响曝光率增加的警钟。从根本上讲，对于保护患者、医疗机构、手术室人员和外科医师，拥有适当技能和经验的正式证明文件都是至关重要的。对施行正规一贯的资格认证程序会增加诉讼风险的担心是没有根据的。相反，当没有很好地实施合乎逻辑的质量控制措施时，医院和医院的工作人员才更容易被诉讼。简而言之，对于授予手术权限，医疗机构应强制实施结构化的资格认证制度。

资格认证的词汇

实施最低标准是一个机构的受托责任。权限授予是一个机构理事会的特权，这通常在医务人员章程中加以表述[17, 18]。手术权限即准许一名医师在特定机构内对患者施行一定服务项目和手术的权限。权限通常是根据外科医师的培训、经验和考核的能力授予的。能力通常是指拥有一个特定手术的有关知识和技能的可接受的最低水平。资格认证过程就是授予施行手术权限或特权的过程。

权限的授予可能因手术的相对风险或新颖性而不同。在宫腔镜手术中，当一个技术被纳入住院医师培训时，可能需要特定的证书或特权。在这种情况下，权限的扩展通常需要学历证明、经验证明以及有资格的医师的监督。美国妇产科医师协会（ACOG）建议：良好的科室内声誉、学历证明、特定手术的个人经验以及监督者的证明都是获得新的手术授权的必备条件。

证书可以证明一名外科医师已经完成了课程的学习，并已经达到了官方机构的特定标准，也证明了这名外科医师具有在特定专业领域施行某种手术的能力。资格认证需要医师和医院的共同努力。一方面，外科医师要规划自己的培训计划，满足资格认证的条件，并提交满足官方机构要求的、认证自己具备施行某种临床手术能力的申请。另一方面，医院委托部门主任承担这些工作。正确行使资格认证，应建立一个由同行专家组成的资格评审团，按照最低标准，根据合理、正当、客观和公正的原则进行评审，并将他们的评审结果提交给理事会。虽然，理事会承担着医疗服务质量的最终责任，医务人员也有责任自律。

因为技术能力和知识是不断变化的，所以机构需要定期进行重新评估。机构将建立定期评估和审查的客观标准，借此来证明外科医师有继续提供手术和服务的能力。

资格认证的模式

妇科手术医师提供的服务和手术应严格限定于其能力和资格认证的范围内。ACOG 已建议，宫腔镜手术资格认证申请者必须：有良好的科室内声誉，有丰富的宫腔镜诊断经验，有参加住院医师培训和相应临床经验的证明，或必须已完成美国医学会（American Medical Association，AMA）认可的宫腔镜手术 I 类课程，并且在获得宫腔镜资格认证中得到了有资格的医师的适当监督。

生殖外科医师协会（Society of Reproductive Surgeons，SRS）的要求更明确，建议对住院医师的授权根据手术复杂程度进行，由基础资格开始，逐步到有导师教授和培训的更难的手术。在这个系统中，每一个技能层次要求至少在监督下完成 5 例手术，最好是 10 例手术，才能授予某一技能的权限。

作为对妇科医师获得内镜手术权限要求迅速增加的反应，加拿大妇产科医师协会（Society of Obstetricians and Gynecologists of Canada，SOGC）制定了一个政策，为加拿大医疗机构的内镜手术资格认证提出了一个共同参照的框架。他们根据技术复杂程度采取了一个分层系统，规定了培训和获得资格认证的一系列步骤。因此，外科医师开展宫腔镜手术前必须能够进行宫腔镜诊断；必须参加经过认证的、根据手术级别设计的课程；并且课程必须是全面的教学，最低限度至少有 10 小时的动手模拟操作（其中必须有 6 小时在组织或动物模型上操作），还要观看示教录像。

然后，外科医师必须经过上级医师带教的古老过程，包括手术观摩，作为有经验的外科医师的第一助手，然后在带教医师的指导下作为主刀医师。之后，带教医师可以向部门主管推荐授予手术权限。如果没有经验丰富的带教医师，推荐给两位有 3 年以上宫腔镜临床经验的妇科医师授予临时权限。然后，由他们两人组成一个团队，共同施行手术。他们至少要完成 10 例更难一些的手术后才可以独立开展手术。对于个别有多年宫腔镜手术经验且在其各自医院或社团在宫腔镜检查和手术方面处于领头人地位的医师，不受上述条例限制。

胃肠外科医师协会（Society of Gastrointestinal Surgeons，SAGES）还建议，对申请胃肠道腹腔镜手术和（或）胸腔镜手术资格认证的外科医师进行系统测评。评价标准包括：仪器和设备知识，设备应用资质，病例选择的适应性，剥离的精确，安全性，完成手术所需时间，以及是否成功完成。

资格认证的剖析

对于这场内镜手术革命，我们这个专业必须做出紧急的正式回应，制订行业服务标准，以确保服务质量。尽管没有报告支持资格认证程序的有效性，但按常理所有人都会认为，对内镜手术医师进行适当的培训、资格认证和定期监督是获得最佳手术效果的保证。现在，传统的"看一个、做一个、教一个"的方法已不再被接受。新的方法是"在模型上操作，观看录像，在手术室观摩，通过反馈、评价和验证施行手术。"

由于认识到必须通过提高培训质量来改善医疗质量，1997 年，毕业后医学教育资格认证委员会（ACGME）引入了能力这个概念来作为医学培训和资格认证的新模式。手术能力需要知识、技术技能、决策技能、沟通技能以及领导技能的有机结合。掌握和精通基本技术技能是至关重要的，是获得手术能力的第一步。手术结果不仅取决于外科医师自身的能力，还取决于其领导和协调相关参与人员的能力。新系统的重点是学员是否真正得到了培训，而不是简单的获得培训的可能性。从根本上讲，这个系统的宗旨是为医师们提供一个有机框架，目的是提高他们的手术技能以及增强他们在自己整个职业生涯中不断掌握新的手术技术的责任。

医师在掌握基本知识和手术技能并获得文凭后，还需要经过一系列的手术培训、考核以及资格认证过程，才能由医院或其他执行机构授予手术权限。在任何情况下，权限的授予都应遵循从低级别到高级别的模式。这个过程最好是在完成住院医师培训的核心内容后进行。执业医师是通过循序渐进的方式获得所需的知识和技能。第一阶段学习理论、核心原则以及患者保健知识；第二阶段在体内或体外模型上进行动手模拟练习，包括应用可以增加模型现实感的模拟器；第三阶段观摩视频和特定的手术或系列手术以便获得有关新技术的全面知识；第四阶段为带教阶段；第五阶段在上级医师监督下完成手术。

可以理解，要找到能够对其同事的能力进行认定的导师是很困难的。首先，导师应当是公正的且已证实在宫腔镜诊断和手术方面有专长；其次，导师应当能够按照要求让学员逐步做更多的手术。而学员必须承担起术前病例选择和准备以及术后管理的职责。为了所有相关人员的利益，在学员具备独立完成宫腔镜手术、令带教医师满意的技能并符合相应的技术水平要求之前，决不能授予其相关技能和能力的证书。另一方面，对于经验丰富的外科医师，其不必作为第一助手，其也不必观摩手术，仅需导师观摩其几例手术，就可以授权。在异常情况下，如果导师不同意授予申请人相应难度级别手术权限的申请，则应对申请人进行重新评估并给出建议。被拒绝授权的医师如果上诉，都必须给予合理的解释。

美国妇科内镜医师协会（American Association of Gynecologic Laparoscopists，AAGL）发布的有关宫腔镜培训的指南重申了以上所有步骤，并建议完成全面的医学继续教育（continuing medical education，CME）计划，包括至少 6 小时的授课和至少 4 小时的动手模拟操作。此外，CME 还建议，授课内容应首先包括宫腔镜诊断和手术，并应适当强调子宫的解剖、灌流介质的选择和管理、能源、器械、手术适应证和各种宫腔镜手术技术以及宫腔镜并发症的预防和处理。动手模拟训练应包括应用特定器械的培训和经验，以及模拟施行医师拟申请权限的手术。

作为一个政策问题，手术医师不应设想，单纯的课堂学习就足以发展一整套特定的技能。相反，要获取特定技术的知识和技能，在实践上必须达到适当的水平。无论哪种资格认证体系，所有指南在所有机构必须以统一的、无差别的方式实施，以避免可能的医疗诉讼和反垄断诉讼的风险。按照手术难度进行手术分级（框 22-1）的资格认证体系最为有效。按照这个体系，住院医师培训期间通常可获得 Ⅰ 级手术技能，更高级别的手术技能则可在毕业后取得。

宫腔镜技术：宫腔病变的门诊诊断和治疗

框 22-1

根据手术难度分级

Ⅰ级
- 分离细小的粘连
- 切除单发息肉
- 切除直径＜3cm 的有蒂黏膜下肌瘤
- 取出宫内节育器
- 宫腔镜下绝育术

Ⅱ级
- 切除直径＜3cm 的 0 型或 Ⅰ 型黏膜下肌瘤
- 分离中度粘连
- 子宫内膜滚球去除术

Ⅲ级
- 子宫内膜去除术
- 切除Ⅱ型黏膜下肌瘤
- 切除直径＞3cm 的黏膜下肌瘤
- 分离子宫中隔
- 分离重度粘连

住院医师如果在培训期间具备了施行宫腔镜手术的能力，则其专业知识和技能的资格认证由项目主任负责，然后，依据机构的资格认证指南的程序授予其手术权限。另一方面，外科住院医师之后获得的培训的资格认证则必须与其所在医院或其他执行机构的手术权限的授予密切相关。在正式的部门资格认证启动之初，一些医师可能是积极开展宫腔镜手术。在这种情况下，能完成更高级手术的、经验丰富的医师享有特权，他们仅需要提供病例清单，包括手术、诊断和并发症的相关资料。根据这些信息，部门主任会要求委员会（包括高年资手术医师）按照手术的复杂性授予权限。尽管"特许"在资格认证开始时是不可避免的，但到了一定阶段，所有医师的手术权限都必须遵照资格认证的要求获得，包括上级医师带教过程。

能力的保持

对于特定的手术，在权限重新认定之前，保持手术能力是主办机构的职责。理想的情况下，医师在特定手术上的能力必须通过持续不断地施行手术来保持。由于每位医师具备的能力和经验是不同的，因此如果对其强行要求在一段时间内做一定数量、一定复杂程度的手术或特殊手术，肯定是武断的、没有经过客观验证的。因此，需要由医疗机构联合评审委员会（Joint Commission on Accreditation of Health Care Organizations，JCAHO）授权的服务机构进行定期审查和能力资格认证。

生殖医学医师协会建议，外科医师每年应编写包括所有并发症的病例情况表，以证明其在特定手术方面的不良事件发生率是可容许的、仍然具备手术能力。即使处于同一难度级别，不同宫腔镜手能技术和能力会有明显重叠，因此，应根据手术难度级别而不是手术进行重新资格认证，这种方法更简单且争议少。另一方面，即使某位医师经常进行宫腔镜子宫肌瘤切除术，也不必然能确定其具备同一手术级别的、进行重度宫腔粘连分离术的能力。

迄今为止，对手术权限的定期再审核尚缺乏经过验证的模式或共识。尽管缺乏既定的规范，并且由于这个过程的逻辑变化引起了必然的不一致，但必须建立一个公平、可执行的体系，至少每半年进行一次手术权限的重新认定。

（毛宇博　黄晓武译　于　丹校）

参考文献

1. American College of Obstetricians and Gynecologists: Guidelines for Women's Health Care, 2nd ed. Washington, DC: American College of Obstetricians and Gynecologists, 2002, pp 31-39.
2. Loffer FD, Bradley LD, Brill AI, et al: Hysteroscopic training guidelines. The ad hoc committee on hysteroscopic training guidelines of the American Association of Gynecologic Laparoscopists. J Am Assoc Gynecol Laparosc 2000;7(1):165.
3. Society of Obstetricians and Gynaecologists of Canada: Guidelines for training in operative endoscopy in the specialty of obstetrics and gynecology. Policy Statement No. 18. Ottawa: Society of Obstetricians and Gynaecologists of Canada, 1993.
4. American College of Obstetricians and Gynecologists: Credentialing guidelines for operative hysteroscopy. ACOG committee Opinion 107. Washington, DC: American College of Obstetricians and Gynecologists, 1992.
5. American College of Obstetricians and Gynecologists: Credentialing guidelines for new operative procedures. ACOG committee Opinion 142. Washington, DC: American College of Obstetricians and Gynecologists, 1994.
6. American College of Obstetricians and Gynecologists: AAFP–ACOG joint statement on cooperative practice and hospital

privileges. ACOG statement of policy. Washington, DC: American College of Obstetricians and Gynecologists, 2001.

7. American College of Obstetricians and Gynecologists: Guidelines for Implementing Collaborative Practice. Washington, DC: American College of Obstetricians and Gynecologists, 1995.

8. American Medical Association: Licensing and Credentialing: What Every Physician Needs to Know. Chicago: American Medical Association, 1999.

9. Joint Commission on Accreditation of Healthcare Organizations: 1995 Comprehensive Accreditation Manual for Hospitals. Oakbrook Terrace, Ill: Joint Commission on Accreditation of Healthcare Organizations, 1994.

10. Bashook PG, Miller SH, Parboosingh J, Horowitz SD (eds): Credentialing Physician Specialists: A World Perspective. Evanston, Ill: American Board of Medical Specialties, 2000.

11. Society of American Gastrointestinal Endoscopic Surgeons: Granting of privileges for laparoscopic general surgery. Am J Surg 1991;161:324-326.

12. Altman LK: Surgical injuries from new operation lead New York to demand improved training. New York Times, June 14, 1992, section 1, p 1.

13. Milad M, Kim R, Cohen B: Resident training and endoscopic hospital privileging. Curr Opin Obste Gynecol 2001;19:431-436.

14. Julian TM, Rogers RM Jr: Changing the way we train gynecologic surgeons. Obstet Gynecol Clin North Am 2006;33(2):237-246.

15. VanBlaricom AL, Goff BA, Chinn M, et al: A new curriculum for hysteroscopy training as demonstrated by an objective structured assessment of technical skills (OSATS). Am J Obstet Gynecol 2005;193(5):1856-1865.

16. Blanchard MH, Amini SB, Frank TM: Impact of work hour restrictions on resident case experience in an obstetrics and gynecology residency program. Am J Obstet Gynecol 2004;191(5):1746-1751.

17. Milad MP, Miller D, Shaw S: Comprehensive gynecologic endoscopic hospital privileging program. Implementation and assessment. J Reprod Med 2000;45(5):365-370.

18. Keye WR: Hitting a moving target: Credentialing the endoscopic surgeon. Fertil Steril 1994;62(6):1115-1117.

索引